소아 기분장애 진단 및 치료 임상 핸드북

Manpreet Kaur Singh, M.D., M.S. 편저 | **신민섭 · 김경미** 외 8인 공역

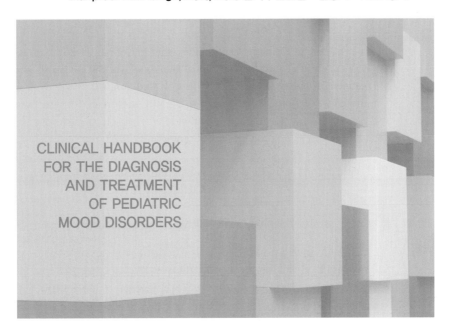

학지사

추천사

우울증은 세계에서 가장 주요한 공중보건 질병이다. 우리가 비록 우울증에 대해 많이 알고 있지만, 대부분의 임상가는 기분장애가 일반적으로 아동기나 청소년기에 시작된다는 것을 깨닫지 못할 수도 있다. 조기 인식의 중요성에도 불구하고, 지금까지 아동 · 청소년 기분장애를 진단하고 치료하기 위해 참고할 만한 확정된 자료가 없었다. 지난 20년 동안만 해도, 우리는 아동 · 청소년 기분장애와 그것의 기저 병인론에 대한 이해에 상당한 성과가 있었다. 신경과학 분야에서 기술 및 새로운 도구들의 발달로, 우리는 이제 뇌가 어떻게 발달하고 정신병리가 정상적인 뇌 발달에 어떻게 영향을 미치는지에 대해 이해하고 있다. 소아 기분장애 진단 및 치료 임상 핸드북은 필수적인 참고문헌으로서, 이 분야에서 현재 확립된 근거-기반의 자료들을 종합하고 있다. 발달적 신경과학의 관점을 이용하여, 이 책은 일생에 걸친 기분장애의 특성과 영향을 연구하는 새로운 방법들이 등장할 수 있는 기반을 제공한다.

기분장애가 있는 아동 · 청소년은 적절한 진단과 치료가 지연시킬 수 있는 많은 문제를 경험한다. 오늘날 아동 · 청소년에게 있어 기분장애가 흔하게 발생한다는 인식이 높아짐에 따라, 이러한 지연은 성인기로의 이행에 영향을 미치거나 평생 지속될 수 있는 파급적인 결과를 일으킬 수 있다. Singh 박사는 기분장애를 가진 아동 · 청소년을 진단하고 치료하는 가장 현대적인 방법을 제공하고자 기분장애의 선구적인 전문가들로 이루어진 팀을 구성하였다. 이 책은 오늘날 아동 · 청소년이 경험하는 역경에 정면으로 접근하는 방법을 취하며, 이는 발달 전반에 걸친 다양한 기분 증상의 양상, 공존 상태, 다중 약물 요법, 그리고 아동기에 기분장애가 시작될 때 자주 관찰되는 복잡한 경과 및 결과와 같은 문제에 대하여 실제적이고 근거에 기반한 해결책을 제시한다. 이 책은 기초 및 임상 신경과학, 예방 전략, 이미 존재하거나 최근에 등장한 신체 및 심리사회적 치료에 걸친 16개의 장으로 구성되어 있다. 경험적 지식을 활용하여 기분 증상의 명확한 묘사, 정의 및 치료가 더 효과적으로 이루어질 수 있게 하고, 복합적인 주제에 대하여 훌륭한 가르침을 제공한다.

이 책에서는 근거에 기반한 지식과 사례에 기반한 실례 간의 통합 및 역사적 관점이 균형을 이루고 있으며, 이를 통해 여기서 다루고 있는 개념들의 임상적 관련성에 독자가 관심을 갖도록 한다. 이 책의 내용은 포괄적이면서도 유용하며, 여러 학문 분야에서 도출된 지식을 가지고 이해할 수 있는 형식으로 제시된다. 이 책은 소아기-발병 기분장애와 관련된 복잡성을 다루기 위해 협력적인 팀 기반 접근 방식을 사용하도록 촉진한다. 또한 아동 · 청소년과 함께 작업하는 데 있어 도약적인 출발을 원하는 초보자에서부터 가장 최신의 증거를 다시 공부하길 원하는 숙련된 임상가에 이르기까지 광범위한 연속선상에서 학습자들의 흥미를 끌 것이다.

이 핸드북은 읽기 쉽고, 기분장애의 임상 평가 및 관리에 대한 시의적절한 지침이며, 근거-기반 치료를 제공하는 임상가에 대한 수요 증가 문제를 해결하고 신경과학의 급속한 발전을 실제 현장에서의 임상 진료로 전환하여 적용하는 데 도움이 된다. 이 책은 소아 기분장애에 관심이 있는 사람이라면 반드시 읽어야 하는 책이다.

Alan F. Schatzberg, M.D.
Kenneth T. Norris Jr. Professor of Psychiatry and Behavioral Sciences
Director, Stanford Mood Disorders Center
Department of Psychiatry and Behavioral Sciences
Stanford University School of Medicine
Stanford, California

서문

기분장애가 아동 및 청소년기에 흔히 발병한다는 인식이 높아짐에 따라, 점차 많은 아동 · 청소년이 기분장애로 진단되고 치료받고 있다. 우리는 이러한 장애를 가진 성인들의 경험으로부터 기분장애에 대해 많은 것을 배웠다. 이들 중 약 3분의 2는 아동기나 청소년기에 증상이 발병하고, 정확한 진단이나 적절한 치료를 받기 전까지 평균적으로 10년 이상 증상을 겪는다. 이러한 식별 및 치료의 지연은 기분장애의 심각성을 증가시켰고, 종종 이러한 상태를 치료하는 것을 훨씬 더 어렵게 만들었다. 기분장애를 초기 원인의 맥락에서 이해하는 것은 아동 · 청소년과 함께 일하는 임상의뿐만 아니라 성인을 치료하는 임상의에게도 필수적이다. 또한 최근의 연구 결과에 따르면 기분장애 부모를 둔 아동 · 청소년 자녀들은 일반 집안에 비해 기타 정신과적 상태가 발생할 위험이 더 높고 이러한 가족력 기반 위험 요소에 따라 정신과적 약물에 대한 반응(부작용 증가에 대한)이 다를 수 있다. 게다가 임상의와 수련생들은 일생 동안 나타나는 기분 문제를 발달시키는 공통적 위험 요인을 탐색하는 방법에 대하여 의문을 자주 가진다. 이러한 질문에 영감을 받아 소아 정신의학 전문가들로 팀을 구성하여 소아-발병 기분장애를 이해하는 데 관심이 있는 수련생과 전문가들을 포함한 폭넓은 독자층을 위해 핸드북을 집필했다.

첫 번째로, 이 핸드북은 아동기-발병 기분장애의 평가와 관리에 대하여 읽을 만한 현대적 지침을 제공하기 위해 노력하고 있다. 아동 · 청소년 기분장애의 유병률이 증가하고 있음에도 불구하고 정신건강 전문가와 수련생들이 이 분야에서 참고자료로 활용할 수 있는 임상 핸드북이 없다. 이 책은 이 분야에서 선구자로 검증된 임상의와 연구자들이 제공하는 전문적 고찰을 통해 이러한 중요한 간극을 채우고자 한다. 집필 과정에서 우리의 목표는 이 분야의 빠르고 극적인 발전을 포착하는 최신 자료와, 진료에 쉽게 통합할 수 있는 근거-기반 틀을 제공하는 것이었다.

이 핸드북에는 통제된 치료적 임상시험과 미국 식품의약국(FDA)이 승인한 소아 기분장애 개입법이 포함되어 있는데, 이는 북미 및 해외 임상의들의 10년 이상 임상 연구와 임상 치료 경험을 고려한 것이다. 이러한 형식, 접근 방법 및 스타일의 목표는 근거-기반 치료와 광범위한 임상 경험 간의 균형을 맞춰 아동기에 발병된 기분장애를 이해하고 치료하는 최신 방법을 제공하려는 것이다. 이 분야와 두뇌 발달에 대한 이해가 급격히 발전했기 때문에, 우리는 가능하면 발달적인 틀을 사용했다. 이 책에는 과학, 임상 및 교육에 관하여 세 가지의 주요 목표가 있다.

- 과학적 임무. 일생 동안 기분장애를 일으킬 위험성 기저의 메커니즘이나 아동이 기분장애 치료에 어떻게 반응하는지는 대체로 알려져 있지 않다. 그러나 뇌 기능과 행동을 더 잘 이해할 수 있는 새로운 과학적 도구가 개발되고 적용되면서 이 분야는 최근 몇 년 동안 극적이고 가속화된 발전을 보였다. 많은 연구자가 현재 신경 발달 과정과 성인으로의 이행을 거치면서 기분장애가 이미 있거나 그러한 장애의 발생 위험에 처해 있는 아동 · 청소년에 대하여 전향적 종단 관찰 연구를 수행하며 결과를 보고하고 있다. 이러한 종단 연구는 중추적인 것으로, 어떤 아동 · 청소년이 일생 동안 기분장애를 경험할 가능성이 가장 높고, 어떤 아동 · 청소년이 치료에 반응할 가능성이 가장 높은지를 예측하는 이 분야의 역량을 증대시킬 것이다. 이러한 과학적 발전은 임상의가 지속적으로 최신 연구의 흐름을 파악하여 진료에 통합하고, 연구가 건강과 웰빙에 미치는 상대적 영향과 관련성에 대해 환자에게 교육해야 하는 과제를 부여한다. 의료계에서의 근거-기반 치료를 향한 강한 움직임과 함께, 임상의와 환자 모두 현대적인 관찰 및 중재 연구에서 지침을 찾고 있는데, 이는 현재 치료 표준을 능가하고 최적의 장기적 결과로 이어지는 새로운 치료법의 개발을 유도하거나 모범 사례를 안내하기 위함이다.
- 임상적 임무. 전 세계 3억 명 이상이 우울증을 앓고 있으며, 이는 2005년부터 2015년까지 18% 이상 증가한 수치이다(WHO, 2017). 우울증은 이제 전 세계적으로 나쁜 건강 상태와 장애의 주요 원인이 되었다. 비록 효과적인 치료법이 알려져 있음에도 불구하고, 정신장애를 가진 사람에 대한 지원 부족과 낙인에 대한 두려움 때문에 치료를 받는 사람은 절반도 되지 않는다. 이 핸드북은 소아 환자와 가족을 안전하고 효과적인 기분장애 치료에 참여시키는 것과 관련된 실제 임상적 어려움을 해결하는 실질적인 방법을 제공할 것이다. 또한 기분장애를 경험하는 아동 · 청소년들에게 치료를 시작하고, 유지, 종결하는 데 있어 단계적이고 발달적으로 알려진 전략과 일정을 제공할 것이다.
- 교육 임무. 이 핸드북은 소아기-발병 기분장애의 진단 및 관리 분야에서 권위 있는 임상 핸드북이 부재한 데에서 기인한 중요하고 미충족된 교육적 욕구를 해결한다. 이 핸드북은 최신의 근거-기반을 개인적인 임상 경험과 연결하는 데 관심이 있는 모든 사람에게 아동 · 청소년의 다양한 기분

장애 진단과 치료를 안내하는 '원스톱 쇼핑'을 제공한다. 우리는 실제 임상 진료에 적절하고 적용할 수 있는, 권위 있고 이해하기 쉬운 정보를 제공하여 폭넓은 독자에게 다가가기를 열망한다. 이 책은 다양한 임상 현장 배경을 가진 정신건강 전문가 및 1차 의료 건강 전문가와 수련생을 대상으로 한 것으로, 실제 임상 진료에서 쉽게 적용할 수 있는 근거-기반 지침을 제공한다. 우리는 이 책이 수련 중인 임상의에게 유용한 개요서가 되어, 전문가 자문 또는 임상 및 학술 환경에서 학습을 증진시킬 수 있는 자료 역할을 하기 바란다. 또한 최첨단 치료 접근법의 이점과 위험성, 그리고 대체 가능한 방법 간의 균형을 맞추기 위해 필요한 실용적인 정보를 전문가들에게 제공할 것이다. 최적화된 학습을 위해, 저자들은 사례 예시와 그래픽 형식을 자유롭게 사용하여 챕터 내용을 보여 주고 설명하며 요약했고, 소아 기분장애 치료에 대해 쉽게 참조할 만한 사실과 지식 확장에 흥미가 있는 사람들을 위해 부록 자료로 본문 내용을 보충하였다.

마지막으로, 이 분야에서 알려져 있는 것과 배워야 할 것을 고려할 때, 우리는 우리의 지식과 실천이 부단히 발전하고 있다는 겸손함과 함께 이용 가능한 최고의 실용적 지혜를 제공한다.

Manpreet Kaur Singh, M.D., M.S.

참고문헌

World Health Organization: Depression and Other Common Mental Disorders: Global Health Estimates. Geneva, World Health Organization, 2017

차례

부록

제1부

진단

제1장

아동 · 청소년기 기분장애의 평가 원칙

Manpreet Kaur Singh, M.D., M.S.

블루가 여자 친구와 헤어진 지 4개월이 지났다. 그들은 블루의 15번째 생일까지 데이트를 했는데, 그때 블루는 여자 친구가 소셜 미디어에서 다른 남자 동급생과 시시덕거리고 있었음을 알게 되었다. 블루는 여자 친구와 지속적인 관계를 끝낸 뒤 마음이 매우 아팠고, 매일 울며 잠을 이루지 못하였다. 몇 주 후 그는 기분이 나아졌고, 여자 친구 없이도 잘 지낼 수 있으며 이제 더 많은 시간을 학업에 집중할 수 있다고 확신하였다. 한 달이 지나자, 블루는 다시 우울해지기 시작했고, 처음에는 며칠 동안, 그리고 나중에는 친구들과 가족들에게 거의 매일 신경질을 내고 쏘아붙일 정도로 우울해지기 시작했다. 그의 어머니와 마찬가지로 블루는 부정적으로 생각했고 매일 대부분의 시간을 기분이 저하된 채 보냈다. 그는 거의 항상 잠들기까지 2~3시간이 걸렸고, 일주일에 몇 번씩 악몽 때문에 잠에서 깨거나 화장실에 가야 하는 자신을 발견했다. 그는 아침마다 선잠으로 피곤한 채 침대에서 간신히 일어났고, 종종 학교에 지각하곤 했다. 블루는 인터넷에서 영상을 보거나 방에서 헤비메탈 음악을 들으면서 대부분의 시간을 보냈다. 그는 더 이상 주말에 친구들과 레슬링이나 색소폰 연주를 하거나 외출하는 것을 즐기지 않았다. 대신에 그는 정크 푸드를 방으로 몰래 가져왔고, 때때로 괴로움에서 벗어나기 위해 마리화나가 들어간 브라우니에 취하기도 했다. 캔디를 먹으면 잠시 그가 과제를 시작할 수 있을 정도의 시간 동안 저하된 기분에서 벗어나게 해 주었지만 이내 그는 산만해졌고, 거울에 자신을 비춰 보며, 과식한 것에 죄책감을 느끼면서 다시 슬럼프에 빠지기도 했다. 결과적으로 성적이 떨어지기 시작했고, 그의 선생님들은 우려하였다. 몇 주 후, 블루는 학업을 따라잡지 못할 것이라는 절망감을 느끼기 시작했으며 죽는 것이 더 낫지 않을까 하는 생각을 했다. 이러한 생각에 그는 두려움을 느꼈고, 소아과 의사에게 데려가 달라고 어머니에게 부탁했다.

블루의 초기 평가에 적용되는 원칙은 무엇인가? 소아과 의사가 바쁜 업무 가운데 1차 의료 장면에서 블루의 상태를 관리할 수 있는지 여부를 결정하기 위해 어떤 질문을 할 수 있고, 어떤 평가를 할 수 있는가? 소아과 의사는 블루를 보다 전문적인 치료에 언제 의뢰해야 하는지 어떻게 알 수 있을까? 소아과 의사는 블루가 우울증이나 다른 정신장애를 갖고 있는 것인지, 아니면 여자 친구와의 이별에 적응하고 있는 것인지 어떻게 판단할까? 블루의 기분 증상이 기저의 의학적 조건으로부터 발생한 것인지, 아니면 약물 사용 때문인지를 어떻게 판단하는가? 이 장은 이러한 질문에 대한 개론적인 답변을 제공하는 것을 목표로 하며, 이 핸드북의 전반에 걸쳐 전문적인 방식으로 자세히 설명할 것이다.

급성장한 신경과학 분야와 여러 타당한 스크리닝 및 평가도구가 있음에도 불구하고, 아동 · 청소년에서 기분장애의 진단에 대한 표준적인 접근 방식은 여전히 임상 면접이며, 이상적으로는 여러 정보 제공자가 참여하는 면접이다. 다양한 환경에서 임상가는 단순하지만 핵심적인 질문을 통해 청소년기의 기분 증상을 평가하고 심각성을 판단할 수 있을 뿐만 아니라, 이러한 증상이 아동 · 청소년의 일상적인 기능과 어떻게 관련이 있는지 판단할 수 있다. 일단 저하되거나 상승된 핵심적인 기분 증상이 확인된다면, 그것의 지속성, 관련 요인들, 그리고 기능적 영향이 임상가로 하여금 그러한 증상이 자신이 다룰 수 있는 범위 내인지 아닌지를 효율적으로 결정하도록 도울 수 있다. 보다 심층적인 평가를 위한 의뢰가 고려될 때, 단 한 번의 채혈로 빈혈, 갑상선 기능 변화, 비타민 D 및 납 수치 등 기저의 신경생리학적 원인들이 모두 평가될 수 있다. 나아가, 외래 진료 상황에서는 청소년들에게 개별적 · 직접적으로 기분전환용 약물 사용에 대해 질문하는 것이 일반적으로 소변 독성 스크리닝 검사보다 선호된다. 이것이 강조하는 의미는, 아직 기분장애에 대하여 타당한 생물학적 진단 표지(diagnostic biomarker) 또는 확증적 검사가 존재하지 않기 때문에 의료인은 반드시 이러한 상태를 조기에 정확하게 진단하기 위해 임상 기준과 진단적 통찰력에 의존해야 한다는 점이다.

기분장애의 증상은 다른 질환이나 정신장애와 유사하고 동시에 발생할 수 있기 때문에, 관련된 양성 및 음성 증상뿐만 아니라 보고된 증상을 종합적으로 평가하는 것이 가장 정확하게 1차 및 2차 진단을 내릴 수 있는 방법이며, 이는 보다 심층적인 면접이나 정신건강 전문가에 의뢰하도록 한다는 점에서 가치가 있다. 실제로, 관계 단절, 학업 스트레스, 따돌림과 같은 생활 문제는 기분 증상을 유발하고 지속시킬 수 있다. 신중한 진단적 평가의 한 가지 목표는 환자로 하여금 어떤 요인이 기분 증상의 촉발, 지속 또는 완화에 기여하는지에 대한 통찰력을 키우도록 돕는 것이다. 환자가 자신의 말로 증상을 설명할 수 있도록 돕는 것은 이러한 목표의 달성을 지지해 주며, 환자와 임상가가 초기 치료적 동맹을 확립하는 것은 기분 증상과 그것이 미치는 영향을 이해하고 그들이 치료를 진행하면서 함께 발전하며 협력적으로 이러한 증상들을 관리하기 위한 것이다.

아동과 청소년은 다양한 기분 증상을 경험할 수 있지만, 이는 발달 초기 단계에서 진단적으로 잘 정의되지 않고 시간이 지남에 따라 변할 수 있다. 예를 들어, 양극성 장애에서 가장 흔한 첫 번째 삽화는 우울삽화인데, 항우울제로 치료할 경우 조증이나 조증 유사 증상을 유발하기도 한다. 기분 증상을 보이는 아동에 대한 어떠한, 그리고 모든 임상 평가 시 기분장애의 전체 스펙트럼이 반드시 고려되도록 하기 위해서 주요우울장애(major depressive disorder, 이하 MDD)의 슬픈 기분, 무쾌감증 및 과민성이나 양극성 장애의 폭발적 과민성, 다행감을 포함한 모든 지표적 기분(index mood) 증상을 고려하고 탐색해야 한다. 지표적 기분 증상은 먼저 환자가 스스로 언어로 기술하고, 이어서 DSM-5 진단기준에 정의된 우울증과 조증의 2차적 또는 '기준 B' 증상이 뒤따르게 된다(American Psychiatric Association, 2013).

MDD에서 S-I-G-E-C-A-P-S는 흔히 쓰이는 연상 기호인데, S는 수면 이상(Sleep abnormalities; 불면 또는 과다수면; 초기/중기/말기)을 의미하며, I는 흥미 또는 즐거움의 감소(diminished Interest or pleasure)를 뜻한다. G는 죄책감이나 자기-비난(Guilt or self-blame), E는 저하된 에너지(low Energy), C는 집중력 문제 또는 의사결정의 어려움(Concentration difficulties or poor decision making)을 일컫는다. A는 식욕 변화(Appetite changes; 체중 변화에 상응하는 증가 또는 감소), P는 정신운동성 초조 또는 지연(Psychomotor agitation or retardation), S는 자살 사고 또는 관련 행동(Suicidal ideation or related behavior)을 말한다. 주요우울삽화 진단에는 지표적인 우울 기분과 추가적인 기준 B 증상 네 가지가 최소 2주 이상 필요하다.

양극성 장애에서는 최소 일주일 동안 하루 중 50% 이상 매일 의기양양한 기분이 최소 세 가지의 추가 증상(지표적 기분이 과민하기만 하다면 네 가지)을 동반하며, 연상 기호인 D-I-G-F-A-S-T가 그러한 증상을 내포하고 있다. 즉, D는 주의산만 또는 과잉활동(Distractibility or motor hyperactivity), I는 증가된 목표 지향적 활동(Increased goal-directed activity), G는 과대감(Grandiosity), F는 사고의 비약 및 사고질주(Flight of ideas and racing thoughts), A는 빠른 발화(Accelerated speech), S는 수면 욕구 감소(decreased need for Sleep)를 나타낸다. T는 문제(Trouble)를 의미하는데, 환자나 다른 사람들에게 고통스러운 결과를 초래할 가능성이 있는 충동적인 위험 행동 또는 과도한 성적 행동의 참여를 뜻한다. 아동·청소년에게서 고위험 행동의 일반적인 예로는 외박, 과소비, 갑작스러운 여행 등이 있다. 청소년들은 조증삽화 동안 빠르게 관계를 형성하거나, 원나잇 스탠드를 즐겨 하고, 난폭운전을 했다고 보고할지도 모른다. 청소년기 이전에는 조증 시기에 높은 곳에서 뛰어내리거나,

계획이나 지도감독 없이 긴 여행을 가거나, 학교에서 심각한 장난을 치거나, 부적절한 성적 행동을 했다고 보고할 수도 있다. 이러한 증상들은 나이에 따라 다르게 나타나므로 발달적인 맥락 내에서 이해해야 한다.

면접 초기에 기분 증상의 시작과 종료에 대한 시간적 흐름을 파악하는 것은 임상가가 양극성 장애나 MDD와 같은 주요기분장애를 빠르고 쉽게 가능한 진단에 포함하거나 배제할 수 있게 한다. 그러고 나서 임상가는 제외할 잠재적 진단과 공존 장애의 목록을 체계적으로 만들 수 있다. 불행하게도 종종 바쁜 임상 환경에서 임상가는 DSM을 제대로 사용하지 않는 경향이 있으며, 대부분의 정신의학적 장애에 대한 정확한 진단을 결정하기에 충분한 정보를 수집하지 못하는 경우가 많다(Nakash et al., 2015). 게다가 연구를 위한 진단 평가와 임상적인 평가는 '낮음에서 중간' 수준으로만 일치된다(Rettew et al., 2009). 진단적 정보가 누락되면 임상적 의사결정과 신뢰도의 저하를 초래할 수 있으며(Jensen-Doss et al., 2014), 효과적인 치료의 지연, 부적절하거나 값비싼, 또는 잠재적으로 유해한 치료가 시행되는 결과를 초래할 수 있다. 따라서 정확하고 효과적인 진단 기술은 여러 수준에서 임상적, 그리고 재정적으로 부정적인 결과를 방지할 수 있다.

정말로, 실제 임상 진료 장면에서 임상가의 평가과정을 체계적으로 측정하려는 노력은 진단적 정확도와 효율성을 개선하기 위해 임상 장면에서 사용될 최고의 진단적 탐색방안을 알아내는 데 도움이 될 수 있다. 바쁜 임상가에게 있어서, 임상 업무에 통합되어 있고 수가청구 구조에도 맞는 실행 가능한 평가도구에 대한 접근은 진단을 내리는 데 있어 보다 체계적인 방식의 사용을 촉진할 수 있다. 여러 측정도구에 기반한 치료 해법들(care solutions)은 행동 건강 영역에서 임상적 의사결정을 개선하고 보상을 강화하며 자원 활용을 최적화하기 위해 영리 및 비영리 단체에 의해 개발되고 있다. 측정도구에 기반한 치료가 여전히 생겨나고 있는 중이기 때문에 진단 정확도와 치료 결과의 개선에 대한 효과성을 입증하는 데이터는 아직 완성되지 않았다. 뒤에서 기술될 내용은 타당화가 잘 이루어진 구조화된 임상 면접과 임상가/자기보고식 평정도구에 대한 요약으로, 이는 우리가 연구 및 임상 장면에서 자주 사용해 온 것들이다. 이와 같은 평가방법의 타당도 측정치는 널리 이용 가능하지만, 평가를 수행하는 데 능숙해지고 증상의 심각도나 치료 반응의 측정, 혹은 장기적인 결과를 예측하기 위한 평가방법의 효용성을 판단하는 데 있어서는 개인적 경험을 대체할 만한 것이 없다.

구조화된/반구조화된 임상 면접

소아 기분장애 평가를 위한 표준적인 방법은 구조화된 또는 반구조화된 임상 면접을 사용하는 것이다. 연구자와 임상가는 정신과적 진단을 내리고 감별 진단하기 위한 체계적인 접근에서 이 방법을 사용하며, 이러한 평가는 정신과적 진단을 이끌어 내는 다른 방법, 즉 자기-/부모-/교사-평정도구, 또는 관찰법과의 비교를 위한 기준으로 쓰인다. 비록 구조화된 임상 면접과 자기-평정도구 간에 기분장애 진단의 특이도가 높을지라도, 민감도는 감소하므로 MDD를 식별하는 가장 신뢰할 수 있는 방법은 여전히 구조화된 임상 면접이다(Martin et al., 2017). 중요한 것은, 자기-평정보다는 구조화된 면접 상황에서 우울증 가족력을 근거로 더 신뢰로운 진단을 내릴 가능성이 높아지며, 이는 곧 가족 중 우울한 사람이 있으면 우울 증상 보고의 신뢰도가 높아진다는 장점이 있음을 시사한다. 반면에 기분장애 증상이 있는 부모들은 때때로 귀인 편향을 경험한다. 즉, 자녀나 다른 가족 구성원에게 증상을 투사하는 것이다. 오귀인이 발생한다면 이는 가족에게 과도한 스트레스를 야기할 수 있고, 그것만 아니라면 잘 적응하는 아동 · 청소년에게 과잉 진단과 치료를 받게 하는 결과를 초래할 수 있다. 부모의 기분 및 다른 정신병리에 대한 체계적인 평가는 아동의 증상이 어떻게 보고되는지에 대한 중요한 맥락을 제공할 수 있다. 따라서 기분 증상을 보이는 모든 아동 · 청소년에게 있어서 기분장애 및 기타 정신과적 장애의 가족력은 위험/예후 요인을 알려 줄 뿐만 아니라 정보제공자의 편향 가능성에 대한 맥락을 제공한다.

구조화된 임상 면접을 사용하는 것은 크게 두 가지 단점이 있다. ① 이러한 면접방법을 교육하고 수행하는 데 시간이 걸린다는 점, ② 전문 평가자가 이러한 면접을 수행하도록 하는 데 드는 비용이다. 그에 반해, 연구 결과에 따르면 임상가가 구조화된 면접에 대한 환자의 수용 정도를 실제보다 낮게 평가하는 경우에도 면접에 대한 환자의 수용도와 만족도는 높은 것으로 나타났다(Bruchmüller et al., 2011). 정신의학적 임상 면접과, 연구에 기반한 구조화된 진단적 면접을 모두 받은 환자들이 자주 하는 개인적 피드백은 후자가 환자들로 하여금 그들의 말이 경청되고 있다고 느끼게 해 주며, 정확한 진단이 이루어지고 있다는 믿음을 증가시킨다는 점을 시사해 주었다. 구조화된 면접에서는 환자가 경험하는 모든 증상을 포괄적으로 파악하기 위한 시도를 지속적으로 하며, 이어서 연관된 손상 수준을 결정하기 위한 질문을 명확하게 하는 후속 작업이 뒤따르게 된다. 이러한 면접은 환자에게 붙여지는 진단명의 개수를 증가시킬 수 있지만, 비-명시된[예: '명시되지 않은(unspecified)'; 과거 '달리 명시되지 않은(not otherwise specified)'] 진단의 수를 줄일 수 있다(Matuscheck et al., 2016).

연령 범위 전반에 걸쳐서 기분장애를 가진 청소년들을 대상으로 여러 구조화된 임상 면접의 타당화 연구가 이루어져 왔다(〈표 1-1〉). 가장 일반적으로 사용되는 면접 도구의 상대적 강점과 제한점을 Leffler 등(2015)이 검토하였다. 이들은 진단적 의사결정 및 치료 계획에 가장 적합한 도구를 선택하고, 진단적 면접의 성공 및 신뢰도를 증진시키기 위해서 임상가가 생물-심리-사회-문화의 과거력에 대한 면접을 시작하도록 제안하였다. 어린 아동의 경우, 2세에서 7세 연령 범위 아동의 부모들에게 실시하기 위해서 '미취학 연령 정신의학적 평가(Preschool Age Psychiatric Assessment: 이하 PAPA)'가 타당화되었다(Egger et al., 2006). 이 면접 방법은 매우 어린 아이들(Luby & Belden, 2008)에서 기분장애 증상의 징후를 특징짓고, 학령기 아동(Dougherty et al., 2015; Kertz et al., 2017)과 청소년(Finsaas et al., 2018; Luby et al., 2014)에서 향후 정신병리 양상을 예측하는 데 유용하다는 것이 입증되었다. 연령대에 적합한 구조화된 임상 면접을 사용한 체계적인 전향적 추적연구에서 보여 주었듯이, 취학전 발병 우울증은 더 이상 발달적으로 일시적인 증후군으로 간주되지 않는다. 오히려 그것은 시간에 걸쳐서 변화되며 관찰하는 것이 정당화되는 만성적이고 재발하는 증후군으로 여겨진다.

6세 이상의 학령기 아동에서는 숙달된 평가자가 아동과 그들의 부모(아동과 관련하여)에게 별도로 시행하는 반구조화된 진단 면접을 통해 정신장애 유무를 평가한다. 선택 가능한 면접 방법으로는 '학령기 아동용 정동장애와 조현병 스케줄-현재 및 평생형(Kiddie Schedule for Affective Disorders and Schizophrenia-Present and Lifetime Version: 이하 K-SADS-PL; Kaufman et al., 1997)', '워싱턴 대학교(세인트루이스) 학령기 아동용 정동장애와 조현병 스케줄에서 아동기 발병 기분장애의 본성 및 경과에 대한 더 세분화된 질문을 포함하는 기분 섹션(Washington University K-SADS: 이하 WASH-U K-SADS; Geller et al., 2001)', 그리고 '아동 · 청소년용 미니 국제 신경정신의학적 면접(Mini International Neuropsychiatric Interview for Children and Adolescents: 이하 MINI-KID; Sheehan et al., 2010)'이 있다. K-SADS-PL의 최신 버전은 DSM-5 기준에 따라 아동과 청소년 정신병리의 현재 및 과거 삽화를 진단하기 위해 차원적/범주적 평가 접근방식을 결합했다. 면접에 포함된 탐색질문 방식은 정보를 이끌어내기 위한 방법을 설명해 주는 것이며 암기해서 질문하도록 의도된 것은 아니다. 따라서 면접은 반구조화된 것으로 간주된다. 오히려 평가자가 아동의 발달 수준에 맞춰 탐색질문 방식을 조정하고, 구체적인 증상을 물어볼 때는 부모와 아동이 제공하는 언어표현을 사용할 것을 권한다. 부모와 아동의 평정치는 개별적으로 얻는 것이 최적일 수 있으며, 요약된 평정치는 모든 정보 출처(즉, 부모, 아동, 학교, 의무기록 또는 그 외 다른 자료)를 포함하여 이루어진다. 실시 순서는 경우에 따라 달라질 수 있지만, 일반적으로는 청소년기 이전 아동에게는 부모 면접을 먼저 실시하며, 청소년기에는 아동 면접을 먼저 실시하는 것이 권고된다. 정보 출처 간에 불일치가 발생하는 경우, 평가자는 임상적 판단을 통하여 최종 요약 점수를 결정하며, 불일치 정보에 대해 정보원들에게 추가로 탐색질문을 할 수 있다.

기분장애는 가족 내에서 빈번하게 유전되어 발생한다. 기분장애의 가족 집적(family aggregation)에 대한 체계적이고 정량적인 데이터가 아직 부상하는 과정에 있지만(Fears et al., 2014), 부모 모두가 기분장애를 가진 가족의 자녀가 부나 모 한쪽만 기분장애를 가진 가족에 비해 기분장애를 보이게 될 가능성이 훨씬 더 높다는 것은 잘 알려져 있다(Goodwin & Jamison, 1990). 기분장애 및 기타 정신의학적 장애의 부모력과 다른 가족력을 평가하기 위해 'DSM−5를 위한 구조화된 임상 면접(Structured Clinical Interview for DSM−5: 이하 SCID−5; First et al., 2016)'과 더불어, '유전학 연구를 위한 가족 면접(Family Interview for Genetic Studies: 이하 FIGS; Maxwell, 1982)' 또는 '가족력−연구 진단기준(Family History−Research Diagnostic Criteria: 이하 FH−RDC; Andreasen et al., 1977)'과 같은 가족력 면접을 실시할 수 있다. FIGS와 FH−RDC는 모두 가계도 그림을 가지고 시작하는데, 이것은 1차, 2차 및 그 외 친척들의 정신과적 가족력에 기초하여 가족력 부하량을 조직화하고 계층화하는 좋은 방법이 될 수 있다. 기분 증상을 가진 아동과의 임상적 만남에서는 가족 구성원 내에서의 기분 증상 및 기분장애(특히 양극성 및 우울장애), 자살, 돌연사, 물질사용, 조현병 등을 평가해야 한다. 그리고 이러한 정보는 진단과 치료 계획 설정 둘 다를 위해 사용할 수 있다.

시간 경과에 따른 아동의 정신과적 증상을 추적하기 위해, '종단적 구간 추적 평가(Longitudinal Interval Follow−up Evaluation: 이하 LIFE; Keller et al., 1987)'에서는 이 도구에 포함된 정신의학적 상태 평정(Psychiatric Status Rating: 이하 PSR) 척도를 사용하여 매주마다 추적되는 기분, 정신증 및 기타 정신과적 증상에 대한 주별 전향적 평가를 제공한다. PSR 척도는 DSM 진단기준과 조작적으로 연계될 수 있는 수치값을 부여하며, 이는 면접에서 이루어진 평가와 함께 추적 기간에 걸쳐 각 주간에 대한 평정치로 변환된다. 이 평정치는 삽화 기간 동안의 증상 심각도와 손상을 반영해 주며, 증상의 재발 또는 회복기간을 포착해 준다. 기분장애의 경우, PSR 척도 점수는 증상이 없는 상태인 1점부터 역치하 증상 및 손상의 다양한 수준을 나타내는 2~4점, 고도의 증상 심각도 및 기능적 손상에 대한 모든 준거를 만족시키는 상태를 나타내 주는 5~6점까지 다양하다. 부모, 자녀 각각에게 개별적으로 면접을 마친 후에 부모와 자녀 간에 합치된 점수가 확립된다.

LIFE 및 기타 일반적으로 사용되는 구조화된/반구조화된 면접은 〈표 1−1〉에 요약되어 있다.

〈표 1-1〉 소아 기분장애에 대한 구조화된/반구조화된 임상 면접

임상 면접	타당화된 사용 연령	설명
미취학 연령 정신의학적 평가(Preschool Age Psychiatric Assessment: PAPA; Egger et al., 2006)	2~7세	DSM과 관련된 기분 및 기타 정신의학적 증상/장애를 평가하기 위하여 2세부터 학령 전기까지 미취학 연령 아동에 대한 구조화된 부모 면접 평가도구
학령기 아동용 정동장애와 조현병 스케줄-현재 및 평생형(Kiddie Schedule for Affective Disorders and Schizophrenia-Present and Lifetime Version: K-SADS-PL; Kaufman et al., 1997)	6~17세	DSM 기준을 사용하여 아동 · 청소년에서 현재 및 과거 정신병리 삽화를 진단하기 위하여 차원 및 범주적 평가 접근 방식을 결합한 반구조화된 면접
워싱턴 대학교(세인트루이스) 학령기 아동용 정동장애와 조현병 스케줄[Washington University (St. Louis) Kiddie Schedule for Affective Disorders and Schizophrenia: WASH-U K-SADS; Geller et al., 2001]	6~17세	기분장애 진단을 위해 전문화되고 확장된, 반구조화된 면접; 때로는 K-SADS-PL과 통합하여 현재 및 과거의 정신병리 전체를 철저하게 평가함
아동 · 청소년용 미니 국제 신경정신의학적 면접(Mini International Neuropsychiatric Interview for Children and Adolescents: MINI-KID; Sheehan et al., 2010)	6~17세	아동 · 청소년에서 DSM 및 ICD-10 정신의학적 장애에 대한 축약되고 구조화된 진단 면접. 표준판은 소아 정신건강에서 가장 흔하고 임상적으로 관련 있는 30가지 장애 또는 그 아형을 평가함. 추적 평가는 시간이 경과함에 따른 치료 반응을 감독하는 데 사용할 수 있는 정량적 점수를 산출함
DSM-5를 위한 구조화된 임상 면접(Structured Clinical Interview for DSM-5: SCID-5; First et al., 2016)	18세 이상	성인들에서 주요 DSM-5 진단을 내리기 위한 반구조화된 면접 지침. DSM-5 분류 및 진단기준에 익숙한 임상가 또는 훈련된 정신건강 전문가가 실시함. 면접 대상은 정신과 또는 일반 의료 환자이거나 자신을 환자라고 인식하지 않는 개인일 수 있는데, 정신질환에 대한 관련 지역사회 설문 참여자 또는 정신과 환자의 가족 구성원이 해당됨

임상 면접	타당화된 사용 연령	설명
유전학 연구를 위한 가족 면접(Family Interview for Genetic Studies: FIGS; Maxwell, 1982)	전 연령	모든 1, 2차 친척의 정신병리를 평가하는 데 사용되는 면접
가족력-연구 진단기준(Family History-Research Diagnostic Criteria: FH-RDC; Andreasen et al., 1977)	전 연령	모든 1, 2차 친척의 정신병리를 평가하는 데 사용되는 면접
종단적 구간 추적 평가(Longitudinal Interval Follow-up Evaluation: LIFE; Keller et al., 1987)	전 연령	기분 및 기타 정신의학적 증상들을 종단적으로 추적하기 위해 사용되는 면접. LIFE 면접은 기분 및 정신병적 증상, 자살 사고에 대하여 매주 종단적인 평가를 제공함

임상가 평정도구

임상가 평정척도는 시간에 따라 변화하는, 그리고 차원적으로 측정된 기분 증상과 그러한 증상의 치료에 대한 반응을 객관적으로 평가한다. 임상가 평정척도는 우울증, 조증, 자살, 불안 및 주의력결핍/과잉행동장애(ADHD)와 같은 공존 병리, 전반적 기능을 평가하는 데 사용될 수 있다. 소아 우울증 및 조증의 평가에 일반적으로 사용되는 척도는 다음에 요약되어 있다(임상 진료에 사용되는 이러한 평가 및 기타 평가에 대한 간략한 설명은 〈표 1-2〉 참고).

소아우울평가 척도-개정판(Children's Depression Rating Scale-Revised: 이하 CDRS-R; Poznanski et al., 1984)은 우울 증상의 심각도와 그것이 다양한 기능 영역에 미치는 영향을 파악하기 위해 부모와 자녀 각각을 대상으로 실시되는 임상가 평정 면접이다. CDRS-R은 우울증의 자기보고식 측정도구에 비해 몇 가지 이점이 있다. ① 신경생물학적 기능과 의미 있게 연관되어 있을 수 있는 우울 증상의 포괄적인 목록의 존재, 혹은 해답을 제공한다(예: 뇌 영상 측정). ② 우울 증상이 미치는 일상적 기능에 대한 영향력 및 심각도 수준에 입각해서 우울 증상을 평가한다. ③ 완료하는 데 10~15분밖에 걸리지 않으며, ④ 경험적으로 도출되어 타당화되었고, 기분장애 청소년의 임상시험 연구에서 1차적인 결과 측정치로 널리 사용되어 왔으며(Mayes et al., 2010), 성인용 우울증 평정척도에 비해 더 선호되는 것으로 나타났다(Jain et al., 2007). ⑤ 부모 및 아동에게 모두 시행되고, 임상가가 다양한 정보원이 제공하는 자료를 통해 증상의 관찰을 고려하도록 하며, ⑥ 원점수와 아동 전집에 대해 규준화된 T 점수가 산출되는데, 이는 우울장애의 가능성 또는 진단적 확인의 필요성에 대한 해석을 함께 제공한다. 이러한 특징들은 일단 적용이 되면 임상 진료에서 유용한 몇 가지 장점을 제공한다.

경조증 및 조증 증상은 일반적으로 임상가 평정용 'Young 조증 평가 척도(Young Mania Rating Scale: 이하 YMRS; Young et al., 1978)'를 사용하여 평가된다. YMRS에는 11개 문항이 있으며, 총점 범위는 0점(조증 증상의 부재)부터 60점(고도의 조증)까지이다. 조증 증상은 0점에서 4점까지의 척도로 평가되며, 일부 문항의 점수는 낮은 기저율 혹은 임상적 중요도(즉, 과민성, 발화, 사고 내용, 파괴적/공격적 행동)에 대한 가중치를 두 배로 부여한다. YMRS 및 기타 소아 조증 심각도 척도(예: 아동용 조증 평가 척도; Child Mania Rating Scale: 이하 C-MRS)는 양극성 스펙트럼 장애를 단극성 우울증(Yee et al., 2006)이나, ADHD(Pavuluri et al., 2006)와 같이 함께 발생되는 장애와 구분하기 위한 변별 타당도와 신뢰도가 우수함을 보여 주었다. 또한 YMRS는 기분 안정을 위한 약물치료적 개입의 효능을 평가하는 임상시험에서 조증 심각

〈표 1-2〉 임상가 평정용 기분 증상 심각도 평가도구

임상적 평가	타당화된 사용 연령	설명
소아우울평가 척도-개정판(Children's Depression Rating Scale-Revised: CDRS-R; Poznanski et al., 1984)	6~17세	DSM 기준에 근거한 우울 증상을 평가하기 위해 사용되는 척도. 우울증의 핵심 증상은 CDRS-R 기준에 따라 평가됨. 연구에서 숙련된 평가자에 의해 아동 · 청소년에 개별적으로 실시됨
Young 조증 평가 척도(Young Mania Rating Scale: YMRS; Young et al., 1978)	4~17세	조증 심각도를 차원적으로 평가하기 위해 사용되는 척도. 경조증 및 조증 증상은 임상가 평정용 YMRS를 사용하여 평가. YMRS는 11문항으로 구성되어 있으며, 총점의 범위는 0점(조증 증상 없음)~60점(고도 조증)임. 조증 증상은 0~4점 척도로 평정되며 일부 문항의 점수는 임상적 중요도 및 기저율을 고려하여 2배의 가중치를 적용함. YMRS는 청소년 양극성 장애에서 임상가 평정용 도구로 사용되었으며, 주의력결핍/과잉행동장애로부터 양극성 스펙트럼 장애를 감별하는 데 있어서 우수한 신뢰도와 능력을 보여 줌. 연구임상가는 방문 때마다 이 척도로 증상을 평가하고 사례 보고서에 점수를 입력하게 됨
컬럼비아 대학 자살 심각성 평가 척도(Columbia-Suicide Severity Rating Scale: C-SSRS; Posner et al., 2011)	5~17세	일생의 자살 심각도 증상을 평가하기 위해 사용되는 임상가 평정용 측정도구. C-SSRS는 '예/아니요'로 응답하는 문항과 정량화된 자살 시도 횟수 및 치명도를 포함하는 18개 문항으로 구성됨
전반적 임상 인상 척도-심각도 및 개선도(Clinical Global Impression-Severity: CGI-S, and-Improvement: CGI-I; Busner & Targum, 2007)	전 연령	바쁜 임상 진료 현장에서 임상가가 쉽게 평정할 수 있고, 이해가 용이하며 실용적인 측정도구. 약물 시작 전후에 임상가의 관점에서 환자의 전반적인 기능에 대하여 독립적으로 평가하는 도구로서 기능. 환자의 병력, 심리사회적 환경, 증상, 행동 및 환자의 기능에 대한 증상의 영향을 모두 고려하여 임상가가 판단한 전체적인 요약 지표를 제공함
아동용 전반적 평가 척도(Children's Global Assessment Scale: CGAS; Shaffer et al., 1983)	6~17세	아동의 심리적, 사회적 기능과 관련된 다양한 측면에 대한 임상가의 평가에 기초하여 1점에서 100점 사이의 단일 점수가 부여되는 평정도구. 이 점수는 아동 · 청소년을 '매우 손상된(1~10)'에서 '매우 잘하는(91~100)'에 이르는 10가지 범주 중 하나에 위치시킴

도에 대한 1차적인 결과 측정치로서 사용되어 왔다.

YMRS와 CDRS-R은 시간 경과에 따라 추적할 수 있는 조증 및 우울증 심각도에 대해 차원적으로 유용한 요약 점수를 제공한다. 요약 점수는 비록 임상적으로는 유용하지만, 단일한 또는 특정한 생물학적 표적에 유전적으로 매핑되거나, 그렇지 않을 수 있는 이질적인 임상적 구성개념의 조합을 나타낼 수 있다(Isa et al., 2014). 최근 20년 동안 다양식의 자기공명영상(multimodal MRI)과 같은 신경과학 도구들이 등장해 왔다. 이는 뇌 영역의 구조 및 기능 이상이 어떻게 아동기, 청소년기, 성인 전환기까지 기분 증상 및 삽화의 시작, 지속, 재발에 기여하는지에 대한 기계론적 이해를 진전시키는 데 있어서 MRI와 같은 신경과학 도구의 유망성이 높음을 보여 주었다. 종합해 보면, 이러한 연구들은 기분장애에 중심적인 전전두 뇌 영역과 피질하 영역 사이의 변화된 상호작용이 정서와 인지 과정의 역기능적 조절이나 불균형을 초래한다는 것을 일관적으로 보여 주었다. 그러나 발달 경과에 걸친 이러한 과정에 대해 아직까지 밝혀내지 못한 것이 많이 남아 있으며, MRI는 진단적 또는 임상적 도구라기보다는 여전히 연구용 도구이다. 실제로 우울증과 조증에 대하여 임상적으로 의미 있는 경험 및 관찰을 측정 가능한 생물학적 구성단위로 변환하려면 더 많은 작업이 필요하다. 그럼에도 임상가-기반 평가도구는 연구와 임상 진료에서 유용함을 보여 주었다.

자기보고식 도구

자기보고식 도구는 아동 · 청소년이 솔직하고 성실하게 작성한다면 임상가 면접과 평정척도에 비해 시간과 비용 면에서 더 효율적이며, 환자를 대면하지 않고 그들의 기분 증상과 경험을 공유할 수 있는 기회를 제공할 수 있다. 이는 기분장애[예: 아동 · 청소년의 불안 우울증(anxious depression)]로 인하여 사회적 기능이 손상된 환자나 임상적 평가 시간이 제한된 바쁜 임상 진료 현장에서 특히 유용할 수 있다. 예를 들어, 많은 1차 의료 기관에서 '우울증 평가도구-9(Patient Health Questionnaire-9: 이하 PHQ-9)'를 사용하는데, 이것은 DSM 우울증 진단기준 9개 항목 각각에 대해 0점('전혀 없음')에서 3점('거의 매일')으로 채점하며, 소아 1차 진료에 사용할 수 있도록 타당화되었다(Allgaier et al., 2012). 이와 유사하게, 소아기-발병 조증을 스크리닝하기 위한 노력으로는 외래진료 장면에서 부모에게 '전반적 행동 질문지(General Behavioral Inventory: 이하 GBI)'의 10개 문항을 실시하는 것이 포함된다(Youngstrom et al., 2008). 그러나 표준적인 임상 면접에 비해 자기보고식 도구는 정신과적 진단의 가능성을 과소평가하거나 과대평가한다. 예를 들어, 민감도와 특이도가 최적화된 임상적 역치에 해당하는, 또는 근접하는 점수를 받은 아동이 표준적인 면접에서 정신병리 기준을 충족하지 못할 가능성이 있다(Sheldrick et al., 2015). 따라서 우울증을 선별하는 데 사용되는 자기보고식 척도 및 기타 도구는 개인에게 어떠한 진단을 범주적으로 할당하기보다는 연속선상에 위치하는 양성 점수(positive score)를 고려하여 확률적으로 해석해야 한다. 따라서 정확도와 신뢰도의 정도가 다양하기 때문에 우울증이 양성이라고 스크리닝된 아동 · 청소년은 가능하다면 항상 종합적인 임상 평가를 통해 추적해 보아야 한다. 소아 기분장애에 일반적으로 사용되는 자기보고식 평가도구는 〈표 1-3〉에 요약되어 있다.

소아기-발병 기분장애의 정확한 조기 발견과 치료는 성인기에 이러한 장애에서 일반적으로 관찰되는 심각도, 만성도 및 치료 저항성을 감소시킬 수 있다(Chang et al., 2006). 그러나 아동과 청소년의 기분장애에 대한 감별 진단은 특히 어렵다. 첫째, 기분 증상과 다른 정신과적 장애, 특히 ADHD 및 불안장애는 상당히 겹친다. 둘째, 아동 · 청소년의 기분 증상은 뚜렷한 기능 장애를 일으키지 않는 한 간과되는 경우가 많다. 셋째, 발달의 특정 단계에서 부모들은 아이들보다 더 신뢰할 수 있는 기분 증상 보고자일 수 있으나, 일부 임상가들은 전적으로 아동 보고에 의존한다. 마지막으로, 아동 · 청소년에서 특정 기분장애(예: 양극성 장애)의 과잉 진단 가능성에 대한 '반발(backlash)'은 일부 임상가로 하여금 '명시되지 않은' 진단을 사용하게 하거나, 기분 증상의 중요성에 대해 의구심을 갖게 할 수 있다(Safer et al., 2015). 이러한 문제는 일상적인 임상 진료에서 기분장애 진단의 신뢰성에 악영향을 미칠 수 있다.

아동 · 청소년에서 기분장애는 유병률이 증가하고 있으며 치료 가능하다. 기분 증상의 효과적인 관리는, 생물학적-심리적-사회적-문화적인 정보를 제공하고 아동이 성장함에 따라 지속적으로 업데이트되는 다양한 정보원을 통한 주의 깊은 평가로부터 시작된다. 조기 발견과 시의적절한 개입으로, 아마도 어린 시절에 기분장애를 경험하는 아동들은 성인이 되어서도 결코 심각한 기분삽화를 경험하지 않을 정도로 성장할 수 있을 것이다.

〈표 1-3〉 자기보고식 기분 평가도구

임상적 평가	타당화된 사용 연령	설명
우울증 평가도구-9(Patient Health Questionnaire-9: PHQ-9; Kroenke et al., 2001)	11~17세	DSM 진단기준 9개 항목에 대해 각각 0점('전혀 없음')~3점('거의 매일')으로 채점하는 우울증에 대한 자기보고식 진단도구
전반적 행동 질문지의 조증 평가용 10가지 문항(10-item mania assessment from the Parent General Behavior Inventory: P-GBI; Youngstrom et al., 2008)	5~17세	빈번한 공존병리 상태를 포함하여 다양한 DSM 진단을 가진 외래 환자들에서 부모 보고용 조증 평가를 위해 사용되는 간단한 평가도구(10문항). 부모는 청소년 양극성 장애의 주요 특징으로 고양된 기분, 높은 활력, 과민성, 기분 및 활력의 급격한 변화를 대부분 알아차림
아동 · 청소년 행동 평가척도(Child Behavior Checklist: CBCL; Achenbach & Rescorla, 2001) [아동 · 청소년용 자기보고 포함(Youth Self-Report: YSR)]	6~18세	공격적 행동, 불안/우울, 주의력 문제, 규칙 위반 행동, 신체증상 호소, 사회성 문제, 사고 문제, 철수/우울 등 8개 하위척도를 포함하는 아동 행동을 평가하는 113개 문항으로 구성된 부모보고용 평가도구. CBCL에 대응하는 것으로, 청소년 자기보고식 행동평가 척도(YSR)는 6세에서 청소년까지 아이가 작성하는 행동평가 척도임
자기지각 정서경험 척도(How I Feel: HIF; Walden et al., 2003)	8~12세	긍정적이고 부정적인 정서의 빈도와 강도, 통제를 평가하는 30개 문항의 아동용 자기보고식 척도. 5점 리커트 척도를 사용하여 각 문항이 자신에게 얼마나 사실인지 평가하도록 함(1='나에게 전혀 해당되지 않는다'~5='나에게 매우 잘 해당된다')
스네이스-해밀턴 쾌감 척도(Snaith-Hamilton Pleasure Scale: SHAPS; Snaith et al., 1995)	14세 이하 (Leventhal et al., 2015)	쾌락적 기능에 대한 14개 문항의 자기 평정척도. 문항들은 1점에서 4점 사이에 해당(1='매우 불일치'~4='매우 일치')
행동억제체계 및 행동활성화체계 척도(Behavioral Inhibition-Behavioral Activation Scale: BIS-BAS; De Decker et al., 2017)	5~17세	아동 · 청소년기의 행동 억제 및 활성화를 평가하는 40개 문항의 행동평가 척도. 아이들에게 각 문항이 얼마나 사실인지 4점 리커트 척도로 평가하도록 함(1='나에게 매우 사실'~4='나에게 매우 거짓')

참고문헌

Achenbach TM, Rescorla LA: Manual for the ASEBA School-Age Forms and Pro files: An Integrated System of Multi-informant Assessment. Burlington, VT, University of Vermont, Research Center for Children, Youth, and Families, 2001

Allgaier A-K, Pietsch K, Friihe B, et al: Screening for depression in adolescents: validity of the Patient Health Questionnaire in pediatric care. Depress Anxiety 29(10):906-913, 2012 22753313

American Psychiatric Association: Diagnostic and Statistical Manual of Mental Disorders, 5th Edition. Arlington, VA, American Psychiatric Association, 2013

Andreasen NC, Endicott J, Spitzer RL, et al: The family history method using diagnostic criteria: reliability and validity. Arch Gen Psychiatry 34(10): 1229-1235, 1977 911222

Bruchmuller K, Margraf J, Suppiger A, et al: Popular or unpopular? Therapists' use of structured interviews and their estimation of patient acceptance. Behav Ther 42(4):634-643, 2011 22035992

Busner J, Targum SD: The clinical global impressions scale: applying a research tool in clinical practice. Psychiatry (Edgmont) 4(7):28-37, 2007 20526405

Chang K, Howe M, Gallelli K, et al: Prevention of pediatric bipolar disorder: integration of neurobiological and psychosocial processes. Ann N Y Acad Sci 1094:235-247, 2006 17347355

De Decker A, Verbeken S, Sioen I, et al: BIS/BAS scale in primary school children: parent-child agreement and longitudinal stability. Behav Change 34(2):98-116, 2017

Dougherty LR, Smith VC, Bufferd SJ, et al: Preschool irritability predicts child psychopathology, functional impairment, and service use at age nine. J Child Psychol Psychiatry 56(9):999-1007, 2015 26259142

Egger HL, Erkanli A, Keeler G, et al: Test-retest reliability of the Preschool Age Psychiatric Assessment (PAPA). J Am Acad Child Adolesc Psychiatry 45(5):538-549, 2006 16601400

Fears SC, Service SK, Kremeyer B, et al: Multisystem component phenotypes of bipolar disorder for genetic investigations of extended pedigrees. JAMA Psychiatry 71(4):375-387, 2014 24522887

Finsaas MC, Bufferd SJ, Dougherty LR, et al: Preschool psychiatric disorders: homotypic and heterotypic continuity through middle childhood and early adolescence. Psychol Med Jan 16, 2018 [Epub ahead of print] 29335030

First MB, Williams J, Karg R, et al: Structured Clinical Interview for DSM-5-Clinician Version (SCID-5-CV). Arlington, VA, American Psychiatric Association, 2016

Geller B, Zimerman B, Williams M, et al: Reliability of the Washington University in St. Louis Kiddie Schedule for Affective Disorders and Schizophrenia (WASH-U-KSADS) mania and rapid cycling sections. J Am Acad Child Adolesc Psychiatry 40(4):450-455, 2001 1131457

Goodwin FK, Jamison K: Manic-Depressive Illness. New York, Oxford University Press, 1990

Isa A, Bernstein I, Trivedi M, et al: Childhood depression subscales using repeated sessions on Children's Depression Rating Scale-Revised (CDRS-R) scores. J Child Adolesc Psychopharmacol 24(6):318-324, 2014 25137188

Jain S, Carmody TJ, Trivedi MH, et al: A psychometric evaluation of the CDRS and MADRS in assessing depressive symptoms in children. J Am Acad Child Adolesc Psychiatry 46(9):1204-1212, 2007 17712244

Jensen-Doss A, Youngstrom EA, Youngstrom JK, et al: Predictors and moderators of agreement between clinical and research diagnoses for children and adolescents. J Consult Clin Psychol 82(6):1151-1162, 2014 24773574

Kaufman J, Birmaher B, Brent D, et al: Schedule for Affective Disorders and Schizophrenia for School-Age Children-Present and Lifetime version (K-SADS-PL): initial reliability and validity data. J Am Acad Child Adolesc Psychiatry 36(7):980-988, 1997 9204677

Keller MB, Lavori PW, Friedman B, et al: The Longitudinal Interval Follow-up Evaluation: a comprehensive method for assessing outcome in prospective longitudinal studies. Arch Gen Psychiatry 44(6):540-548, 1987 3579500

Kertz SJ, Sylvester C, Tillman R, et al: Latent class profiles of anxiety symptom trajectories from preschool through school age. J Clin Child Adolesc Psychol Mar 20, 2017 [Epub ahead of print] 28318338

Kroenke K, Spitzer RL, Williams JB: The PHQ-9: validity of a brief depression severity measure. J Gen Intern Med 16(9):606-613, 2001 11556941

Leffler JM, Riebel J, Hughes HM: A review of child and adolescent diagnostic interviews for clinical practitioners. Assessment 22(6):690-703, 2015 25520212

Leventhal AM, Unger JB, Audrain-McGovern J, et al: Measuring anhedonia in adolescents: a psychometric analysis. J Pers Assess 97(5):506–514, 2015 25893676

Luby JL, Belden AC: Clinical characteristics of bipolar vs. unipolar depression in preschool children: an empirical investigation. J Clin Psychiatry 69(12):1960–1969, 2008 19192470

Luby JL, Gaffrey MS, Tillman R, et al: Trajectories of preschool disorders to full DSM depression at school age and early adolescence: continuity of preschool depression. Am J Psychiatry 171(7):768–776, 2014 24700355

Martin J, Streit F, Treutlein J, et al: Expert and self-assessment of lifetime symptoms and diagnosis of major depressive disorder in large-scale genetic studies in the general population: comparison of a clinical interview and a self-administered checklist. Psychiatr Genet 27(5):187–196, 2017 28731911

Matuschek T, Jaeger S, Stadelmann S, et al: Implementing the K-SADS-PL as a standard diagnostic tool: effects on clinical diagnoses. Psychiatry Res 236:119–124, 2016 26724908

Maxwell E: Manual for the FIGS. Rockville, MD, Clinical Neurogenetics Branch, Intramural Research Program, National Institute of Mental Health, 1982

Mayes TL, Bernstein IH, Haley CL, et al: Psychometric properties of the Children's Depression Rating Scale-Revised in adolescents. J Child Adolesc Psychopharmacol 20(6):513–516, 2010 21186970

Nakash O, Nagar M, Kanat-Maymon Y: Clinical use of the DSM categorical diagnostic system during the mental health intake session. J Clin Psychiatry 76(7):e862–e869, 2015 26231013

Pavuluri MN, Henry DB, Devineni B, et al: Child Mania Rating Scale: development, reliability, and validity. J Am Acad Child Adolesc Psychiatry 45(5):550–560, 2006 16601399

Posner K, Brown GK, Stanley B, et al: The Columbia-Suicide Severity Rating Scale: initial validity and internal consistency findings from three multisite studies with adolescents and adults. Am J Psychiatry 168(12):1266–1277, 2011 22193671

Poznanski EO, Grossman JA, Buchsbaum Y, et al: Preliminary studies of the reliability and validity of the Children's Depression Rating Scale. J Am Acad Child Psychiatry 23(2):191–197, 1984 6715741

Rettew DC, Lynch AD, Achenbach TM, et al: Meta-analyses of agreement between diagnoses made from clinical evaluations and standardized diagnostic interviews. Int J Methods Psychiatr Res 18(3):169–184, 2009 19701924

Safer DJ, Rajakannan T, Burcu M, et al: Trends in subthreshold psychiatric diagnoses for youth in community treatment. JAMA Psychiatry 72(1):75–83, 2015 25426673

Shaffer D, Gould MS, Brasic J, et al: A children's global assessment scale (CGAS). Arch Gen Psychiatry 40(11):1228–1231, 1983 6639293

Sheehan DV, Sheehan KH, Shytie RD, et al: Reliability and validity of the Mini International Neuropsychiatric Interview for Children and Adolescents (MINI-KID). J Clin Psychiatry 71(3):313–326, 2010 20331933

Sheldrick RC, Benneyan JC, Kiss IG, et al: Thresholds and accuracy in screening tools for early detection of psychopathology. J Child Psychol Psychiatry 56(9):936–948, 2015 26096036

Snaith RP, Hamilton M, Morley S, et al: A scale for the assessment of hedonic tone: the Snaith-Hamilton Pleasure Scale. Br J Psychiatry 167(1):99–103, 1995 7551619

Verweij KHW, Derks EM, Hendriks EJE, et al: The influence of informant characteristics on the reliability of family history interviews. Twin Res Hum Genet 14(3):217–220, 2011 21623650

Walden TA, Harris VS, Catron TF: How I Feel: a self-report measure of emotional arousal and regulation for children. Psychol Assess 15(3):399–412, 2003 14593841

Yee AM, Algorta GP, Youngstrom EA, et al: Unfiltered administration of the YMRS and CDRS-R in a clinical sample of children. J Am Acad Child Adolesc Psychiatry 44(6):992–1007, 2006 24885078

Young RC, Biggs JT, Ziegler VE, et al: A rating scale for mania: reliability, validity and sensitivity. Br J Psychiatry 133:429–435, 1978 728692

Youngstrom EA, Frazier TW, Demeter C, et al: Developing a 10-item mania scale from the Parent General Behavior Inventory for children and adolescents. J Clin Psychiatry 69(5):831–839, 2008 18452343

제2장

아동 · 청소년 기분장애의 DSM-5 진단기준

Anna Van Meter, Ph.D.

사샤는 초등학교 5학년이다. 그녀의 부모님은 사샤가 지난 18개월 동안 심리적으로 어려움을 겪어 왔다고 보고했다. 3학년 때, 사샤는 상당한 불안감을 보였다. 어머니와 떨어지는 것을 원치 않았고, 동급생들이 자신을 어떻게 생각하는지 지나치게 걱정했으며, 학교에서 낙제할 것이라고 확신했다. 사샤는 정신과 의사에게 진료를 받기 시작했는데, 의사는 그녀의 불안감을 치료하기 위해 플루옥세틴(fluoxetine)을 처방했다. 불안 증상은 호전되었지만 6개월쯤 지나자 사회적으로 어려움을 겪기 시작했고, 그 이후로 사샤와 부모님 모두 그녀의 기분이 '우울해졌다'고 말했다. 부모님은 사샤가 종종 사회적 철수를 보이며 방에 혼자 있는 것을 더 좋아한다고 보고했다. 부모님은 그녀가 일이 뜻대로 되지 않을 때 짜증을 내고, 다른 사람들을 쏘아붙이며, 종종 격분한다고 말했다. 예를 들어, 어머니가 사샤에게 날씨가 추우니 핼러윈 의상 위에 코트를 입으라고 말했을 때, 사샤는 코트의 팔을 가위로 잘라 버리고 '트릭 오어 트릿(다른 집들을 방문해서 집주인에게 초콜릿이나 사탕을 받는 핼러윈데이 행사)'에 가는 것을 거부했다. 사샤의 짜증은 또한 사회적 상황에서도 문제를 야기했다. 사샤의 선생님은 사샤가 점심시간에 그녀를 위해 자리를 마련해 주지 않는 급우에게 소리를 지르고 점심 식판을 바닥으로 밀어 버렸다고 보고했다. 다른 아이들은 사샤의 행동에 화가 나서 요즘 사샤를 피하고 있다. 집에서 사샤는 동생이나 부모님과 자주 다투지만 대부분의 시간을 혼자 방에서 보낸다. 사샤의 부모님은 그녀가 '가족을 완전히 장악했다'며 '그녀를 화나게 하지 않기 위해 모두가 살얼음판 위를 걷는 것 같다'고 말한다.

사샤는 쉽게 화를 낸다는 것을 스스로 인정하지만, 또한 그녀는 많은 시간 동안 '슬픔'을 느낀다고 말한다. 그녀는 지난 한 해가 '끔찍했다'고 말하며 '마치 모든 사람이 자신을 나쁘게 생각하는 것 같은' 느낌을 보고한다. 사샤는 종종 잠들기까지 한 시간 이상 걸릴 정도로 불면 증상이 있었고, 그 시간 동안 '낮 동안의 모든 나쁜 것이 다시 몰려오는 것 같은' 느낌을 받는다고 말한다. 잠을 자지 못한

날 아침, 사샤는 매우 피곤해서 등교하기 위해 잠자리에서 일어나는 문제로 어머니와 말다툼을 한다고 말한다. 사샤는 또한 죽음에 대해 자주 생각하면서 '우리가 죽은 후에 무슨 일이 일어나는지' 궁금하다고 보고하지만, 죽고 싶다는 생각은 일절 부인하고 있다.

사샤는 자신이 평소보다 훨씬 더 기분이 좋아졌거나 상황에 맞지 않게 고양된 기분을 경험했던 적은 기억할 수 없다. 이와 유사하게, 사샤의 부모님은 그녀가 예술 프로젝트를 할 때 때때로 행복하고 흥분되지만, 그녀의 상승된 기분은 결코 걱정될 정도나 지나치게 격렬해 보이지는 않는다고 말한다. 게다가 이러한 행복한 기분은 하루 중에 단지 1~2시간만 지속되는 등 비교적 짧게 나타나는 경향이 있다. 사샤는 결코 하루종일 '들뜨거나' 행복하지는 않다. 사샤와 부모님 모두 활력이 상승하거나 초조한 기간이 있음을 보고하지 않는다. 하지만 사샤의 부모님은 그녀가 '상당히 과대망상적'일 수 있으며, 종종 그녀가 '유명한 예술가'가 되었을 때 삶이 어떻게 될지에 대해 이야기한다고 보고한다. 사샤는 또한 성에 대한 강한 관심을 가지고 있다. 그녀의 어머니는 그녀가 '수많은 질문'을 하고 때때로 도발적으로 행동한다고 보고하는데, 예를 들어 오빠의 친구에게 프렌치키스를 가르쳐 줄 것을 요구하기도 한다. 조증 평가 척도에서 사샤의 어머니는 그녀를 총점 30점 중에서 9점으로 평가하였는데, 이는 경도에서 중간 정도의 위험 범주에 해당되는 점수이다.

사샤의 진단적 형태는 복잡하다. 그녀는 우울한 기분, 불안감, 사회적 기능 저하를 포함한 여러 가지 증상으로 제기능을 못하고 있다. 그리고 그녀는 잦은 분노 폭발로 가족들에게 상당한 영향을 끼치고 있다. 그녀는 우울한 기분, 과민성, 불면, 그리고 병적인 생각(morbid ideation)을 가지고 있지만, 이것은 주요우울장애 진단에 필요한 다섯 가지 증상에 미치지는 못한다. 게다가 그녀의 기분은 때때로 상당히 밝아지며, 일부 경도의 경조증 증상들을 가지고 있다. 하지만 그녀의 나이를 고려할 때, 그녀의 과대감과 성에 대한 관심이 사춘기 이전 시기의 정상적인 발달 범주를 벗어난 것인지는 완전히 명확하지 않다. 그녀의 분노 폭발은 적대적 반항장애(oppositional defiant disorder: 이하 ODD)에서 나타날 수 있는 것처럼 보이지만 그녀의 부모님은 반항적이고 규칙을 위반하는 것보다는, 대부분 부당하다고 지각하는 어떠한 느낌에 의해 유발되는 '과민함'이라고 묘사했다.

지속성 우울장애와 ODD가 동반이환된 것이라는 주장이 제기될 수도 있지만, 보다 간결한 진단은 파괴적 기분조절부전장애(disruptive mood dysregulation disorder: 이하 DMDD)이다. 그녀의 기분은 거의 매일같이 우울하고 과민하며, 사샤와 그녀의 부모님에 따르면 약 1년 동안 이러한 상태였다. 그녀는 또한 일주일에 여러 번 다양한 상황에서 분노 폭발을 경험하였으며, 이는 그녀의 연령에 비해 드물고 현재 상황에 적절하지 않은 것이다. 비록 경조증은 DMDD의 배제 기준이지만, 그녀의 증상은 매우 짧고 간헐적이며 양극성 스펙트럼 진단을 정당화하기에 충분하지 않다. 그러나 양극성 장애는 우울삽화로 시작되는 경우가 많기 때문에 이러한 증상은 면밀히 관찰되어야 하며 증상이 더욱 심해지거나 오래 지속되면 진단을 재고해야 한다.

우리가 사샤를 통해 볼 수 있듯이, 아동 · 청소년의 기분장애에 대한 진단은 어려울 수 있다. 복합적인 요인에는 발달적인 고려 사항과 아동 · 청소년의 정상/이상 기분 사이의 구분이 포함된다. 또한 삽화성(episodicity)을 확립할 필요성, 다른 아동기 장애들과 겹치는 증상들이 진단을 어렵게 하는 복합적인 요인들이다. 그리고 아동 · 청소년과 보호자 보고 간의 불일치는 임상의가 진단기준의 충족 여부를 확인하려 할 때 애매모호함을 초래할 수 있다. 비록 이러한 요인들이 진단 과정에 '잡음'을 더할 수 있지만, DSM 진단기준에 초점을 맞추고 이 접근법을 용이하게 하는 도구를 사용하는 것(제1장 '아동 · 청소년기 기분장애의 평가 원칙'에서 설명됨)은 구조를 제공하고 진단적인 신뢰도와 타당도를 높일 수 있다.

DSM-5(APA, 2013)의 기반이 되는 대부분의 연구는 성인을 대상으로 이루어졌으며, 따라서 DSM-5 진단기준이 항상 아동 · 청소년에 국한된 특정한 문제를 반영하는 것은 아니다. 그러나 후속 연구들은 우울증과 양극성 장애에 대한 DSM 진단기준이 아동 · 청소년 집단에 적용될 때에도 타당하고 신뢰로운 진단을 내리도록 한다는 것을 보여 주었다(Yorbik et al., 2004; Youngstrom et al., 2008). 비록 DSM 진단기준이 완벽하지는 않지만 일관성을 제공하여 적절한 치료 및 예후를 촉진한다. 이 장에서는 각 기분장애에 대한 DSM 진단기준을 개괄적으로 설명하고, 감별 진단에 중요한 발달적 고려 사항과 세부 사항을 강조한다.

주요우울장애

주요우울장애(major depressive disorder: 이하 MDD)는 삽화적 질환이다. 증상의 시작은 기능상 변화와 일치해야 하며, 삽화를 구성하기 위해서는 충분한 수의 증상이 동시에 존재해야 한다. 아동 · 청소년의 경우 우울/저하되거나 과민한 기분에 더하여 최소한 4개의 추가적인 증상이 있어야 하며, 이러한 삽화가 적어도 2주 동안 지속되어야 MDD 진단기준을 충족시킨다. 아동의 경우, 우울삽화가 성인보다 평균적으로 더 짧을 수 있다는 증거가 있으며, 매우 어린 아동에 대해서는 지속기간의 기준을 줄이기 위한 권고사항이 제시되었다(Luby et al., 2009b). 다른 연구는 평균적으로 아동 · 청소년의 우울삽화가 DSM의 지속기간 기준을 충족한다고 제시하고 있으나(Birmaher et al., 2004), 달리 명시된 우울장애 진단이라는 선택지를 고려할 때, 지속기간 기준을 충족하지 못할 경우를 MDD로 진단할 강력한 이유는 없다.

MDD 진단을 위한 삽화적 조건을 확립하는 것은 어려울 수 있다. 특히 어린 아동의 경우, 보호자는 아이가 '항상' 우울하거나 저하된 기분을 보였다는 느낌을 가질 수 있다. 아이가 기억에 남는 행사(예: 휴일, 학교 입학)에서 어떻게 지냈는지 묻는 것은 기분삽화의 시작/종료를 결정하는 데 도움이 될 수 있다. 우울증 진단과 또 다른 만성적인 증상인 불안, 주의력결핍/과잉행동장애(ADHD) 또는 지속성 우울장애를 구별하려고 할 때, 삽화적 조건을 이해하는 것은 특히 중요할 수 있다.

DSM-5 A 진단기준에 과민한 기분을 포함시키는 것은 아동 · 청소년에게만 해당된다. 왜냐하면 아동 · 청소년은 슬픔을 분명하게 표현하기 위한 어휘나 정서적 인식을 가지고 있지 않을 수 있기 때문에, 우울한 기분은 종종 분노/과민성으로 표현된다. 우울한 아동 · 청소년은 매우 예민할 수 있고, 가족들은 짜증스러운 분노발작을 일으키지 않기 위해 많은 노력을 기울인다고 기술할 수도 있다. 과민성이 아동 · 청소년 연령대에 상당한 영향을 줄 수 있기 때문에 우울증의 다른 증상들은 눈에 띄지 않아 간과될 수 있다. 이는 진단 과정에 부정적인 영향을 미칠 수 있다. 만약 주 호소가 과민성일 경우, 다른 우울 증상들을 완전히 평가하고 배제하지 않는다면, ODD 또는 기타 문제 행동-기반 장애로 부정확하게 진단될 수 있다.

MDD의 다른 주된 증상으로는 활동에 대한 흥미 감소 또는 즐거움의 상실, 과도한 식욕/체중 증가 또는 감소된 식욕/체중 감소(아동기에서는 기대되는 성장을 보이지 못하는 것으로 나타날 수 있음), 수면 곤란(과다수면 또는 불면증), 정신운동성 초조 또는 지연, 무가치감이나 죄책감, 주의집중 문제나 우유부단함, 죽음이나 자살에 대한 반복되는 병적인 생각(〈표 2-1〉)이 있다. 많은 MDD 아동 · 청소년은 특정한 진단기준에 해당되지 않더라도 두통이나 복통과 같은 신체증상을 호소하거나 매우 저하된 활력을 보일 수도 있다. 아동기 및 청소년기에서 MDD의 흔한 증상으로는 아이가 평소 즐길 수 있는 활동에 대한 흥미 부족이나 즐거운 상황에 대한 저조한 참여 및 사회적 철수가 결합된 무기력증(lethargy)이 있다. 즉, 우울한 아이들은 또래나 가족과의 활동에 무관심하거나 거의 열정을 보이지 않을 수도 있다. 우울증을 앓고 있는 일부 아동들에게 있어, 불안이 또한 어떠한 역할을 할 수 있다. 반추가 일반적이며, 불면증에 기여하여 수면에 영향을 미칠 수 있다. 아동 · 청소년은 밤에 충분한 수면을 취했음에도 불구하고 과다수면을 경험하고 피곤함을 느낄 수도 있다. 과다수면이 있는 아동 · 청소년은 아침에 일어나기 어렵고 수업시간이나 다른 적절하지 않은 시간대에 잠들 수도 있다.

우울증이 있는 아동 · 청소년은 부모님들의 말다툼과 같은 부정적인 일에 대해 스스로를 탓하는 경향이 있다. 또한 비현실적인 기준을 고수하고 이러한 기준이 충족되지 않을 때 매우 자기 비판적인 경향을 보일 수 있다. 예를 들어, 완벽한 성적을 기대하거나, 완벽함을 달성하지 못할 때 낙담하게 된다. 불행하게도 우울증과 관련된 주의집중의 문제는 아동 · 청소년으로 하여금 과제를 끝내거나 지시받은 대로 집안일을 하는 것과 같은 의무를 다하는 것을 더 어렵게 만들 수 있다. 이것은 비판받을 기회를 더 많이 만들고, 우울한 기분을 더욱 악화시킬 수 있다.

우울증을 가진 일부 아동 · 청소년은 자신이 태어나지 않았으면 좋겠다고 생각하거나 자신이 죽었을 때 가족들이 더 잘살 것이라고 말하는 방식으로 죽음이나 자살과 관련된 생각을 표현할 수도 있다. 비록 아동이나 청소년에게 자살이 만연하지는 않지만 자살은 청소년 사이에서 가장 흔한 사망 원인 중 하나이며, 최근 자료(Centers for Disease Control and Prevention, 2015)에 따르면 학령기 여학생의 자살률이 증가하고 있는 것으로 나타났다. 자살과 관련된 모든 표현에 대해서는 진지하고 포괄적인 평가를 반복적으로 해야 하며, 필요한 경우 즉각적인 위험을 배제(rule out)할 수 있어야 한다.

우울증은 매우 어린 아동에게도 발생할 수 있지만(Luby et al., 2009a), 연령이 증가할수록 더 흔해진다. 우울증이 사춘기 이전에 일찍 발병하는 사람들은 재발이 반복되고 잘 지내는 날이 거의 없는 심각한 질병 경과를 겪을 가능성이 더 높다. 사춘기 이후의 우울증은 남성에 비해 여성에서 2배 더 흔한데, 이는 사회적 기대, 삶의 스트레스 요인, 대처 방식을 포함한 위험 요인이 여성에게 더 많이 누적되어 있기 때문일 가능성이 높다(Nolen-Hoeksema & Girgus, 1994; Salk et al., 2016, 2017). 비록 우울증을 진단하는 데 사용되는 진단기준은 성인과 아동이 동일하지만(아동 진단에서만 적용되는 과민한 기분을 제외하고), 증상에 약간의 차이가 있을 수 있다. 예를 들어, 우울증이 있는 아동은 청소년이나 성인들보다 신체증상을 호소할 가능성이 더 많으며 무망감과 불쾌감을 경험할 가능성이 더 적다(Avenevoli et al., 2008). 대조적으로, 청소년은 아동보다 자살 사고, 자살 시도, 과다 수면, 체중 감소를 경험할 가능성이 더 많다(Yorbik et al., 2004).

미국에서 소수민족의 아동 · 청소년은 백인 또래들보다 우울증에 걸릴 위험이 더 높다는 증거가 있다(Anderson & Mayes, 2010). 그러나 다양한 연구에 걸쳐 유병률의 불일치가 보고되었으며, 방법론적 문제(예: 사회 경제적 조건을 통제하지 않고 자기보고된 증상에 의존)가 이러한 발견으로부터 결론을 도출하는 것을 어렵게 한다. 이와 관련하여, 소수민족 아동 · 청소년이 반항적이거나 신체적인 증상을 통해 우울한 기분을 표현할 가능성이 높다는 증거도 비일관적이다(Stewart et al., 2012). 이러한 비일관성에도 불구하고, 소수민족 아동 · 청소년이 우울증에 대한 상당한 위험 요인(예: 빈곤, 외상 사건)을 가지고 있을 가능성이 더 높으며, 소수민족 가정이 정신건강 서비스를 찾을 가능성이 낮다는 점을 명심하는 것이 유용하다. 결과적으로, 우울증을 가진 소수민족 아동 · 청소년이 1차 의료 장면이나 학교에서 더 많이 보일 가능성이 있다. 이러한 환경에서 우울증을 선별 검사하는 것은 그렇지 않으면 도움을 받지 못했을 수 있는 아동 · 청소년을 파악하는 데 도움이 될 수 있다.

보호자가 치료를 위해 아동을 데리고 오는 경우는 주로 내현화된 증상보다 외현화된 증상과 관련이 있는데, 이는 우울증을 가진 많은 아동 · 청소년이 진단이나 치료를 받지 못함을 의미한다. 우울증을 가진 아동 · 청소년, 특히 과민한 기분이 없는 아동 · 청소년은 철수된 것 같은 인상을 주지만 행동 측면에서는 '문제적'이지는 않다. 과민한 기분을 가진 아동 · 청소년이 병원에 올 수도 있지만 앞에서 설명한 것처럼 외현화된 장애로 오진되는 경우가 많다. 우울증을 가진 아동 · 청소년의 절반 가까이가 동반 장애를 가지고 있는데, 이러한 아이들은 우울증 진단을 놓칠 가능성이 더욱 높아진다(Ford et al., 2003; Rohde et al., 1991). ADHD와 불안은 특히 우울증을 가진 아동 · 청소년 사이에서 흔하며, 아동 · 청소년의 인지능력과 행동 기능을 간섭하여 우울증을 악화시킬 수 있다. 이러한 점은 우울증이 간과되지 않기 위해서는 종합적인 임상 면접을 실시하고 적절한 평가도구로 추적하는 것의 중요성을 강조한다.

MDD의 경과는 폭넓게 변할 수 있지만, 우울삽화를 보인 아동과 청소년의 대다수는 회복될 것이다. 회복되는 사람 중 약 40%는 새로운 우울삽화를 경험하게 될 것이다(Birmaher et al., 2004). 우울증이 한 번 재발하면 또 다른 우울삽화가 발생할 가능성이 증가한다. 몇몇 아동기 장애와는 달리 우울증은 일반적으로 동형적(homotypic)인데, 이는 아동이 우울증을 가진 경우 비록 특정 증상이 시간 경과에 따라 변할 수 있지만 그녀 또는 그가 성인기에 우울증을 가질 가능성이 더 높음(상대적으로 다른 장애에 비해)을 의미한다(Carballo et al., 2011; Ormel et al., 2015; Shankman et al., 2009).

〈표 2-1〉 주요우울삽화에 대한 DSM-5 진단기준

기준	세부사항	추가적인 고려사항
A. 이전 기능으로부터 변화가 나타나는 2주의 기간을 보이며, 이 기간 동안 아동 · 청소년은 우울하거나 과민한 기분 또는 흥미나 즐거움의 상실을 경험한다. 다섯 가지(또는 그 이상)의 추가적인 증상이 상기된 2주의 기간 동안 거의 매일 하루 대부분 지속되어야 한다.	우울하거나 과민한 기분(아동 · 청소년에 의해 보고되었거나 타인에 의해 관찰되거나)	과민성은 종종 외현화된 장애로 잘못 귀인될 수 있다. 과민한 기분이 두드러진다면 우울증이 고려되어야 한다.
	모든, 또는 거의 대부분의 활동에 감소된 흥미나 즐거움	아동 · 청소년의 관심사는 빈번하게 바뀔 수 있으며, 과거에 재밌었던 활동이 더 이상 재미없을 수도 있다. 그러나 아동 · 청소년이 대부분(또래 포함)에 흥미를 보이지 않는다면, 감소된 흥미의 범위가 임상적으로 중요하다.
	상당하고 비의도적인 체중 감소 또는 증가, 성장에 따라 기대되는 체중 증가에 미달됨	체중 변화는 아동 · 청소년이 우울해졌을 때 나타나는 신체적 증상과 관련될 수 있다. 또한 복통 및 두통의 빈번한 호소는 우울한 기분을 나타내 주는 것일 수도 있다.
	불면이나 과다수면	많은 아동 · 청소년이 잠자러 가기를 거부하지만, 불면증은 오직 아이가 침대에 누워서 잠들고 싶어도 잠이 오지 않을 때 고려된다. 이는 수면 욕구 감소와 구별되어야 하는데, 수면 욕구 감소는 수면시간이 짧음에도 불구하고 다음날 잠들지 못하고 활력이 넘치는 것을 뜻한다. 게다가 많은 아동 · 청소년, 특히 십대는 낮시간 동안 피곤해한다. 전날 밤에 잠을 충분히 못 자고 피곤한 것은 과다수면과 구별되어야 하는데, 이 과다수면은 아이가 밤에 8시간 이상 자는데도 불구하고 매우 피곤함을 느끼며 낮에 졸기까지 하는 것이다.
	타인에 의해 관찰되는 정신운동성 초조 또는 지연	안절부절못함과 초조에 변동이 있어야 한다–만약 아동 · 청소년이 만성적으로 꼼지락거리고 안절부절못한다면, 이것은 ADHD와 더 부합할 수 있다.
	피로감 또는 활력 상실	낮은 활력/피로한 느낌은 아동 · 청소년의 수면량/운동량과 일치하지 않아야 한다.

기준	세부사항	추가적인 고려사항
	무가치감 또는 과도하거나 부적절한 죄책감	우울증을 가진 아동 · 청소년은 그들이 필연적으로 충족시키지 못하는 높은, 심지어 비현실적인 기준을 고수할 수도 있다. 이것은 무가치감을 초래할 수 있다. 비록 인식된 '실패'가 특정한 영역(예: 운동, 학업)에 있다고 해도, 아동 · 청소년은 이것을 삶의 모든 측면으로 일반화시킬 수 있다. 아동 · 청소년은 또한 그들의 통제 밖에 있는 것들에 대해 책임감을 가질 수도 있고, 다른 사람들이 힘들어할 때 죄책감을 느낄 수도 있다.
	사고력이나 집중력의 감소, 또는 우유부단함	저조한 집중력이나 우유부단함은 보다 만성적인 양상인 ADHD나 불안의 특성과 구별되어야 한다.
	죽음에 대한 반복적인 생각(단지 죽는 것에 대한 두려움이 아님), 계획이 동반되거나 동반되지 않은 자살 사고, 상세한 계획이 동반된 자살 시도의 반복	아동 · 청소년은 자해 욕구를 드러내지 않을 수 있지만(비록 자살 사고를 갖고 있다 하더라도), 대신에 그들이 태어나지 않았기를 바라는 이야기를 하거나 그가 없으면 그들의 가족이 더 잘 살 수 있을 것이라고 말할 수도 있다. 자살 사고를 신중하게 평가하는 것은 기분장애가 있는 아동 · 청소년에게 중요하다.
B. 이러한 증상들은 임상적으로 상당한 고통 및 기능 손상을 야기한다.		어떤 사람들은 우울할 때 적절하게 기능할 수 있더라도 삶의 질이 현저하게 떨어질 것이다. 우울한 아동 · 청소년은 여전히 학교 성적이 좋을 수도 있지만, 삶의 다른 측면에서 그들의 참여도가 어떻게 변화되었는지에 주의를 기울이는 것이 중요하다.
C. 삽화는 물질의 생리적 효과나 다른 의학적 상태로 인한 것이 아니다.		아동 · 청소년은 성인보다 물질을 사용한 것을 공개하는 데 있어 더 망설일 수 있으며, 보호자가 물질사용에 관하여 모르고 있을 수 있다. 매우 극적이고 갑작스러운 변화가 있는 경우, 현재 증상에 영향을 미칠 수 있는 물질을 복용했는지 검사해 볼 가치가 있다.

주. ADHD=주의력결핍/과잉행동장애.

출처: 미국정신의학회(American Psychiatric Association)의 허락하에 *Diagnostic and Statistical Manual of Mental Disorders*, 5th Edition. Arlington, VA, American Psychiatric Association. Copyright 2013, American Psychiatric Association으로부터 인용함.

지속성 우울장애

지속성 우울장애(persistent depressive disorder: 이하 PDD)는 DSM-5의 새로운 진단으로, 이전의 DSM-IV 진단에서 기분부전장애와 만성 주요우울장애를 단일 진단으로 통합한 것이다. 아동 · 청소년이 PDD의 진단기준을 충족시키기 위해서는 우울하거나 과민한 기분을 경험해야 하고, 최소한 1년 동안 2개 이상의 추가적인 증상을 경험해야 한다. 증상이 나타나는 1년 동안, 증상이 없는 기간이 두 달 이상 있어서는 안 된다. 주요우울삽화의 기준을 충족하는 증상이 1년 이상 지속되는 아동 · 청소년은 주요우울삽화가 동반된 PDD 진단을 받게 될 것이다. 비록 상대적으로 경도의 증상을 보이는 아동 · 청소년의 경우에는 이러한 진단기준의 변화가 치료에 영향을 줄 가능성은 낮지만, 만성적인 주요우울증을 가진 아동 · 청소년에게는 이러한 변화가 그들의 손상 정도를 최소화할 수 있을 것이다.

우울하거나 과민한 기분 외에, PDD의 다른 증상으로는 식욕 변화(증가/감소), 수면 곤란(불면 또는 과다수면), 낮은 활력이나 피로감, 자존감 저하, 집중력 저하 또는 의사결정의 어려움, 무망감 등이 있다. 비록 PDD 증상과 MDD 증상은 겹치지만, 몇 가지 중요한 차이점이 있다. 낮은 자존감과 무망감은 오직 PDD의 기준인 반면에, 무쾌감증, 신체적인 초조나 지연, 무가치감이나 죄책감, 그리고 죽음에 대한 생각은 MDD에 특정한 것이다. 이러한 차이 때문에, 아동 · 청소년이 1년 동안 우울한 기분과 MDD의 두 가지 추가적인 증상(PDD는 아니지만)을 보이는 것이 가능하다. 이것은 달리 명시된 우울장애로 진단되도록 할 것이다. PDD와 MDD의 진단은 상호 배타적이지 않다. 만약 아동 · 청소년이 1년 동안 PDD 기준을 충족시키는 증상을 보이다가 나중에 주요우울삽화를 보인다면, 이 두 가지 진단을 모두 가지고 있는 것이며, 이는 때때로 '이중 우울증(double depression)'이라고 언급된다.

PDD의 발병은 MDD의 전형적인 발병보다 더 잠행적일 수 있으므로, 비록 진단기준을 충족시키기 위해 기능상 변화가 증상 시작과 연관되어야 하지만, 삽화의 시작을 규정하는 것이 MDD보다 더 어려울 수 있다. 또한 PDD의 만성적인 특성으로 인해 아동 · 청소년, 보호자는 그들이 '항상' 우울했다고 표현할 수 있고, 보호자는 저하된 기분의 원인을 치료될 수 있는 정신장애보다는 기질 탓으로 돌릴 수도 있다. PDD를 식별하지 못하는 것은 진단을 모호하게 할 수 있는 동반이환과 관련되어 있을 수 있다. PDD를 가진 아동 · 청소년 대다수는 불안 및/또는 외현화된 장애도 가지고 있다(Masi et al., 2001). PDD에 대한 정확한 진단이 중요한 이유는 PDD를 가진 아동 · 청소년이 주요우울삽화를 보일 위험이 더 높기 때문이며, 연구에 따르면 PDD를 치료하는 것이 MDD와 관련된 더 심각한 증상을 예방하는 데 도움이 될 수 있다(Kovacs et al., 1994; Shankman et al., 2009).

우울한 기분이 동반된 적응장애

스트레스 요인(예: 부모님의 이혼, 전학, 이사) 이후 3개월 이내에 우울한 기분이 시작되고, 그 상황에서 기대되는 것보다 더 큰 손상 및/또는 고통을 유발한다면 우울한 기분이 동반된 적응장애(adjustment disorder) 진단이 적절할 것이다. 이러한 경우에 우울한 기분의 표지(markers)는 슬픔과 무망감을 포함할 수 있다. 스트레스 요인이나 그 결과가 해결되면, 우울한 기분은 6개월 안에 해소될 것으로 기대된다. 그러나 어떤 상황에서는 스트레스 요인이 해결되지 않으면(예: 지속적인 학대, 군대 배치로 인한 부모님의 장기 부재), 적응장애가 지속될 수 있다. 아동의 증상이 MDD 진단이 필요할 정도로 심할 경우, 특정 스트레스 요인이 증상을 촉진했더라도 적응장애가 아닌 MDD로 진단해야 한다. 마찬가지로, 애도 증상은 어떤 면에서 우울증과 전형적으로 다르므로(예: 애도 증상은 기분 반응성과 더 관련 있고 자기 비판과 덜 관련 있다), DSM의 이전 버전은 MDD의 진단에서 사별 사례를 제외시켰지만, DSM-5에서는 '중요한 상실에 대한 정상적인 반응에 더하여 존재하는 주요우울삽화는 신중하게 고려되어야 한다.'라고 명시하는 변화가 있었다(APA, 2013, p. 161).

달리 명시된/명시되지 않은 우울장애

달리 명시된/명시되지 않은 범주는 아동이 우울한 기분 및 관련 증상으로 손상을 경험하지만 다른 우울장애의 기준을 충족시키는 증상이 없을 때 사용된다. 예를 들어, 만약 어떤 사람이 우울한 기분, 불면, 흥미 결여, 정신운동성 초조, 그리고 자살 사고를 10일 동안 경험했다면, 이것은 주요우울삽화의 지속기간 기준에 미치지 못하며, 결과적으로 그는 달리 명시된 우울장애로 진단될 것이다. 또는 앞에서 설명한 바와 같이, 어떤 경우에 개인이 1년 이상 지속되는 우울 증상을 보일 수 있지만, PDD에 특정적인 두 가지 증상을 보이지 않을 수 있다. 이 경우에도 개인은 '달리 명시된' 진단을 받을 수 있다. 명시되지 않은 진단과 달리 명시된 진단을 구별하는 중요 특성은 임상가가 왜 다른 우울장애의 기준을 충족하지 못하는지 그 이유를 표시하는지 여부이다(예: 명시되지 않은 진단은 MDD의 삽화를 구성하기에 증상이 너무 적은 것이다). 임상가가 이러한 진단 분류를 고려하기 전에 MDD 및 PDD(그리고 월경전 불쾌감 장애와 물질로 유발된 우울장애와 같이 이 장의 범위를 벗어난 기타 우울장애)와 일치하는 증상을 평가하는 것이 중요하다. 기분장애 유형을 감별하는 방법에 대한 신속한 지침은 〈표 2-2〉에 제시되어 있다.

파괴적 기분조절부전장애

파괴적 기분조절부전장애(disruptive mood dysregulation disorder: 이하 DMDD)는 DSM-5의 새로운 진단으로, 심한 기분조절부전 및 불쾌감이 동반된 분노 조절부전과 관련된 과거 연구에 기반한다. DMDD는 우울장애로 분류되지만, 그 양상은 주로 과민성일 수 있다. DMDD는 극도의 과민성과 분노를 가진, 양극성 장애로 오진될 위험이 있는 아동 · 청소년들을 위한 진단적 '거처'로 DSM-5에 도입되었다(Fristad et al., 2016; Margulies et al., 2012). DMDD의 기준은 최소 1년 동안(그해 동안 증상이 부재한 기간이 3개월을 넘지 않는) 지속적인 분노 또는 과민한 기분, 빈번하고(주 3회 이상) 심각한 분노발작을 포함하는데, 이는 발달적으로 부적절하고 상황에 맞지 않으며 여러 환경에서 발생한다.

연구에 따르면 DMDD의 기준을 충족하는 증상이 있는 아동 · 청소년 중 무려 90%가 ODD의 기준 역시 만족시킬 수 있다(Copeland et al., 2013; Mayes et al., 2016). 그러나 아동 · 청소년에게 둘 다 진단될 수는 없다. 두 장애의 주요 감별 요인은 만성적인 분노/과민한 기분으로, 만성적인 분노/과민한 기분이 있다면 ODD가 아닌 DMDD로 진단될 수 있다. 양극성 스펙트럼 장애 또한 DMDD와 상호 배타적이다. 만약 아동이 하루 종일 지속되는 4개 이상의 조증 증상을 가지고 있다면, DMDD 진단을 내릴 수 없다. DMDD를 달리 명시된 양극성 장애와 비교할 때, 조증 증상의 존재와 양극성 장애의 가족력이 두 집단 간의 주요 차이점이다(Fristad et al., 2016). 또한 DMDD와 간헐적 폭발장애 진단 중에서도 반드시 하나만 선택해야 한다. 비록 두 장애에서 분노발작 행동은 비슷할지라도, 간헐적 폭발장애의 진단에 있어서 분노발작 동안의 기분이 과민할 필요는 없으며, 간헐적 폭발장애의 지속기간에 대한 기준은 단 3개월이다.

DMDD를 특정적으로 평가하기 위해 고안된 첫 번째 연구들의 결과는 현재 발표되고 있는 중이다. 이 진단의 타당도에 대하여 상당한 논쟁이 있으며(시간 경과에 따라 안정적인가? 아동 · 청소년의 특정 집단을 식별하는가? 치료를 위한 정보를 제공하는가?), 이러한 연구는 DMDD가 앞으로 나아갈 임상적 역할을 명확히 하는 데 도움이 될 것이다.

〈표 2-2〉 아동기 기분장애 간의 감별을 위한 신속한 지침

	우울삽화; ≥2주	우울 증상, 비삽화적	조증삽화; ≥7일 또는 입원 시	경조증삽화; 4일, 손상 없음	조증 증상, 비삽화적	극심한 과민성	만성적인 경향
주요우울장애	●	○	■	■	■	○	○
지속성 우울장애	○	●	■	■	■	○	●
DMDD	○	○	■	■	○	●	●
적응장애–우울기분 동반	○	스트레스 요인에 따름	○	○	○	○	○
달리 명시된 우울장애	○	●	■	■	■	○	○
제I형 양극성 장애	○	○	●	○	○	○	○
제II형 양극성 장애	●	○	■	●	○	○	○
순환성장애	■	●	■	■	●	○	●
달리 명시된 양극성 장애	■	○	■	○	●	○	○

주. ●=포함, ■=배제, ○=존재할 수도 있음, 진단에 영향을 미치지 않음(하루 이상 지속되는 조증 증상은 파괴적 기분조절부전장애를 배제함).
DMDD=파괴적 기분조절부전장애.

제I형 양극성 장애

제I형 양극성 장애(bipolar I disorder)는 하나 이상의 조증삽화로 특징지을 수 있다. 조증삽화의 기준을 충족시키기 위해, 아동이나 청소년은 적어도 일주일 동안, 거의 매일, 하루의 대부분 동안 비정상적으로 들뜨거나, 의기양양하거나, 과민한 기분을 경험해야 한다. 또한 이 기간 동안 비정상적이고 지속적으로 활동이나 에너지가 증가해야 하며, 최소한 3개의 추가적인 조증 증상(하단 설명)을 가지고 있어야 하는데, 두드러진 기분 상태가 과민함일 경우에는 4개의 추가적인 증상이 필요하다. 만약 그 증상들이 입원이 타당할 만큼 충분히 심각하다면 일주일이라는 지속기간 기준은 무시될 수 있다. 이러한 경우에는 그 개인이 조증이었다는 명백한 증거에도 불구하고, 입원치료가 그러한 증상들이 일주일 동안 지속되는 것을 방지할 수도 있다. 이와 관련하여 만약 다른 조증 증상과 함께 정신병적 증상이 있다면, 그 삽화는 조증으로 정의될 것이다.

조증의 다른 증상으로는 과대감이나 지나친 자존감, 수면 욕구의 감소, 지나치게 많거나 끊임없는 발화, 사고 비약 또는 통제할 수 없을 정도로 사고가 질주하는 느낌, 주의산만함, 증가된 목표 지향적 활동이나 신체적 초조(목적 없이 안절부절못하는 활동), 부정적인 결과를 초래할 가능성이 있는 행동에 관여하는 것이 있다(〈표 2-3〉). 이러한 증상이 조증의 진단에 적용되려면 증상의 발생이 명확한 기능상의 변화를 나타내야 하며, 증상들이 동시에 발생해야 한다. 예를 들어, 만약 아동 · 청소년이 며칠 동안 기분이 좋아졌다가 사그라들고, 이후에 잠깐 동안 과대감을 보였다면, 이러한 증상들은 동시에 일어나지 않았기 때문에 조증삽화를 구성하지 않을 것이다. 이와 관련하여 만약 아동 · 청소년이 오랫동안 주의산만하고 안절부절못하는 증상을 보여 왔었고, 나중에 고양된 기분과 과대감을 발달시켰다면, 주의산만함과 안절부절못하는 행동이 만성화적이며 기능상의 변화를 나타내지 않기 때문에 고양된 기분과 과대감 증상만 양극성 장애 진단에 적용될 것이다. 대신에 이러한 증상은 동반이환 상태를 시사할 수 있다.

생애 그래프는 임상가가 삽화를 결정하는 데 도움이 될 수 있다. 예를 들어, 종단적 구간 추적 평가(Longitudinal Interval Follow-up Evaluation; 이하 LIFE; Keller et al., 1987)는 주간 단위로 여러 증상 영역을 평가하므로 증상이 동시에 시작되고 끝나는 경향이 있는지를 이해하는 데 매우 유용할 수 있다. 또한 기억에 남을 만한 사건(예: 생일, 개학, 방학)을 선택하여 그 당시 아동 · 청소년이 겪고 있던 증상이 무엇인지를 물어보는 것도 도움이 될 수 있다. 이러한 사건과 그 시기 있었던 증상들은 지면 위에 표시된다. 이것이 생애 그래프의 시작

〈표 2-3〉 조증 및 경조증삽화에 대한 DSM-5 진단기준

기준	세부사항	추가적 고려사항
A. 비정상적으로 고양되거나, 의기양양하거나, 과민한 기분, 그리고 목표 지향적 활동과 에너지의 증가가 적어도 일주일간(만약 입원이 필요한 정도라면 기간과 상관없이) 거의 매일, 하루 중 대부분 지속되는 분명한 기간이 있다.		경조증에서는 지속기간 기준이 단지 4일이다.
B. 기분장애 및 증가된 에너지와 활동을 보이는 기간 중 다음 증상 가운데 세 가지(또는 그 이상)를 보이며(기분이 단지 과민하기만 하다면 네 가지) 평소 모습에 비해 변화가 뚜렷하고 심각한 정도로 나타난다.	자존감의 증가 또는 과대감	반드시 발달적 맥락에서 고려되어야 한다. 아동 · 청소년은 비현실적인 야망을 종종 가진다. 진단기준을 충족시키기 위해서는 반드시 분명한 변화가 있어야 한다.
	수면에 대한 욕구 감소(예: 단 3시간의 수면으로도 충분하다고 느낌)	잠자고 싶어 하지 않는 것과 불면을 감별하는 것이 중요하다. [경]조증 시기에 아동 · 청소년은 객관적으로 짧은 수면 뒤에도 충분히 깨어 있거나 활기찰 것이다.
	평소보다 말이 많아지거나 끊기 어려울 정도로 계속 말을 함	많은 아동 · 청소년이 빠르게 말하며, 특히 흥분될 때 그러하다. 이것이 변화된 것인지, 상황에 걸쳐 지속적인 것인지 주목해야 한다.
	사고의 비약 또는 사고가 질주하듯 빠른 속도로 꼬리를 무는 듯한 주관적인 경험	과도하고 특이한(unusual) 사고 이탈로 인해 대화에서 아동 · 청소년의 말을 따라가는 것은 어려울 수 있다. 아동 · 청소년은 그 또는 그녀의 머릿속에서 너무 많은 것이 계속 떠오른다고 호소할 수 있다.
	주의산만함	어떤 변화를 확립하는 것이 중요하다. 많은 아동 · 청소년은 집중이 어려울 수 있고, 또한 주의산만함은 ADHD 또는 우울증과 연관될 수 있다.

기준	세부사항	추가적 고려사항
	목표 지향적 활동의 증가(직장이나 학교에서의 사회적 활동 또는 성적 활동) 또는 정신운동성 초조	아동·청소년은 거의 강박적일 정도로 새로운 관심사를 받아들이거나, 하나의 활동에서 다른 활동으로 뛰어들면서 많은 새로운 것에 큰 흥미를 나타낼 수 있다. 정신운동성 초조에는 서성거리거나 꼼지락거리는 것 등이 포함될 수 있다. 이것은 개인의 평소 정신운동 활동 정도와는 구분되는 변화여야 한다.
	고통스러운 결과를 초래할 가능성이 높은 활동의 지나친 몰두	아동·청소년은 종종 판단력이 떨어지는 행동을 한다. 증상으로 여겨지기 위해서, 이 행동은 새로운 정도의 충동성을 보여 주거나 규칙, 가치관, 또는 개인적 안전을 명백히 무시해야 한다.
C. 기분장애가 사회적 기능의 현저한 손상을 초래할 정도로 충분히 심각하거나 자해나 타해를 예방하기 위해 입원이 필요, 또는 정신병적 양상이 동반된다.		이 기준은 조증에만 적용되며, 경조증은 분명한 손상과 관련되지 않는다. 입원이 필요하거나 정신병적 특징이 있다면 정확한 진단은 조증이다.
D. 삽화가 물질의 생리적 효과나 다른 의학적 상태로 인한 것이 아니다.		아동·청소년은 성인보다 물질사용에 대한 공개를 더 망설일 수 있으며, 보호자는 물질사용에 관대해 모르고 있을 수 있다. 매우 극적이고 갑작스러운 변화가 있는 경우, 현재 증상에 영향을 미칠 수 있는 물질을 복용했는지 검사해 볼 가치가 있다.

출처: 미국정신의학회(American Psychiatric Association)의 허락하에 *Diagnostic and Statistical Manual of Mental Disorders*, 5th Edition. Arlington, VA, American Psychiatric Association. Copyright 2013, American Psychiatric Association으로부터 인용함.

이다. 임상가는 시간 경과에 따라 다른 사건들에 대하여 질문하고, 증상들이 그 시점에 발생했는지, 관해되었는지에 대하여 물어보며, 이를 지면에 순차적으로 표시한다. 이 접근법은 가족들이 시간 흐름에 걸쳐 아동의 증상과 기능에 대한 중요한 세부 사항을 기억할 수 있도록 도와주며, 생애 그래프는 아이가 치료를 진행하면서 다시 참조하는 것에 도움이 될 수 있다.

아동 · 청소년기의 조증 진단에 대한 논쟁이 있어 왔다. 이 논쟁은 다음과 같은 항목에 초점을 맞추었다: ① 과민한 기분으로 충분한지, 아니면 아동 · 청소년기에는 과민성이 성행하기 때문에 고양된 기분이 필수적인지 여부, ② 뚜렷한 삽화가 필요한지, 그리고 만약 그렇다면 7일간의 기준이 필수적인지 여부, ③ 조증과 어떤 동반이환된 장애 모두를 진단할 때 주의산만함과 같은 비특정적 증상도 진단기준으로 포함해야 하는지 여부, ④ 아동 · 청소년기의 조증이 성인과 질적으로 다른지 여부, ⑤ 아동 · 청소년과 보호자의 불일치하는 증상 보고를 어떻게 다룰지이다. 비록 아동 · 청소년 조증의 현상학은 성인의 전형적인 양상과 다를 수 있지만, 연구들에서는 DSM 기준을 수정 없이 사용하면서 신뢰할 수 있고 타당한 진단이 이루어질 수 있다는 것을 일관적으로 보여 주었다(Youngstrom, 2009; Youngstrom et al., 2008). 또한 진단에 대한 위계적 접근 방식(각 증상을 하나의 진단에만 포함시켜 생각함)을 취하는 것은 불필요한 진단 및 그와 관련된 치료로 귀결될 가능성을 낮춘다(Youngstrom et al., 2003).

조증에 대한 A 진단기준으로서 '지속적으로 증가된 활동이나 에너지'의 필요성은 DSM-5에서 새롭게 마련된 것인데, 추가적인 B 증상 기준을 설명하기 위해 유사한 언어적 표현(직장이나 학교에서 사회적인 또는 성적인 측면에서의 목표 지향적 활동 증가, 또는 정신운동성 초조)이 이미 사용되고 있기 때문에 몇 가지 의문이 제기되었다. DSM에서는 비록 명확하지 않지만, 단 한 가지의 증상이나 기능상의 변화를 진단기준에서 한 번만 헤아려야 한다는 데 현장의 전문가들은 동의하는 것으로 보인다. 그러나 증가된 활력, 목표 지향적 활동 또는 정신운동성 초조를 보일 수 있는 다양한 경우가 있기 때문에, 두 가지 뚜렷하게 구분되는 증상(예: 증가된 목표 지향적 활동 및 정신운동성 초조)이 있는 경우, 이 일련의 증상들은 A와 B 기준에 모두 반영될 수 있다.

우울증과 마찬가지로, 조증은 삽화적이기 때문에 증상이 동시에 시작된다는 것을 밝혀내는 것이 중요하다. 아동 · 청소년기에 조증의 증상들을 다른 아동기 장애(예: ODD, ADHD)의 증상과 구분하거나 정상적인 아동기 행동과 구별하는 것은 어려울 수 있다. 예를 들어, 성인에서는 다음 선거에서 자신이 대통령으로 당선될 것이 확실하다는 환자의 발언이 과대감의 증거가 될 수 있지만, 아동에서는 이러한 유형의 목표가 오히려 장려된다. 따라서 증상이 기능상의 변화를 나타내는지를 결정하는 것이 특히 중요하다. 이와 관련하여, 증상의 강도를 평가하는 것은 전형적인 행동과 우려가 되는 행동을 구별하는 데 도움이 될 수 있다. 외국어를 배우는 것에 흥미를 갖는 것은 드문 일이 아니지만, 밤새 외국어로 말하는 것을 연습하거나 그 국가로의 여행을 계획하기 위해 밤을 새우는 것은 그렇지 않다. 또한 증상의 질은 다양한 장애 사이에서 다소 다를 수 있다. ADHD를 가진 많은 아동 · 청소년은 밤에 차분하게 수면을 취하기 어려워한다. 하지만 만약 그들이 늦게까지 깨어 있다면, 일반적으로 아침에 일어나기 어렵다. 이와는 대조적으로, 수면 욕구가 줄어든 아동은 잠을 몇 시간밖에 못 잤음에도 불구하고 매우 늦게 잠자리에 들고 이른 시간에 일어나면서도 활력이 넘칠 것이다.

삽화를 설정하는 것도 감별 진단에 도움이 될 수 있다. 예를 들어, 주의산만함은 조증과 ADHD의 기준이다. 그러나 ADHD는 만성적인 아동기 장애로, 치료적 개입이 없다면 주의산만함은 주변 환경 전반에 걸쳐, 그리고 몇 달 또는 몇 년 동안 지속될 것으로 예상된다. 반면에 조증에 존재하는 주의산만함은 다른 증상들과 함께 나타났다가 사라질 것이다. 흔히 볼 수 있듯이, 이러한 구분은 양극성 장애와 ADHD가 공존할 때 모호해질 수 있다(Singh et al., 2006).

또한 전부는 아니지만 조증을 경험하는 많은 아동 · 청소년은 하나 이상의 우울삽화를 경험할 것이다. 양극성 우울증을 진단하는 기준은 단극성 우울증을 진단하는 데 사용되는 기준과 같다. 단극성 우울증보다 양극성 우울증에 더 대표적인 몇몇 증상이 있다(이는 제II형 양극성 장애 부분의 하단에 기술되었다). 대부분의 경우, 우울삽화는 첫 번째 조증삽화 전에 선행된다(예: Zeschel et al., 2013 참고). 따라서 임상가가 우울증을 가진 아동 · 청소년을 평가할 때, 조증의 증상과 양극성 장애의 가족력에 대해 질문하는 것이 좋은 방법이다. 이 두 가지 중 하나에 해당된다면 추후 경조증 또는 조증삽화를 보일 가능성이 더 높고, 치료 결정에 영향을 미칠 수 있기 때문이다(Axelson et al., 2015).

제I형 양극성 장애의 경과에서 일부 아동 · 청소년은 DSM-IV-TR(APA, 2000)에서 '혼재성 삽화'라고 불리는 것을 경험할 수 있으며, 이는 이제 '혼재성 양상' 명시자로 표시된다. 혼재성 양상은 조증과 주요우울증에 대한 기준을 동시에 충족하는 증상을 가질 때 부여된다. 이러한 삽화 동안, 개인은 상승한 활력과 함께 극도로 초조하고, 불쾌감과 무망감이 동반될 가능성이 높다. 특히 판단력이 손상될 수 있는데, 이는 그 사람이 반추적이거나 주의산만할 가능성이 높고, 많은 경우에 수면이 부족하기 때문이다. 혼재된 기분 상태에서 자살 위험이 특히 높은데, 아동 · 청소년은 우울한 기분으로 인해 자살 사고가 촉발될 수 있고, 그에 따라 행동할 수 있는 에너지가 있기 때문이다(Birmaher et al., 2009; Goldstein et al., 2005).

제II형 양극성 장애

제II형 양극성 장애(bipolar II disorder)의 기준을 충족하는 증상을 가진 아동 · 청소년은 하나 이상의 주요우울삽화와 함께 하나 이상의 경조증삽화를 가지고 있어야 한다. 경조증은 조증의 지속기간이나 심각도 기준을 충족하지 못하는 조증 증상에 대한 진단이다. 증상의 수는 동일하게 요구된다(고양된 기분이라면 세 가지, 과민한 기분이라면 네 가지). 경조증의 지속기간 기준은 4일 동안 연속되는 것이지만, 이는 임의적인 것으로 일부에서는 2일 정도의 요구 기준으로 이러한 상태를 더 잘 포착할 수 있다고 제안한다(Akiskal et al., 2000). 그러나 제II형 양극성 장애에 대한 진단기준을 충족시키기 위해서, 경조증 증상은 다른 사람들이 관찰할 수 있는 기능상의 변화를 나타내야 하며, 경조증삽화에서 반드시 기능이 손상될 필요는 없고, 어떤 경우에는 개인이 이러한 기간 동안 더 생산적이며 활기차거나 창의적이라고 느낄 수 있다. 사람들은 종종 경조증인 상태에서 평소보다 낫다고 느끼며, 결과적으로 치료를 받지 않기 때문에 이러한 증상들은 탐지되지 않을 수 있고, 나중에 우울삽화가 나타날 경우 오진을 초래할 수도 있다. 앞서 언급했듯이 아동 · 청소년이 우울한 기분을 느낄 때, 과거에 더 많은 활력이 있었거나, 더 흥분을 잘하였거나, 아니면 평소의 자신과 달랐던 때를 질문하는 것이 신중한 행동이다. 조증 증상이 4일 이상 지속되거나 입원이 필요하고, 또는 정신증이 포함되면 제I형 양극성 장애 진단이 적절하다. 게다가 만약 조증의 기준이 한 번이라도 충족되었다면, 비록 이후의 삽화가 사실상 경조증삽화이더라도 여전히 제I형 양극성 장애 진단으로 남게 된다. 아동 · 청소년들이 우울삽화 및 경조증삽화 이후에 조증삽화를 경험하는 것은 드문 일이 아니다. 이러한 경우, 진단은 제I형 양극성 장애로 변경된다(Birmaher et al., 2009). 때때로 아동 · 청소년은 경조증삽화 또는 조증삽화에 대한 진단기준을 충족하지 못하는 하나 이상의 우울삽화 및 조증삽화를 갖기도 한다. 만약 조증 증상이 기능상에 어떤 변화를 초래한다면, 이러한 상태(조증 증상이 동반된 우울증)는 달리 명시된 양극성 장애 진단에 부합할 것이다(하단 참고).

양극성 우울삽화의 증상은 단극성 우울삽화와 구별되지 않을 수도 있으며, 진단기준은 동일하다. 그러나 양극성 우울증은 단극성 우울증보다 더 자주 '비전형' 증상과 관련되어 있다(Bowden, 2001; Van Meter et al., 2013a). 이러한 것으로는 식욕 및 체중 증가, 과다수면, 연마비(팔이나 다리가 납같이 무거운 느낌), 기분 반응성(긍정적인 사건에 대한 반응으로 기분이 일시적으로 밝아진다) 등이 있다. 또 다른 비전형적인 특징은 거부 민감성으로, 이는 대인관계에서 유기에 대한 두려움을 오래도록 가지고 있어 사회적 관계에 손상을 일으키는 것이다(Diler et al., 2017).

우울삽화는 경조증삽화보다 더 흔하고 오래 지속되는 경향이 있다(정의에 따르면). 또한 우울삽화는 더 많은 고통 및 손상과 연관되는 경향이 있다(Van Meter et al., 2013a). 이것은 양극성 우울증이 약물치료적 개입에 대해 덜 반응하는 경향(단극성 우울증과 조증 모두에 비해서)이 있다는 사실에 어느 정도 기인되었을 가능성이 있다(McClellan et al., 2007).

자살은 모든 양극성 장애의 아형들에서 심각한 위험이 되며, 자살 사고에 대한 평가는 정기적으로 이루어져야 한다. 우울 표현이 두드러지기 때문에, 제II형 양극성 장애는 다른 아형보다 자살 위험과 더 강하게 연관되어 있을 수 있다. 양극성 장애를 가진 아동 · 청소년의 50% 이상이 자살 사고를 보고하며, 거의 1/4이 자살을 시도할 것이다. 우울한 기분과 (경)조증의 활력이 결합되는 것은 특히 위험할 수 있다. 양극성 기분 사이에서 전환되는 기간이 자살 위험이 가장 높은 시기라는 증거가 제시되고 있다(Hauser et al., 2013).

순환성장애

순환성장애(cyclothymic disorder)는 우울 증상 및 조증 증상의 만성적인 양상이다. 순환성장애의 기준을 충족하는 증상을 가진 아동 · 청소년은 최소 1년 이상 증상이 있어야 하며, 이 기간 동안에는 2개월 이상 증상이 부재하지 않아야 한다. 우울증 증상에는 반드시 손상이 있어야 하지만 주요우울삽화의 증상 기준을 충족시키는 수준에는 미치지 못한다. 마찬가지로 조증 증상은 뚜렷하고 기능상의 변화를 나타내야 하지만, 조증삽화나 경조증삽화의 기준을 결코 충족시킬 수는 없다. 순환성장애를 가진 아동 · 청소년은 상당히 과민한 기분과 대인관계 갈등이 특징적이다. 그들의 증상은 만성적이기 때문에, 건강한 기간이 존재하는 양극성 스펙트럼 장애를 가진 아동 · 청소년들보다 또래 관계를 시작하고 유지하는 능력이 부족할 수 있다(Van Meter et al., 2016).

아동 · 청소년의 기분 증상이, 단지 하루 이틀간 지속되지만 자주 반복되거나, 몇 시간 동안만 지속되지만 여러 날 연속으로 나타나는 등, 크게 요동치는 것은 드문 일이 아니다. 이러한 증상이 삽화(제I형 또는 제II형 양극성 장애) 진단기준을 충족하는지 여부를 결정하는 것이 소아 양극성 스펙트럼 장애 진단과 관련된 주요 과제 중 하나이다. 순환성장애는 매우 드물게 진단되는데, 부분적으로는 증상이 1년 동안 존재했는지를 확인하고(때로는 1년 동안 나타나지 않았을 수도 있음) 경조증삽화나 우울삽화가 아직 발생하지 않았음을 입증하는 것이 어렵기 때문이다. 다른 양극성 아형들보다도, 확실하게 순환성장애 진단을 내리기 전에 한동안 사례를 추적하는 것이 필요할 수도 있다. 이 진단이 달리 명시된 양극성 장애(하단에 설명됨)와 다른 경과를 보일 수 있다는 증거가 있다. 그러므로 비록 증상의 장기적인 존재와 심각한 삽화의 부재(생애 그래프가 매우 도움될 수 있음)를 결정하는 데 초점을 둔 보다 세부적인 평가가 필요할 수 있지만, 순환성 장애의 진단은 예후에 대한 함의를 지니고 있을 수 있다. 특히 순환성장애를 가진 아동 · 청소년은 달리 명시된 양극성 장애 아동 · 청소년보다 추후에 조증 및 우울삽화를 보일 가능성이 낮다는 예비적인 연구 자료가 있다(Van Meter et al., 2017). 그러나 이것은 이러한 아동 · 청소년이 보이는 손상의 정도가 덜하다는 것을 의미하지는 않는다. 사실, 증상의 만성적인 특성은 다른 양극성 아형에서 보이는 더 짧은 지속기간과 더 심한 증상 심각도만큼이나 손상을 일으킬 수 있다. 특히 순환성장애 아동 · 청소년은 중요한 동반이환을 가지고 있을 가능성이 매우 높으며, 제I형 양극성 장애 아동 · 청소년보다 치료에 덜 반응할 수 있다(Van Meter et al., 2013b).

달리 명시된/명시되지 않은 양극성 및 관련 장애

일부 아동 · 청소년은 어떤 다른 양극성 장애 아형의 진단기준을 충족하지 못하는 조증 증상을 경험한다. 이러한 상황에서는 달리 명시된 또는 명시되지 않은 양극성 장애를 진단하는 것이 적절하다. 예를 들어, 어떤 경우에는 조증 증상이 하루 이틀만 지속되거나, 며칠 연속으로 발생하지만 하루에 1~2시간만 지속되며, 입원이 필요한 정도까지는 아닌 양상을 보일 것이다. 이러한 진단을 타당하게 하는 다른 양상으로는 DSM-5에서 요구되는 최소 네 가지 증상(상승된 기분 포함)이 아닌 두세 가지 조증 증상만 동반되는 경우가 포함된다. 반복된 경조증삽화를 경험하지만 우울삽화가 없는 사람도 이 진단을 받을 수 있는데, 임상적으로 자주 관찰되지는 않는다.

많은 조사 연구(예: Birmaher et al., 2009; Findling et al., 2013)에서, 달리 명시된 진단의 역치는 증상의 수는 충분하지만 지속기간이 부족하거나, 4일 또는 7일간 지속되는 요구조건은 충족하지만 그 기간에 너무 적은 증상이 있는 것으로 조작적으로 정의되었다. 비록 임상 장면에서 이 조작적인 기준을 따를 필요는 없지만, 임상의가 달리 명시된 진단기준에 의존할 때 과잉 진단의 위험성이 있다. 왜냐하면 많은 조증 증상(예: 주의산만함, 증가된 활력, 과민성)이 다른 아동기 장애에 공통적이며, 삽화성(증상들이 거의 동시에 시작되고 끝나는가?)과 기능상의 변화에 세심하게 주의를 기울이지 않으면 양극성 장애로 부적절하게 진단될 수 있기 때문이다. 또한 하나의 진단이 더 적절할 때에도 두 가지 진단이 내려지는 경우(예: ADHD 및 달리 명시된 양극성 장애)가 많은데, 그 이유는 증상이 이중으로 적용되기 때문이다. 만약 아동이 극도로 과민한 기분, 규칙 위반, 부모에 대한 반항, 일주일마다 반복적인 분노, 빠른 말투, 주의산만함, 그리고 과도한 활력을 가진다면, 임상의는 여러 장애의 진단을 정당화할 수 있는데, ODD(화가 나 이성을 잃음, 성인과의 논쟁, 규칙 무시), 달리 명시된 양극성 장애(과민한 기분, 빠른 발화, 주의산만함, 상승된 활력), 그리고 심지어 ADHD(주의산만한, 활동적인, 과민한)까지 포함된다. 아동 · 청소년이 복합적인 동반이환을 갖는 것은 가능하지만, 추가적인 진단을 덧붙이기 전에 한 가지 진단만으로 충분할 수 있는지를 판단하는 것이 현명하다. 이러한 증상이 한번에 모두 나타났는가? 그렇지 않다면 ODD 진단에 필요한 증상이 최소 6개월 동안 존재했는가? 만약 그렇다면 경조증삽화를 구성할 정도로 동시에 시작된 추가적인 증상들이 충분히 있었는가? 분노, 과민한 기분, 규칙 위반이 ODD 때문이고 주의산만함, 빠른 발화, 상승된 활력이 양극성 장애 때문이라고 판단되면, ADHD에 대한 추가적인 진단이 타당하다는 증거가 있는가? 이러한 증상들이 어린 연령에서부터 만성적이고 경도 수준으로 있었는가? 세 개의 진단이 아동 · 청소년의 상태를 가장 잘 설명하고 최상의 치료 방법에 대한 정보를 제공해 줄 것이라고 할 수도 있지만, 많은 경우에 '적을수록 좋다'는 접근은 증상의 존재를 적절하게 포착하고 아동과 가족에게 불필요한 부담 없이 치료방법에 대한 정보를 알려 줄 것이다. 아동을 추적하여 증상에 대한 이해가 증진되면 진단은 언제나 추가될 수 있다. 그러나 일단 진단이 내려지면 그것은 전형적으로 고수된다.

임상적 핵심 요점

- 현재의 문제가 기분장애를 포함한다면, 우울증과 조증에 대한 일생의 과거력을 평가한다.
- 삽화에 주목하라! 기분장애의 많은 증상은 다른 아동기 장애의 증상과 겹친다. 특정한 증상이 언제 시작되었는지 알아내는 것은 감별 진단을 내리고 기분장애의 삽화성을 확립하는 데 핵심적이다. 생애 그래프를 사용하는 것이 매우 도움이 될 수 있다.
- 기능상에 어떠한 변화가 있는지 확인하라. 사람의 기분은 자연스럽게 변하며, 우울증과 조증의 많은 증상이 일반적인 기분 상태의 연속선상에 존재한다. 아동의 과거력과 기분이나 행동이 아동에게 있어 특이한 것인지 여부에 대해 알아내는 것은 이러한 이질적인 장애들을 정확하게 진단하는 데 필수적이다.
- 위계적인 방법으로 진단에 접근하라. 만약 당신이 삽화의 존재와 기능상의 변화가 있다고 판

단했다면, 기분장애 진단이 아동 · 청소년의 증상 대부분 또는 전부를 설명할 수 있는지 고려해 보라. 선천적으로 만성적인 증상이 있거나 기분장애 진단과 일치하지 않는 증상이 남아 있다면 동반이환 진단이 필요한지 평가한다. 만약 증상이 삽화적이지 않다면, 먼저 비-기분장애 진단을 고려해 보라.

참고문헌

Akiskal HS, Bourgeois ML, Angst J, et al: Re-evaluating the prevalence of and diagnostic composition within the broad clinical spectrum of bipolar disorders. J Affect Disord 59 (suppl 1):S5-S30, 2000 11121824

American Psychiatric Association: Diagnostic and Statistical Manual of Mental Disorders, 4th Edition, Text Revision. Washington, DC, American Psychiatric Association, 2000

American Psychiatric Association: Diagnostic and Statistical Manual of Mental Disorders, 5th Edition. Arlington, VA, American Psychiatric Association, 2013

Anderson ER, Mayes LC: Race/ethnicity and internalizing disorders in youth: a review. Clin Psychol Rev 30(3):338-348, 2010 20071063

Avenevoli S, Knight E, Kessler RC, et al: Epidemiology of depression in children and adolescents, in Handbook of Depression in Children and Adolescents. Edited by Abela JRZ, Hankin BL. New York, Guilford, 2008, pp 6-32

Axelson D, Goldstein B, Goldstein T, et al: Diagnostic precursors to bipolar disorder in offspring of parents with bipolar disorder: a longitudinal study. Am J Psychiatry 172(7):638-646, 2015 25734353

Birmaher B, Williamson DE, Dahl RE, et al: Clinical presentation and course of depression in youth: does onset in childhood differ from onset in adolescence? J Am Acad Child Adolesc Psychiatry 43(1):63-70, 2004 14691361

Birmaher B, Axelson D, Goldstein B, et al: Four-year longitudinal course of children and adolescents with bipolar spectrum disorders: the Course and Outcome of Bipolar Youth (COBY) study. Am J Psychiatry 166(7):795-804, 2009 19448190

Bowden CL: Strategies to reduce misdiagnosis of bipolar depression. Psychiatr Serv 52(1):51-

55, 2001 11141528

Carballo JJ, Munoz-Lorenzo L, Blasco-Fontecilla H, et al: Continuity of depressive disorders from childhood and adolescence to adulthood: a naturalistic study in community mental health centers. Prim Care Companion CNS Disord 13(5):PCC.11m01150, 2011 22295270

Centers for Disease Control and Prevention: Youth Suicide. Injury Prevention and Control: Division of Violence Prevention, 2015

Copeland WE, Angold A, Costello EJ, et al: Prevalence, comorbidity, and correlates of DSM-5 proposed disruptive mood dysregulation disorder. Am J Psychiatry 170(2):173-179, 2013 23377638

Diler RS, Goldstein TR, Hafeman D, et al: Distinguishing bipolar depression from unipolar depression in youth: preliminary findings. J Child Adolesc Psychopharmacol 27(4):310-319, 2017 28398819

Findling RL, Jo B, Frazier TW, et al: The 24-month course of manic symptoms in children. Bipolar Disord 15(6):669-679, 2013 23799945

Ford T, Goodman R, Meltzer H: The British Child and Adolescent Mental Health Survey 1999: the prevalence of DSM-IV disorders. J Am Acad Child Adolesc Psychiatry 42(10):1203-1211, 2003 14560170

Fristad MA, Wolfson H, Algorta GP, et al; LAMS Group: Disruptive mood dysregulation disorder and bipolar disorder not otherwise specified: fraternal or identical twins? J Child Adolesc Psychopharmacol 26(2):138-146, 2016 26859630

Goldstein TR, Birmaher B, Axelson D, et al: History of suicide attempts in pediatric bipolar disorder: factors associated with increased risk. Bipolar Disord 7(6):525-535, 2005 16403178

Hauser M, Galling B, Correll CU: Suicidal ideation and suicide attempts in children and adolescents with bipolar disorder: a systematic review of prevalence and incidence rates, correlates, and targeted interventions. Bipolar Disord 15(5):507-523, 2013 23829436

Keller MB, Lavori PW, Friedman B, et al: The Longitudinal Interval Follow-up Evaluation: a comprehensive method for assessing outcome in prospective longitudinal studies. Arch Gen Psychiatry 44(6):540-548, 1987 3579500

Kovacs M, Akiskal HS, Gatsonis C, et al: Childhood-onset dysthymic disorder: clinical features and prospective naturalistic outcome. Arch Gen Psychiatry 51(5):365-374, 1994 8179460

Luby JL, Belden AC, Pautsch J, et al: The clinical significance of preschool depression: impairment in functioning and clinical markers of the disorder. J Affect Disord 112(1-3):111-119, 2009a 18486234

Luby JL, Si X, Belden AC, et al: Preschool depression: homotypic continuity and course over 24 months. Arch Gen Psychiatry 66(8):897-905, 2009b 19652129

Margulies DM, Weintraub S, Basile J, et al: Will disruptive mood dysregulation disorder reduce false diagnosis of bipolar disorder in children? Bipolar Disord 14(5):488-496, 2012 22713098

Masi G, Favilla L, Mucci M, et al: Depressive symptoms in children and adolescents with dysthymic disorder. Psychopathology 34(1):29-35, 2001 11150928

Mayes SD, Waxmonsky JD, Calhoun SL, et al: Disruptive Mood dysregulation disorder symptoms and association with oppositional defiant and other disorders in a general population child sample. J Child Adolesc Psychopharmacol 26(2):101-106, 2016 26745442

McClellan J, Kowatch R, Findling RL; Work Group on Quality Issues: Practice parameter for the assessment and treatment of children and adolescents with bipolar disorder. J Am Acad Child Adolesc Psychiatry 46(1):107-125, 2007 17195735

Nolen-Hoeksema S, Girgus JS: The emergence of gender differences in depression during adolescence. Psychol Bull 115(3):424-443, 1994 8016286

Ormel J, Raven D, van Oort F, et al: Mental health in Dutch adolescents: a TRAILS report on prevalence, severity, age of onset, continuity and co-morbidity of DSM disorders. Psychol Med 45(2):345-360, 2015 25066533

Rohde P, Lewinsohn PM, Seeley JR: Comorbidity of unipolar depression, II: comorbidity with other mental disorders in adolescents and adults. J Abnorm Psychol 100(2):214-222, 1991 2040773

Salk RH, Petersen JL, Abramson LY, et al: The contemporary face of gender differences and similarities in depression throughout adolescence: development and chronicity. J Affect Disord 205:28-35, 2016 27391269

Salk RH, Hyde JS, Abramson LY: Gender differences in depression in representative national samples: meta-analyses of diagnoses and symptoms. Psychol Bull 143(8):783-822, 2017 28447828

Shankman S, Lewinsohn P, Klein D, et al: Subthreshold conditions as precursors for full syndrome disorders: a 15-year longitudinal study of multiple diagnostic classes. J Child Psychol Psychiatry 50(12):1485–1494, 2009 19573034

Singh MK, DelBello MP, Kowatch RA, et al: Co-occurrence of bipolar and attention-deficit hyperactivity disorders in children. Bipolar Disord 8(6):710–720, 2006 17156157

Stewart SM, Simmons A, Habibpour E: Treatment of culturally diverse children and adolescents with depression. J Child Adolesc Psychopharmacol 22(1):72–79, 2012 22251021

Van Meter AR, Henry DB, West AE: What goes up must come down: the burden of bipolar depression in youth. J Affect Disord 150(3):1048–1054, 2013a 23768529

Van Meter A, Youngstrom E, Demeter C, et al: Examining the validity of cyclothymic disorder in a youth sample: replication and extension. J Abnorm Child Psychol 41(3):367–378, 2013b 22968491

Van Meter A, Youngstrom E, Freeman A, et al: Impact of irritability and impulsive aggressive behavior on impairment and social functioning in youth with cyclothymic disorder. J Child Adolesc Psychopharmacol 26(1):26–37, 2016 26835744

Van Meter AR, Youngstrom EA, Birmaher B, et al: Longitudinal course and characteristics of cyclothymic disorder in youth. J Affect Disord 215:314–322, 2017 28365522

Yorbik O, Birmaher B, Axelson D, et al: Clinical characteristics of depressive symptoms in children and adolescents with major depressive disorder. J Clin Psychiatry 65(12):1654–1659, quiz 1760–1761, 2004 15641870

Youngstrom E: Definitional issues in bipolar disorder across the life cycle. Clinical Psychological Science and Practice 16(2):140–160, 2009

Youngstrom EA, Findling RL, Calabrese JR: Who are the comorbid adolescents? Agreement between psychiatric diagnosis, youth, parent, and teacher report. J Abnorm Child Psychol 31(3):231–245, 2003 12774858

Youngstrom EA, Birmaher B, Findling RL: Pediatric bipolar disorder: validity, phenomenology, and recommendations for diagnosis. Bipolar Disord 10 (1 Pt 2):194–214, 2008 18199237

Zeschel E, Correll CU, Haussleiter IS, et al: The bipolar disorder prodrome revisited: is there a symptomatic pattern? J Affect Disord 151(2):551–560, 2013 23932736

제3장

소아 기분장애에서 임상적 진단 문제 다루기
역사적, 개념적, 실제적 측면에서 고려사항

Gabrielle A. Carlson, M.D.

역사적 측면에서 고려사항

우울증

기분장애를 인식하는 데 있어 가장 중요한 진단적 문제는 임상가와 연구자들 간에 기분장애에 대한 이해에서 차이를 보인다는 것이다. 지금까지 우울의 본질을 규명하기 위한 노력으로 연구가 진행되어 왔고, 그 과정에서 동질적인 집단으로 이루어진 신뢰할 수 있는 진단 체계를 만들기 위해 다양한 범주적 분류가 개발되었다. 이런 점에서 우울증을 분류하고자 했던 과거의 시도들을 검토해 보는 것은 유익하다. 우울증이 일원화된 현상인지 이원화된 현상인지에 대한 과거 문헌들이 있다. Kraepelin(1913)은 우울증에 대해 최초로 단일한 개념을 제시했으며, 소위 조울 정신병이라고 하는 한 가지 범주 안에 멜랑콜리아(심각한, 일반적으로 재발성 우울증)와 순환성 정신증을 포함시킬 것을 제안했다. 그는 조발성 치매로부터 조울증을 분리하는 것에 가장 관심이 많았다. 그로부터 수년 후(1957), 심각한 재발성 우울증을 조사하던 Leonhard는 일부 우울증에 간간이 조증삽화가 끼어든다는 것과 심각한 우울증을 앓는 사람들 중 일부의 가족 구성원은 동일한 증상을 가지고 있다는 것을 알아냈다. 그로부터 현재 우리가 적용하고 있는 '양극성 장애' 대 '비-양극성(즉, 조증삽화가 없는) 우울증' 분류가 생기게 되었다. 이렇게 하여 비-양극성 장애의 우울과 양극성 장애의 우울을 구별하는 것에 대한 많은 문헌이 저술되어 왔지만 확실한 결론은 없었다(Cardoso de Almeida & Phillips, 2013).

우울증이 두 가지 아형을 가지고 있다고 주장하는 사람들은 멜랑콜리아(자발적이고, 심각한, 내인성의, 그리고 때때로 정신병적 우울을 보이는)를 멜랑콜리아가 아닌, 혹은 반응성 우울증과 구별한다(Taylor & Fink, 2008). 그들은 실제로 성경 구절을 인용할 수 있다! 1967년, Mark Altschule는 사도 바울의 편지인 고린도후서 7장 10절의 구절을 인용했다: "하나님의 뜻대로 하는 근심은 후회할 것이 없는 구원에 이르는 회개를 이루게 하는 것이요, 세상 근심[슬픔 혹은 우울]은 사망을 이루게 하는 것이니라." 이는 중세 신학자들에 의해 '신으로부터'와 '세계로부터'라는 두 가지 종류의 우울증이 있다는 의미로 해석되었고, 이는 '내인성/멜랑콜리아 혹은 반응성', 또는 '정신증적 혹은 신경증적'의 구분에 대한 기원을 제공하였다.

내인성/멜랑콜릭 우울증은 스트레스원의 정도에 비례하지 않는 정동, 끊임없는 불안과 병적인 진술들, 둔화된 정서 반응, 무반응적인 기분, 그리고 주변 상황이 개선되었음에도 나아지지 않고 만연한 무쾌감증을 특징으로 한다. 그러한 우울증은 또한 상동증적인 움직임, 인지손상, 그리고 생장증상을 포함해 사고와 움직임, 그리고 말이 느려지고 자발적인 정신운동 초조와 같은 정신운동 장애도 보인다. 만약 정신증이 있다면, 무망감과 죄책감, 죄의식, 파멸에 대한 허무주의적 확신이 우세하게 나타난다(Parker et al., 2010). 비정상 덱사메타손 억제 검사(abnormal dexamethasone suppression test, 이하 DST) 결과에서 제시된 것처럼, 내인성 우울증은 종종 코르티솔 이상과 연관이 있다(Fink & Taylor, 2007). 멜랑콜리아가 아닌 우울 증상을 보이는 사람들은 보통 나이가 더 어렸고, 병증이 덜 심각했으며, 불안을 동반이환으로 가지고 있었고, 반응적인 기분을 보였다. 내인성이 아닌 우울증은 보다 더 심리적 혹은 성격적인 것으로 느껴지며, 훨씬 더 이질적인 것으로 여겨진다. 전기경련요법 및 삼환계 항우울제가 선택적 세로토닌 재흡수 억제제보다 멜랑콜릭 우울증을 치료하는 데 더 효과적이며, 멜랑콜릭이 아닌 우울증을 치료하는 데는 덜 효과적이라는 설득력 있는 자료가 있다. 그러나 전기경련요법이 우울증을 앓는 사람 대다수에게 적용 가능한 것은 아니다(Fink & Taylor, 2007).

DSM-III(American Psychological Association, 1980)는 후속판에서도 그랬던 것처럼 우울증을 두 가지 범주로 보는 관점을 거부했다. 그 이유에 대해 살펴보는 것은 이 장에서 개관하는 범위를 벗어난다. 그러나 DSM 위원회가 우울증의 유형을 결정하는 것을 포기하고 진단기준을 마련했으며, 만약 진단기준을 충족한다면 그 장애가 존재하는 것이라고 발표했다는 것이 저자의 견해이다. Kendler(2016)는 진단기준에서 많은 증상이 누락되었으며, 그렇게 증상을 제한하는 것은 정신병리에 대한 정보 수집에 한계를 가져오기 때문에 향후 현상학적인 연구 활동이 감소될 수 있다는 점을 지적했다. 이러한 점은 특별히 아동과 청소년에게 사실일 수 있는데, 아동 · 청소년에 대해 연구하는 사람들은 기분장애를 그들이 고려해야 할 사항의 일부로 생각하지 않았기 때문이다. 또 다른 중요한 점은 진단기준 그 자체가 장애가 되어 버려서, 임상적인 우울증의 구성을 변화시켰을 수도 있다는 것이다. 그렇다면 문제는 아동도 성인이 가진 종류의 우울증(예: 멜랑콜리아)을 가지고 있는지, 아동과 밀접한 관련이 있는 기분 문제들이 진단기준으로 포착 가능한지 여부이다(Whalen et al., 2017).

'아동기 우울증'의 역사에 대한 개관은 앞의 논의들과 밀접하게 관련된다. 1966년에 출간된 중요 논문에서 Herbert Rie 박사는 다음과 같이 진술함으로써 아동기 우울증 상태를 요약했다: "문헌들을 살펴보면 논쟁의 여지가 없는 두 가지 정도의 사실이 나온다. 첫 번째로, 아동기 우울증과 그를 대신하거나 견줄 만한 장애들은 거의 논의되지 않는다는 것이다." 뒤이어 그는 아동에 대해 논의할 때, '우울증'이라는 용어를 생략한 주요 글과 저널을 모두 열거했다. 이와 관련해 두 가지 각기 다른 결론이 도출된다: 하나는 아동기에는 자아 발달이 불충분하다는 이론적 근거(따라서 생득적인 발달은 불가능하다는 것)에 따라 우울증이 존재할 수 없다는 것이고, 다른 하나는 아동기 우울 증상이 성인기 증상과 다르다는 것이다. 실제로 그는 "아동기 우울증에서 나타날 수 있는, 병리 특징적인 것으로 밝혀진 증상들은 믿기 힘들 정도로 다양하다"고 했고, 이를 '우울증 등가물(depressive equivalents)'이라 불렀다.

Rie 박사는 이어 다음과 같이 말했다: "아동기 우울증에 대한 일관된 정의가 명백히 부재한 상황에서, 추정된 장애가 우울증이 아니라는 것을 명확히 밝히기 위해서는 성인기의 임상적 우울증의 징후들이 재검토되어야 한다." 이후 그는 성인 정신과 의사인 Heinz Lehmann이 성인기 우울증에 대해 작성한 1959년 논문을 인용했다.

> [멜랑콜리아 혹은 우울증의] 특징적인 증상은 다음과 같다: 슬프고 절망적인 기분, 정신적 생산성과 추동의 감소, 표현적인 운동 반응 영역에서 정신운동 지연 혹은 초조. 이는 우울증의 일차적 증상이라고 불린다……. 이차적인 증상들을 구성하는 것은 다음과 같다: 무망감, 건강염려증적 집착, 이인증, 강박적 행동, 자책과 자기비하적인 생각, 허무망상, 편집망상, 환각, 자살에 대한 반추와 자살 위험성……. 그러나 때때로 환자들의 겉모습이 그러한 증상들을 감추기 때문에 우리의 진단은 무엇보다 가장 핵심적인, 단일 증상에 대한 평가에 전적으로 의존한다. 그것은 바로 환자가 언어적으로 기술하는 자신의 기분이나 감정에 대한 묘사이다(Lehmann, 1959; Rie, 1966에서 인용, pp. 655-656).

그러고 나서 Rie 박사(1966)는 다음과 같은 결론을 내린다.

> 아동이 독립적으로 일관된 자기-표상을 유지하는 것이 상대적으로 어렵다는 관점, 그리고 자신의 내면 상태를 언어적으로 표현하는 능력이 종종 불충분하다는 관점에서 볼 때, 이러한 후자의 관찰이

아동기 감별 진단에 대해 함의를 가질 수 있다.

이 논문이 시사하는 것은 20세기 초, 중반 문헌에서 아동기 우울증이 부재했던 것은 (여기에 청소년기가 포함되는 것인지는 불분명하지만) 아동이 불행 혹은 심지어 우울해질 수 있다는 사실에 대해 무지했기 때문이 아니라, 성인에서 멜랑콜리아의 발병을 설명하는 정신분석적 이론들에 수반된 모든 것을 갖춘 '멜랑콜리아'를 아동이 가지고 있지 않았다는 사실 때문이라는 점을 시사한다. 관련된 이론들은 환경 내에 있는 외인적인 무언가라기보다는 인간 내에서 생득적으로 결핍된 무언가가 멜랑콜리아를 일으키는 원인이 된다는 것을 강조했다. 아동이 우울해졌을 때, 그러한 우울증의 정신병리는 소위 '우울증 등가물'이라 불리는 다른 것들, 혹은 우리가 동반이환이라 부르는 것들에 의해 가려져 있었을 것이다. 그러한 경우에, Rie는 우울증 등가물에 대해 저술한 저자들이 아동이 우울증에 빠졌다는 결론을 어떻게 내릴 수 있었는지를 아는 데 어려움을 겪었다. 아마 그 분야는 교착 상태에 있었다고 말하는 것이 충분할 듯하다.

항우울제(삼환계 항우울제와 모노아민산화효소 억제제)가 우울증 성인들에게 도움이 됨에 따라 아동에게도 유사하게 도움을 줄 수 있을 것이라는 인식과 함께 아동 우울증을 규명하기 위한 진정한 기동력이 등장하게 되었다. 한 예로, 영국의 Frommer(1967)는 공포증 또는 우울 증상을 가지고 있는 9~15세 아동들을 대상으로 페넬진(phenelzine)과 페노바비톤(phenobarbitone)의 교차 임상시험 연구 결과를 보고했다. 페넬진은 대조군인 페노바비톤보다 더 효과적이었다. 기분장애를 가진 집단의 아동에 대해 그녀는 "그들은 슬프고 과민했으며, 분노발작을 보였고, 몇몇은 심각한 반사회적 행동을 보이기도 했다. 그중 몇몇은 실제로 우울하다고 호소했고, 그중 한 소년은 자살 위협을 보였다. 대부분이 정서적으로 박탈된 가정 출신이거나 어떤 방식으로든 양친의 죽음이나 상실로 인해 화나고 혼란스러운 상태였다."라고 묘사했다(p. 730). 다시 말해, 그녀의 연구 참가자들은 멜랑콜릭해 보이지 않았고, 여러 동반이환과 '우울증 등가물'을 가지고 있었으며, 대부분 스트레스를 많이 받는 생활환경에서 지내고 있었다.

처음에는 내인성/멜랑콜릭형/때때로 정신병적 우울증과 같이 진정한 성인형 증상을 가진 아동을 식별하는 데 관심이 있었지만, 그러한 시도로는 상당히 낮은 비율의 아동만 식별이 가능했다. 성인 연구에 뒤이어, 아동에서부터 성인 우울증이 표현되기까지 시상하부-뇌하수체-부신 축의 조절이 점차 어려워진다는 사실을 근거로 DST를 통해 아동기 우울증을 타당화하려는 노력이 있었다. 그러나 아동 · 청소년에서 덱사메타손 비억제(dexamethasone nonsuppression)가 주요우울장애(major depressive disorder, 이하 MDD)를 가지지 않는 대상군으로부터 주요우울장애를 가진 대상군을 유의하게 구별해 내는 것조차 불가능했다(Casat & Powell, 1988; Casat et al., 1989). 비록 Rush 등(1996)이 내인성이 아닌 주요우울삽화를 경험하는 성인과 내인성 주요우울삽화를 보이는 성인을 구별하는 데 있어 DST의 89.9%의 특이도와 46.2%의 민감도가 견고한 편이라고 생각했으나, 특정 멜랑콜릭형/내인성 우울증 분류를 유지하기 위해 필요한 부분, 즉 이를 보다 일반화시킬 수 있다는 증거는 거의 없어 보였다. DSM이 지속적으로 보이고 있는 '무이론적' 입장이 이러한 결과의 산물이라고 볼 수 있다.

미취학 연령 아동부터 시작되는 아동 우울증의 예측변인에는 스트레스/갈등, 양육 방식, 방임 등이 있다(Whalen et al., 2017). 그러한 점에서 소아 우울증은 '내인성'이라기보다는 '반응성'이다. 하지만 아동 우울증에 있어 외인적 요인들이 중요하다는 것을 인식하게 된 것은 Robert Burton의 1621년 저서 『멜랑콜리의 해부(The Anatomy of Melancholy)』에서 비롯된다. Burton은 다음과 같이 말했다.

> 주요 원인, 즉 나쁜 부모, 계모, 너무 엄격하고 심하게 대하거나 한편으로 너무 태만하거나 방종하게 내버려 두는 가정교사, 지도자, 교사들이 종종 이러한 질병의 원인이자 부가적인 이유로 작용한다. 부모 및 아동을 가르치거나 관리 감독하는 사람들은 너무 엄격하고, 항상 위협하고, 꾸짖고, 요란하게 말하고, 채찍질하거나 세게 때리는 것과 같은 행동을 여러 차례 저지른다. 이에 그들의 가련한 아동들은 지나치게 낙담하고 겁먹게 되어서 그들은 삶에서 어떠한 용기나 즐거움, 기쁨을 결코 누리지 못한다(Burton, 1621/2000).

그렇다면 우리가 이끌어 낼 수 있는 한 가지 결론은 아동이 스트레스 환경 내에서 심리적 고통을 드러낼 수 없는 것이 아니라, 수년간 이해해 왔던 것처럼 그들이 나타내는 정신적 고통은 사실 멜랑콜릭한 우울증이 아니라는 것이다. 지금까지 변화해 온 건, 우리가 아동과 성인에게서 우울증이라고 불러 왔던 대부분이 이러한 정신적 고통에 대한 반응이라는 것이다. 그렇다고 해서 이러한 우울 증상이 타당하지 못하거나 중요하지 않게 되는 것은 아니다. 실제 질병 부담감에 대한 연구들은 이러한 종류의 우울 증상을 반영하고 있다. 그러나 우울증에 포함되는 것의 폭이 넓어지게 된 것이 한때는 효과적인 치료법으로 알려졌던 치료들이 지금은 왜 위약보다 훨씬 더 낫지 않은지에 대한 이유를 설명해 줄 수 있다. 멜랑콜릭형/내인성/정신병적 우울증의 본질을 포착해 내는 방법을 알아내기 위한 노력은 진단적 도전과제가 되어 왔다.

양극성 장애

양극성 장애에 대한 이해는 우리가 소위 우울증이라고 부르는 것과 조증이라고 부르는 것 간의 관계를 인식하는 것으로부터 발전했다(예: Falret's *folie circulaire* in 1894). 이는 Kraepelin이 조울증에서의 '정신이상'과 조현병을 분리시킨 이후에 뒤이어 등장한다. 조울증을 다른 형태의 우울증—이때, 재발보다는 양극성이라는 특징이 잠재적 중요성을 지니는데—과 구분해 인식하게 된 것은 1950년대와 1960년대에 독일, 스위스, 스칸디나비아 정신과 의사들에 의해서였다(검토는 Carlson & Glovinsky, 2009 참고). Dunner 등(1976)은 재발성 우울증 및 경조증을 보이는 환자들과 조증을 보이는 환자들을 구별할 필요가 있다고 조언하였고, 그로부터 양극성 스펙트럼의 개념이 시작되었다. 결론적으로, 세계보건기구에 의해 미국/영국에서 진행된 조울증, 조현병에 대한 연구는 진단에 대한 체계적인 접근과 그 장애들의 증상 및 행동 양상이 어떠해야 하는지에 관한 일정 수준의 합의, 이 둘 모두의 중요성을 강조했다(Gurland et al., 1970). 이에 따라 앞에서 언급한 바와 같이 DSM-III의 후속판은 종단적인 경과가 아니라 증상에 근거하여 확립된 진단기준과 다양한 동반이환이라는 판도라의 상자를 열게 되었다.

명백히 기준을 충족시키는 사례가 매우 드물기는 하지만, 동일한 조건에서 아동(실제로는 청소년이지만)에 대한 보고 역시 대체로 각각의 주요한 개념적 변화를 따랐다. 예를 들어, 여기 1898년에 13세 아동에 대한 아주 적절한 묘사가 있는데, 조울 증상의 주기적 변동성을 강조하고 있다(Carlson & Glovinsky, 2009).

> 그는 둔한 아이였고, 학교에서 느린 진전을 보인다는 이유로 매우 자주 벌을 받아 오다가, 점차 깊은 우울(melancholy)에 빠져 자살을 시도했다. 이러한 멜랑콜리아는 조증과 교대로 나타났는데, 조증일 때 그는 밤낮없이 하루 종일 휘파람과 노래를 부르고, 옷을 벗어 던졌으며, 상스러운 버릇을 보였다(p. 259).

1920년 Kraepelin의 출간 이후, 재발성 우울삽화와 몇몇 조증삽화를 보인 청소년에 대한 보고가 있긴 했지만, 그런 사례는 역시나 드물었다. 1950년대 중반에 조울증의 개념을 확장시키려는 시도가 있었으나, 12세 이전의 나이에 고전적인 조울 증상을 보이는 사례는 매우 적다는 것을 발견한 문헌조사에 의해 그러한 시도는 종결되었다. DSM-Ⅲ 이후에 정동적 폭풍(affective storms)과 특징적인 조증을 주의력결핍/과잉행동장애(ADHD)로부터 구별하려는 문제가 진지하게 시작되었고(Carlson & Glovinsky, 2009; Carlson & Klein, 2014), 심각한 분노 폭발로 특징지어지는 사춘기 전 양극성 장애 고유의 형태에 대한 기술이 정점에 달하였다. 그렇지 않았다면 DSM－Ⅲ가 정서조절부전을 소아 양극성 장애의 정의에서 제거했을 때 소아 양극성 장애는 진단적 근거를 잃었을 수도 있었다. 2000년에 미국 국립정신건강연구소(2001)에서 조울증 원탁회담(Bipolar Roundtable)을 가졌고, 이전과는 다른 양극성 '표현형(phenotypes)' 개념이 탄생하게 되었다. 그중 하나가 심각한 기분조절부전(mood dysregulation)인데, 고전적인 양극성 장애 증상을 보이는 아동에 대한 연구가 진행되는 것과 마찬가지로, 만성적인 폭발과 짜증을 보이는 아동들을 탐색하기 위해 대안적인 진단기준이 제시되었다(Leibenluft et al., 2003). 비록 어린 아동들에서 특별히, 양극성 장애의 독특한 형태가 일반적으로 나타나는 것인지 여부에 대한 문제를 이러한 접근법이 해결하지는 못하고 있지만, 이 문제를 더 자세히 검토할 방법을 제공한다는 점에서 의의가 있다.

양극성 장애의 진단 문제는 계속해서 다음의 것들을 구별하는 문제를 포함한다: ① 정상적인(혹은 적어도 발달적인) 기분 불안정성(mood lability)으로부터 병리적인 기분 변동(mood fluctuation)을 구별하는 것, ② 개인 성격의 일부가 되는 기분 변동인 기저선 상태로부터 기분 고－저(행동 변화를 반영하는)를 구별하는 것, ③ 짜증 혹은 유치한 기분을 보이는 다른 발달적 상태(예: ADHD)로부터 조증 증상들을 구별하는 것, ④ 파국적 불안 혹은 심각한 초조성 우울증으로부터 극심한 조증의 초조를 구별하는 것, 그리고 ⑤ 조현병과 관련된 정신증으로부터 조증과 관련된 심한 정신증을 구별하는 것. 조울증/양극성 장애가 정의되었을 때, 그러한 기준을 수정(혹은 부정)하는 데 사용할 수 있는 발달적 정보가 전혀 없었다. 따라서 어떻게 증상과 행동들이 여러 연령대의 아동들에게 적용된 조증 혹은 우울증의 정의에 토대가 되었는지에 대한 의문은 여전히 풀리지 않고 있다.

조증의 진단기준은 1980년부터 DSM－5 출판에 이르기까지 크게 변하지 않았다. 2013년 DSM－5 개정과 함께 많은 부분이 개선되었고, 아동 · 청소년의 양극성 장애에서 논란을 야기했었던 대다수의 모호한 부분이 제거되었다. 그러므로 삽화가 더욱 명확하게 정의된다. 증상들은 하루 중 대부분, 매일 발생해야 한다. 동반이환과 겹치는 증상들은 반드시 정도가 심해야 하는데, 조증삽화가 개인의 병전 자기(self)로부터 확연히 다른 변화를 나타내야 하기 때문이다. Leibenluft 박사는 '심각한 기분조절부전'이라고 명명한 만성적인 과민함과 삽화적 과민함을 구별하자는 제안을 했고(Leibenluft et al., 2003), 그 제안은 현재 '파괴적 기분조절부전장애(disruptive mood dysregulation disorder, 이하 DMDD)'라고 불리는 상태의 기본 틀이 되었다. 이는 심한 분노발작을 보이는 아동들이 자동으로 양극성 장애로 진단되는 것을 방지하기 위해 의도적으로 내려진 결정이다. 비록 의도는 고상했으나, 그러한 조건의 아동들을 실제로 확인할 수 있는 건지 혹은 양극성 장애로 잘못 진단되는 것으로부터 아동들을 '구하는' 데 성공적일지 여부는 확실히 알 수 없다(Margulies et al., 2012).

DMDD는 만성적인 과민함으로 정의되며, 과민한 기분이 지속되는 중에 그것을 유발한 촉발자극에 비례하지 않을 정도의 큰 분노발작이 간헐적으로 나타난다. 분노발작들 사이에 지속되는 과민함과 분노발작은 (특정한 상황에 국한된 문제일 가능성을 배제하기 위해) 반드시 여러 상황에서 일어나야 하며, 적어도 1년 이상 지속되어야 하고, (그러한 증상이 더 잘 이해되고 치료될 수 있는) 다른 기분장애에 의해 더 잘 설명되지 않아야 한다. DMDD는 6세 이전이나 18세 이후에는 진단되지 않으며, 발병 연령은 10세 이전이어야 한다. 만약 아동이 적대적 반항장애(oppositional defiant disorder)와 DMDD의 기준을 모두 만족한다면, DMDD의 진단이 우선적으로 내려진다.

진단에 있어 가장 큰 문제 중 하나는 과민함이 진단 시 혼란을 야기할 수 있는 두 가지 구성요소를 가지고 있다는 점이다. 한 측면은 그 사람이 어떻게 느끼느냐이다(불평 많은, 화난, 슬픈, 쉽게 짜증나는, 이성을 잃을 정도로 화난). 다른 요소는 화가 났을 때 그 사람이 하는 행동인데, 이는 언어적 그리고/또는 신체적 공격일 수 있다. 전자의 심각도는 빈도로 명시되며, 후자는 공격성의 수준으로 특징지어져야 한다(Carlson & Klein, 2018).

측정 문제

무엇이 기분장애를 구성하는가에 대한 의문으로부터 측정 문제가 대두된다. 이미 알다시피 우리가 얻은 정보를 타당화할 방법이 없기 때문에, 진단은 특히나 어려운 문제가 되어 왔다. 우리는 여러 출처로부터 정보를 얻을 필요가 있는데, 정보 제공자 중 일부는 좀 더 언어적으로 잘 설명하거나 혹은 다른 사람에 비해 더 나은 정보를 가지고 있다. 또한 우리는 기분장애 외에 무엇이 측정되어야만 하는지 알아야 한다(즉, 어떤 발달적 혹은 행동적 문제가 발생했는지). 우리는 여러 가지 방법으로 이 문제를 해결하게 된다. 우리가 진단하고 치료하는 장애와 관련된 임상 경험을 이용하고, 다양한 정보원에게 포괄적인 질문을 함으로써 표준화된 방식으로 정보를 얻고, 대규모 집단 연구가 이루어져서 규준이 제공되는 평가 척도를 통해 평가점수를 얻고, 추가적인 정보를 제공할 수 있는 다른 검사들을 수행할 수 있다(예: 인지, 언어, 학습장애 검사, 적절한 혈액 생화학 검사).

대부분의 장애처럼 기분장애도 연속적 혹은 차원적, 즉 무시 가능한 정도부터 심각한 정도까지의 범위로 증상이 존재하기 때문에 역시나 진단적 어려움이 많다. 증상학에 대한 차원적 접근법은 아동 집단에서는 항상 인정되었고 DSM-5에서도 채택된 바 있다. 우울증에 대한 이분적인 관점을 거부한 것과 관련된 한 가지 설명은, 많은 사람이 멜랑콜리아가 우울증의 유형이 아닌, 우울증 정도의 차이라고 느꼈다는 것이다.

기분장애의 경우, 가장 잘 연구된 차원적 '진단' 중에는 아동 행동 평가척도(Child Behavior Checklist, 이하 CBCL)의 '양극성'/'기분조절부전' 표현형이 있으며, 이 표현형은 Biederman과 동료들에 의해 처음 기술되었다(예는 Biederman et al., 1995 참고). 저자들은 먼저 비행, 공격적 행동, 신체증상 호소, 불안, 사고 문제(thought problem)에서 T 점수 70 이상을 보인 아동이 조증을 경험할 것이라고 예측했다. 몇 번의 메타분석 후, 불안/우울, 주의집중, 공격성 영역에서 상승 점수를 보이는 것으로 프로파일이 수정되었다(Faraone et al., 2005). 이 프로파일은 광범위하게 연구되었으며, 유전적, 종단적 그리고 임상적 유용성이 있는 것처럼 보인다(Althoff et al., 2012). (이 장의 주제이기도 한) 임상적 유용성의 관점에서, 한 예로 우리는 DMDD를 보이는 6세 아동에 대해 두 종류의 표본, 즉 동일한 권역 내에 있는 지역사회 표본과 임상적 표본에 대해 보고한 바 있다. 부모 면접을 통해 얻어진 기준에 따르면 두 표본 모두에서 과민함과 분노발작이 특징적이었다. 그러나 지역사회 표본 중 10.3%만 그러한 CBCL 프로파일을 보인 반면, 임상 표본 중에서는 32%가 해당 프로파일을 보였다(Carlson et al., 2016). 그렇다면 이로부터 즉각적으로 도출 가능한 사실은, 비록 두 표본에 속한 아동 모두가 '진단기준에 맞는' 증상을 가지고 있지만, 한 표본에서는 증상을 보이는 아동들이 3배 더 많다는 것이다. 범주형 진단을 따르는 대부분의 기준과 달리, CBCL과 같은 척도는 어느 정도 성별과 연령에 민감하다. 또한 CBCL 양극성/기분조절부전 표현형을 이용해 수집된 데이터는 프로파일의 안정성을 시사한다. 따라서 이 프로파일을 가진 아동·청소년은 추적 관찰에서도 유의한 정도의 손상과 기분 문제들을 보이는 것으로 나타났다(Althoff et al., 2010; Meyer et al., 2009).

그러나 차원적 접근 방식에는 적어도 세 가지 문제가 있다. 첫 번째는 역치를 결정하는 것이다. 예를 들어, 여러 다른 연구는 기분조절부전 프로파일에 대해 서로 다른 절단점을 사용한다. 세 개의 하위 척도에 대한 T 점수는 낮게는 60점, 때로는 67점, 때로는 70점 혹은 그 이상이 된다. Faraone 등(2005)은 "임상가나 연구자의 목적에 부합되게 CBCL-PBD상에서 다양한 절단점을 사용할 수 있다."고 언급했다(p. 522). 이것이 안심이 되는 것은 아니다. 두 번째는 어떤 조건에서건 증상들이 차원적이라는 것이다. CBCL 표현형을 사용할 때, 때로

180에서 210까지의 범위를 갖는 총점이 이용되는데, 이때 같은 총점의 아동이 매우 높은 불안/우울과 중간 정도의 주의력 문제를 보일 수도 있고, 매우 높은 공격성 및 주의력 문제와 낮은 불안/우울을 보일 수도 있다. 이는 상당한 이질성을 만들어 내는데, 이것은 기분장애가 가진 근본적인 이질성의 일부일 수도 있고 아닐 수도 있다. 마지막 문제는 프로파일이 반영하는 것이 어떤 임상적 상태이냐에 관한 것이다. 프로파일이 심각한 장해 아동을 묘사한다는 데는 이견이 없음에도 불구하고, 'CBCL 양극성 표현형'이라는 명칭이 'CBCL 기분조절부전 표현형'으로 바뀐 것은 그 프로파일이 양극성 장애에 특정적인지는 차치하고서라도, 그 프로파일이 양극성 장애를 기술한 것인지 여부에 대한 의견 일치가 부족했기 때문이다(Diler et al., 2009; Holtmann et al., 2007).

결국, CBCL은 아동의 현 상태를 설명하는 것이며(만일 정확하게 사용되었다면), 현재의 조증상태를 특정적으로 식별하지 않는 한, CBCL이 과거의 조증삽화를 진단하는 데 사용될 가능성은 낮다. 따라서 이는 아동이 누구인지(예: 만성적인 기분조절부전장애를 가지고 있는)와 아동이 어떤 문제를 가지고 있는지(조증삽화를 포함할 수 있음) 둘 다를 묘사하는 것일 수 있다.

이 분야의 연구자들은 어떤 측정치가 의미 있는 임상적 결과로 전환될 가능성이 가장 높은지를 밝혀내기 위해 적극적으로 노력하고 있다. 측정 문제는 임상 현장에서 중요한 도전과제이지만, 그렇다고 해서 이러한 문제가 시간에 따른 증상 경과나 치료 반응성에 대한 객관적 측정의 중요성 자체를 무시하는 것은 아니다.

동반이환

잘 알려진 바와 같이, 우리가 진단하고 치료하는 상태는 단일하지 않다. 이것은 정신과 혹은 아동에게만 국한된 이야기는 아니다. 우리는 이렇게 동시에 발생하는 장애들을 '동반이환'이라고 부른다. 어느 정도, 우리가 해결하고자 계속 분투하고 있는 과도한 동반이환 문제는 앞서 설명한 DSM-III의 '무이론적' 입장으로부터 나왔다: '만일 진단기준이 충족되면, 해당 개인에게 그 장애가 있는 것이다.' 기분장애는 불안, 행동장애 및 발달장애처럼 다른 기분장애와 동시에 발생한다. 아동이 치료가 필요한 여섯 개의 장애를 진짜로 가지고 있다고 우리가 생각하는 걸까? 하나는 다른 하나의 합병증인가? 증상들은 후광효과인가(가령, 두통이 종종 발열의 부산물인 것처럼)? 우리 중 대다수는 마치 고르디우스의 매듭(Gordian knot, 역자 주: 얽힌 매듭, 매우 풀기 어려운 문제를 비유적으로 이르는 말)과 같은 동반이환들을 다루기 위해 접근한다. 만약 당신이 매듭을 풀 수 있는 정확한 지점을 명중시킬 수 있다면, 당신은 각각의 줄들을 끄집어내려고 시도하기보다는 전체적인 문제를 해결할 수 있을 것이다.

이러한 동반이환이 발생하는 시기(어떤 게 첫 번째이고 두 번째인지 등)의 측면에서 각 동반이환 간의 관계는 거의 조사되지 않았다. 몇 년 전, 워싱턴 대학교 정신과 교수들이 어떤 장애가 먼저 나타나는가(시기)에 기반하여, 기분장애와 동반이환들 사이의 관계를 규명했다. 만일 우울증이나 조증이 먼저 발생하면, '일차적 정동장애(primary affective disorder)'라고 불렀다. 만약 다른 상태가 먼저 시작되면—예를 들어, 불안장애 또는 행동장애와 같은—우울증 또는 조증을 '이차적 정동장애(secondary affective disorder)'라고 불렀다(Winokur, 1979). 이 접근법은 어느 정도 장점이 있었다. 예를 들어, 정신질환에 이차적인 우울증을 앓고 있는 환자는 의학적 질환에 이차적인 우울증을 경험하는 환자에 비해 발병연령이 더 어렸고, 자살 사고가 있거나 자살 시도를 할 가능성이 더 높았으며, 기억력 문제를 보일 가능성이 더 적고, 치료를 통해 더 적게 호전을 보이며, 추후 재발 가능성이 더 높았고, 가족력으로 알코올 중독을 지닌 사람들이 더 많았다. 의학적 질환에 이차적인 우울증은 반응성 우울증의 범주에 해당하는 것으로 보이고, 정신질환에 이차적인 우울증은 신경증적 우울증(neurotic depression)의 정의에 부합된다(Winokur et al., 1988).

Carlson과 Cantwell(1980)은 구조화된 면접에 기반해서 정동장애 진단을 받은 28명의 아동과 청소년을 분류하는 데 이 접근방식을 사용했으며, 12명(42.9%)이 일차적 정동장애가 있었고 나머지는(n=16, 57.1%) 먼저 다른 장애를 경험한 후 이차적 기분장애를 경험했다. DSM-II에 따라 분류했다면, 28명 중 11명만이 우울증 진단을 받았을 것이다. 저자들은 동반이환이 아동의 우울장애를 '가렸다(masked)'는 결론을 내렸다.

시간이 지남에 따라 우리가 깨달은 것은 동반이환이나 기분장애가 반드시 완전하게 표현되지는 않는다는 것이다. 아동은 복합적이지 않은 주요우울장애(MDD), 하나 혹은 그 이상의 동반이환(예: ADHD 증상들) 증상을 가진 MDD, 완전한 진단기준을 만족하는 동반이환이 있는 MDD(MDD 및 ADHD), 또는 지속적인 실패에 따른 불행을 반영하는 우울 증상, 또는 아마도 이후에 임상적 우울증으로 발전할 전구기 증상인 우울 증상을 가진 ADHD를 경험할 수 있다. 이러한 결론은 '일차적/이차적' 구분을 조작적으로 정의하기 어렵게 만든다. 장애가 실제로 언제 시작되었는지 알아내는 것은 어렵기 때문에, 많은 연구에서는 장애가 시작되었다고 말하기 위해 진단기준이 충족되어야 함을 요구한다.

종단 연구는 다른 종류의 관찰을 강조한다. 우울한 아동 · 청소년에서 기분장애와 동반이환을 모두 조사한 추적 관찰 연구들에 따르면, 동반이환된 장애가 지속적으로 연구대상자를 손상시키는 반면에, 기분장애는 재발과 관해를 반복한다는 사실을 발견했다(Kovacs et al., 2016). 동반된 불안장애 및 물질사용장애의 심각도가 높을수록 양극성 장애에서 회복하는 데 더 시간이 걸리고 다음 조증삽화뿐만 아니라 우울삽화도 더 빨리 나타난다고 예측되었다. 따라서 동반된 장애의 악화는 기분삽화 재발의 전조가 되거나 기분장애의 지속기간을 증가시킬 수 있다(Yen et al., 2016).

사례

다음의 사례들에서 환자를 식별할 수 있는 자료와 이름은 변경되었으며, 이 사례는 앞서 제기한 문제 중 일부를 예를 들어 보여 준다.

쟁점: 병력이 제한적인 경우 우울증 종류에 대한 진단과 예후 결정하기

조쉬는 17세였고 고등학교 3학년에 진학했다. 그는 오랫동안 치료받지 않은 ADHD와 심한 학습장애를 가지고 있었다. 그는 교사들로부터 한 청년으로서 이해와 존중 및 호의를 받으며 그를 위한 개별적인 수업을 통해 교육을 받고 있었다. 그는 '전반적인 성격 변화'가 나타났기 때문에 의뢰되었다. 그는 짜증내고 초조해하고 울다가도 벽을 쳤으며, 수업 도중 나가 버렸고, 슬프고, 불안하고, 철수되고, 비논리적이고 편집증적으로 보였다. 그는 자신이 선택한 직업 프로그램을 중단했고, 학업 역시 그만뒀다. 교사들은 그가 졸업하는 것을 두려워한다고 느꼈고, 또한 그의 우울증이 '반응성'이라고 생각했는데, 이는 우울증에 분명한 이유가 있었음을 의미한다.

조쉬의 부모는 비록 그가 마리화나를 피우는 또래들과 어울리는 것을 그만두었고, 극도로 짜증을 내고, 사회적으로 철수되고, 멍하며, 편집증적인 것처럼 보였다는 것을 알았지만, 우울증 자체를 인식하지는 못했고, 우울증이 언제 시작되었는지에 대해서는 거의 알지 못했다. 조쉬 자신은 너무 우울하다고 했고, 정신 상태 검사를 하는 내내 거의 울었다. 그는 작은 목소리로 최소한의 발화만 했지만, 그의 발화에서 명백한 사고 장애는 없었다. 그는 모든 질문에 "잘 모르겠습니다."라고 말했지만, Beck 우울 척도(Beck Depression Inventory, 이하 BDI; Beck et al., 1961)에서는 심각한 우울 증상의 범위(44점)에 해당하는 점수를 보였다. 그는 불안, 의심과 더불어 환각이 있었을 가능성을 인정했지만(그가 생각하기에 비판적인 목소리를 들었던 것 같지만 그것이 '단지 내 생각'일 수 있다는 사실은 알지 못했다), 조증 증상은 없었다. 조쉬의 부모는 확대 가족의 병력에 대해 알지 못했지만, 스스로의 정신 장애는 부인했다. 조쉬는 심각한 뇌성 마비를 가진 형제가 있었고, 부모는 그 아이에게 대부분의 시간과 에너지를 소비했다.

■ 논의

조쉬의 진단은 무엇일까? 정신증을 동반한 심각한 우울증, 궁극적으로는 양극성 장애로 진행되는 첫 번째 삽화일 수도 있고, 또는 조현병 발병일 수도 있다. 그러한 감별은 최상의 상황에서도 어려운데, 그의 사례는 세 가지 중요한 교훈을 강조한다. 첫 번째는 좋은 관찰자로부터 종단적인 병력이 제공되는 게 중요하지만, 이러한 것이 항상 가능한 것은 아니다. 조쉬의 경우 특수교육 교사와 학교 심리학자가 가장 유용한 정보를 제공했으며, 그들이 지난 몇 년간 그를 알고 있었기 때문에 (조쉬의) 변화가 언제 발생했으며 변화된 특성이 무엇인지 모두 기록할 수 있었다. 정신과적 평가는 탐정과 같은 탐색을 한다.

두 번째 교훈은 '촉발 요인(precipitating event)'의 연관성을 결정하는 게 중요하다는 것이다. 해당 사건이 인과적으로 기여를 했는지 혹은 스트레스원이 문제의 즉각적인 원인이 되는지와 무관하게, 스트레스 제거가 상태 호전에 도움이 된다는 점에서 그것의 유용성은 중요하다. 조쉬는 특수교육을 받는 학생으로서 추후 1년 동안 학교에 남아 자신이 중단한 직업 프로그램을 완료할 수 있다는 말을 들었다. 그러나 그것은 그의 기분에 도움이 되지 않았다. 그는 자신의 미래에 대해 여전히 불안했고, 너무 우울해서 자신의 직업적인 대안에 대한 이성적 사고는 고사하고 생각 자체를 할 수 없었다. 조쉬가 멜랑콜릭형 우울증과 반응성 우울증 증상을 모두 보이고 있기 때문에, 왜 조쉬를 진단분류하기가 어려웠는지 그 이유를 쉽게 알 수 있다.

마지막 요점은 우리가 우울증의 맥락에서 정신증이 무엇을 의미하는지, 그것이 치료에 어떤 정보를 제공하는지에 대해 계속해서 고심한다는 것이다. 그것이 ('이원적'이라 믿는 사람들이 느끼는 것처럼) 하위 유형일까, ('일원적'이라 믿는 사람들이 느끼는 것처럼) 심각도의 표시일까, 조현병의 조짐일까, 혹은 양극성 장애의 첫 번째 삽화일까(비록 명백한 가족력은 없었지만, 확대 가족에 대해 부모가 아는 지식은 부모가 조쉬에 관해 알고 있는 지식과 비슷한 수준이었다)? Suffolk 카운티 정신건강 프로젝트(The Suffolk County Mental Health Project)에서 정신증의 첫 삽화에 대해 연구했는데(Bromet et al., 1992), 이 연구에서 정신증이 동반된 MDD로 기저선 연구 진단을 받은 참가자가 80명이었다고 보고했다. 10년 후 추적 관찰에서(Ruggero et al., 2010) 그들 중 45%(n=36)만이 원래 진단을 유지했다(아동이 아니라 청소년이었음에도 불구하고). 불안정한 진단을 받은 참가자 중에서 8.9%는 진단이 양극성 장애로 바뀌었고, 16.7%는 조현병 또는 조현정동장애로 발전했으며, 37%는 또 다른 진단으로 바뀌었다. 정신증이 동반된 MDD 진단을 유지한 36명 중 11명은 이후 다른 삽화를 결코 보이지 않았고, 12명은 정신증이 동반된 재발성 MDD 진단을 받았으며, 13명은 정신증적 양상이 없는 우울삽화를 경험했다. Kovacs는 지금은 성인이 된, 아동기 우울증 코호트에서도 비슷한 결과를 얻었다(M. Kovacs, personal communication, 2018년 5월 3일). 조쉬의 증상은 이러한 자료가 그와 연관이 있다 생각될 정도로 충분히 오래 지속되었다. 심한 우울증의 첫 삽화는 진단적으로 불안정하기 때문에 결과를 예측하기 어렵다. 그럼에도 우리는 진단적으로 열린 마음을 유지하면서 우리가 직면한 증상들을 치료해야 한다.

조쉬의 정신과 의사는 조쉬의 기분이 어느 정도 호전되는지를 알아보기 위해 먼저 정신증 증상을 치료하기로 결정했다. 그의 계획은 항우울제를 추가하는 것이었다. 그는 보다 적극적인 방식으로 치료를 진행할 계획을 세웠다. 그는 또한 조쉬가 항우울제 치료에 반응하지 않을 경우, 전기경련요법이 필요할 가능성도 고려했다(Ghaziuddin et al., 2004).

쟁점: '성격적인(characterological)' 우울증

미쉘은 15세이며 일반 고등학교 1학년에 재학 중이다. 그녀는 초등학교 저학년 때부터 사회 불안, 주의력 문제 및 청각 자극 정보처리과정에 기인된 학업 문제로 어려움을 겪었다. 전체 지능지수(FSIQ)는 95였지만 수용 언어(receptive language) 점수는 15%ile에 속했다.

미쉘은 항상 괴롭힘을 당하고 피해를 입고 있다고 느꼈으며, 유치원 때부터도 놀림을 받아 왔다고 기억하고 있다. 그녀의 '남자 친구'가 그녀에게 보내 달라고 요구했던 자신의 누드 사진이 학교에 유포되었을 때, 그녀의 문제는 더욱 악화되었다. 현재 보이는 그녀의 우울증이 언제 시작되었는지 확실하지 않지만, 그 사건은 플루옥세틴(fluoxetine) 과다 복용을 촉발했다. 또한 공황발작이 있었다고 보고했고, 마리화나만이 그녀를 진정시키는 데 유일한 도움이 된다고 느꼈다.

미쉘은 사진에 대해 말하기 전까지 우울해 보이지 않았는데, 사진에 대해 말하는 시점에서 눈물을 흘리며 자발적으로 우울하고 절망적이라고 말했다. 그녀는 "저는 부정적인 생각을 가지고 있어요. 놀림받는 것은 괜찮아요. 어차피 괴롭힘은 영원할 테니까요."라고 말했다.

아동 우울 척도(Children's Depression Inventory, 이하 CDI; Kovacs, 1985)에서 그녀의 점수는 심각한 우울증에 속하는 38점이었다. 그녀는 "너무 우울해서 절대 정신차릴 수 없을 것 같아요."라고 말했다. 그녀는 자신의 분노 및 과민성에 대해서는 비일관적으로 보고했다. 한번은 "저는 결코 화내지 않아요."라고 말했고, 다른 한번은 "저는 화를 표출하지 않았을 뿐, 오랜 시간 동안 화나 있었어요."라고 말했다.

미쉘은 5학년 때부터 자살 사고가 있었다고 말했다. 그녀는 '정말 막다른 길에 서 있었기 때문에', 이번에는 자살 사고를 실행에 옮겼다고 했다. 그러나 그녀는 이를 즉시 어머니에게 알렸고, 부모 덕분에 살아남았다고 말했다. 그녀는 자신에 대한 세 가지 긍정적인 점을 말할 수 있었다.

또한 미쉘은 아동용 다차원적 불안 척도(Multidimensional Anxiety Scale for Children, 이하 MASC; March et al., 1997)에서 강박 증상을 제외한 모든 불안 증상을 보고했다. 정신증 선별 질문을 할 때, 그녀는 문항들에 과도하게 그렇다고 응답하는 경향이 있었고, 실제 자신의 상태보다 더 아픈 것처럼 보이도록 했다. 예를 들어, 그녀는 '나는 다른 사람들이 비정상적이거나 이상하다고 생각할 가능성이 있는 믿음을 가지고 있다.'라는 문항에 '자주'라고 답했다. 그러한 생각에 대한 예를 들어 달라고 질문했을 때, 그녀는 "나는 도널드 트럼프가 좋은 대통령이라고 생각한다."고 말했다.

학습장애와 불안의 가족력이 있었다.

■ 논의

미쉘은 '5요인(big five)' 성격 특성 중 하나인 신경증적 성격 특성을 보여 주고 있다(예는 Goldberg, 1993을 참고). 우울증은 그녀가 무엇을 가지고 있느냐보다는 그녀가 누구인지에 해당한다. 그녀의 사례는 Aaron Beck의 인지 삼제, 즉 자기, 환경 및 미래에 대한 '자동적이고 자발적이며 통제할 수 없는 것처럼 보이는 부정적인 생각'을 지지하는 예시가 된다(Beck et al., 1987). 그녀는 자신이 무가치하고 추하다고 느낀다. 그녀는 그 누구도 자신에게 관심이 없다고 느낀다. 그녀는 항상 그랬기 때문에 상황이 결코 변하지 않을 것이라고 확신한다. 치료에서는 그다지 많은 성과가 있지 않았다. 치료자가 그녀가 사용할 수 있는 몇 가지 대처 전략을 적은 기록지를 주었지만, 그녀는 그것을 읽지 않았고 그게 어디에 있는지 모른다고 말했다. 그녀는 낮은 용량의 플루옥세틴을 처방받았다. 그녀는 하던 대로 한 달에 한 번 치료 약속을 잡지만, 그녀에게는 분명 더 강력한 치료가 필요해 보인다.

미쉘의 사례는 어떻게 우울증이 발생하는지, 스트레스가 되는 생활 사건의 결과가 어떤지를 보여 준다. 우울하고 사랑받지 못한다는 느낌은, 그녀를 이용해 알몸 사진을 공유하게 한 가해자로부터 그녀가 피해를 당하는 데 취약하게 만들었으며, 이는 그녀를 더 망가뜨렸고 더 나아가 그녀의 절망감을 강화시켰다.

쟁점: 어느 진단 범주로 명확히 구분되지 않는 빈약한 언어 기술과 양극성 증상을 지닌 자매

12세의 트리샤는 3개월 동안 등교를 거부했다는 사유로 의뢰되었다. 유의한 수준의 언어발달 지연을 보였고 사회성 문제가 있어 자폐 스펙트럼 장애 진단이 제안됐지만 제한적이고 반복적인 행동은 없었기에 자폐증으로 진단되지는 않았다. 그러나 그녀는 짜증과 분노발작을 보여서 ADHD 진단을 받았다. 그녀의 어머니는 등교 거부에 대한 어떠한 스트레스 요인이나 유발 요인을 알지 못했다.

트리샤는 종종 우연한 행동(가령, 복도에서 누군가와 부딪히는 것)을 타인이 의도적으로 해를 끼치는 것으로 오해석했다. 또한 그녀는 어머니에게 점점 더 많은 신체적, 언어적인 공격성을 보였는데, 나중에는 어머니가 그녀를 진정시키기 위해 경찰에 신고해야 할 정도였다. 그녀는 자신의 격노하는 감정에 대해 매우 후회했다. 그녀는 '스위치가 계속 켜진 것 같다'라고 느꼈고, "어떻게 해야 할지 모르겠다.", "이렇게 되고 싶지 않다."고 말했다.

트리샤는 학교를 가지 않고, 하루 종일 침대에 누워 지냈고 위생 관리도 거부했으며(한 달 이상 샤워를 하지 않음), 그녀의 어머니도 "방이 엉망이에요."라고 말했다. 트리샤의 기분은 빠르게 바뀌고 별일 아닌 것에도 뜬금없이 쉽게 화를 냈다. 트리샤에 대해 부모가 체크한 CBCL(Achenbach & Rescorla, 2001) 점수는 '사고 문제(thought problem)'(70T)와 주의력 문제(67T), 철수행동(65T)에서 상승했지만, 불안이나 우울증에 대해서는 상승하지 않았다. 아동용 조증 평가 척도(Child Mania Rating Scale, 이하 CMRS; Pavuluri et al., 2006) 점수는 14점(조증 역치보다 훨씬 낮음)이었다. 교사들의 관찰에서 트리샤는 철수되고(78T) 불안하며(70T), 사고 문제와(83T), 사회성 문제(70T), 주의력 문제(87T), 공격성(80T), 품행문제(75T)가 있었다.

트리샤의 전체 지능지수(FSIQ)는 87이었다. 최근에 받은 언어능력 검사는 없었다. 그녀는 '정서장해'로 분류된 학습 도움실이 제공되는 정규학급에 배정되었다. 그녀를 담당한 정신과전문 간호사는 그녀에게 (정서적 폭발이 소아 양극성 장애의 증거라고 가정해서) '달리 명시되지 않은 양극성 장애[bipolar NOS (not otherwise specified)]'와 자폐증 진단을 내렸다.

정신 상태 검사에서 트리샤는 예뻤지만 단정치 못했고, 유쾌하지만 멍해 보였다. 그녀로부터 시간 순서대로 정렬된 이야기를 얻어 내기는 어려웠다. 계기적인 사건에서 다음 단계로 넘어가기 위해서는 특정한 질문을 하는 게 필요했다. 그녀는 많은 세부적 정보를 자발적으로 제공하지 않았으며, 일이 언제 일어났는지 알지 못했다. 그녀는 불안 발작(심계항진, 어지러움, 호흡곤란)처럼 보이는 증상에 대해 '내가 긴장할 때'라고 설명했지만, 무엇이 그녀를 긴장하게 만들었는지는 말할 수 없었다. 사실 그녀는 모든 사항에 대해 걱정을 많이 했지만, 자신이 겪고 있는 것이 불안이라는 사실을 결코 알지 못했다. 그녀는 또한 많은 ADHD 증상을 가지고 있다고 했다.

CDI(Kovacs, 1985)에서 트리샤의 점수는 35점(매우 우울함)이었다. 그녀는 매우 자주 슬프고, 항상 울고 싶고, 많은 일을 잘하지 못하며, 자주 나쁘다고 느끼고, 집중할 수 없고, 학교 과제를 미루며, 항상 피곤하고, 음식도 먹고 싶지 않고, 혼자 남겨진 것 같고, 즐겁지도 않으며, 누군가 그녀를 사랑할 것이라는 것 역시 확신할 수 없다는 문항에 체크했다. 그녀는 다른 아이들과 다르고 스스로가 이상하다는 느낌이 들며, 또래에 의해 그러한 사실이 상기된다고 말했다. 그녀는 CDI 문항을 이해할 수 있었다. 그것은 그녀가 고통을 받은 것들에 대한 표현 언어(expressive language)이었다.

트리샤의 부모는 이혼했다. 그녀의 어머니는 우울증 치료를 받아 왔다. 아버지는 학대적이고 공격적이었으며, 아마도 우울했을 것이다. 트리샤의 이복자매는 양극성 장애 진단을 받았지만 그녀의 증상에 대한 자세한 내용은 알 수 없었다.

트리샤는 분노발작과 주의집중의 어려움으로 인해 상담과 약물치료를 받고 있었다. 과거 사용했던 약물들에는 리스페리돈(risperidone), 아리피프라졸(aripiprazole), 핀도롤(pindolol), 할로페리돌(haloperidol), 발프로에이트(valproate), 저용량의 OROS-메틸페니데이트(OROS-methylphenidate), 덱스메틸페니데이트(dexmethylphenidate), 혼합 암페타민염(amphetamine salts), 아토목세틴(atomoxetine), 클로니딘(clonidine) 및 수면용 멀타자핀(mirtazapine)이 포함된다. 이러한 처방들을 볼 때, 담당 정신과전문 간호사가 양극성 장애라고 간주한 점에 초점을 맞추고 있고, 매우 신중하게 ADHD에 대해 다루고 있다는 것이 분명했다.

■ 논의

트리샤는 분노발작을 동반한 만성적인 짜증을 보였지만, 아무도 그녀의 불안이나 우울을 인식하지는 못했다. 그녀는 자신이 느끼는 감정을 이해하지 못했고, 언어기술이 부족하여 이러한 정보를 표현하는 것이 더욱 어려웠다. 그러나 그녀는 특정한 질문들과 평가 척도에는 응답할 수 있었다. 언어발달 지연 과거력이 있는 아동의 경우, 물론 아동이 질문에 무작위적으로 그렇다, 아니다로 응답해서 잘못된 정보를 제공할 수 있기 때문에 그들이 질문을 이해했다는 것을 확인하는 게 중요하지만, 그들의 정서를 파악하기 위해서는 더 잘 구조화된 질문을 제공할 필요가 있다.

트리샤는 범불안, 우울증, 공황발작을 경험하는 것처럼 보였지만, 그녀가 보이는 임상적인 양상은 이전 사례인 미쉘과는 상당히 다르다. 이는 바로 Kendler(2016)가 우리의 진단이 동질적인 표본을 생성하지 않는다는 사실에 대해 언급한 요점이다. 그러나 그보다 더 안 좋은 사실은 트리샤는 명명조차 되지 않은 동반이환을 가지고 있다는 점이다. 그녀는 상당수의 자폐증상을 가지고 있지는 않다. 그녀는 ADHD와 사회성 및 언어적 문제(그녀가 모두 가지고 있는)를 가진 아동을 설명하기 위해 고안된 '사회적 의사소통 장애'에 해당될 수도 있다. 더욱이 그녀가 어떠한 형태의 언어 검사도 받지 않았기 때문에 결함의 질과 수준이 명시된 전문적인 기록은 없었다. 우리 기관에서는 트리샤와 같은 아동들을 '어느 진단 범주로 명확히 구분되지 않는(diagnostically homeless)'이라고 부른다(Weisbrot & Carlson, 2004). 왜냐하면 그들이 어떤 진단 범주에도 잘 맞지 않지만 실제적으로 그들의 증상은 수년 동안 인식되어 왔기 때문이다. 우리는 '어느 진단 범주로 명확히 구분되지 않는' 많은 아동이 서비스를 받기 위해 자폐 스펙트럼 장애 진단을 받고 있다고 추정하고 있으며, 트리샤도 정규 수업에서 받고 있는 것보다 더 많은 지원이 필요할 가능성이 있다.

트리샤가 복용한 약물을 검토해 보면 ADHD는 결코 적절하게 치료되지 않았으며, 그녀의 임상의는 트리샤의 불안이나 우울에 대해 인식하고 있음에도 적절한 약물을 사용하는 것을 염려하는 것 같다. 이는 트리샤의 분노발작이 '양극성'일 수 있다는 가정 때문이거나 혹은 '양극성' 이복자매가 있는 대다수 사람의 진단이 그렇듯이, 항우울제나 적절한 각성제가 트리샤를 조증 상태로 만들 수 있다는 가정 때문일 것이다. 양극성 장애의 비율은 양극성 장애가 없는 가족 구성원보다, 양극성 장애가 있는 가족 구성원 내에서 확실히 더 높다(Rasic et al., 2014). 하지만 우리에게 트리샤의 이복자매가 가진 양극성 장애 증상에 대해 설명해 줄 사람이 아무도 없기 때문에, 그녀가 어떤 종류의 양극성 장애를 가지고 있는지는 알지 못한다. 그녀는 양극성 장애를 가지고 있지 않을 수도 있다. 그녀는 또한 이복자매이다. 결국, 그녀의 이복자매가 제I형 양극성 장애에 해당한다는 기록이 있다고 하더라도, 트리샤의 현재 문제에 대한 치료를 못하게 하는 것은 아니다. 비록 양극성 가족력이 없는 경우와 비교할 때 조증을 가진 부모가 있는 사람이 (양극성 장애를 가지고 있을) 확률이 훨씬 더 높지만, 그 사람이 우울장애를 가질 확률 또한 여전히 훨씬 더 높다(Duffy et al., 2014; Mesman et al., 2013 연구를 참고). 이 경우 우리는 이복자매, 특히 그녀의 증상과 그녀가 어떤 특정 치료에 반응하는지에 대해 더 많이 알아야 한다. 그다음의 선택은 위험과 이득에 대해 가족과 함께 논의하는 것이다. 명심해야 할 또 다른 문제는 트리샤가 항우울제로 유발된 활동화(조증이 아닌)의 위험이 더 높을 수 있다는 것이다. 이러한 위험성은 발달장애가 있는 아동에서 더 높다(Carlson & Mick, 2003).

마지막으로, 그녀가 가지고 있지 않은 증상에 대해 치료받고 있는 것 외에도, 트리샤는 그녀가 가지고 있는 ADHD와 언어 장애에 대해 적절히 치료받지 못하고 있다. 따라서 그녀는 학업적 그리고 사회적으로 압도되었고 충분히 치료받지 못했으며, 기본적으로 정서적 · 신체적으로 궁지에 빠져들어갔다.

쟁점: 적응장애 또는 주요우울증 및 사회불안장애

제러드는 3학년인데, 죽고 싶다고 말하고, 스스로를 물어뜯겠다고 말하는 '정서적 붕괴(meltdown)' 상태 때문에 의뢰되었다.

진단기준을 충족하지는 않았지만 자폐증에 가까운 어떤 증상을 가졌던 트리샤와는 달리, 제러드는 2세 이후부터 진정한 고기능 자폐증에 부합되는 과거력을 가지고 있다. 이 때문에 광범위한 조기 개입을 받았고, 유치원부터 초등학교 2학년까지 받은 훌륭한 특수교육은 성공적이었다. 그는 여전히 자폐증에서 보이는 사회적으로 단절되는 특성을 가지고 있었지만, 분명히 눈에 띄는 정도는 아니었다. 그의 학교 출석률은 좋았고, 과거에 어떠한 불안이나 우울 증상이 있었다는 증거도 없었다. 그는 학업적으로 충분히 성공하여, 3학년 때는 학습 도움실이 있는 정규 학급에 배치되었다. 제러드는 추가적인 도움을 요청할 사람이 아무도 없을까 봐 걱정했고, 실수를 하면 조롱을 받을까 봐 두려워했다. 그는 다른 사람에게 주목받는 것에 대해 견딜 수 없어 했고 당황스러워했다. 만약에 누군가가 그를 놀리거나 그에게 장난을 쳤는데, 그가 그것을 거절로 지각하는 경우에(그의 책가방이 공중에 던져진 사건이 발생한 날처럼), 제러드는 크게 충격을 받았다. 제러드의 선생님들은 그의 불안과 정서 조절, 부정적인 믿음(예: '모든 사람이 나를 미워한다'라는 느낌)에 대해 우려했다. 그들은 제러드가 슬프고 우울하며 심지어 자살하고 싶다고 느낀다는 것(어떤 계획이나 자살 시도 과거력 없이)을 자발적으로 말했다고 언급했다. 제러드의 어머니는 사회성 문제와 학업적 요구의 증가 및 이전까지 받아 왔던 학급에서의 지원이 없기 때문에 그의 자존감이 정말로 고통받고 있다고 느꼈다. 이때가 그가 불안하거나 우울하게 된 첫해였기 때문에 비교적 최근에 발병한 것이었다.

정신 상태 검사에서 제러드는 눈맞춤이 적었고 작은 목소리로 말했다. 그는 개방형 질문에 답할 수 없었다. 그는 분명히 고군분투하는 것처럼 보였고 응답하기까지 긴 시간 지연이 있었다. 그러나 읽고 이해가 가능한 CDI에서 그의 점수는 26점이었다. 그는 각 문항에 대해 질문을 받는 경우 대답할 수 있었다. 괄호 안에 적은 코멘트 중 일부는 중요했다. '나는 자주 슬프다.'['애들이 비열할 때, 제가 나쁜 성적을 받을 때'](제러드는 그가 80점대를 받는다고 했다), '나는 일이 잘될 것이라는 확신이 들지 않는다.'["매일 나쁜 일이 일어날 것 같아요. 저는 선생님에게 호된 질책을 들을 것 같아요."], '나는 몇몇 일이 즐겁다.'["제 친구는 우리 집에 와 봤지만, 저는 한 번도 친구 집에 가 본 적이 없어요."], '나에게 끔찍한 일이 일어날 것이라는 확신이 든다.'["애들이 못되게 구니까요. 저는 아마 어찌할 바를 모를 거예요."], '나는 내 자신이 싫다.'["제가 최선을 다하려고 노력할 때도 저는 많은 일을 잘 못해요. 저는 수학만 잘할

뿐 다른 모든 것은 다 못해요."], '나는 자살을 생각하지만 그렇게 하지 않을 것이다.'["자살은 너무 고통스러울 것 같아요. 고통 없이 죽을 수 있으면 좋겠어요."]. 그의 가족이 슬퍼할 것이라고 생각하는지 물었을 때, 제러드는 "아빠는 슬퍼하지 않을 거예요."["그는 저를 싫어해요. 그는 마치 내가 낯선 사람인 것처럼 행동해요."], '그 누구도 나를 정말로 사랑하지 않는다.'["우리 엄마만 (저를 사랑해요), 누나들은 저를 신경도 안 써요, 제 발이 부러진다 해도 웃고 있기만 할 거예요."라고 했다].

제러드는 또한 많은 사회불안 증상을 보였다. 예를 들어, MASC(March et al., 1997)에서 그는 다음의 문항에 체크했다. '나는 다른 사람들이 나를 비웃을까 걱정된다, 다른 애들이 나를 놀릴까 두렵다, 다른 사람들이 나를 멍청하다고 생각할까 봐 두렵다, 다른 사람들이 나를 어떻게 생각하는지에 대해 걱정한다, 나는 어리석거나 부끄러운 일을 할까 봐 걱정한다, 많은 사람 앞에서 내가 무언가를 수행해야 하는 경우 긴장된다, 나는 다른 애들에게 같이 놀자고 말하는 데 어려움이 있다, 나는 수줍음을 많이 탄다, 나는 수업시간에 호명될까 봐 걱정한다.' 또한 그는 분리불안과 범불안 증상을 가지고 있었다.

■ 논의

제러드는 우울과 불안 증상을 보이는 세 번째 아동이다. 그는 트리샤처럼 자발적으로 증상을 언어로 표현하는 데 어려움이 있지만, 이전에 살펴봤던 두 아동 · 청소년과는 또 다르다. 제러드의 우울 증상은 비교적 급성이다. 사실, 그의 우울 증상은 그가 지지적인 학업적 환경을 떠나 독립적으로 기능해야 하는 상황으로 옮겨졌을 때 시작되었는데, 그의 언어와 집행 기능에 문제가 있다는 사실을 고려할 때 새로운 환경에 대한 적응이 어려울 법했다. 또한 또래 아이들은 그가 지닌 기이하고 별난 부분에 대해 아마도 덜 관대했을 것이다. 따라서 제러드에게 남아 있는 자폐증상은 그를 가장 큰 곤란에 빠트리고 있다. 트리샤와 마찬가지로 사회적 상황에 대해 오해석하고, 빠르게 생각하고 말하지 못하는 그의 특성이 불안과 우울 증상에 기여하고 있다. 다만, 트리샤와는 달리 그는 과거에 성공적으로 기능했다. 현 시점에서 그의 성적은 수용 가능한 수준이지만, 그러한 성적을 유지하는 데 약간의 대가—학교에서의 정서적 붕괴와 취약성과 같은—를 치르고 있다. DSM에서는 만일 주요 장애의 기준이 충족되는 경우에는 '적응장애' 진단을 내릴 수 없다고 명시한다. 그러나 제러드의 과거력은 불안 및 우울 기분이 함께 동반된 적응장애와 부분 관해된 자폐 스펙트럼 장애로 더 잘 개념화된다. 치료 측면에서 보면 불안/우울 증상에 대한 약을 처방하는 것보다는 제러드에게 필요한 학업적 지원이 있는 환경으로 그를 돌려보내는 것이 더 이치에 맞는다. 만일 그러한 개입 후에도 증상이 지속된다면 더 심각한 진단이 정당화될 것이다.

쟁점: 파괴적 기분조절부전장애(DMDD)와 반응성 우울 증상을 포함한 분노발작의 감별

ADHD에 대한 치료로 하루에 두 번 속방형 메틸페니데이트(immediate-release methylphenidate, 이하 MPH-IR)와 밤에 구안파신(guanfacine)을 복용 중인 6세 바비는 집을 다 태워 버리고 자기 자신과 가족들을 죽일 목적으로 집에 불을 지르려 시도한 후에 의뢰되었다. 그는 화가 나 있었고, 평소에도 종종 그렇게 화가 나 있다고 했다. 그의 가족은 자신이 착할 때만 자신을 사랑했는데, 자신이 착한 적이 자주 있지는 않다고 말했다. 그는 다른 사람을 죽이고 자살하기 위한 목적으로 총을 가지기 위해 수많은 위협을 가해 왔다. 그의 어머니가 말하길, 바비는 다른 사람들이 자기를 싫어한다고 느끼는 것 같다고 했다. 그는 사회적으로 철수되고 짜증을 부리고, 우울해했으며, 그다지 즐겁지 않았고, 때때로 자살에 대해 이야기했다. 그는 적어도 3세 이후부터 그런 식이었다. 그는 폭발적이었으며(스스로가 인정했다) 어리석고, 과잉행동을 보였다. 과민성 지수를 나타내는 정동 반응성 지표(Affect Reactivity Index: 이하 ARI; Stringaris et al., 2012)에서 그는 16점 중에서 16점(획득 가능한 최고 점수)을 받았다. 집과 학교에서 매일 분노발작을 보였고, 분노발작 사이에도 그는 징징대고, 모욕하고, 위협하고, 물건을 던지고, 재산을 파괴했지만(그가 헤집어 놓는 동안에 다른 사람들은 그 교실을 떠나야 했다), 사람에 대한 공격성을 보이지는 않았다. 부모가 평정한 CMRS(Pavuluri et al., 2006)상에서 그는 25점을 받았다. CBCL(Achenbach & Rescorla, 2001)의 T점수에서는 공격성(83T), 비행(71T), 자폐증 유사 문제(71T), 철수(68T), 불안/우울(67T) 및 주의력 문제(67T)가 상승했고, 이것은 앞서 설명한 양극성 또는 기분조절부전 프로파일에 해당한다.

바비는 학교에서도 역시 매우 과민하고 적대적이었다. 교사 보고형 T점수는 공격적 행동(75T)에서 높은 점수를 보였고, 이 외에도 주의력 문제(68T), 우울(69T), 이상한 행동(odd behavior) 및 사회성 문제(68T) 점수가 유의하게 높았다.

바비는 10점 중에서 7점 정도로 분노를 느낀다고 보고했고, 그의 여동생이 그를 때리고, 아버지가 그에게 소리를 지르며, 어머니는 그가 화가 났다는 이유로 장난감을 사 주지 않았다고 말했다. 그는 자신이 경험하는 슬픔의 정도는 10점 만점 중에서 10점에 해당된다고 했다. 그가 제시한 이유에는 곤경에 처한 느낌과 사람들이 혼내는 것, 그리고 '나쁜 일을 하는 것'을 스스로 막을 수 없다는 것이 포함되었다. 또한 그는 어머니가 자신을 사랑한다고 생각하지 않았기 때문에 슬펐다. 바비는 행복감과 연관된 무언가를 느끼고 경험하는 게 어려웠다. 그는 자신을 행복하게 만들어 주는 대상으로 강아지가 있다고 보고했으나, 단지 그뿐이었다. 바비는 자신이 경험하는 두려움의 수준이 10점 만점에 4점이라고 보고했다. 그는 교사가 자신이 뭔가 하길 원할까 봐 걱정스럽고, 그 대신 친구들과 놀고 싶다고 보고했다. 그는 납치와 같은 나쁜 일이 엄마, 아빠에게 일어날까 봐 걱정했다. 만약 부모가 납치되면 어떻게 될 것 같은지 그에게 물었을 때, 그는 '나는 미쳐 버릴 것'이라고 말했다.

바비의 IQ는 82였고, 그의 학업 능력은 그보다 조금 나았다. 그는 분노발작과 주의집중 곤란으로 인해 특수교육 학급에 배치되어 있었다.

바비의 어머니는 ADHD가 있었다. 그의 아버지는 아마 학습장애가 있었던 것 같다. 그는 고등학교 1학년 때 학교를 그만뒀고 검정고시를 치른 적이 한 번도 없었다.

우리는 만약 바비의 ADHD가 더 잘 치료된다면 그의 기분조절부전이 나아질지 궁금했다. 따라서 우리가 방문했을 당시 그가 약을 먹지 않은 것을 보고, 그가 기존에 복용했던 것보다 약간 더 많은 용량의 속방형 메틸페니데이트(MPH-IR)를 복용하게 했다. 약물 효과가 나타나기 전에 그는 명백하게 과잉활동적이고 주의산만했다. 약물의 효과가 나타나는 시점인 약 45분 후, 바비는 더 집중을 잘했고, 덜 우울하고 덜 짜증스러운 모습을 보였으나, 정동은 제한되어 보였다. 그의 어머니는 약물이 바비에게 미치는 '좀비' 효과를 좋아하지 않는다고 말했다.

■ 논의

바비는 항상 문제를 일으키지만, 한편으로 문제를 일으키고 싶지 않은 ADHD 아동의 흔한 특성을 보이고 있다. 여기서 문제는 그가 ADHD와 연관된 정서조절장애를 보이는 것인지(이는 ADHD의 중심적인 특징이지만, 1980년에 DSM의 주요 진단기준에서 제외되어 부수적 특징으로 포함되었다. Carlson & Klein, 2014를 참고), 그가 항상 난관에 처해 있기 때문에 그에 상응해서 불행한 것인지, 혹은 그가 다른 동반이환 장애를 가지고 있는 것인지 여부를 판단해야 하는 것이다. 동반이환이 있다면 그건 주요우울증 혹은 DMDD일 것이다.

바비는 분명히 불행하다. 만약 진단기준을 따져 본다면 그의 증상은 아마도 MDD 진단기준(슬픈 기분, 과민성, 철수, 자살 위험성, 낮은 자존감, 상대적인 무쾌감증)에 부합될 것이다. 그가 보이는 증상적 표현은 또한 DMDD의 진단기준을 충족한다. 즉, 그는 만성적으로 과민하기 때문에 빈번하게 폭발적인 분노발작을 보였고, 이러한 문제는 1년 동안 지속되었으며, 6세이기 때문이다. 그러나 만약 주요우울증과 같이 우리가 치료 방법을 알고 있는 다른 장애의 진단기준을 충족한다면, DMDD 진단은 내려지지 않는다.

본질적인 문제는 바비의 기분조절부전이 ADHD에 핵심적인 정도인지, 일차적인 기분장애에 핵심적인 정도인지이다. 발달 정신병리를 이해하는 것은 증상의 개수를 세는 것 이상이다. 이 소년의 나이와 ADHD 심각도 수준을 고려할 때, 가장 현명한 전략은 가장 빨리 치료될 수 있는 증상을 해결하는 것이다. 기능적 손상이 때때로 치료의 우선순위를 결정하는 방법이기는 하지만, 이 경우 손상을 가장 많이 일으키는 것이 무엇인지를 판단하기는 어렵다. 불 지르고 화를 내는 것이 가장 즉각적인 손상을 일으키는 것이라고 할 수 있지만, 이들 중 어느 것도 ADHD 또는 기분장애의 증상이 아니다. 단지 치료에 따른 희망사항이 있다면, 행동이 개선되고 충동성과 분노발작이 감소함에 따라 바비가 더 자주 '착해지고', 기분의 호전을 경험할 수 있으면 하는 것이다. 약을 복용하는 동안 바비가 변화되었고, 이것은 우리에게 바비 어머니의 선택은 아마도 성공적으로 잘 지내는 조용한 아이와 늘 난관에 처해있고 이를 끔찍하게 여기는 아이 사이에 있을 것이라고 설명할 기회를 제공해 주었다.

만약 ADHD 약물치료에 따른 호전이 충분치 않다면, 우울 증상을 다루어야 할 것이다. 그러나 이때 접근 방식은 분노발작/기분조절부전을 설명하는 것으로 생각되는 기저선 상태를 치료하는 것이다. 만약 이 방식이 단지 부분적으로만 성공적이라면, 다음 단계는 나머지 증상들을 다루어 주는 것이다.

분노발작의 감별 진단과 해당 증상이 DMDD를 나타내는지 여부를 생각하는 데 저자가 종종 사용하는 알고리즘이 [그림 3-1]에 나와 있다. 분노발작이 드문 경우 DMDD는 고려되지 않는다. 분노발작이 빈번하다면, 문제는 그러한 증상이 평소의 자기(self)로부터의 변화를 나타내는 것인지 혹은 만성적인 것인지이다. 만약 증상이 비교적 새롭게 발병된(혹은 분명한 발병을 보인) 경우라면, 환자가 아동인지 청소년인지에 따라 문제는 다소 다르다. 만일 상태가 만성적인 경우라면, 문제는 아동이 분노발작을 경험하지 않는 기간에 행복한지 혹은 계속 짜증내는 상태인지 여부에 있다. 그러나 고려해야 할 가장 기본적인 원칙은 아동의 분노발작 이면에 치료할 수 있는 무언가가 있는지 여부이다. DMDD의 치료와 관련된 연구는 거의 없다. 치료 연구가 거의 없다는 것은 아동의 기분, 공격성, 주의력 증상에 대해 약물치료가 필요할 것이며, 부모는 자녀의 정신병리와 촉발요인을 이해하는 데 도움이 필요하다는 것뿐만 아니라 자신의 문제에 대한 치료가 필요할 것이라는 점을 시사한다. 부모와 자녀 모두 분노 관리 및 자기 통제 기술을 발달시켜야 한다. 부모교육 또한 필요할 것이다(Waxmonsky et al., 2016)([그림 3-2]). 일반적으로 DMDD에 수반되는 공격성의 심각도와 더불어, ADHD가 종종 함께 발병하며, 문제가 만성적이라는 사실을 감안할 때, 치료가 지속적으로 이루어져야 한다.

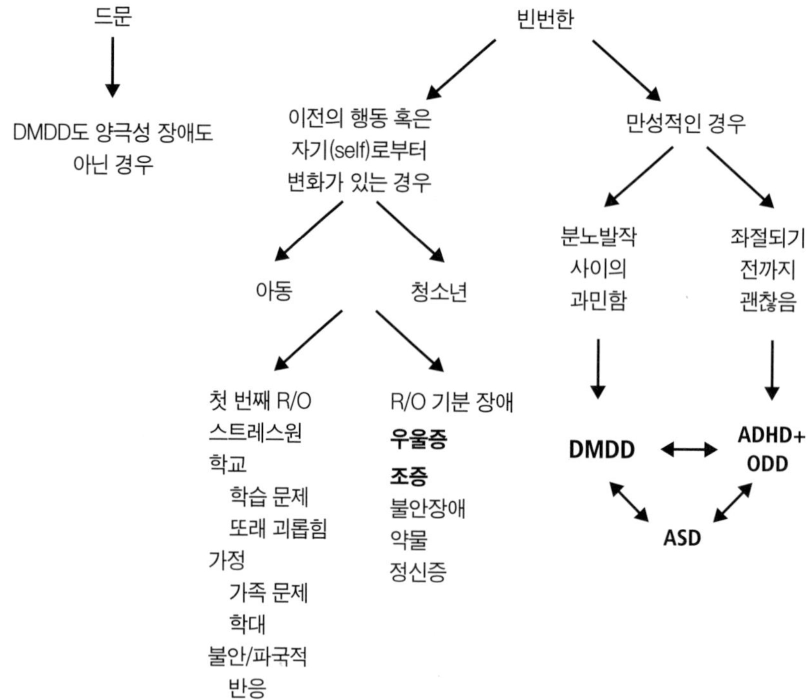

ASD=자폐 스펙트럼 장애, ADHD=주의력결핍/과잉행동장애, DMDD=파괴적 기분조절부전장애, ODD=적대적 반항장애, R/O=rule out

[그림 3-1] 폭발적인 분노발작에 대한 감별 진단

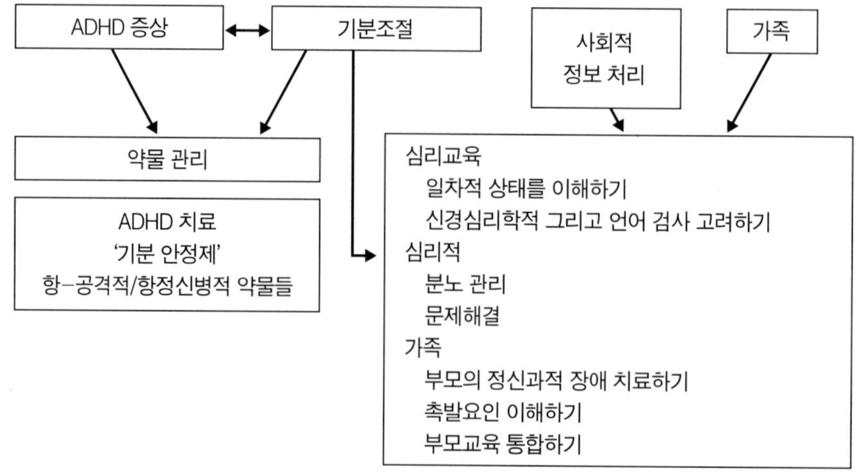

[그림 3-2] 폭발적인 분노발작을 다루기 위한 제안점

쟁점: 청소년은 조증을 말하지만 부모는 그것을 이해하지 못하는 경우

어머니가 보고한 과거력에 따르면, 알리시아는 평범했고, 속마음을 잘 말하지 않는 조금은 내성적인 아이였다. 중학교 3학년이 시작되었을 때 그녀에게서 정신운동지연(무쾌감증, 철수, 집중력 저하, 자존감 문제 등)과 공황발작을 동반한 심각한 우울증처럼 보이는 증상이 나타났다. 알리시아는 과제를 수행할 동기가 없었고, 과제를 미루었으며, 이에 성적이 하락했다. 그러나 한 학기가 끝나거나, 주요 프로젝트에 대비하기 시작하면서, 알리시아는 정신을 차리는 것처럼 보였고 성적도 올랐다. 그녀의 IQ는 140이므로 일반적으로 학교 적응에 어려움은 없었다. 어머니는 또한 '기분 변동(mood swing)'을 보고했는데, 알리시아가 괜찮다가도 불안해하고 내성적인 상태로 변해 자신의 방에만 있는 모습을 보였다고 했다. 어머니는 이 상태가 며칠 혹은 몇 주 동안 지속되었는지는 알지 못했다. 그녀는 알리시아가 동생들에게 유별나게 바보같이 굴며 '한바탕 경박하게 행동'하는 걸 본 것을 제외하고는 조증을 관찰한 적이 전혀 없었고, 그것은 기껏해야 몇 시간 정도 지속되었다. 사실 어머니는 이 기간에 대해 별 생각이 없었고, 조증/경조증에 대한 질문을 받았을 때만 이를 언급했다.

현재 고등학교 3학년이 된 알리시아는 우울 증상이 있다고 했지만 동시에 분명한 경조증 기간을 설명했다. 그 기간 동안 그녀는 말이 많고 많이 웃었으며, '에너지가 너무 높았'고, 전혀 피곤하지 않았다고 했다. 그녀는 이 기간이 하루, 또는 일주일 동안 지속되곤 한다고 말했다. 수면은 정상이었고 정신병적 증상이나 과도한 성행위은 없었다. 알리시아는 그녀의 어머니가 보고한 해야 할 일을 미루는 행동은 우울증의 결과이며(그녀가 많은 일을 할 동기가 없었던 동안), 경조증 기간은 그녀가 매우 생산적이 되어 성적을 올렸을 때였다고 말했다.

처음에는 어머니와 알리시아로부터 정보를 따로 얻었지만 정보가 명백히 불일치하는 부분을 조정하기 위해 두 사람을 동시에 만났다. 궁극적으로 알리시아의 어머니가 경조증 기간을 인식하게 되었지만, 어머니는 제출 기한 임박과 함께 프로젝트 또는 기타 과제를 수행하지 않은 결과로 인해 알리시아가 의도적으로 마음을 다잡은 것이라고 생각했다. 또한 알리시아의 어머니는 더 생산적이었던 기간에 대해, 알리시아가 동기가 유발되고 생산적이었던 병전 상태로 돌아오는 것을 의미한다고 생각했다.

양극성 장애의 가족력은 없었다. 알리시아의 아버지는 불안이 있었는데 치료받지는 않았다.

알리시아는 고등학교 3학년이었고 이미 개인 정신과 의사로부터 리튬(lithium)을 처방받았다. 리튬을 사용해도 기분 기복(mood fluctuation)이 계속되었지만 이전보다 덜 극심했고, 알리시아가 안도하는 점은 우울증이 훨씬 덜하다는 것이었다. 알리시아와 그녀의 어머니가 상담을 요청한 이유는 알리시아가 대학에 가기 전에 리튬을 중단할 수 있는지 여부를 문의하기 위해서였다. 알리시아의 어머니는 그녀가 약을 복용하는 것을 원하지 않았지만, 알리시아는 우울증이 너무 심해서 약물을 중단하기 꺼려했다.

■ 논의

알리시아의 과거력은 꽤 설득력 있게 제II형 양극성 장애를 지지한다. 즉, 그녀의 우울증은, 그녀의 어머니가 거의 알아차리지 못했던 고양된 기분(elevated mood)보다 훨씬 더 큰 손상을 초래해 왔다. 실제로 누군가가 우울증에 걸렸을 때, 평상시의 행복한 기분 상태(euthymic state)로 돌아온 것과 평상시보다 다소 더 고양된 상태를 변별하는 것은 때때로 어렵다. 알리시아는 주기적인 우울 증상에 대한 치료를 바랐고 그 이유로 리튬을 계속 복용하기 원했다. 그녀가 행복하거나 다소 고양된 기분을 보이는 기간에는 아무도 그에 대해 문제라고 생각하지 않았다. 경조증이 아니라 완전히 활성화된 조증(full-blown mania)에 대한 질문을 했다면, 불일치하는 정보를 조정하기 더 어려웠을 것이다. 조증은 놓치기 어렵고, 만약 알리시아의 어머니가 그것을 놓쳤다면 우리는 그 이유를 이해할 필요가 있다. 우리는 십대들이 기분을 극적으로 표현하거나 기분이 지나치게 넘치는 상황뿐만 아니라, 부모가 정보원일 때 여러 가지 이유로 문제를 잘 감지하지 못하는 상황을 겪었다. 행동 변화를 기록할 수 있고 행동 유형을 확증할 수 있는 다른 출처의 정보 및 정보원을 얻는 것은 양극성 장애 진단의 확실성을 증가시킨다.

흥미롭게도, 조쉬의 사례에서 언급했듯, '조울증'의 본래 정의에는 재발성 우울증이 포함되어 있었다.

알리시아와 그녀의 어머니가 구하고자 했던 조언으로는, 9월에 시작하는 대학 입학 전 여름은 약물치료를 중단하기에는 좋지 않은 시기이며 그녀가 그곳에서 좋은 지지 체계를 갖게 될 때까지 기다려야 한다는 말을 해 주었다. 대학은 그러한 지지 체계를 갖춘 곳은 아니었다. 알리시아가 학생 상담 서비스를 이용하는 것 외에도 알리시아에게 지지적이고, 치료를 제공할 수 있는 누군가를 찾아야 한다고 조언했다. 또한 우리는 그녀를 우울증 및 양극성 지원단체(Depression and Bipolar Support Alliance, www.dbsalliance.org)에 의뢰했다.

쟁점: 조기 발병 양극성 장애 대 경계성 성격장애의 복잡한 동반이환

고등학교 3학년인 머라이어는 자신이 ADHD라고 확신했다. 그녀는 6학년 이후(중학교)부터 생각하고 집중하는 데 어려움이 있었다고 말했다. 그녀의 어머니는 그녀를 공부 잘하는, 다소 수줍은 아이라고 기술했다. 유치원과 초등학교에서 그녀의 행동은 전혀 눈에 띄지 않았다. 소아과 의사는 그녀의 ADHD 진단에 대해 반신반의했지만, OROS-메틸페니데이트(용량 불명)를 처방했고, 그것은 별로 도움이 되지 않았다.

머라이어의 어머니는 언제부터 시작되었는지 확신할 수는 없지만, 머라이어와 친구들이 13세 무렵부터 꽤 정기적으로 요란한 파티에서 술에 취했었다는 것을 알고 있었다. 15세가 되자 머라이어는 자주 술에 취했을 뿐만 아니라 문란해졌다. 이전까지 어머니와 가까웠던 그녀는 무례해졌고 짜증을 부리며 화를 잘 내고, 가족들로부터 다소 멀어졌다.

거의 같은 시기(중학교 2학년 말)에, 머라이어는 체중에 집착하며 몸무게를 조절하기 위해 구토하기 시작했다. 그녀의 방은 음식으로 가득 차 혐오스러울 정도였다. 비록 그녀가 과제를 끝마치는 데 어려움이 있고, 수업에 빠지거나 시험을 놓치는 문제들을 일으키고 있었지만, 그녀는 우등반에서 공부하기를 요구하였고, 그녀가 원하는 대로 이루어질 때까지 학업지도 상담사를 괴롭혔다. 그녀의 학교성적 평균점수는 흥미로웠다. 중학교 2학년 때 성적은 92점에서 81점으로 지속적인 저하를 보였다. 중 3 때는 81점에서 67, 84, 71점으로 변동이 있었다. 고등학교 1학년 때는 93점에서 81점으로 떨어졌고, 고 2때 다시 76, 90, 83, 64점으로 변동이 있었다. 교사는 그녀의 성적이 떨어졌을 때 문제가 된 것은 과제를 완수하지 못했기 때문이라고 지적했다.

가장 최근에 머라이어는 더욱 철수되고 우울해졌다. 비록 폭식 및 제거 행동, 식이조절은 계속되었지만, 그녀는 음주와 밤에 몰래 빠져나가서 문란한 행동을 하는 것은 그만두었다. 사실 그녀의 어머니에 따르면, 머라이어는 이전의 행동으로 인해 괴로워했다. 머라이어의 어머니는 ADHD 및 적대적 반항장애 증상, 많은 불안 증상 및 우울 증상을 말했지만, 조증은 언급하지 않았다.

교사 평가에서 머라이어의 성적은 그녀의 학년 수준 이상이었고, 경미한 ADHD 증상이 있었다('가끔' 주의를 기울이거나 지시를 따르는 데 어려움이 있고, 주의산만하고 안절부절못하는 경우가 있음). 학교에서 보인 주요 증상은 불안 증상들이었다('종종' 학교에서 그녀의 능력에 대해 걱정하고, 걱정을 통제하기 어렵거나, 과민하고 안절부절못하는 행동을 함). 우울 증상에는 '자신감이 거의 없음', '집중하기 어려움', '과도하게 눈물을 흘림', '과민하고 불행한 기분을 가지고 있을 수 있음' 등이 포함된다. 그러나 흥미롭게도 머라이어의 학업지도 상담사는 그녀가 "비정상적으로 유쾌하고 과민하거나, 지나치게 활동적이면서 수다스럽거나, 주의 산만했던 때가 있었다. 말을 할 때 주제들도 빠르게 바뀌었다. 머라이어는 외부 관찰자가 보기에 비현실적으로 보이는 것을 할 수 있는 능력을 자신이 가지고 있다고 믿었다."라고 보고했다. 상담사는 또한 머라이어가 무모하게 행동할 수 있다고 보고했다.

정신상태 검사에서 머라이어는 중학교 때부터 간헐적으로 우울했다고 보고했다. BDI(Beck et al., 1961)는 31점(매우 우울함)이었다. 면담 중에 머라이어는 매우 많이 울었고, 휴지를 사용할 때마다 사과했다.

머라이어는 또한 지나치게 술을 많이 마시고, 무차별적인 성관계를 가지고, 극도로 활력이 넘치며, 여러 가지 일에 관여했던 '아찔할 정도로 좋고 고양된' 기간을 묘사했다. 이러한 '고양된' 기간은 우울한 기분으로 변하여 짧은 시간 동안에 그녀는 넘치는 활력과 우울함을 모두 느꼈다. 따라서 그녀는 여전히 우울한 상태에서 술을 마시고 과도한 성행위를 했다. 또한 그녀는 때때로 매우 화가 나고 짜증이 난다고 했고, 여러 차례 벽을 쳐서 구멍을 낸 적이 있다고 보고했다. 그녀는 자신의 과도한 성행위와 음주를 후회했고, 그 기간 동안에는 자신이 통제력을 잃은 것 같다고 말했다. 그녀는 이러한 증상이 중학교 때 처음 발생했고, 한번에 몇 달 동안 지속되었던 것 같다고 보고했다.

머라이어는 중학교 때 처음으로 술을 마시기 시작했으며, 발병은 아마도 기분삽화와 관련이 있을 것이다. 그녀는 수줍음이 많았고 인기를 얻고 싶었고, 술을 마실 때는 불안감을 덜 느꼈다. 그녀는 한 달에 2~4번 맥주나 독한 술을 몇 잔씩 마셨고 여러 번 의식을 잃거나 필름이 끊겼다. 그녀는 그렇게 하고 나서 느끼는 기분이 좋지 않을 것을 알기 때문에 결국 그 행동을 중단했다. 그러나 그녀는 더 불안감을 느꼈고 기분이 더 악화되었다. 그럼에도 그녀는 술을 완전히 끊기로 결정했다. 그녀는 현재 음주를 하고 있지 않고 과거부터 지금까지 약물 사용을 한 적이 없다고 했다. 그녀는 결코 자살행동이나 자해한 적이 없다.

그녀가 상담을 받기 위해 왔을 때, 머라이어는 생각하는 데 어려움이 있었고(그녀는 이를 ADHD 탓으로 돌림), 실제로 우리가 요청한 인지 과제를 수행하는 데 어려움이 있었다(학교에서 이용 가능한 심리교육적인 검사는 없었다). 학교에서 그녀의 평판은 나빴고 부모와의 관계는 안 좋았다. 그녀는 약물치료로 인해 살이 찌는 것을 두려워했기 때문에 치료에 열심히 참여하지 않았다. 그녀는 치료 중이었고 3개월마다 추적 관찰을 했다.

가족력으로는 우울증, 섭식장애, 자살 위험성, 알코올 남용 및 학습장애가 있었다.

■ 논의

이전에 잘 적응한 것처럼 보이던 사람이 평소답지 않고, 반사회적인 것처럼 보이고(예: 밤에 몰래 빠져나가기, 술에 취하기, 과도한 성행위), 이상행동을 하는 것, 그리고 분명히 몇 년에 걸쳐 악화와 완화를 반복한다는 것은 재발성 기분장애를 강하게 시사한다. 그녀의 부모는 이전까지 잘 적응하던 딸에게 무슨 일이 일어났는지 상상할 수 없었다. 머라이어가 묘사한 기분, 학교 상담사의 확증, 명확한 학교성적 변동은 제I형 양극성 장애를 강하게 시사하며, 청소년기에 발병한 양극성 장애가 얼마나 복합적이고 파괴적일 수 있는지를 보여 준다.

발병 이전, 즉 과거에 기능 수준이 좋던 어린 여성에게 청소년기는 제I형 양극성 장애뿐만 아니라 알코올 남용, 섭식장애(아마도 신경성 폭식증), 그리고 심각한 불안을 일으킨다. 일반적으로도 그렇지만 특히 양극성 장애에서 동반이환의 문제는 복잡하다. 빈번한 동반이환들은 우리가 어떻게 정보를 수집하느냐에 따른 인공적인 산물이다. McElroy 등(2011, 2016)은 DSM-5 섭식장애(대부분 폭식과 관련됨)가 현재 동반된 양극성 장애 환자(비록 성인표본이기는 하지만)가 27% 정도로 높은 비율을 차지한다고 보고했으며, 섭식장애가 없는 환자와 비교했을 때 이러한 사람들은 나이가 더 어렸고, 여성이었으며, 자살률 및 기분 불안정성, 불안장애와 약물사용장애가 더 많았다. 이러한 문제들의 집합체는 경계성 성격장애와 연관된 행동들과 매우 유사해 보인다. 실제로 경계성 성격장애와 양극성 장애를 가진 성인을 보면, 이러한 장애 중 어느 하나도 없는 성인보다 두 장애가 동반이환하는 비율이 더 높다.

양극성 장애, 경계성 성격장애 및 이들의 조합을 구별하는 것은 치료를 권장하는 측면에서 중요하다. 머라이어는 격동적인 관계를 맺은 과거력이 없었다. 그녀는 살아오면서 사람들을 이상화하는 것과 평가절하하는 것 간의 변동을 보이지 않았다. 자살 위험성과 자해 행위는 그녀가 가진 증상들의 일부분이 아니었다. 약물치료는 경계성 성격장애에서 중요한 요소가 아니며, 양극성 장애에서 매우 중요하다. 머라이어는 약물 복용에 반대하지 않았다. 사실 그녀는 ADHD 약물이 그녀에게 도움이 되기를 바랐었다. 그러나 그녀는 체중을 증가시킬 수 있는 어떠한 약도 원하지 않아서 치료에 또 다른 어려움을 더했다.

임상적 핵심 요점

- 아동 · 청소년의 기분장애는 임상적으로 다양하게 표현되며, 이 장에서는 단지 그중에서 몇 가지만 기술되었다.
- 기분장애는 그 기원과 결과의 측면에서 동질적이면서도 이질적일 수 있다. 즉, 여러 많은 경로(병전 불안, 가족 스트레스, 기질)를 통해 기분장애가 발병할 수 있으며, 그 결과 역시 다양하다(완화, 재발, 다른 상태로 변화). 소아정신과학 문헌에서 진단적 안정성에 대해 기술된 것은 거의 없다(Carlson, 2011). 그러나 누가 봐도 분명한 것은 성인에서 진단이 불안정하다면 아동의 경우에는 더욱 그렇다는 것이다.
- 한 명의 정보제공자에게 의존하는 것은 부정확할 확률이 매우 높지만, 정보제공자 간에 정보가 일치하지 않는 경우 이를 결합하는 간단한 공식은 없다. 의심이 가는 경우 정보제공자에게 불일치하는 점에 대해 질문함으로써 해당 문제를 명확히 할 수 있도록 해야 하며, 부모와 자녀를 함께 만나는 것은 합의를 도출하는 데 도움이 된다.
- 여러 접근 방법이 필요할 수 있다. 저자의 클리닉에서는 평가를 수행하기 전에 학부모와 교사

로부터 평정척도 결과를 받는다. 미국 소아 청소년 정신의학회(American Academy of Child and Adolescent Psychiatry) 회원에게 제공되는 아주 좋은 양식과 평정척도를 모아놓은 도구상자가 있다(https://www.aacap.org/AACAP/Member_Resources/AACAP_Toolbox_for_Clinical_Practice_and_Outcomes/Forms.aspx). DSM-5는 부록과 온라인상에 평정척도가 포함되어 있다. 평정척도들은 검사자가 철저하게 현재 증상의 심각도를 판단하고 호전된 정도를 측정하는 기반을 제공해 준다.

- 아동이 분노발작을 보이는 경우 부모는 빈도, 강도, 횟수 및 지속 정도를 계속 기록해야 한다. 이를 돕기 위해 저자는 과민성 질문지(irritability inventory: IRRI; Carlson et al., 2016)를 개발했다.
- 부모와 자녀에 대한 임상적이고 체계적인 면접은 평가의 초석이다. 그러나 지능지수(IQ), 언어 검사, 학습장애 검사 및 약물 소변 검사도 종종 적절할 수 있다. 불행히도 보험 상환 및 클리닉 관리자가 할당해 준 짧은 시간 내에는 철저한 평가가 불가능한 경우가 많다.
- 진단적인 면에서 흔한 것이 일반적이다. 사춘기 이전 아동의 경우, 기분조절부전이 있는 주의력결핍/과잉행동장애가 조증보다 훨씬 더 흔하다.
- 진단이 불확실할 때(때때로 상태가 과정 초기에 있거나 정보가 불충분할 때 명확한 진단을 내리기가 정말 어렵다) 임상가는 가족과 문제를 논의하고 치료 가능한 장애를 선택하여, 그러한 접근이 성공인지 실패인지를 어떻게 결정할지 정해야 한다. 사람들은 너무 자주 일찍 포기하고 결국 여러 가지를 시도하게 되며, 그 방식이 효과적일 만큼 충분히 강하거나 길게 시도하지 않는다.
- 만약 두 가지 상태가 존재하고 임상가가 어떤 것을 선택할지 결정할 수 없는 경우에는, 아동에게 무엇을 가장 사라지게 하고 싶은지 물어봐야 한다. 때때로 그것은 동반이환 장애이기도 하고 때로는 기분장애이기도 하다.
- 이러한 접근 방식이 기분장애에만 고유하게 적용되는 것은 분명 아니지만 일반적으로 아동과 가족이 기분장애의 현상학과 경과, 그리고 그 장애가 아동에게 특별히 어떻게 영향을 미치는지를 이해하도록 돕는 것은 필수적이다.

참고문헌

Achenbach TM, Rescorla LA: Manual for the ASEBA School-Age Forms and Profiles. Burlington, University of Vermont, 2001

Althoff RR, Verhulst FC, Rettew DC, et al: Adult outcomes of childhood dysregulation: a 14-year follow-up study. J Am Acad Child Adolesc Psychiatry 49(11):1105–1116, 2010 20970698

Althoff RR, Ayer LA, Crehan ET, et al: Temperamental profiles of dysregulated children. Child Psychiatry Hum Dev 43(4):511–522, 2012 22271225

Altschule MD: The two kinds of depression according to St. Paul. Br J Psychiatry 113(500):779–780, 1967 4860435

American Psychiatric Association: Diagnostic and Statistical Manual of Mental Disorders, 3rd Edition. Washington, DC, American Psychiatric Association, 1980

Beck AT, Ward CH, Mendelson M, et al: An inventory for measuring depression. Arch Gen Psychiatry 4:561–571, 1961 13688369

Beck AT, Rush AJ, Shaw BF, et al: Cognitive Therapy of Depression. New York, Guilford, 1987

Biederman J, Wozniak J, Kiely K, et al: CBCL clinical scales discriminate prepubertal children with structured interview-derived diagnosis of mania from those with ADHD. J Am Acad Child Adolesc Psychiatry 34(4):464–471, 1995 7751260

Bromet EJ, Schwartz JE, Fennig S, et al: The epidemiology of psychosis: the Suffolk County Mental Health Project. Schizophr Bull 18(2):243–255, 1992 1621071

Burton R: The Anatomy of Melancholy (1621). New York, New York Review of Books, 2000

Cardoso de Almeida JR, Phillips ML: Distinguishing between unipolar depression and bipolar depression: current and future clinical and neuroimaging perspectives. Biol Psychiatry 73(2):111–118, 2013 22784485

Carlson GA: Diagnostic stability and bipolar disorder in youth. J Am Acad Child Adolesc Psychiatry 50(12):1202–1204, 2011 22115139

Carlson GA, Cantwell DP: Unmasking masked depression in children and adolescents. Am J Psychiatry 137(4):445–449, 1980 7361930

Carlson GA, Glovinsky I: The concept of bipolar disorder in children: a history of the bipolar controversy. Child Adolesc Psychiatr Clin N Am 18(2):257–271, vii, 2009 19264263

Carlson GA, Klein DN: How to understand divergent views on bipolar disorder in youth. Annu Rev Clin Psychol 10:529–551, 2014 24387237

Carlson GA, Klein DN: Commentary: frying pan to fire? Commentary on String aris et al., (2018). J Child Psychol Psychiatry 59(7):740–743, 2018 29924397

Carlson GA, Mick E: Drug-induced disinhibition in psychiatrically hospitalized children. J Child Adolesc Psychopharmacol 13(2): 153–163, 2003 12880509

Carlson GA, Danzig AP, Dougherty LR, et al: Loss of temper and irritability: the relationship to tantrums in a community and clinical sample. J Child Adolesc Psychopharmacol 26(2):114–122, 2016 26783943

Casat CD, Powell K: The dexamethasone suppression test in children and adolescents with major depressive disorder: a review. J Clin Psychiatry 49(10):390–393, 1988 3049559

Casat CD, Arana GW, Powell K: The DST in children and adolescents with major depressive disorder. Am J Psychiatry 146(4):503–507, 1989 2648866

Diler RS, Birmaher B, Axelson D, et al: The Child Behavior Checklist (CBCL) and the CBCL-bipolar phenotype are not useful in diagnosing pediatric bipolar disorder. J Child Adolesc Psychopharmacol 19(1):23–30, 2009 19232020

Duffy A, Horrocks J, Doucette S, et al: The developmental trajectory of bipolar disorder. Br J Psychiatry 204(2):122–128, 2014 24262817

Dunner DL, Gershon ES, Goodwin FK: Heritable factors in the severity of affective illness. Biol Psychiatry 11(1):31–42, 1976 1260075

Faraone SV, Althoff RR, Hudziak JJ, et al: The CBCL predicts DSM bipolar disorder in children: a receiver operating characteristic curve analysis. Bipolar Disord 7(6):518–524, 2005 16403177

Fink M, Taylor MA: Electroconvulsive therapy: evidence and challenges. JAMA 298(3):330–332, 2007 17635894

Frommer EA: Treatment of childhood depression with antidepressant drugs. BMJ 1(5542):729–732, 1967 5335734

Ghaziuddin N, Kutcher SP, Knapp P, et al: Practice parameter for use of electroconvulsive therapy with adolescents. J Am Acad Child Adolesc Psychiatry 43(12):1521–1529, 2004 15564821

Goldberg LR: The structure of phenotypic personality traits. Am Psychol 48(1):26–34, 1993

8427480

Gurland BJ, Fleiss JL, Cooper JE, et al: Cross–national study of diagnosis of men tal disorders: hospital diagnoses and hospital patients in New York and Lon don. Compr Psychiatry 11(1):18–25, 1970 5411210

Holtmann M, Bolte S, Goth K, et al: Prevalence of the Child Behavior Checklist pediatric bipolar disorder phenotype in a German general population sam ple. Bipolar Disord 9(8):895–900, 2007 18076540

Kendler KS: The phenomenology of major depression and the representativeness and nature of DSM criteria. Am J Psychiatry 173(8):771–780, 2016 27138588

Kovacs M: The Children's Depression Inventory (CDI). Psychopharmacol Bull 21(4):995–998, 1985 4089116

Kovacs M, Obrosky S, George C: The course of major depressive disorder from childhood to young adulthood: recovery and recurrence in a longitudinal observational study. J Affect Disord 203:374–381, 2016 27347807

Kraepelin E: Dementia Praecox and Paraphrenia. Leipzig, Barth, 1913 Kraepelin E: Die Erscheinungsformen des Irreseins. Z Gesamte Neurol Psychiatr 62:1–29, 1920

Lehmann HE: Psychiatric concepts of depression: nomenclature and classifica tion. Can Psychiatr Assoc J 4(suppl):1–12, 1959 14415373

Leibenluft E, Charney DS, Towbin KE, et al: Defining clinical phenotypes of juvenile mania. Am J Psychiatry 160(3):430–437, 2003 12611821

Leonhard K: Aufteilung der endogenen Psychosen, 6 Auflage. Berlin, Akademie Verlag, 1957

March JS, Parker JD, Sullivan K, et al: The Multidimensional Anxiety Scale for Children (MASC): factor structure, reliability, and validity. J Am Acad Child Adolesc Psychiatry 36(4):554–565, 1997 9100431

Margulies DM, Weintraub S, Basile J, et al: Will disruptive mood dysregulation disorder reduce false diagnosis of bipolar disorder in children? Bipolar Disord 14(5):488–496, 2012 22713098

McElroy SL, Frye MA, Hellemann G, et al: Prevalence and correlates of eating disorders in 875 patients with bipolar disorder. J Affect Disord 128(3):191–198, 2011 20674033

McElroy SL, Crow S, Blom TJ, et al: Prevalence and correlates of DSM–5 eating disorders in patients with bipolar disorder. J Affect Disord 191:216–221, 2016 26682490

Mesman E, Nolen WA, Reichart CG, et al: The Dutch bipolar offspring study: 12-year follow-up. Am J Psychiatry 170(5):542-549, 2013 23429906

Meyer SE, Carlson GA, Youngstrom E, et al: Long-term outcomes of youth who manifested the CBCL-Pediatric Bipolar Disorder phenotype during child hood and/or adolescence. J Affect Disord 113(3):227-235, 2009 18632161

National Institute of Mental Health: National Institute of Mental Health research roundtable on prepubertal bipolar disorder. J Am Acad Child Adolesc Psychiatry 40(8):871-878, 2001 11501685

Parker G, Fink M, Shorter E, et al: Issues for DSM-5: whither melancholia? The case for its classification as a distinct mood disorder. Am J Psychiatry 167(7):745-747, 2010 20595426

Pavuluri MN, Henry DB, Devineni B, et al: Child Mania Rating Scale: develop ment, reliability, and validity. J Am Acad Child Adolesc Psychiatry 45(5):550-560, 2006 16601399

Rasic D, Hajek T, Alda M, et al: Risk of mental illness in offspring of parents with schizophrenia, bipolar disorder, and major depressive disorder: a meta-analysis of family high-risk studies. Schizophr Bull 40(1):28-38, 2014 23960245

Rie HE: Depression in childhood: a survey of some pertinent contributions. J Am Acad Child Psychiatry 5(4):653-685, 1966 5341688

Ruggero CJ, Carlson GA, Kotov R, Bromet EJ: Ten-year diagnostic consistency of bipolar disorder in a first-admission sample. Bipolar Disord 12(1):21-31, 2010 20148864

Rush AJ, Giles DE, Schlesser MA, et al: The dexamethasone suppression test in patients with mood disorders. J Clin Psychiatry 57(10):470-484, 1996 8909334

Stringaris A, Goodman R, Ferdinando S, et al: The Affective Reactivity Index: a concise irritability scale for clinical and research settings. J Child Psychol Psychiatry 53(11):1109-1117, 2012 22574736

Taylor MA, Fink M: Restoring melancholia in the classification of mood disor ders. J Affect Disord 105(1-3):1-14, 2008 17659352

Waxmonsky JG, Waschbusch DA, Belin P, et al: A randomized clinical trial of an integrative group therapy for children with severe mood dysregulation. J Am Acad Child Adolesc Psychiatry 55(3):196-207, 2016 26903253

Weisbrot DW, Carlson GA: Diagnostically homeless: what to do if no diagnosis fits. Curr Psychiatr 4(2):25-41, 2004

Whalen DJ, Sylvester CM, Luby JL: Depression and anxiety in preschoolers: a review of the past 7 years. Child Adolesc Psychiatr Clin N Am 26(3):503–522, 2017 28577606

Winokur G: Unipolar depression: is it divisible into autonomous subtypes? Arch Gen Psychiatry 36(1):47–52, 1979 760696

Winokur G, Black DW, Nasrallah A: Depressions secondary to other psychiatric disorders and medical illnesses. Am J Psychiatry 145(2):233–237, 1988 3341468

Yen S, Stout R, Hower H, et al: The influence of comorbid disorders on the episodicity of bipolar disorder in youth. Acta Psychiatr Scand 133(4):324–334, 2016 26475572

제4장

발달에 따른 기분장애의 치료 원칙

Isheeta Zalpuri, M.D.
Manpreet Kaur Singh, M.D., M.S.

일레인은 15세 여자아이로 고등학교 진학 이후 우울한 기분과 수면시간의 감소를 보였다. 그의 가족은 최근에 시카고에서 뉴욕으로 이사했다. 초기 평가에서 일레인은 우울하고 과민한 기분, 지난 한 달 동안 약 2.3kg의 체중 감소, 무쾌감증 및 활력 저하를 보였다. 일레인의 가족은 작년에 세 명의 치료진을 만났지만, 매번 몇 번의 회기 후 증상이 어느 정도 개선되면 치료를 중단했다. 작년에 한번은, 일레인이 소아과 의사로부터 처방받은 시탈로프람을 복용하기 시작했으나, 그녀의 부모에 따르면 8주 동안 매일 20mg 복용한 후에도 증상의 뚜렷한 개선은 없었다고 한다. 지난주에 일레인이 죽고 싶다는 생각을 표현한 이후 일레인의 가족은 치료를 받으려 하고 있다. 추가 평가에서 부모님은 아주 어렸을 때이긴 하지만, 여동생이 태어난 후 일레인이 과민해졌다고 말했다. 과민함은 2세경부터 시작되었고, 어린이집을 다니기 시작한 지 약 3개월 뒤부터 증상이 악화되었다고 했다.

일레인의 모계 쪽으로 정신질환의 강한 가족력이 있다. 일레인의 어머니는 일레인이 태어났을 때 산후 우울증을 앓았고, 당시 일레인의 아버지가 주양육자였다. 일레인의 어머니는 심리치료와 시탈로프람의 병합치료로 증상이 완화된 것처럼 보였지만, 일레인의 부모 모두 이전에 일레인이 항우울제를 복용했을 때 효과를 느끼지 못했고, 항우울제가 청소년의 자살 위험을 증가시킬 수 있다는 경고를 감안하여 일레인이 또 다른 항우울제를 시도하는 것에 회의적이다.

이 장에서 우리는 다양한 발달 단계에 따른 소아 및 청소년 우울증과 양극성 장애에 중점을 두고, 청소년 기분장애 치료 원칙에 대한 개요를 제공하고자 한다.

소아 청소년에서 약리학적 원리의 개관: 약역학과 약동학

미국 식품의약국의 소아 집단에 대한 지침은 신생아(출생에서 1개월까지), 유아(1개월에서 2세까지), 발달 중인 아동(2세에서 12세까지), 청소년(12세에서 16세까지)의 네 개 집단으로 세분화된다(U.S. Food and Drug Administration, 1998). 청소년과 성인은 단지 체중뿐만 아니라 생리학적으로도 생화학적으로도 다르기 때문에, 약리학에서 아동은 더 이상 '작은 성인'으로 간주되지 않는다. 안타깝게도 대부분의 약물에서 장기적인 안전성에 대한 자료는 부족하며, 정신과 약물의 장기 복용에 따른 이점과 위험에 대한 지식이 계속해서 새롭게 추가되는 중이다. 아이들은 생후 첫 2년 이내에 급속하게 성장한다: 체중은 생후 6개월 동안 두 배로 증가하고 첫해에는 세 배가 된다. 체표면적 또한 생후 첫해에 두 배가 된다. 연구에 따르면 체중으로 정규화한 경우에도 반감기, 분포용적(apparent volume of distribution), 총 혈장 청소율(plasma clearance)을 포함한 약동학적 지표는 연령대에 따라 다양하다(Sumpter & Anderson, 2009).

청소년과 성인 간의 약동학적 차이는 신체조성(body composition)이나 간과 신장 기능의 차이로 설명된다. 소아에서는 사구체 여과율(glomerular filtration rate)로 측정한 간 대사와 사구체 여과가 더 효율적이라는 점이 중요하다. 사구체 여과율은 생후 약 12개월이 되면 성인 수치에 도달한다. 신생아의 신장 기능은 미성숙하여 신장 청소율이 감소되어 있다. 사구체 여과율은 첫해에 꾸준히 증가하고 1세에 성인 수치에 도달한다. 그럼에도 간과 신장 기능은 매우 효율적이어서, 어떤 경우에는 반응을 최적화하기 위해 약물의 흡수, 분포 및 제거와 같은 다른 요인과 균형을 고려한 약물 용량 조절이 필요할 수도 있다.

신경 전달 물질의 수준 또한 아동의 신체 발달에 따라 다양하다. 이 수준은 시냅스 형성과 동시에 증가하는데, 주산기 동안 급증한 이후에 평준화된다. 세로토닌 수치는 평생 동안 비교적 일정하게 유지되는 반면, 노르에피네프린 수치는 나이가 들어 감에 따라 증가한다. 이는 아마도 아동과 성인에서 삼환계 항우울제에 대한 반응 차이에 대한 설명이 될 것이다. 반대로, 도파민 수용체의 밀도는 3세에 감소하고 발달 과정에서 일정하게 유지된다(Herlenius & Lagercrantz, 2004).

신생아와 유아의 약물 흡수는 청소년과 성인보다 느리기 때문에 최대 혈장 농도에 도달하는 데 더 오랜 시간이 걸린다(Gibaldi, 1984). 또한 신생아는 위장의 수소 이온 지수(pH)가 더 높기 때문에 약산성 약물은 약염기성 약물보다 더 느리게 흡수된다. 유아에서 약물의 생체이용률(bioavailability)은 세균무리(bacterial flora)의 감소로 인해 더 높을 수 있다(Linday et al.,

1987).

아동은 성인에 비해 체지방 비율이 높기 때문에 지용성 약물 분포의 부피가 더 클 수 있다. 아울러 세포 내외 수분이 높기 때문에 수용성 약물 분포의 부피가 더 크다. 또한 더 낮은 알부민과 α_1-산당단백질(alpah1-acid glycoprotein) 농도로 인해 증가된 유리 분획 때문에, 이 연령대의 약물 분포는 더 높게 나타난다. 이러한 약물 분포에 영향을 주는 요인들은 약물 부작용 발생에 중요한 역할을 할 수 있다.

성인과 비교했을 때 아동에서 효소와 단백질 활성의 차이는 다양한 대사 프로필과 청소율을 생성한다. 사이토크롬 P450 계(cytochrome P450 system, 이하 CYP)는 많은 약물 제거에 있어 필수적인 일산소화효소(monooxygenases)라고 불리는 효소 집단을 의미하며, 이는 모든 조직에서 발현되고 특히 간 조직에서 가장 많이 발현된다. 이 효소는 친유성 약물을 더 극성인 화합물로의 전환을 촉매해서, 이후 이 물질이 신장에서 배설되도록 한다. CYP 의존 약물 대사는 기능적 다형성과 발달의 영향을 받는다. CYP2D6의 활성은 3~5세에 성인 범위에 도달한다. CYP3A4의 활성은 6~12개월에 성인 범위에 도달하고, 1~4세경에는 성인 수준에 비해 높게 증가하고 사춘기가 끝날 무렵 성인 수준으로 감소한다. CYP2C19의 활성은 6개월까지 성인 범위에 도달하고 3~4세까지 성인 수치의 1.5배에서 1.8배의 수준으로 최고치에 도달한 후, 사춘기가 끝날 무렵 감소하고 성인 수준으로 돌아간다. 마지막으로, CYP1A2의 활성은 4개월이 되면 성인 수준에 도달하고 1~2세에 최고치에 도달한 뒤 사춘기가 끝날 즈음 성인 수준으로 감소한다.

부작용의 가능성을 감안하여, 임상의는 종종 소아와 청소년에게 향정신성 약물(psychotropic)을 처방할 때, 저용량으로 시작해서 서서히 용량을 적정해 나간다. 이는 때때로 심각한 부작용의 발생을 막을 수 있지만, 증상 개선을 지연시킬 수도 있다. 이 분야에서는 약물유전체학적 검사(pharmacogenomic test)가 발전되었는데, 이는 어떤 약물은 약물 농도를 예측하게 하고, 어떤 환자에서는 부작용을 예측하는 데에도 유망해 보인다. 약물유전체학적 검사는 약물 대사와 관련된 개별 유전자의 변이를 활용하거나 치료 반응을 예측함으로써 약물 선택 지침에도 도움이 될 수 있다. 이상적으로 이러한 검사는 특정 향정신성 약물의 부작용을 최소화하면서 최상의 치료 효과를 얻을 가능성을 극대화할 수 있다(Wehry et al., 2018). 또한 치료로 인해 발생하는 부작용과 이환율을 줄이고 치료 반응을 향상시킬 수 있을 뿐 아니라 약물의 효능 부족이나 부작용으로 인한 입원과 재입원을 줄일 수 있다. 하지만 치료를 시작하기에 앞서 환자의 개별 유전자형에 따라 약물 선택 혹은 용량 조절의 이점을 평가하는 전향적 연구가 여전히 필요하다. 또한 대부분의 연구는 성인만을 대상으로 진행되었고, 이 결과를 기반으로 소아 집단에 대해 추정한다. 그리고 대부분의 연구가 한번에 하나의 유전자에 대해 수행되었지만, 치료 반응을 보다 정확하게 예측하기 위해서 약동학적 그리고 약력학적 유전자들의 조합을 고려해야 할 수도 있다(Wehry et al., 2018).

치료 단계

기분장애가 있는 성인과 마찬가지로, 아동의 기분장애 치료는 급성(acute), 지속(continuation), 유지(maintenance)의 세 단계로 나눌 수 있다(Birmaher et al., 2007). 급성기에서 임상가의 목표는 증상의 완전한 관해를 이루도록 촉진하는 광범위한 목표와 함께 환자가 치료에 즉각 반응할 수 있도록 돕는 것이다. 기분장애 치료의 맥락에서 반응(response)은 최소 2주 동안 임상적으로 기분 증상이 없거나 이런 증상의 현저한 감소를 의미한다. 반면, 관해(remission)는 최소 2주에서 2개월 미만의 기간 동안 기분 증상이 없거나 거의 없는 것을 의미한다. 임상시험에서는 다음의 반응과 관해의 표준 정의에 따라 반응률과 관해율을 조작적으로 정의한다. 즉, '반응'의 표준 정의는 측정된 증상이 기준선에 비해 50% 이상 감소한 것이고, '관해'의 표준 정의는 Young 조증 평가 척도(Young Mania Rating Scale)의 총점이 12점 이하이거나 소아우울평가 척도-개정판(Children's Depression Rating Scale-Revised)의 총점이 28점 이하이다. 지속 단계의 목표는 급성 단계에서 달성된 치료 반응을 공고히 하고 관해기 동안 기분 증상 기간으로 정의되는 재발(relapse)을 예방하는 것이다. 유지 단계의 목표는 회복 기간 동안 우울 증상의 출현으로 정의되는 기분장애의 재발병(recurrence)을 방지하는 것이다. 회복(recovery)은 2개월 이상 우울증의 유의한 증상이 없는 것(예를 들어, 1~2개의 증상 이하만 있는 경우)을 의미하는 것으로, 다시 말해 이 기간 동안 새로운 삽화가 없는 것을 말한다.

각 치료 단계에서는 적어도 기본적으로 환자와 그 가족을 위한 심리교육과 지지적 정신치료, 환자의 학교와의 협력이 포함된다. 심리교육에서는 환자와 부모 또는 보호자에게 기분 증상 및 관련 상태에 대한 정보와 지식을 제공하고, 지역사회 치료 환경 내에서 가족들이 이용 가능한 자원, 신중하게 선택된 자료와 참고문헌 제공이 포함된다. 심리교육은 환자와 그 가족이 정보에 입각한 치료 결정을 내릴 때 임상가와 협력할 수 있도록 돕는다. 성공적인 치료에는 종종 아동, 청소년 및 보호자와 함께 치료의 위험성과 이점, 대안들에 관하여 제기되는 질문들을 다루는 것이 포함된다. 심리교육은 치료에 대한 순응도를 높이고 우울 증상을 감소시키는 것으로 잘 알려져 있다(Brent et al., 1993; Renaud et al., 1998).

지지적 정신치료는 환자를 치료하는 데 있어 중요한 측면으로 밝혀져 있다. 지지치료에는 환자 또는 가족과 대면하는 시간과 적극적인 경청과 반영, 문제해결, 스트레스 혹은 문제 상황에서 활용할 수 있는 기본적인 대처 기술 교육이 포함된다. 종종 소아과 의사는 일상적인 진료에서 가족들에게 심리교육을 제공할 뿐만 아니라 생활 습관 변화, 수면 위생 기술, 기분장애의 선별을 제안함으로써 이러한 치료 양식을 제공하고 있다는 사실을 인지하지 못할 수도 있다. 이러한 모든 요인은 치료 순응도를 개선하고 증상 관해를 촉진하는 데 기여한다.

가족에게 심리교육을 제공하는 것 외에도 임상가는 가족이 치료에 참여하게 할 수 있고, 환자뿐만 아니라 가족으로부터 치료에 대한 책무를 이행하도록 할 수 있다. 부모는 종종 자녀가 필요한 치료에 접근할 수 있도록 하는 유일한 조력자이기도 하다. 또한 대부분의 경우 부모는 자녀의 치료 반응을 모니터링하고, 치료를 준수하는지 확인하고, 증상이 악화되거나 치료 관련 부작용을 경험할 때 안전망을 제공해야 한다. 기분장애가 있는 아동 · 청소년은 자해와 자살의 위험이 있기 때문에 부모는 약물 과다 복용의 위험이 있지 않은지 투약을 면밀히 감독해야 한다. 이러한 치료는 부모 중 한쪽이나 두 명 모두, 혹은 형제자매가 치료의 혜택을 받을 수 있을 뿐 아니라, 부모-자녀 관계에 초점을 맞춘 일부 작업을 통해 자녀의 질병 경과에 긍정적인 영향을 미칠 수 있다. 이 외에도 가족의 역기능, 부부갈등 또는 부모-자녀 간 갈등이 있는 경우, 이를 다루는 것은 치료가 원활히 진행되는 데 도움이 될 수 있다.

학교는 아동의 생활에서 중요한 부분이고, 기분 증상은 학교에서 발생하는 학업의 어려움 혹은 대인관계에서의 문제에 기인된 이차적인 문제일 수 있다. 학교에서 아동의 기능은 기분장애 또는 다른 공존 상태에 직접적인 영향을 받을 수 있다. 따라서 아동과 청소년은 주요 기분삽화 전후 혹은 기분삽화 동안 최소 제한 학습(least restrictive learning)을 가능하게 하는 특별한 편의시설을 포함한 학교의 지원이 필요할 수 있다. 이러한 편의시설을 개발하기 위해 학부모와 상담사, 학생 대변인 및 교사 등 학교 관계자들을 참여시켜야 하며, 이들 모두가 학생에게 증상이 어떻게 나타나고 증상이 학습에 어떤 영향을 미치는지, 치료는 어떻게 진행되는지 이해하는 것이 도움이 될 것이다. 학생은 '정서 장해 장애(emotional disturbance disability)'에 해당될 수 있으며, '504 계획' 또는 '개별화된 교육 계획(individualized education plan: IEP)'이 필요할 수 있다. 학교 교직원을 위한 아동의 질병 및 치료에 대한 심리교육은 제15장('소아기 발병 기분장애에 대한 학교 기반의 개입')에서 자세히 논의될 것이다.

아동에서의 치료 동맹 및 위약 반응 활용

치료 동맹(therapeutic alliance)은 아동 · 청소년과 함께 작업함에 있어 임상가, 환자, 가족 및 지역사회 간의 협력 관계를 의미한다. 청소년에서 항우울제에 대한 임상시험은 치료 불순응이나(Woldu et al., 2011) 불충분한 용량 또는 투약 기간 때문에 실패하는 경우가 많다. 치료 팀 간의 강력한 협력 관계는 아동의 정신건강 치료에 긍정적인 영향을 미치는 것으로 밝혀져 있다. 강력한 치료 동맹은 치료에 대한 부모의 적극적인 참여를 유도하는 반면, 약한 동맹은 치료 중단으로 이어질 수 있다. 임상의의 초진 시에 가족들은 상담을 받거나 질병에 대해 더 잘 이해하는 것으로 충분하기 때문에 결국 장기적, 지속적인 치료가 필요하지 않을 수도 있다는 기대와 희망을 종종 갖는다. 청소년 또한 비밀을 털어놓을 수 있는 치료자를 만나면 증상이 호전되는 경우도 있다.

무작위 통제 시험에 따르면 주요우울증을 앓고 있는 아동 · 청소년의 60%가 위약에 반응하는 것으로 나타났다. 위약은 임상 환경에서 임상의와의 접촉으로 간주될 수 있고, 위약 반응은 질병의 심각도와 반비례하는 것으로 알려져 있다. 약리학적으로는 반응성이 없지만, 위약 치료는 치료에 대한 환자의 인식과 신념으로 인해 다양한 임상 조건에서 증상을 개선하는 것으로 알려져 있다. Schafer 등(2018)은 위약 효과가 그 정보의 가치와 주어진 행동 맥락에서 예측되는 최적의 반응을 기반으로 통각 수용 신호(nociceptive signaling)를 조성(shaping)하기 위한 일련의 적응적인 기제의 일부라고 제안한다. 또한 Strawn 등(2017)은 분리불안장애에서 호전을 기대하는 정도가 불안 증상에서 위약과 관련된 증상 감소의 가능성을 높여 주며, 이러한 호전이 치료 과정 초기에 발생했다는 것을 발견했다. 반복적인 경두개 자기자극(TMS) 임상시험에서 상당한 위약 반응이 있었으며, 이는 활성 치료(active treatment, 혹은 약물처치) 집단에서 우울증의 호전과 관련이 있었다(Razza et al., 2018). 또한 위약 효과는 노인 환자보다 젊은 환자에서 더 큰 것으로 보인다. 이런 위약 반응은 이러한 집단, 특히 경미한 우울증이나 역치 이하의 증상이 있는 환자들의 치료에 활용될 수 있고, 지지적인 치료 접근의 가치를 강조한다.

TADS/TORDIA 연구로부터 배운 교훈

'우울증이 있는 청소년들의 치료에 대한 연구(Treatment for Adolescents with Depression

Study, 이하 TADS)' 및 '청소년에서 (SSRI) 저항성 우울증의 치료[Treatment of (SSRI) Resistant Depression in Adolescents, 이하 TORDIA]'는 모두 획기적인 다기관 무작위 대조 시험으로, 각각 주요우울장애와 치료 저항성 우울증이 있는 청소년의 치료 효과를 평가하기 위해 고안되었다.

우울증이 있는 청소년들의 치료에 대한 연구(TADS)

TADS는 13개 임상 기관, 439명의 주요우울장애로 진단된 12~17세의 청소년이 참여한 다기관 임상시험으로, 청소년은 다음 4개의 집단 중 1개에 무작위로 배정되었다: ① 플루옥세틴(Fluoxetine) 단독, ② 인지행동치료(CBT) 단독, ③ 플루옥세틴과 CBT의 병합, 그리고 ④ 위약(March et al., 2004). 참가자의 증상이 DSM-IV의 주요우울장애 진단기준을 충족하고 개정판 아동 우울 척도(Children's Depression Rating Scale-Revised)에서 45점을 초과하며, 전체 지능 지수 80 이상, 연구 동의 전 항우울제를 복용하지 않은 경우 연구에 포함되었다. 중추신경 자극제 약물의 병용은 허용되었다. 12주 후 병합치료군의 71%, 플루옥세틴 단독군의 61%, CBT 단독군의 43%, 위약군은 35%만이 치료에 반응했다. 플루옥세틴과 CBT의 병합이 각각의 단독 개입에 비하여 우울증이 있는 청소년을 위한 최선의 치료 방법이라는 것이 밝혀졌다. 치료 12주까지 청소년의 23%(102/439)가 관해에 도달했다(Kennard et al., 2006). 관해율은 플루옥세틴 단독(23%), CBT 단독(16%). 위약(17%) 집단에 비해 병합군(37%)에서 유의하게 높았고, 승산비(odds ratio)는 병합군 대 플루옥세틴 단독군에서 2.1, 병합군 대 CBT 단독군에서는 3.3, 병합군 대 위약군에서는 3.0이었다. 참가자의 71%는 급성 치료가 끝날 즈음 주요우울증의 진단기준에 해당하는 증상이 없었다. 따라서 급성기에는 병합치료가 관해율 측면에서 단독치료와 위약보다 우수하다는 결론을 내렸다.

연구 참가자의 대부분은 동반질환을 가지고 있으며, 이는 치료 추구의 가능성을 높였을 수 있다. 참가자 대부분은 양쪽 부모와 함께 지냈고, 가족의 연소득은 평균보다 더 높았다. 그럼에도 표본의 3분의 1만이 연구 등록 전 3개월 동안 정신건강 전문가에게 치료를 요청했다. 3개 치료 집단의 327명에 대한 전체 추정 관해율은 12주에 27%, 18주에 40%, 36주에 60%였다(Curry et al., 2006). 36주에 관해율은 병합치료군에서 60%, 플루옥세틴 단독군에서 55%, CBT 단독군에서 64%였다. 36주 차의 회복률은 급성기(12주) 동안 관해를 달성한 청소년의 경우 65%였고, 지속기(18주) 동안 관해된 청소년들에서는 71%였으며, 회복률에는 통계적으로 유의한 차이가 없었다. 우울한 청소년의 대부분이 9개월의 치료가 끝날 때 관해를 달성하였다.

이 연구는 지속 및 유지 단계 치료의 중요성을 강조하는데, 이는 치료의 지속과 시간에 따라 증상이 완화되었기 때문이다. 이는 이 장의 시작 부분에 언급된 일레인 사례에서 여러 의료진을 만나 왔음에도 우울 증상이 지속되었던 이유 중 하나일 수 있다. 병합치료군과 플루옥세틴 단독치료군이 치료 초기(6주)에 관해를 달성했음에도, 병합치료는 12주와 18주에 CBT 단독군과 플루옥세틴 단독군 모두에 비해 우수한 효과를 보였다. 그러나 24주까지 관해율에 있어 모든 치료는 비슷한 수준으로 수렴되었다. 이는 단일 치료를 선택하면 상당수의 청소년에서 관해율이 2~3개월까지 지연될 수 있음을 시사한다. 따라서 일레인과 그녀의 임상의는 병합치료에서 입증된 더 우수한 관해율을 참고하여 약물과 심리치료 단독과 비교하여 병합치료의 상대적 가치를 고려해 볼 수 있다.

자살 경향과 관련해서 연구 시작 시점에 참가자의 29%가 임상적으로 유의미한 자살 사고를 보고했다. 모든 치료 집단에서 자살 사고의 비율이 감소했지만 병합치료에서 자살 사고가 가장 크게 감소했다. 자살 사건(suicidal events)이 플루옥세틴 단독군에서 10건(2건의 자살 시도, 8건의 자살 사고), 병합군에서는 6건(2건의 자살 시도, 3건의 자살 사고, 1건의 자해) 발생했으나, 12주에 이러한 차이는 통계적으로 유의하지 않았다. 그러나 TADS 연구자들은 36주에 플루옥세틴 단독 집단에서 훨씬 더 많은 자살-관련 사건이 발생했다고 보고했다. 자살-관련 사건은 플루옥세틴 단독치료를 받은 연구참가자들 사이에서 두 배나 많았고, 위약 집단(15%)에 비해 더 많은 자살 사건이 발생한 집단은 플루옥세틴 단독군뿐이었다(병합 집단 8%, CBT 집단 6%). 그러나 플루옥세틴과 자살 사건 사이의 인과관계는 확립되지 않았다.

결론적으로 TADS는 플루옥세틴과 CBT의 병합이 주요우울장애를 가진 청소년에게 가장 유익한 치료법이며, 자살 사고를 줄이는 데 가장 효과적인 치료라는 것을 발견했다. 관해율 또한 병합치료를 받은 청소년에서 더 높았다.

청소년에서 저항성 우울증의 치료(TORDIA)

TORDIA는 아동 · 청소년의 40%가 약물, 심리치료 또는 병합치료에 대해 임상적으로 충분한 반응을 보이지 않는다는 사실을 다루기 위해 고안된, 다기관 미국 국립정신건강연구소(National Institute of Mental Health) 지원 연구이다(Brent et al., 2008). 이 12주 연구에서는 하나의 SSRI 시험에 반응하지 않은 청소년을 다른 SSRI[플루옥세틴, 시탈로프람, 파록세틴(Paroxetine)] 중 하나 또는 벤라팍신(Venlafaxine)으로 변경하도록 무작위 배정하였다. 치료 집단은 총 네 개로 다음과 같다: ① 대체 SSRI, ② 벤라팍신, ③ 대체 SSRI와 CBT 병합, ④ 벤라팍신과 CBT 병합. CBT와 다른 전환된 약물의 병합치료는 약물 변경 단독[40.5%; 95% 신뢰구간(CI)=33%, 48%; *P*=0.009]에 비해 높은 반응률을 보였다(54.8%; 95% CI=47%, 62%). 벤라팍신과 두 번째 SSRI 사용 집단 사이의 반응률에는 차이가 없었다(48.2%; 95% CI=41%, 56% 대 47.0%; 95% CI=40%, 55%; *P*=0.83). 그러나 SSRI 치료에 비해 벤라팍신 치료 동안 이완기 혈압과 맥박이 더 많이 증가하고, 피부 문제가 더 자주 발생했다.

이 연구에서 거의 40%의 청소년이 치료 6개월 후 관해에 이르렀다. 총 24주 치료 동안, 12주 차에 치료 반응이 나타난 참가자들은 배정된 치료 집단에서 계속 치료를 유지하였고, 치료 반응이 없었던 경우에는 다른 12주 동안 치료를 공개하여 약물 그리고/또는 CBT로 치료를 유지하였다. 연구에 등록된 334명의 청소년 중 38.9%가 24주 차에 관해에 도달했다. 초기 치료 배정은 관해율에 영향을 미치지 않았다. 그러나 12주 차까지 임상적으로 반응을 보인 청소년들은 그렇지 않은 청소년에 비해 관해율이 더 높았고(61.6% 대 18.3%) 관해에 더 빨리 도달했다. 12주 차까지 반응을 보인 참가자들 중 19.6%는 24주 차에 우울증이 재발했다. 낮은 우울증 점수, 낮은 절망감과 불안 및 낮은 가족 갈등, 물질사용의 동반이 없는 경우에 관해가 예측되었다. 이러한 결과들은 치료 저항성 청소년 환자들에서 지속적인 치료로 약 3분의 1에서 관해가 나타난다는 점을 강조했다. 나아가, 치료 반응이 나타나지 않는 사례에 대한 조기 개입은 더 나은 결과를 가져올 수 있다. 치료적 반응이 나타나지 않은 청소년 중에서도 첫 12주 동안 기분조절제 혹은 심리치료의 부가요법으로 결국 관해를 보였다(Emslie et al., 2010).

자살 완수자는 없었지만, 48명의 참가자에서 58건의 자살 관련 부작용이 있었고 31명의 참가자에서 50건의 비자살 부작용이 발생했다(이 중 11명은 자살 관련 부작용도 보였다). 자살 사고는 현저히 감소했지만, 자살 또는 자해에 있어서 서로 다른 치료 집단 간에 차이가 발견되지 않았다. 그러나 추가 분석에 따르면 벤라팍신은 SSRI와 비교할 때 더 높은 자해 사건과 관련되었다. 또한 항불안제를 투여받은 청소년들은 자살 및 비자살적 자해 행동 둘 다 연관될 가능성이 더 높았다. TADS와 달리 TORDIA에서는 CBT의 추가가 자살 관련 사건에 특별한 이점이 있다고 보고되지 않았다. 이러한 결과는 TORDIA 표본에서 높은 증상 심각도와 연관이 있을 수 있다. 또한 유사한 치료 기간에도 불구하고, 24주 차에 TORDIA 표본의 관해율은 TADS 표본보다 낮았다(Emslie et al., 2010).

이 연구는 충분한 SSRI 시험에 반응하지 않는 청소년의 경우, 다른 SSRI 또는 벤라팍신으로 약물 변경과 CBT 병합치료가 동등하게 효과적임을 보여 주었다. 관해의 가능성은 3개월까지 치료 반응을 보인 경우에 더 높았다.

전문가 지침의 사용

임상의가 청소년의 기분장애를 평가하고 치료할 때 도움이 되는 몇 가지 임상 지침이 발표되었다. 두 가지 유명한 지침—① 미국 아동·청소년 정신과 학회(American Academy of Child and Adolescent Psychiatry, 이하 AACAP) 실무 지침, ② 텍사스 아동 약물치료 알고리즘 프로젝트(Texas Children's Medication Algorithm Project, 이하 TMAP)—에는 아동·청소년 정신건강의학과 전문의와 관련 정신건강 전문가의 의견이 포함되어 있다. AACAP 실무 지침(Birmaher et al., 2007)은 우울증 및 양극성 장애가 있는 아동·청소년의 평가 및 치료에 관한 문헌 검토를 통해 개발되었다. TMAP(Hughes et al., 2007)는 1999년 1월 13일 개최된 소아 주요우울장애의 약물치료에 관한 텍사스 합의 회의 패널(Texas Consensus Conference Panel on Medication Treatment of Childhood Major Depressive Disorder)(Hughes et al., 1999)에 이어 2005년 1월 13~14일에 개최된 합의 회의에 따라 개발되었다. 이 회의에서 학계 임상의와 연구자, 임상진료를 하는 임상의, 관리자, 소비자 및 가족이 참석하여 소아 청소년의 주요우울장애 치료에서 구체적인 약물치료적 접근법과 임상 지침에 대한 권고사항을 위한 기초적 자료를 제공하기 위해 최신 자료들을 검토, 갱신, 통합하였다.

이들 권고안에서는 소아를 대상으로 치료를 진행할 때, 임상의는 아동·청소년과 기밀 관계(confidential relationship)를 형성하는 동시에 환자의 치료 팀 내의 다른 건강 및 교육 제공자뿐만 아니라 부모 또는 보호자와 협력 관계를 유지할 것을 제안한다. 포괄적인 정신과적 평가에는 우울증의 증상 외에도, 경조증 및 조증의 증상에 대한 평가와 더불어 정신과적 가족력에 대한 철저한 평가가 포함된다. 우울 증상을 지속적으로 기록하는 것과 더불어, 수면 개시와 종결, 증상과 스트레스 요인, 식사, 약물의 변화와의 관계를 기록하는 것이 도움이 될 수 있다. 기분 및 관련 증상을 추적할 수 있는 모바일 앱이 많이 있다. 이는 환자와 가족이 질병의 경과, 위험 및 보호 요인을 이해하는 데 도움이 될 뿐만 아니라, 임상의가 치료 반응을 평가하는 데 도움을 줄 수 있다. 소아우울평가 척도-개정판(Children's Depression Rating Scale-Revised), Young 조증 평가 척도(Young Mania Rating Scale)와 같은 평가도구들은 임상의가 아동의 기저 증상과 진행 상황을 평가하고 모니터링할 때 유용하다. 소아 집단에서의 높은 자살 발생 위험률을 고려할 때, 초기 평가 시뿐만 아니라 매회 추적조사 방문 시

항상 안전성에 대한 철저한 평가가 이루어져야 한다.

TMAP 임상지침은 아동 · 청소년의 우울증 치료를 위한 것이다(Hughes et al., 2007). 이 전문가 합의에서는 아동의 치료를 시작하기에 앞서 철저한 진단적 평가의 필요성을 강조했다. 성인에 비해 아동을 대상으로 한 임상시험에서 위약 반응률이 더 높기 때문에 아동은 특히 지지적 정신치료와 심리교육에 더 잘 반응할 수 있다. 사춘기 이전 아동의 경우, 약물치료를 시작하기 몇 주 전에 경과를 관찰하면서 기다리거나 적극적으로 모니터링하는 것이 권장된다. 각 치료 단계에서 생활 양식 관리 훈련 및 지지적 관리, 심리교육, 가족 및 학교 참여가 권장된다. 자살 위험 평가는 초기 평가 기간뿐만 아니라 지속적으로 진행되어야 한다. 약물치료의 시작 이후, 종종 기분 증상 호전 이전에 인지와 에너지가 호전된다는 점을 고려하면, 약물치료 시작 후 첫 몇 주 동안 자살 위험은 더욱 증가할 수 있다. 따라서 이 연령군의 환자는 치료 초기에 진료를 자주 받는 것이 좋다.

합병증이 없고 경미하고 우울 증상의 경우, 지지적인 치료가 제1선 치료로 권장되며, 환자에게 필요한 유일한 치료일 수 있다. 임상의는 치료 계획의 일부로 가족의 문화적, 종교적 선호를 고려해야 한다. 앞서 언급했듯이 가족 내 갈등과 역기능을 줄이기 위해 가족과 협력하고, 필요하다면 부모 또는 형제자매의 진료를 촉구할 수도 있다. 때로는 의료진과의 정기적 접촉으로도 증상이 호전될 수 있다. 경미한 증상의 경우, 4~6주의 지지적 치료 후 환자의 반응을 관찰할 수 있다(Birmaher et al., 2007). 증상이 완화되지 않은 경우 혹은 더 심각하거나 복합적인 형태의 우울증에 대해 임상의는 정신치료를 고려해야 한다. 정신치료 접근은 일반적으로 환자의 개별 요구에 맞게 조정되며 CBT, 대인관계 심리치료(interpersonal psychotherapy, 이하 IPT), 변증법적 행동치료(Dialectical Behavior Therapy, 이하 DBT)와 같은 양식이 포함될 수 있다. 치료 유형의 선택은 증상과 적용 가능한 정신치료 유형에 따라 결정된다. CBT와 IPT는 경도에서 중등도 우울증에 효과적인 치료법으로 입증되었다. 예를 들어, Curry 등(2006)은 CBT가 사춘기 전 아동의 우울 증상을 상당히 감소시킨다고 보고했다.

중등도 및 심한 증상의 경우, 임상의는 처음부터 정신치료를 고려해야 한다. 때때로 가족과 임상의의 결정에 따라 임상의는 정신과 약물 또는 병합(정신치료 및 약물) 치료를 초기 단계에서 고려할 수도 있다. 그 결정은 증상의 심각도, 자살 성향 정도, 가족 구성원이 정신과 약물에 대한 반응이 어떠했는지 등 다양한 요인에 따라 달라진다. 일반적으로 정신과 약물 관리는 지지적 치료나 다른 치료 방식과 병행하는 것이 좋다.

TMAP 지침에 따르면, 아동 · 청소년의 경우 SSRI 단독치료가 우울증에 대한 제1선의 약물치료로 시도된다. 이것이 효과적이지 않은 경우 다른 SSRI를 시도한다. 현재, 플루옥세틴(8~18세)과 에스시탈로프람(12~18세)은 이 연령군의 우울증 치료를 위해 미국 식품의약국에서 승인한 유일한 약물이다. 설트랄린(Wagner et al., 2003)과 시탈로프람(Wagner et al., 2004)은 이 연령대의 무작위 시험에서 긍정적인 결과를 보였으므로 대안으로 시도할 수 있다. 그러나 이 결과는 반복 검증되지는 않았다. SSRI는 저용량으로 시작해야 하고, 신중하게 용량을 결정해야 하며, 부작용이 발생하면 용량을 줄여야 한다. 급성 치료에 대한 반응을 공고히 하고 재발을 방지하기 위해 6~12개월 동안 치료를 지속하는 것이 중요하다. 연구에 따르면 증상이 호전된 후 4개월 이내에 재발할 위험이 높다.

앞서 언급된 약물에 반응하지 않는 아동 · 청소년의 경우, 다른 SSRI의 사용이 권장된다. 파록세틴이 이 단계에 사용될 수 있지만, 아동 · 청소년에서는 파록세틴이 다른 SSRI에 비해 적대감이나 초조감의 증가와 같은 부작용이 발생할 가능성이 높기 때문에 일반적으로 사용을 피하는 것이 좋다(Hughes et al., 2007). 1단계에서 부분적으로 치료 반응을 보인 경우, 사용 중인 SSRI와 다른 약물의 병용이 권장된다. 그러나 이러한 약물의 효능을 입증하는 연구는 제한되어 있고 권고사항 또한 성인을 대상으로 한 연구 결과를 근거로 한다. 이 같은 약물에는 멀타자핀과 서방형 부프로피온이 포함된다.

만약에 아동이 SSRI 단독요법에서 두 번의 실패를 경험했다면, 진단 및 동반 질환에 대한 재평가가 중요하다. 아동과 가족이 정신치료에 아직 참여하지 않은 경우라면 정신치료 참여를 고려할 수 있고, 다른 정신치료 양식을 고려하는 것 또한 중요하다. 증상이 계속 지속된다면 부프로피온, 벤라팍신, 둘록세틴 또는 멀타자핀과 같은 다른 항우울제 단독치료를 시도해 볼 수 있다. 앞서 청소년의 우울증 치료에서 벤라팍신의 긍정적인 결과를 보고한 무작위 통제 시험이 하나 있긴 하지만, 앞서 언급했듯이 이런 권장 사항은 성인 자료를 기반으로 한다(Brent et al., 2008). 성인 주요우울장애의 경우 SSRI에 아리피프라졸 부가요법이 효과가 있다고 밝혀졌지만, 청소년에서 이 약물의 무작위 통제 시험은 없다. SSRI에 부가적으로 쿠에티아핀 사용 시, 아동 · 청소년의 공격성, 과민성, 우울 증상을 감소시킬 수 있다는 몇 가지 근거가 있다(Podobnik et al., 2012). 성인 자료를 기반으로, 리튬과 갑상선 호르몬을 부가요법으로 사용해 볼 수도 있다. 아동 · 청소년은 성인에 비해 부작용에 더 취약하고, 병합치료에 대한 연구가 아직 부족하기 때문에, 항우울제에 리튬, 쿠에티아핀, 아리피프라졸 또는 갑상선 호르몬의 강화요법은 충분한 단일 요법과 정신치료에 실패했을 때 고려해 볼 수 있다. 소아 인구에서 경두개 자기자극 또는 전기경련요법의 잠재적인 이점에 대한 새로운 데이터가 축적되고 있다. 이에 대해서는 이후 장에서 상세히 다룰 것이다(제16장 '예방적인 신생약물 및 비약물치료' 참고).

양극성 장애의 진단을 고려할 때 임상가는 발달장애, 심리사회적 스트레스 요인, 부모-자녀 갈등 및 기질적 어려움을 포함한 다른 요인과 관련하여 기분 및 행동 문제를 보이는 미취학 아동에 대한 주의 깊은 평가가 필요하다(McClellan et al., 2007). 질병의 복합성을 감안하여, 포괄적인 치료 계획을 수립하는 것이 도움이 될 수 있다. 포괄적인 치료 계획에는 가족에게 심리교육을 제공하고, 정신치료적 개입, 그리고 약물치료가 포함될 수 있다. 효과적인 것으로 밝혀진 정신치료적 개입으로 가족-중심 치료(family-focused therapy)와 대인관계 및 사회적 리듬 치료(interpersonal and social rhythm therapy)가 포함된다. 이런 방법들은 기능적, 발달적 어려움을 해결하는 데 도움이 될 뿐만 아니라, 기술을 함양하고, 문제해결 기법을 제공하며, 가족을 지지하는 데 도움이 된다. 우울증 치료와 함께, 이들은 라포를 형성하고 치료 순응도를 높임으로써 재발 가능성을 낮출 수 있다. 약물 선택 시에는 질병의 단계, 급속 순환형 혹은 정신병적 증상과 같은 동반 증상의 존재 여부, 자살 가능성, 환자의 약물 반응 이력, 가족력, 환자와 가족의 약물 선호도가 고려된다. 리튬(12세 이상의 환자에게 승인)과 아리피프라졸(12세 이상), 아세나핀(10세 이상), 리스페리돈(10세 이상), 쿠에티아핀(10세 이상), 올란자핀(13세 이상)과 같은 항정신병 약물이 급성 조증에 대한 일차 치료법에 해당한다. 리튬은 유지요법으로도 승인되었다. 루라시돈은 최근 10~17세 아동·청소년의 양극성 우울증 치료제로 승인되었다(DelBello et al., 2017). 제1형 양극성 장애가 있는 대부분의 아동·청소년은 재발을 예방하기 위해 지속적인 약물치료가 필요하며, 일부는 치료가 평생 필요할 수 있다(McClellan et al., 2007). 부작용의 가능성을 고려할 때, 이러한 약물을 사용할 때 정기적으로(매 3~6개월마다) 완전 혈구 수, 간 기능 검사, 혈청 크레아티닌, 임신 검사, 헤모글로빈 A_{1C}, 공복 이상지질혈증 검사가 수행되어야 한다. 이 연령군에서 증상이 심한 경우, 특히 약물에 효과가 없거나/혹은 부작용으로 인해 내약성이 부족한 경우, 청소년에서 ECT를 사용할 수도 있다.

고위험군에서 예방을 위한 권장 사항

부모가 우울증이나 양극성 장애가 있는 청소년은 우울증 및 기타 정신질환이 발생할 위험이 높다. 우울증이 있는 부모와 우울증이 없는 부모의 자녀에 대한 20년간의 추적 연구에 따르면, 우울증이 있는 부모의 자녀에서 우울증 발병 위험이 3배 더 높았고, 사회적 기능 손상도 더 컸다. 주요우울장애의 발생률은 15세에서 20세 사이에서 가장 높았고, 여성이 더 크게 영향을 받았다(Weissman et al., 2006). 또한 양극성 장애가 있는 부모의 자녀는 상대적으로 심리사회적 기능이 더 손상되고, 더 많은 정신과 치료가 필요하며, 특수교육 학급에 배치된 비율이 더 높았다(Henin et al., 2005). 또한 유아기 애착 관계의 어려움을 포함하여 또래관계 네트워크가 더 저조하고 사회적 기술이 더 부족했다. 성인기 우울증 삽화의 심각성과 지속 기간에 대한 예측에서 어린 나이에 발병은 예후가 좋지 않음을 나타내 주는 요인이며, 질병의 전체적인 경과에서 심각한 병증, 동반이환 및 자살위험성으로 인해 임상적인 양상은 더욱 복잡해진다. 재발성 우울증이 있는 성인의 대부분은 청소년기에 처음으로 우울증을 경험하며(Pine et al., 1998), 이는 청소년기가 장애를 발견하고 개입하는 데 결정적인 발달 시기임을 암시한다. 아울러 높은 이환율의 가능성을 고려할 때, 이 연령군에서 조기 식별과 예방은 중요하다. 우울한 부모를 둔 자녀들(13~18세)의 우울삽화 예방과 관련된 무작위 통제 시험 연구에 따르면, 이 군에서 단기적인 집단 인지치료 예방 프로그램이 우울증 위험을 감소시키는 것으로 나타났다(Clarke et al., 2001). 개입은 총 15회기로 구성되어 있고, 매회 1시간씩 한 명의 치료자가 6~10명의 청소년 집단에게 프로그램을 실시했다. 여기에서 참가자들은 부정적인 사고를 파악하고 수정하는 인지 재구조화 기술을 배웠고, 특히 우울한 부모가 있다는 것과 관련된 믿음에 초점을 맞추었다. 다른 두 가지 매뉴얼화되어 있는 가족 기반 우울증 예방 프로그램은 8~15세의 건강한 아동을 대상으로 우울증 예방에 초점을 맞추어 실시되었고, 부모의 질병을 둘러싼 가족의 문제를 해결하는 데 장기적으로 긍정적인 영향을 미쳤다(Beardslee et al., 2003). 부모의 기분장애에 대한 자녀들의 지식을 향상시키면 자녀의 회복탄력성과 관련된 자질이 향상되었다. 아울러 부모는 자신들의 질병에 대한 심리교육을 받았을 뿐만 아니라 자녀의 건강한 생활 방식과 자녀의 기능을 증진하기 위해 취할 수 있는 긍정적인 방법에 대해 배웠다.

일레인의 사례에서처럼 우울삽화나 다른 정신과적 질환을 경험하기 전에 어린 시절 극도의 과민성을 보인 과거력이 있는 청소년은, 청소년기 또는 성인기에 우울삽화가 발생할 위험이 높다. 따라서 예방, 조기 발견 및 개입뿐만 아니라 필요한 경우에는 치료 순응도와 함께 적절한 치료의 중요성이 또한 강조된다. 우울증 과거력이 있는 청소년은 자해 또는 자살 행동의 위험이 높다. 13~18세 청소년의 자살 사고, 자살 계획 및 자살 시도의 추정 평생 유병률은 각각 12.1%, 4.0%, 4.1%이다(Nock et al., 2013). 미국 동반이환 조사(The National Comorbidity Survey Replication)에 따르면 주요우울장애와 기분부전증은 청소년에서 가장 흔한 평생 장애로 밝혀졌다(Merikangas et al., 2010). 자살 행동은 기저 정신질환이 있는 사람들에게 더 흔하기 때문에, 예방 조치를 취하고 기저 질환을 치료하기 위해 징후와 증상을 인식하는 것이 중요하다. 이때 환자의 가족, 다른 의료 서비스 제공자, 학교 직원과의 협력이 매우 중요하다. 이전에 자살 시도 이력이 있거나 자살을 완수한 가족력이 있는 청소년에서 자살 위험이 더 높다. DBT와 청소년을 위한 정신화-기반 치료(mentalization-based treatment: MBT-A), 마음챙김-기반 인지치료(mindfulness-based cognitive therapy: MBCT)와 같은 정신치료적 접근이 자살 관련 증상 및 자해 행동을 다루는 데 효과적이다.

아직까지는 자살 행동의 치료를 위한 약물학적 접근에 대한 강력한 증거가 부족하다. 아동 · 청소년의 무작위 통제 시험에서 자해를 결정적으로 감소시키는 약물학적 개입은 아직 확인되지 않았다(Hawton et al., 2015). 그러나 약물은 기저의 기분장애 증상을 해결할 수 있다. 일부 환자에서는 약물학적 치료가 단기간 자살 위험을 증가시킬 수 있으므로 특정 약물의 과다복용 위험에 대해 면밀히 살펴볼 필요가 있다. 또한 부모/보호자가 책임지고 약물 순응도를 관리하는 것이 이상적이다. 따라서 자살 위험을 주의 깊게 살펴보면서 저용량으로 약물을 시작하고 천천히 용량을 적정해 나가는 것이 중요하다. 임상의는 특정 약물에 대한 노출로 인한 자살 위험성 증가와 자살 관련 증상을 치료하지 않고 방치했을 때의 자살 위험성 증가를 비교, 검토해야 한다.

앞서 언급했듯이 양극성 장애가 있는 부모의 자녀 또한 고위험군에 해당된다. 양쪽 부모 모두 양극성 장애 진단을 받으면 양극성 장애 발병 위험이 증폭된다. 양극성 장애가 발생할 위험이 높은 아동 · 청소년의 경우, 초기 접근에서 회복탄력성을 증진하는 것뿐만 아니라 규칙적인 신체 활동 또는 운동, 좋은 수면 위생 및 적절한 영양을 포함한 생활 방식 변화에 초점을 맞출 수 있다. 양극성 장애가 있는 부모의 자녀들은 종종 양극성 장애가 없는 부모의 청소년 자녀에 비해 과도한 주간 졸음, 기상 후 두통, 악몽 등 수면장애 증상을 더 많이 보인다(Sebela et al., 2017). 짧아진 수면 시간은 보상 처리 과정에서 복측 선조체-섬엽 연결(ventral striatum-insula connectivity)에 부정적인 영향을 미칠 수 있기 때문에(Soehner et al., 2016), 수면 습관이 좋지 않은 고위험 청소년은 좋은 혹은 양호한 수면 습관이 있는 청소년에 비해 양극성 장애가 발생할 가능성이 더 높다(Levenson et al., 2017). 불안이나 ADHD가 있는 청소년에서 수면 개입이 유익하다고 밝혀졌듯이 이 집단에서도 수면에 대한 개입을 고려할 필요가 있다.

오메가-3 지방산은 신경 보호와 신경 영양 효과를 지니고 있고, 아증후(subsyndromal) 양극성 장애를 가진 청소년을 대상으로 무작위 통제 시험에서 오메가-3 지방산과 심리교육적 정신치료를 병합하여 처치했을 때, 위약에 비해 효과가 있는 것으로 나타났다(Fristad et al., 2015).

이런 방식들이 효과가 없거나 더 심각한 질병인 경우, 임상의는 사회적 리듬 치료, 가족 기반 및 개인 혹은 집단 심리치료 개입을 고려해야 한다. 정신치료적 개입에서는 가족-중심 치료, 심리교육적 정신치료, 아동 및 가족-중심 CBT가 양극성 장애가 있는 부모의 자녀들의 기분 증상을 감소시키는 데 특히 효과가 있는 것으로 알려져 있다(Miklowitz et al., 2011, 2013). 이러한 치료는 가족 전체에 초점을 맞추고 있고, 정서 조절뿐 아니라 문제해결도 포함하고 있다. 또한 아동을 위한 MBCT(MBCT-C)가 이러한 아동의 불안을 감소시키는 데 효과가 있음이 확인되었다(Cotton et al., 2016). MBCT-C는 매뉴얼화되어 있는 집단 정신치료적 개입으로, 주의 조절(attention regulation)을 강화하고 순간의 생각과 감정을 비판단적으로 수용하도록 촉진하기 위해 CBT의 원칙과 마음챙김 훈련을 통합한 프로그램이다. 대인관계 및 사회적 리듬 치료는 일상적인 리듬과 대인관계 안정화에 초점을 맞추고 있으며, 이런 청소년에게 유익할 수 있다. 그러나 이러한 개입이 고위험군 청소년에서 질병의 발생을 늦추거나 예방에 도움이 될 수 있을지를 평가하는 장기적인 추적조사와 함께 통제된 임상연구가 필요하다(Goldstein et al., 2014). 이러한 연구 중 많은 경우, 표본 수가 적다는 한계가 있으며, 고위험 청소년의 치료에서 양극성 장애가 진행되어 역치에 이르는 정신과적 증상을 예방하는 효과를 지지하는지에 대한 근거는 여전히 부족하다(Zalpuri & Singh, 2017).

약물치료적 개입은 증상, 치료 이용 가능성과 환자, 가족, 그리고 임상의의 공동 결정에 따라 다음 단계의 치료가 될 수도 있고, 혹은 정신치료와 병합하여 사용될 수도 있다. 그러나 고위험 청소년의 증상 치료를 위한 약물학적 개입의 효과를 평가한 연구는 극히 드물고, 최근 연구 결과도 현재로서는 혼재되어 있다. 고위험 청소년 환자군에서 우울이나 불안을 치료하기 위한 방법으로 항우울제를 고려할 때, 임상의는 저용량으로 시작하고 필요에 따라 용량을 적정해야 하며, 경조증 혹은 조증삽화로의 전환을 예방하기 위해 치료와 관련된 부작용들에 대해 주의를 기울여야 한다. 항우울제가 효과가 없거나 부작용이 발생한 경우, 리튬이나 라모트리진 같은 기분조절제 혹은 루라시돈 같은 위험-이익 측면에서 양호한 새로운 비전형 항정신병 약물이 합리적인 대체방법이 될 수 있다.

조증삽화의 조기 개입과 예방이 중요하긴 하지만, 양극성 장애의 위험이 있는 청소년 모두에서 조증이 발생하지는 않는다. 유사하게, 우울삽화가 있는 청소년 모두에서 성인기에 우울증이 재발하는 것은 아니다. 일차, 이차, 그리고 삼차예방 전략이 상황에 맞게 신중하게 설정되어야 하고, 증상 표현과 기능 손상에 부합되어야 한다. 따라서 비록 예방이 질병 부담을 줄이는 데 결정적이긴 하지만, 청소년을 치료하는 임상의는 향정신성 약물이 특히 청소년의 두뇌 발달에 부정적인 영향을 미친다는 점을 감안하여 유익성과 무해성이라는 윤리적 원칙의 균형을 이루기를 원할 것이다.

임상적 핵심 요점

- 정신치료는 종종 아동 · 청소년 기분장애에서 제1선 치료이다.
- 뇌의 발달적 변화가 진행 중이고 충분한 연구와 증거가 없기 때문에, 아동 · 청소년에서 약물치료 관리에 있어 임상의는 다음과 같은 주요 원칙을 준수해야 한다: ① 저용량으로 시작해서 천천히 진행하고 ② 정기적인 추적 관찰 일정을 정해 두어야 한다.
- 우울 및 양극성 장애가 있는 부모의 자녀들은 기분장애 발병 위험이 높아진다.
- 예방과 조기 개입이 고위험군 자녀들의 기분장애 발생에 대처하는 데 중요하다.

초기 및 난치성 우울증 치료에 대한 전략

- 초기 및 난치성 우울증에 대한 현재의 지침은 대규모 임상시험에 근거하고 있긴 하지만, 위약 반응이 높다.
- 미국 식품의약국이 성인에게 사용하도록 승인한 새로운 항우울제가 현재 청소년을 대상으로 사용이 검증되고 있다.
- 약물치료와 정신치료를 병행하는 것은 어느 한쪽만 진행했을 때보다 좋은 결과를 얻을 수 있다.

현재 근거-기반 치료의 안전성

- 자살의 위험성과 조증에 대한 평가는 기분장애 치료를 받는 모든 청소년에게 시행되어야 한다.
- 양극성 장애의 가족력이 있는 청소년은 일반 인구에 비해 항우울제 부작용 위험이 높을 수 있다.

예방 및 새로운 치료

- 1차 예방에서 수면 및 운동 기반 중재가 유용할 수 있다.
- 임상의는 새로운 약물학적 및 비약물학적(경두개 자기자극 등) 치료와 디지털 치료의 위험과 이점 간에 균형을 맞춰야 한다.

소아 조증 치료와 부작용에 대한 전략

- 현재의 지침은 대규모 임상시험을 통해서 얻은 정보에 근거한 것이다.
- 체중 증가와 진정작용은 비전형 항정신병 약물의 가장 흔하고 문제가 되는 부작용이다.
- 양극성 장애의 가족력이 있는 청소년은 일반 인구에 비해 항우울제 부작용 위험이 높을 수 있다.

근거-기반 치료의 적용

- 대규모 무작위 통제 시험을 통해 항우울제와 비전형 항정신병 약물의 효과에 대한 강력한 근거가 제시되었다.

- 약물과 정신치료를 병행하는 것이 최선이다.
- 비전형 항정신병 약물과 리튬은 소아 조증 치료에 효과적이다.
- 정신치료, 아리피프라졸, 리튬, 라모트리진, 루라시돈은 양극성 우울증에 효과적일 수 있다. 유지 단계와 고위험군에서는 잠재적으로 효과적일 수 있다.

참고문헌

Beardslee WR, Gladstone TR, Wright EJ, et al: A family-based approach to the prevention of depressive symptoms in children at risk: evidence of parental and child change. Pediatrics 112(2):e119-e131, 2003 12897317

Birmaher B, Brent D, Bernet W, et al; AACAP Work Group on Quality Issues: Practice parameter for the assessment and treatment of children and adolescents with depressive disorders. J Am Acad Child Adolesc Psychiatry 46(11):1503-1526, 2007 18049300

Brent DA, Poling K, McKain B, et al: A psychoeducational program for families of affectively ill children and adolescents. J Am Acad Child Adolesc Psychiatry 32(4):770-774, 1993 8340297

Brent D, Emslie G, Clarke G, et al: Switching to another SSRI or to venlafaxine with or without cognitive behavioral therapy for adolescents with SSRIresistant depression: the TORDIA randomized controlled trial. JAMA 299(8):901-913, 2008 18314433

Clarke GN, Hornbrook M, Lynch F, et al: A randomized trial of a group cognitive intervention for preventing depression in adolescent offspring of depressed parents. Arch Gen Psychiatry 58(12):1127-1134, 200111735841

Cotton S, Luberto CM, Sears RW, et al: Mindfulness-based cognitive therapy for youth with anxiety disorders at risk for bipolar disorder: a pilot trial. Early Interv Psychiatry 10(5):426-434, 2016 25582800

Curry J, Rohde P, Simons A, et al; TADS Team: Predictors and moderators of acute outcome in the Treatment for Adolescents with Depression Study(TADS). J Am Acad Child Adolesc Psychiatry 45(12):1427-1439, 200617135988

DelBello MP, Goldman R, Phillips D, et al: Efficacy and safety of lurasidone in children and adolescents with bipolar I depression: a double-blind, placebo controlled study. J Am Acad Child Adolesc Psychiatry 56(12): 1015-1025, 2017 29173735

Emslie GJ, Mayes T, Porta G, et al: Treatment of Resistant Depression in Adolescents (TORDIA): week 24 outcomes. Am J Psychiatry 167(7):782-791, 2010 20478877

Fristad MA, Young AS, Vesco AT, et al: A randomized controlled trial of individual family psychoeducational psychotherapy and omega-3 fatty acids in youth with subsyndromal bipolar disorder. J Child Adolesc Psycho pharmacol 25(10):764-774, 2015 26682997

Gibaldi M: Gastrointestinal absorption: physicochemical considerations, in Biopharmaceutics and Clinical Pharmacokinetics, 3rd Edition. Philadelphia, PA, Lea & Febiger, 1984, pp 44-63

Goldstein TR, Fersch-Podrat R, Axelson DA, et al: Early intervention for adolescents at high-risk for the development of bipolar disorder: pilot study of interpersonal and social rhythm therapy (IPSRT). Psychotherapy (Chic) 51(1):180-189, 2014 24377402

Hawton K, Witt KG, Taylor Salisbury TL, et al: Interventions for self-harm in children and adolescents. Cochrane Database Syst Rev (12):CD012013, 2015 26688129

Henin A, Biederman J, Mick E, et al: Psychopathology in the offspring of parents with bipolar disorder: a controlled study. Biol Psychiatry 58(7):554-561, 2005 16112654

Herlenius E, Lagercrantz H: Development of neurotransmitter systems during critical periods. Exp Neurol 190 (suppl 1):S8-S21, 2004 15498537

Hughes CW, Emslie GJ, Crismon ML, et al: The Texas Children's Medication Algorithm Project: report of the Texas Consensus Conference Panel on Medication Treatment of Childhood Major Depressive Disorder. J Am Acad Child Adolesc Psychiatry 38(11):1442-1454, 1999 10560232

Hughes CW, Emslie GJ, Crismon ML, et al; Texas Consensus Conference Panel on Medication Treatment of Childhood Major Depressive Disorder: Texas Children's Medication Algorithm Project: update from Texas Consensus Conference Panel on Medication Treatment of Childhood Major Depressive Disorder. J Am Acad Child Adolesc Psychiatry 46(6):667-686, 2007 17513980

Kennard B, Silva S, Vitiello B, et al; TADS Team: Remission and residual symptoms after short-term treatment in the Treatment of Adolescents with Depression Study (TADS). J Am Acad Child Adolesc Psychiatry 45(12):1404-1411, 2006 17135985

Levenson JC, Soehner A, Rooks B, et al: Longitudinal sleep phenotypes among offspring of bipolar parents and community controls. J Affect Disord 215:30–36, 2017 28315578

Linday L, Dobkin JF, Wang TC, et al: Digoxin inactivation by the gut flora in infancy and childhood. Pediatrics 79(4):544–548, 1987 3822671

March J, Silva S, Petrycki S, et al; Treatment for Adolescents with Depression Study (TADS) Team: Fluoxetine, cognitive-behavioral therapy, and their combination for adolescents with depression: Treatment for Adolescents with Depression Study (TADS) randomized controlled trial. JAMA 292(7):807–820, 2004 15315995

McClellan J, Kowatch R, Findling RL; Work Group on Quality Issues: Practice parameter for the assessment and treatment of children and adolescents with bipolar disorder. J Am Acad Child Adolesc Psychiatry 46(1): 107–125, 2007 17195735

Merikangas KR, He JP, Burstein M, et al: Lifetime prevalence of mental disorders in U.S. adolescents: results from the National Comorbidity Survey Replication-Adolescent Supplement (NCS-A). J Am Acad Child Adolesc Psychiatry 49(10):980–989, 2010 20855043

Miklowitz DJ, Chang KD, Taylor DO, et al: Early psychosocial intervention for youth at risk for bipolar I or II disorder: a one-year treatment development trial. Bipolar Disord 13(1):67–75, 2011 21320254

Miklowitz DJ, Schneck CD, Singh MK, et al: Early intervention for symptomatic youth at risk for bipolar disorder: a randomized trial of family focused therapy. J Am Acad Child Adolesc Psychiatry 52(2):121–131, 2013 23357439

Nock MK, Green JG, Hwang I, et al: Prevalence, correlates, and treatment of lifetime suicidal behavior among adolescents: results from the National Comorbidity Survey Replication Adolescent Supplement. JAMA Psychiatry 70(3):300–310, 2013 23303463

Pine DS, Cohen P, Gurley D, et al: The risk for early adulthood anxiety and depressive disorders in adolescents with anxiety and depressive disorders. Arch Gen Psychiatry 55(1):56–64, 1998 9435761

Podobnik J, Foller Podobnik I, Grgic N, et al: The effect of add-on treatment with quetiapine on measures of depression, aggression, irritability and suicidal tendencies in children and adolescents. Psychopharmacology (Berl) 220(3):639–641, 2012

Razza LB, Moffa AH, Moreno ML, et al: A systematic review and meta-analysis on placebo response to repetitive transcranial magnetic stimulation for depression trials. Prog

Neuropsychopharmacol Biol Psychiatry 81:105–113, 2018 29111404

Renaud J, Brent DA, Baugher M, et al: Rapid response to psychosocial treatment for adolescent depression: a two-year follow-up. J Am Acad Child Adolesc Psychiatry 37(11):1184–1190, 1998 9808930

Schafer SM, Geuter S, Wager TD: Mechanisms of placebo analgesia: a dualprocess model informed by insights from cross-species comparisons. Prog Neurobiol 160:101–122, 2018 29108801

Sebela A, Novak T, Kemlink D, Goetz M: Sleep characteristics in child and adolescent offspring of parents with bipolar disorder: a case control study. BMC Psychiatry 17(1):199, 2017 28549429

Soehner AM, Bertocci MA, Manelis A, et al: Preliminary investigation of the relationships between sleep duration, reward circuitry function, and mood dysregulation in youth offspring of parents with bipolar disorder. J Affect Disord 205:144–153, 2016 27442458

Strawn JR, Dobson ET, Mills JA, et al: Placebo response in pediatric anxiety disorders: results from the Child/Adolescent Anxiety Multimodal Study. J Child Adolesc Psychopharmacol 27(6):501–508, 2017 28384010

Sumpter A, Anderson BJ: Pediatric pharmacology in the first year of life. Curr Opin Anaesthesiol 22(4):469–475, 2009 19593898

U.S. Food and Drug Administration: Guidance for industry: general considerations for pediatric pharmacokinetic studies for drugs and biological products. Rockville, MD, U.S. Department of Health and Human Services, November 1998

Wagner KD, Ambrosini P, Rynn M, et al; Sertraline Pediatric Depression Study Group: Efficacy of sertraline in the treatment of children and adolescents with major depressive disorder: two randomized controlled trials. JAMA 290(8):1033–1041, 2003 12941675

Wagner KD, Robb AS, Findling RL, et al: A randomized, placebo-controlled trial of citalopram for the treatment of major depression in children and adolescents. Am J Psychiatry 161(6):1079–1083, 2004 15169696

Wehry AM, Ramsey L, Dulemba SE, et al: Pharmacogenomic testing in child and adolescent psychiatry: an evidence-based review. Curr Probl Pediatr Adolesc Health Care 48(2):40–49, 2018 29325731

Weissman MM, Wickramaratne P, Nomura Y, et al: Offspring of depressed parents: 20 years later. Am J Psychiatry 163(6):1001–1008, 2006 16741200

Woldu H, Porta G, Goldstein T, et al: Pharmacokinetically and cliniciandetermined adherence to an antidepressant regimen and clinical outcome in the TORDIA trial. J Am Acad Child Adolesc Psychiatry 50(5):490–498, 2011 21515198

Zalpuri I, Singh MK: Treatment of psychiatric symptoms among offspring of parents with bipolar disorder. Curr Treat Options Psychiatry 4(4):341–356, 2017 29503793

제5장

조기 발병 우울증의 신경과학[1)]

Uma Rao, M.D.
Tiffany Lei, B.S.

이 장의 목적은 조기 발병 우울증의 신경과학에 관한 최근의 연구 결과들을 설명하는 것이다. 구체적으로, 조기 발병 우울증의 위험, 병태 생리, 치료 및 임상 경과에 적용되는 정서조절, 인지기능 및 사회적 행동에 관한 발달 신경과학(developmental neuroscience) 이해의 발전에 초점을 맞추고 있다. 또한 조기 발병 우울증의 진단과 치료에 있어 이런 결과들의 의의와 향후 연구 방향에 대해 논의한다.

우울증 취약성에 발달이 미치는 영향

우울증의 위험은 아동기에서 청소년기로 전환되는 시기에 현저히 증가한다(Avenevoli et al., 2015; Kessler et al., 2001). 성인 우울증 사례의 약 3분의 2가 청소년기에 발병한다(Johnson et al., 2018; Klein et al., 2013). 청소년기 우울증 위험성의 증가는 이 시기에 발생하는 뇌 기능에서의 신경발달학적 변화와 관련이 있다. 청소년기는 신체적, 생물학적, 심리적, 사회적 변화가 모두 함께 일어나는 중요한 발달 단계이다. 사춘기가 시작되면서 생식샘 스테로이드 호르몬 수치가 높아지면 신경회로가 형성되고 재구성된다(Sisk & Zehr, 2005). 신경회로의 변화는 추상적 사고, 일반화, 조직화, 계획, 의사결정 기술과 같은 인지기능의 발달과 관련이 있다(Crone & Elzinga, 2015; Luna et al., 2010). 또한 청소년기의 뇌는 다양한 정서적, 사회적 단서에 대한 더 나은 관점을 습득해서(Baird et al., 1999; Herba & Phillips, 2004), 결

1) 이 작업은 미국 국립 보건원(National Institutes of Health)(R01DA040966, R01MD010757, R01MH108155 및 UL1TR001414)에서 일부 지원을 받았다.

과적으로 더 나은 자기-인식(self-awareness)과 사회적 이해로 이어진다(Crone & Dahl, 2012; Kilford et al., 2016). 대인관계의 전환(예: 가족 및 또래 관계에서 사회적 역할의 변화) 및 사회적 맥락의 변화(예: 학교)와 더불어 사회인지적 발달은 보상, 위험, 스트레스에 반응하는 신경 회로에서 발생하는 성숙된 변화로 절정에 달하게 된다(Fuhrmann et al., 2015; Guyer et al., 2016; Somerville et al., 2010).

앞서 설명한 성숙에 따른 발달적 전환은 청소년이 정서 조절, 사회적 학습 및 소속감을 증진시키고 장기적인 목표와 동기 설정을 가능하게 하는 엄청난 기회를 제공한다(Crone & Dahl, 2012; Guyer et al., 2016; Kilford et al., 2016). 정서, 인지 및 행동 체계의 기초가 되는 뇌 영역이 서로 다른 속도로 발달하며(Casey et al., 2016; Ernst, 2014), 이러한 체계들은 통합적이면서도 독립적인 생물학적 과정의 통제하에 있기 때문에(Blakemore et al., 2010; Brenhouse & Andersen, 2011; Sisk & Zehr, 2005), 이 발달 시기는 고조된 취약성으로 특징지어진다(Lamblin et al., 2017; Paus et al., 2008; Somerville et al., 2010). 청소년기의 정상적인 발달적 전환은 우울삽화의 발병, 지속, 재발과 관련된 특정 과정의 활성화에 있어 민감한 시기가 될 수 있다(Andersen & Teicher, 2008; Avenevoli et al., 2015; Davey et al., 2008; Guyer et al., 2016; Kessler et al., 2001).

뇌의 발달적 변화

유아기를 제외하면 사춘기는 신경의 변화와 성숙이 가장 크게 나타나는 시기일 것이다(Gogtay et al., 2004; Lebel & Deoni, 2018; Khundrakpam et al., 2016). 비록 뇌의 크기는 유아기 이후에 약간 커지는 정도이지만, 청소년기와 성인기 초기에 걸쳐 백질과 회백질에서 리모델링이 발생한다(Giorgio et al., 2010; Wilke et al., 2007). 회백질에서 이러한 변화는 비선형적으로 나타나고 뇌의 특정 영역별로 발생한다. 회백질의 변화는 피질 두께와 회백질 부피의 순감소와 더불어, 시냅스 가지치기(synaptic pruning)나 다른 피질을 연결하는 수초화(myelination)의 증가와 같은 형태로 발생한다(Giorgio et al., 2010; Gogtay et al., 2004; Khundrakpam et al., 2016; Sowell et al., 2004; Wilke et al., 2007).

이와 동시에 사춘기에는 백질의 밀도가 선형적으로 증가한다. 이는 축삭의 직경과 섬유로를 형성하는 축삭 수초화의 증가 및 증가된 신경세포의 크기, 신경아교세포(glia)의 증식과 관련이 있다(Giorgio et al., 2010; Lebel & Deoni, 2018; Paus, 2010). 수초화는 신경 전달 속도를 증가시킨다(Paus, 2010). 시냅스 가지치기는 뉴런 사이의 과도한 (시냅스) 연결이 제거되는 과정이며, 이를 통해 전용 구조 신경망을 생성하여 인지 처리의 효율성을 높인다(Durston & Casey, 2006; Durston et al., 2006; Khundrakpam et al., 2013; Luna et al., 2010; Mimura et al., 2003). 이러한 발달적 양상에서의 교란은 정서 및 행동 조절에 악영향을 미칠 수 있다(Disner et al., 2011; Weir et al., 2012).

사회-정서적 처리에 관여하는 뇌의 영역과 네트워크

정서 처리 과정과 관련된 신경 체계는 정서와 동기에 관여할 뿐만 아니라 더 넓게는 보상과 위협에 대해 학습하고 그에 따라 접근과 회피 행동을 조정하는 데 관여하는 가치 평가 체계의 네트워크로 개념화될 수 있다(Ernst, 2014). 청소년기 동안 가장 두드러진 유형의 보상과 위협은 일반적으로 사회적 영역에 있다(예: 또래에게 선망되거나 수용받고, 거절당하는 것, 어린 나이에 연인 관계를 맺거나 성경험을 하는 것 등). 따라서 청소년 발달 과정에서 정서와 사회적 처리가 근본적으로 중첩된다는 점을 인지하는 것이 중요하다(Crone & Dahl, 2012; Guyer et al., 2016; Kilford et al., 2016).

경험적 동물 연구(Andersen & Teicher, 2008; Brenhouse & Andersen, 2011), 인간 성인을 대상으로 한 연구(Hamilton et al., 2013; Mayberg, 2003; Panksepp, 2010; Phillips et al., 2003; Price & Drevets, 2010; Wager et al., 2008)뿐만 아니라 청소년기 신경 발달 개념적 체계(Blakemore et al., 2010; Casey et al., 2016; Crone & Dahl, 2012; Davey et al., 2008; Ernst, 2014; Guyer et al., 2016; Kilford et al., 2016; Nelson et al., 2005; Somerville et al., 2010)는 청소년의 사회-정서적 처리와 관련된 뇌 영역 및 네트워크에 대한 신경 영상 연구를 이끌어 왔다(Burnett et al., 2011; Crone & Dahl, 2012; Crone & Elzinga, 2015). 이런 연구들은 편도체(amygdala), 선조체(striatum), 섬엽(insula), 전측 대상피질(anterior cingulate cortex, 이하 ACC), 전전두피질(prefrontal cortex, 이하 PFC)의 일부 영역에 초점을 맞추고 있다. 이들 영역은 함께 작동하여 사회적 자극에 대해 현저한 특성(salience)을 부여하고, 학습을 촉진하고, 갈등을 모니터링하고, 그것의 상대적 유인가를 계산하며, 이러한 정보들을 통합하여 더 큰 목표를 향하게 하거나 특정 상황 내에서 정서가 부과된 행동을 생성하고 안내한다.

초기의 기능적 자기공명영상(functional magnetic resonance imaging: fMRI) 연구들은 특정 뇌 영역의 국소적인 활성화 양상을 강조했지만(Miller et al., 2015), 최근에는 이러한 영역들과 다른 과정을 보조하는 영역들 간의 기능적 연결 양상을 규명하려는 시도가 있어 왔다(Ernst et al., 2015; Khundrakpam et al., 2016). 사회-정서적 처리과정에 동기부여의 요소 및 보상과 위협에 대한 학습이 포함되지만, 정서와 동기-보상 처리에 관한 경험적 연구는 이 두 가지 측면을 연구함에 있어 통합적 접근보다는 병렬적 접근을 취해 왔다. 또한 동기-보상 처리에 관한 대부분의 연구는 개인이 보상을 받거나 기대할 때 활성화되는 피질하 영역인 복측 선조체가 성인과 비교했을 때 청소년에서 위험과 보상에 어떻게 반응하는지 조사하기 위해, 사회적인 보상보다는 금전적인 보상에 초점을 맞추어 왔다(Haber & Knutson, 2010; Telzer, 2016).

일부 신경과학자들은 정서에는 편도체가 관여하고 인지에는 PFC가 관여하는 것처럼 정서와 인지를 각기 다른 뇌 영역이 담당하고 있는 분리할 수 있는 처리 과정으로 설명하였다. 하지만 편도체와 PFC 사이의 기능적 상호작용은 인지 과정에 대한 정서의 영향 혹은 그 반대의 경우를 매개한다. 예를 들어, 정서 조절은 목표를 달성하기 위해 정서적 반응을 모니터링, 평가, 수정하는 것으로 광범위하게 정의되어 왔고, 이는 정서적 경험과 표현에 대한 인지적 통제가 필요한 과정이다(Thompson, 1994). 따라서 이 두 가지 정신적 과정은 밀접하게 관련되어 있으며, 전전두엽과 대뇌 변연계 뇌 구조 사이의 상호연결로 이루어지는 역동적인 신경망으로 표현된다(Ahmed et al., 2015; Gyurak et al., 2012; Hariri et al., 2000; Heyder et al., 2004). 이러한 회로/네트워크가 단극성 주요우울장애의 주요 특징(즉, 부정적인 기분과 무쾌감증)에서 중요한 역할을 하기 때문에, 다음 세부항목에서는 인지-정서 및 동기-보상 과정에 관여하는 신경 회로/네트워크의 발달적 변화에 초점을 맞추고자 한다.

정서 조절에 관여하는 신경 회로의 발달적 변화

대뇌 변연계 구조와 PFC 사이의 연결은 정서의 생성과 조절에 관여하는 핵심적인 신경 회로를 구성한다(Lee et al., 2012; Morawetz et al., 2017; Phan et al., 2004). 대뇌 변연계의 일차 구조에는 편도체, 해마, 시상, 시상 하부, 대뇌 기저핵, 대상회가 포함되어 있다. 편도체는 뇌의 정서 중추이며(Bellani et al., 2011; Hare et al., 2005; Hariri et al., 2000), 해마는 과거의 경험에 대한 새로운 기억 형성에 중요한 역할을 한다(Campbell & Macqueen, 2004; Panksepp, 2010). 또한 해마는 특히 초기발달 시기에 스트레스에 매우 민감하고, 우울증은 스트레스에 민감한 질병으로 알려져 있다(McEwen, 1999; Sapolsky, 2003; Spinelli et al., 2009).

PFC는 정서 조절에 중요한 역할을 하며(Conson et al., 2015; Iordan & Dolcos, 2017), 추론, 계획, 행동 통제 등 더 고차원의 인지기능도 중재한다(Burgess & Stuss, 2017; Crone & Elzinga,

2015; Fuster, 2002; Luna et al., 2010). ACC의 복측 부분은 다른 대뇌 변연계 구조에 연결되어 있으며, 정서 및 동기의 현저성을 평가할 때 관여한다(Allman et al., 2001; Bush et al., 2000; Hamani et al., 2011). 반면, ACC의 배측 부분은 PFC 및 두정엽 피질에 연결되어 있으며, 자극의 하향식 및 상향식 처리 과정에서 마치 중앙역과 같은 역할을 한다(Allman et al., 2001; Bush et al., 2000).

대뇌 변연계 구조와 PFC는 출생 후 지속적으로 발달한다. 특히 편도체와 해마의 부피 변화는 아동 · 청소년기 동안 계속된다(Giedd et al., 1996; Uematsu et al., 2012). 이러한 용적 변화 중 일부는 사춘기 발달에 상응하여 나타난다(Goddings et al., 2014). 성장 지도 기법(growth mapping technique)을 이용한 신경 영상 연구는 PFC가 다른 뇌 영역보다 천천히 성숙한다고 제안하며(Gogtay et al., 2004), 청소년기에서 성인으로 전환되는 시기에 PFC의 발달에 상응해서 정서 조절, 인지적 통제, 행동 억제의 향상이 관찰된다(Crone & Elzinga, 2015; Gyurak et al., 2012; Khundrakpam et al., 2013; Luna et al., 2010; Sowell et al., 2004). 종단적 fMRI 연구에 따르면 전전두엽, 측두엽, 두정엽과 같은 일부 뇌 영역의 활성화는 시간의 경과에도 상대적으로 안정적이며 인지기능에 대한 예측 요인으로 사용될 수 있지만, 편도체 및 복측 선조체 같은 다른 뇌 영역의 활성화는 시간이 지남에 따라 더 다양해진다(Crone & Elzinga, 2015). 변연계 영역 활성화에서 나타나는 이러한 가변성은 감정 생성과 조절에 영향을 미친다.

변연계 영역과 PFC 사이의 연결은 효과적인 정서 조절에 필수적이며(Ahmed et al., 2015; Casey et al., 2016; Crone & Elzinga, 2015; Gyurak et al., 2012; Wager et al., 2008), 그 발달 속도는 느리다. 청소년기는 편도체와 PFC 사이의 구조적 그리고 기능적 연결 모두에서 현저한 변화가 나타나는 시기이고, 이때부터 청소년들은 성인 같은 조절 기능의 양상을 보인다(Casey et al., 2016; Dougherty et al., 2015; Gabard-Durnam et al., 2014; Gee et al., 2013; Perlman & Pelphrey, 2011; Scherf et al., 2013; Swartz et al., 2014; Vink et al., 2014). 이러한 강화된 연결성은 정서적 자극에 대한 높은 편도체 반응성이 관찰되는 시기와 동시에 발달한다(Guyer et al., 2008; Hare et al., 2008; Somerville et al., 2011). 청소년기에 변연계-피질 회로에서 지속적으로 성숙한 발달이 이루어지더라도, PFC의 반응성이 아직 완전히 발달하지 않은 경우에는(Hare et al., 2008; Monk et al., 2003), 이 시스템의 불안정성(가소성)이 환경적 스트레스에 대한 취약성과 조절되지 않는 감정의 생성을 증가시킨다(Lupien et al., 2009; Moriceau et al., 2004; Tottenham & Galván, 2016).

동기-보상 과정에 관여하는 신경 회로의 발달적 변화

중뇌 선조체와 중뇌 피질 변연계의 도파민 경로는 자연적 보상과 보상 지향적인 행동을 처리하는 데 관여한다(Schultz, 2010; Telzer, 2016). 중뇌 선조체-중뇌 피질 변연계 도파민 시스템은 중뇌의 복측 피개(tegmental) 영역에서 복측 선조체, 변연계(특히 편도체)와 안와전두피질(orbitofrontal cortex, 이하 OFC)로의 상호 도파민 회로(reciprocal dopamine projection)를 포함한다. 실제로 정서 조절은 편도체, PFC 및 복측 선조체 간의 역동적인 상호작용에 크게 의존한다(Ernst, 2014; Hare et al., 2005; Somerville et al., 2010; Tottenham & Galván, 2016). 편도체와 복측 선조체는 모두 정서 연합 학습에 관여하고 긍정(욕구) 및 부정적(혐오적) 자극 모두에 반응한다(Paton et al., 2006; Telzer, 2016). 그러나 그들의 역할 차이도 설명되고 있다. 가령, 편도체는 일반적으로 매우 현저한 정서적 자극을 식별하고 연합 학습을 위한 '주의 문(attentional gate)'과 같은 역할을 수행한다(Ernst, 2014; Li et al., 2011; Pearce & Hall, 1980). 반면, 복측 선조체는 예상 결과를 기반으로 예측 오류를 계산하는 보상 기반 학습과 관련될 가능성이 더 높다(Li et al., 2011; Schultz, 2010).

정서가 부과된 행동(emotion-laden behavior)에 관한 모형은 PFC, 편도체, 복측 선조체의 체계가 정서와 행동을 연결하는 조건반사적이고 도구적인 처리과정 통해 정서에 대한 학습과 반응을 역동적으로 조정한다고 제안한다. PFC는 뇌 전체의 정보를 조정하고 조절하는 데 관여한다. 편도체와 PFC는 양방향으로 강력한 회로를 지니고 있지만(Barbas et al., 2003; Morawetz et al., 2017), 복측 선조체는 보상 학습을 촉진하는 흥분성 회로를 포함하여 편도체와 PFC로부터 단일 방향의 회로를 받고(Stuber et al., 2011), 다시 PFC로 간접 회로를 보낸다(Cardinal et al., 2002; Casey et al., 2016; Cho et al., 2013). 인간을 대상으로 한 발달적인 휴지기 상태(developmental resting state) fMRI 연구는 편도체에서 복측 선조체까지의 연결성이 초기 아동기부터 나타난다고 밝혔다(Fareri et al., 2015). 그러나 이러한 편도체-복측 선조체 연결의 기능적 중요성은 인간 대상으로는 면밀히 평가되지 않았고, 발달 연구의 대부분은 두 영역의 통합보다는 각각의 기능에 병렬적으로 접근하는 방식으로 이루어졌다.

도파민 시스템은 청소년기 동안 상당한 재조직화를 이루게 된다(Telzer, 2016). 도파민 신호 전달은 청소년기에 최고조에 달한다(Chambers et al., 2003; Wahlstrom et al., 2010). 설치류의 경우에, 복측 선조체의 도파민 수용체 밀도에서 청소년-특유의 최고조(peak)가 관찰되었다(Andersen et al., 1997; Philpot et al., 2009; Tarazi et al., 1999). 아울러, PFC로 투사되는 도파민 섬유의 농도와 밀도 또한 청소년기에 증가한다(Brenhouse et al., 2008). 이와 비슷하게 인간 사후 연구에서 청소년기 동안 도파민 발현에서 최고조가 되는 현상이 보고되었다(Haycock et al., 2003). 또한 fMRI 연구에 따르면 아동 및 성인과 비교했을 때 청소년에서 복측 선조체는 1차 보상(Galván & McGlennen, 2013), 2차 보상(Ernst et al., 2005; Galván et al., 2006; Van Leijenhorst et al., 2010), 사회적 보상(Chein et al., 2011; Guyer et al., 2009)을 받을 때뿐만 아니라 매력적인 사회적 단서가 존재할 때(Somerville et al., 2011)에도 현저하게 활성화되었다. 이런 결과들과는 대조적으로, 몇몇 연구에서는 성인에 비해 청소년에서는 보상을 기대하는 동안 복측 선조체 활성화의 둔화가 보고되었다(Bjork et al., 2010). 복측 선조체의 저활성화는 청소년들이 보상 자극으로부터 덜 긍정적인 느낌을 받는다는 것으로 해석되어 왔다. 이는 청소년으로 하여금 도파민 관련 회로의 활성화를 증가시키는 더 큰 보상을 유발하는 경험을 찾도록 유도한다(Spear, 2000).

청소년 발달에서 동기-보상 처리에 대한 신경 반응의 이론적 모델

청소년 뇌 발달에 대한 문헌에서의 지배적인 견해는 중뇌 변연계 도파민 시스템의 증가된 활동의 영향으로 청소년이 위험한 행동을 하고, 사회적 평가와 상실에 대한 민감도를 높이며, 결과적으로 안녕감을 손상시킨다는 것이다(Chambers et al., 2003; Schneider et al., 2012; Somerville et al., 2011; Wahlstrom et al., 2010). 대안적인 견해에서는 도파민 민감도가 증가하면 생존과 기술 습득을 촉진하는 데 있어 적응할 수 있는 위험-감수 행동(risk-taking behaviors)이 증가한다고 제안한다(Spear, 2000). 청소년기에 접근하고, 탐구하고, 위험을 감수하려는 경향은 청소년들이 환경으로부터 학습하고 보호자의 안전한 품을 떠날 준비가 된 시기에 새로운 경험을 얻는 독특한 기회를 제공한다는 점에서 적응적일 수 있다(Crone & Dahl, 2012; Spear, 2000). 이 개념은 위험-감수 자체가 정상적이고 적응적인 행동임을 시사한다. 따라서 복측 선조체 반응성의 증가는 시스템이 과도하게 구동되지 않고 청소년이 중간 수준의 위험 감수에만 관여하는 한 적응적인 반응이 될 수 있다(Crone & Dahl, 2012; Spear, 2011).

몇몇 과학자는 선조체 반응이 청소년을 위험과 정신병리로부터 멀어지게 하는 보상민감성의 적응적인 역할에 대해 개념화하였다(Pfeifer & Allen, 2012; Telzer, 2016). 최근 연구에 따르면 도파민 신경 신호 전달과 선조체 반응성의 증가는 실제로 청소년이 친사회적 행동에 참여하도록 동기를 부여하고 인지능력 향상을 촉진하며, 궁극적으로 우울증을 발달시키거나 건강을 해치는 위험한 행동에 관여하지 않도록 보호한다고 하였다(Pfeifer et al., 2011;

Telzer et al., 2013, 2014). 예를 들어, 청소년들이 안전하거나 위험한 행동에 참여할지 여부에 대해 결정을 내리도록 하는 가상 자동차 운전 세션에 참여하였다(Cascio et al., 2015). 참가자들은 고위험—또는 저위험—또래가 있는 조건에서 과제를 완수했다. 행동적인 측면에서 청소년들은 고위험 또래에 비해 저위험 또래가 있을 때 위험한 선택(즉, 빨간불이 교차하는 교차로를 통과)을 훨씬 적게 했다. 신경 수준에서 살펴보면, 복측 선조체에서 더 큰 활성화를 보인 청소년은 저위험의 신중한 또래가 있을 때 위험한 행동을 적게 했다. 대조적으로, 복측 선조체 활성화는 고위험 또래에 의한 영향이나 혼자 있을 때 운전행동과는 관련이 없었다.

종단적 연구에서는 청소년들이 기저선에서 금전적 보상을 가족들에게 기부할지 아니면 혼자 가져갈지 선택하는 친사회적 과제를 완수했다(Telzer et al., 2010, 2011). 아울러 참가자들은 가상 풍선을 한 번 부풀릴 때마다 금전적 보상이 증가되지만, 어느 시점에서든 풍선이 터지면 모든 것을 잃는 위험 감수 과제도 수행했다(BART; Lejuez et al., 2002). 친사회적 과제에서 가족에게 기부를 하는 결정을 할 때 복측 선조체의 활성화가 높아진 참가자들은 다음 해에 우울 증상이 시간이 지남에 따라 감소했다(Telzer et al., 2014). 반대로 친사회적 과제에서 수입을 혼자 가져가기로 선택(즉, 이기적인 결정)할 때, 복측 선조체의 활성화가 높았거나 위험 감수 과제(BART) 도중 복측 선조체 활성화가 높아진 사람들은 이듬해에 우울 증상이 증가했다(Telzer et al., 2014). 별도의 연구에서 친사회적 결정에 대한 반응으로 선조체 활성화가 증가한 청소년들도 시간이 지남에 따라 위험 행동이 감소하는 것으로 나타났다(Telzer et al., 2013).

이러한 결과는 복측 선조체가 활성화되는 맥락을 고려하는 것이 중요함을 강조한다. 따라서 도파민 신호의 증가는 인지된 결과(즉, 적응 또는 부적응)와 관계없이 접근-관련 행동에 대한 신경생물학적 지표가 될 수 있다. 한편, 도파민 신호는 학업 성취를 위한 노력, 목표 지향적이거나 친사회적인 행동에의 참여 등 긍정적이고 적응적인 행동에 동기부여되는 방향으로 향할 수 있다. 다른 한편으로 도파민 신호는 위험한 운전이나 성적 행동 등 상황에 따라 매우 부적응적일 수 있는 행동에 동기를 부여하는 방향으로 향할 수도 있다.

다른 연구에 따르면 복측 선조체는 정서 조절에 관여하는 것으로 나타났다. 청소년 전환기 동안 이루어진 청소년 종단 연구에서 정서 표정에 대한 신경 반응이 시간 경과에 따라 어떻게 변하는지 두 번의 뇌영상 스캔을 통해 알아보았다(Pfeifer et al., 2011). 복측 선조체 반응성이 시간이 지남에 따라 증가하는 것은 위험 행동과 또래의 영향력에 대한 민감성 감소와 관련이 있었다. 복측 선조체는 정서적 얼굴 표정을 처리하는 동안 기능적으로 편도체와 부적으로 관련이 있었고, 이는 복측 선조체가 정서적으로 각성시키는 자극에 의해 증가되는 편도체의 반응을 조절하고 약화시킬 수 있음을 시사한다(Pfeifer et al., 2011).

다른 연구자들은 청소년에서 부정적인 정서를 인지적으로 재평가하는 동안 복측 선조체가 활성화된다고 보고하였고(McRae et al., 2012), 이는 정서 조절에서 복측 선조체의 역할을 강조하는 것이다. Masten 등(2009)은 사회적 배제 시 나타나는 복측 선조체 활성화 증가는 자기보고로 측정된 정서적 고통의 약화 및 '사회적 통증' 처리와 관련된 뇌 영역 활성화의 감소와 관련이 있다고 보고하였다. 이런 연구 결과는 청소년에서 복측 선조체가 부정적인 정서를 조절하는 데 중요하다는 점을 입증해 주는 것이다. 보상 처리 과정에서의 역할을 감안할 때, 복측 선조체는 부정적인 경험을 긍정적인 해석으로 재평가하는 데 도움이 될 수 있으며(Masten et al., 2009; McRae et al., 2012; Wager et al., 2008), 이는 정신병리에 대한 보호요인으로 기능할 수 있다.

우울증과 신경 회로에서 성별 차이

역학 연구들은 일관되게 여성이 남성보다 우울증에 걸릴 가능성이 2~3배 더 높다고 보고하고 있다(Avenevoli et al., 2015; Kessler et al., 2001). 우울증 유병률의 성차에 대한 발달 경향이 관찰된다. 청소년기 이전에 우울장애의 비율은 여아와 남아가 거의 동일하다(Hankin et al., 1998; Kessler et al., 2001; Wade et al., 2002). 청소년기 초기부터 중기까지 여아의 우울 증상 및 장애 비율은 남아에 비해 2~3배까지 증가하고(Hankin et al., 1998; Kessler et al., 2001; Wade et al., 2002), 이런 경향은 성인기까지 이어진다(Hankin et al., 1998). 뇌 구조와 기능의 성차도 보고되고 있다(Andersen et al., 1997; Giedd et al., 2006; Giorgio et al., 2010; Goddings et al., 2014; Kaczkurkin et al., 2018; Lebel & Deoni, 2018; Sowell et al., 2004; Yurgelun-Todd et al., 2002). 그러나 우울 증상과 관련된 신경 발달 양상에서 성별에 따른 차이가 있는지는 명확하지 않다(Kaczkurkin et al., 2018). 이 질문에 초점을 맞춘 연구는 거의 없다.

우울증 고위험 청소년을 대상으로 한 종단 연구에서 성별에 따라 다른 뇌 발달 양상이 우울증 발병 위험과 관련이 있었다(Whittle et al., 2014). 여성 참가자에서 우울증은 더 큰 편도체 성장과 관련이 있었지만 남성 참가자에서는 편도체 성장의 약화가 우울증과 관련이 있었다. 더욱이 우울장애의 발달은 여성 참가자에서 시간 경과에 따라 더 작은 측좌핵(nucleus accumbens) 부피와 관련이 있었지만, 남성 참가자에서는 그렇지 않았다. 정서적 얼굴 처리 과제에서 우울한 청소년의 신경 반응 연구에 따르면, 중립적인 방해요소에 비해 슬픈 자극에 대한 반응에서 연상회(supramarginal gyrus), 후방 대상피질(posterior cingulate cortex), 소뇌(cerebellum)에서 성별 차이가 관찰되었다(Chuang et al., 2017). 건강한 참가자들의 경우, 기저선 평가 시 보상을 받는 동안 복내측 PFC의 활성화 증가가 더 큰 경우 추적 평가에서 남성 참가자에서는 우울 증상의 더 큰 증가를 예측해 주었으나 여성 참가자에서는 그렇지 못했다(Hanson et al., 2015). 반면, 기저선 평가 시 손실을 경험하는 동안 OFC 활성화의 감소는 추적 평가 시 여성 참가자에서는 우울 증상의 증가를 예측했지만 남성에서는 그렇지 못했다(Jin et al., 2017). 이러한 성차의 임상적 의의는 명확하지 않다. 뇌 발달과 우울증에 성별이 미치는 영향을 확인하기 위해서는 더 많은 연구가 필요하다.

조기 발병 우울증 설명 모형

청소년기 동안 우울증을 비롯한 기타 정신병리의 취약성이 증가하는 것을 설명하기 위해 발달 및 신경과학적 틀을 통합하여 몇 가지 이론적 모형이 제안되어 왔다(Casey et al., 2008, 2016; Crone & Dahl, 2012; Ernst, 2014; Forbes & Dahl, 2005, 2012; Nelson et al., 2005, 2016). 이러한 이론적 모형에 대한 요약은 〈표 5-1〉에 제시되어 있다.

초기 다양한 모형의 견해를 통합하면 이러한 취약성은 정서 및 보상 기반 행동에 중요한 뇌 시스템(편도체와 복측 선조체 같은 피질하 영역들)과 인지 및 충동 조절을 중재하는 뇌 시스템(예를 들어, PFC)의 구조적, 기능적 성숙 간의 상대적 불균형 때문일 수 있다. 이는 성인에 비해 청소년에서는 피질하 영역에 대한 PFC의 규제적 통제가 덜 발휘됨을 시사한다(Casey et al., 2008, 2016; Ernst, 2014; Nelson et al., 2005; Somerville et al., 2010). 이러한 체제는 청소년기에 관찰되는 정서 및 행동 변화에 대한 신경 발달의 기반을 설명하기 위한 휴리스틱 모형을 제공한다.

조절 기제의 발달이 정서적 뇌 시스템의 발달보다 뒤처진다는 방식을 개념화하는 데 있어서, 이 불균형 모형은 청소년기에 나타나지만 조절 뇌 시스템이 성인 수준에 도달하면 감소하는 조절되지 않은 행동들, 특히 위험 행동의 증가를 설명하는 데 적합해 보인다(Moffitt, 1993; Rutter et al., 2006). 그러나 불균형 모형은 청소년기에 시작하여 성인기까지 지속되는 높은 우울증 비율을 설명할 수 없다(Rao & Chen, 2009). 조절 기제의 발달지연으로 인한 정서 조절 곤란이 유발되었다고 추정되지만, 이러한 조절 기제가 성인기에는 아마도 성숙되는 것으로 여겨지기 때문이다(Gogtay et al., 2004). 또한 이 이론은 정서 및 동기부여 체계가 주로 피질하 구조로 구성되는 반면, 조절 체계는 피질에 기반해 있다고 주장하는 것으로 보인다. 최근에는 정서와 정서 조절(또는 정서와 인지)이 분리 가능한 과정으로 존재한다는 개념에 의문이 제기되었다(Ahmed et al., 2015; Wager et al., 2008).

불균형 모형은 청소년기에 걸친 뇌와 행동 변화의 복잡성을 설명하기 위해 더욱 세분화되었다. 이 역동적으로 통합된 회로-기반 모형은 ① 변연계, 정서-동기부여 및 인지-통제의 뇌 회로 내 혹은 이들 간 뇌 연결성 연구의 중요성(Casey et al., 2016), ② 사회적 맥락과 소속감이 관찰된 신경 민감도에 미치는 영향(Kilford et al., 2016; Nelson et al., 2016), ③ 사춘기 변화와 피질-피질하 영역 간의 탄력적인 상호작용의 중요성을 강조한다(Crone & Dahl, 2012).

〈표 5-1〉 우울증 위험에 기여하는 발달 변화에 관한 모형

불균형 모형 (Casey et al., 2008, 2016)	1. 두 개의 뇌 시스템에서 발달 과정의 차이: 피질하 사회-정서적 시스템이 피질의 인지-통제 시스템보다 일찍 성숙하여 정서와 행동 조절 장해가 발생한다(Casey et al., 2008). 2. 통합된 회로 기반 관점: 이 두 신경 시스템의 구성 요소의 기능과 발달은 밀접하게 연관되어 정서와 행동에 영향을 미친다(Casey et al., 2016).
전두엽 피질의 탄력적 결합 (Crone & Dahl, 2012)	사춘기 변화로 인해 사회-정서적 요인이 목표와 행동에 미치는 영향이 증가하며, 이와 함께 인지적 통제와 사회-인지 발달의 변화가 상호작용한다. 이는 동기부여가 중시되는 맥락에 따라 전두엽 피질의 탄력적이고 융통성 있는 결합에 기여한다. 이러한 변화는 긍정적이거나 부정적인 성장 경로에 영향을 미친다.
3차원 모형 (Ernst, 2014)	신경 회로는 보상/접근, 회피, 조절의 세 개 차원으로 구성된다. 우울증은 3차원 모형에서 접근 감소와 회피의 증가라는 두 가지 측면의 변화와 관련이 있고, 미성숙한 조절 차원은 이들 간 불일치를 교정할 수 없다.
조절되지 않은 긍정 정서 모형 (Forbes & Dahl, 2005, 2012)	보상 체계는 평생 동안 발달적 변화를 겪는다. 우울증은 긍정적인 정서(환경에 대한 적극적인 참여를 나타내는 요인)의 감소로 인해 발생한다. 우울한 집단과 우울하지 않은 집단 간 차이는 청소년기에 가장 뚜렷하게 나타나고, 우울하지 않은 집단의 보상 기능이 청소년기에 특별히 높다.
사회 정보 처리 모형 (Nelson et al., 2005, 2016)	사회적 행동을 지배하는 뇌 과정은 지각 중심점, 정서 중심점, 인지-조절 중심점의 세 가지 광범위한 기능적 중심점(nodes)으로 구성된다. 청소년기에 피질하 변연계로 대응되는 정서 중심점은 피질 기반의 인지-조절 중심점의 성숙을 앞지른다. 이 불일치는 사회적 자극에 대한 강한 정서적 반응에서의 취약성을 만들어 내고, 아직 성숙하지 않은 조절 기전으로는 이를 완화할 수 없다.

앞서 언급된 모형과 달리 Davey와 동료들(2008)은 PFC 자체의 성숙이 우울증 발병과 유지에 책임이 있을 수 있다고 제안했다. 이 전전두엽-발달 모형에 따르면, 의사결정이 미래에 초래하는 결과를 고려해서 복잡한 사회적 환경에서 결정을 내릴 수 있게 만드는 PFC의 능력에 따른 대가로, 예상되는 미래의 보상을 얻지 못할 경우에 우울증의 취약성이 높아진다고 한다. 앞서 설명한 것처럼 청소년기 동안 도파민성 보상 시스템과 PFC에서 상당한 재구성과 성숙이 나타나며, 동시에 청소년은 성인 또래 관계나 연인 관계의 복잡한 세계로 진입하게 된다. 이때 얻을 수 있는 보상(예: 집단 소속감, 연인 간의 사랑, 사회적 지위)은 추상적이고 인접 맥락으로부터 시간적으로 멀리 떨어져 있다. PFC의 발달은 이렇게 복잡하고 멀리 떨어져 있는 보상을 추구할 수 있도록 하지만, 이는 즉각적인 보상보다 미약하고 쉽게 좌절감을 느끼게 한다. Davey 등(2008)은 이처럼 시간적으로 먼 보상을 얻을 수 없을 때 보상 체계를 억제한다고 가정했다. 보상 체계의 억제가 광범위하게 오랫동안 발생하면 우울장애로 나타난다.

청소년기 동안 도파민 체계와 PFC의 보다 광범위한 통합의 기능적 중요성은 보상에 대한 표상이 더 정교해진다는 점에 있다. 최종 결과는 더 멀리 떨어져 있고 복잡한 보상에 의해 동기가 유발되고 이에 반응할 수 있는 청소년의 능력인 것이다(Schultz, 2010). 예를 들어, 세로토닌은 장기적인 목표에 대한 정서적 관여를 증진시키기 위해 아마도 근접한 정서적 자극에 대한 충동적인 과잉반응을 감소시킴으로써(Katz, 1999; Spoont, 1992) 도파민 체계와 상호작용하여 보상기능을 더 정교하게 형성한다(Benloucif & Galloway, 1991; Di Mascio et al., 1998). Davey 등(2008)은 청소년기의 임상적인 우울증의 초기 삽화는 종종 크게 기대한 사회적 보상(들)의 좌절 또는 상실로 인해 발생한다고 제안했다. 추상적인 사회적 보상은 더욱 중요해지고, 이는 활성화된 각성 상태와 관련이 있다(Bechara & Damasio, 2005; Panksepp, 2010). 기대한 보상을 얻지 못하면 신경 보상 체계가 일시적으로 억제되는 결과가 발생한다(Schultz, 2010). 보다 먼 미래까지 확장된 보상의 누락은 이에 상응하는 기간 동안 보상 체계의 장기적인 억제를 초래하고, 결과적으로 우울증이 발생한다.

조기 발병 우울증에 대한 신경계 접근

우울증의 복잡한 현상을 포착하기 위해서는 다중모드/네트워크 접근 방식을 채택할 필요가 있다. 이 관점과 마찬가지로, 조기 발병 우울증에 대한 최근 연구의 관점은 특정 영역의 국소적인 변화에서 신경 시스템에 접근하는 방식으로 이동하였다(Khundrakpam et al., 2013, 2016). 또한 성인 우울증 연구들은 구조적 기술과 기능적 기술의 결합을 통해 병태생리학 및 치료 예측에 추가적인 정보를 제공한다(de Kwaasteniet et al., 2013). 이에 다중모드 접근 방식이 추진력을 얻게 되었다. 우울증과 연관된 전두엽–변연계 및 전두엽–선조체 시스템 외에도 성인을 대상으로 한 신경계 연구는 뇌의 내재된 기능 조직에 초점을 맞추었으며, 여기서 기능적으로 동질적인 신경 영역들은 능동적으로 촉발되지 않은 경우에도 연관된 활성화가 나타나는 것으로 보인다(Hamilton et al., 2013). 다음에서는 디폴트 모드 네트워크, 실행 네트워크, 현저성 네트워크의 개요를 간략하게 다루고 있다.

디폴트 모드 네트워크

디폴트 모드 네트워크(default mode network, 이하 DMN)는 평생에 걸쳐 경험하는 우울 증상과 관련이 있다. DMN은 후측 대상피질(posterior cingulate cortex, 이하 PCC), 양측 두정피질, 내측 PFC(medial PFC, 이하 mPFC) 및 내측 측두엽(medial temporal lobe, 이하 MTL)으로 구성된다(Raichle et al., 2001). 건강한 사람의 경우, 이 구조 네트워크는 휴지기일 때 대사 활동을 보이지만 활동적인 작업을 수행할 때 그에 상응하여 활동이 감소된다. DMN 활동의 양상을 확인하기 위해 Greicius 등(2009)은 구조적 및 기능적 연결성을 동시에 살펴보았다. 독립 확률적 구성 요소 분석 접근 방식을 사용하여, PCC에서 mPFC로, PCC에서 MTL로 각각 직접 연결하지만 DMN 외부 구조에는 연결되지 않는 백질 회로를 발견했다. 이러한 연구 결과는 휴지기 상태에서 DMN 영역들 간에 활성화의 시간적인 상관관계를 보이는 현상이 적어도 부분적으로는 DMN 내부 영역들을 직접적으로 연결하는 회로에 기인할 가능성이 있음을 시사한다.

디폴트 모드 네트워크(DMN)는 주로 반추와 같은 자기 참조적 과정에 관여한다. 인지적인 관여가 필요한 과제를 수행할 때 DMN 영역의 비활성화가 실패하는 것은 자기–관련 사고 과정에서 벗어나는 것이 '불가능함'을 반영하는 것으로 여겨진다. 부적응적인 반추적 사고는 우울증에서 자주 나타나기 때문에, 자발적인 반추로 인해 휴지기 DMN의 활동이 증가하는 것은 우울증과 밀접한 관련이 있다. 이 가설과 마찬가지로, 휴지기 DMN의 증가된 활동 및 기능적 연결성의 증가는 우울증이 있는 성인에서 부정적인 반추적 사고의 증가(Hamilton et al., 2013; Li et al., 2018)와 비정상적인 회백질 구조 네트워크(Singh et al., 2013)와 관련된다고 밝혀졌다. 또한 다른 연구에서는 우울증을 앓고 있는 사람이 자기와 관련된 부정적인 자극을 능동적, 수동적으로 처리할 때 DMN의 여러 구성 요소에서 비활성화의 전형적인 양상이 나타나지 않는다는 점을 확인하였다(Hamilton et al., 2013). DMN 연결성 회복과 상응하는 치료 후 증상의 호전은 우울증 병태생리학에서 DMN의 결정적인 역할에 대한 추가적인 증거를 제공하는 것이다(Li et al., 2018).

실행 네트워크

과제를 수행하는 동안보다는 휴지기 상태에서 더 활동적인 DMN과 대조적으로, 배외측 전전두엽 피질(dorsolateral prefrontal cortex, 이하 DLPFC)과 외측 두정 피질로 구성되는 실행 네트워크(executive network, 이하 EN)는 실행 과제를 수행할 때 선택적으로 활성화된다(Seeley et al., 2007). 우울증에 대한 인지이론들은 부정적인 정동 반응과 우울한 기분 사이의 순환적 관계를 가정하는데, 즉 부정적인 정동에 대한 편향이 우울한 기분을 촉진하고 결과적으로 부정적인 정서 반응을 악화시켜서 부정적인 편향이 더욱 증가하게 된다는 것이다. 이 이론과 일치하게 우울증 환자를 대상으로 한 연구에서 휴지기와 부정적인 자극에 반응하는 상황 모두에서 DLPFC의 활성화가 감소했지만, 긍정적인 자극에 대한 반응에서는 활성화가 감소하지 않았음을 발견하였다(Hamilton et al., 2013; Li et al., 2018). 비록 DLPFC가 우울증에서 휴지기 상태와 부정적인 자극에 반응하는 상황 모두에서 활성화가 감소했지만, 두 상황에서 중복되는 것은 거의 없는 것으로 나타났다. 활성화가 감소된 영역이 모두 EN 범위에 속하는 영역이기는 하지만(Seeley et al., 2007), 부정적인 자극에 대해서 일관적으로 저활성화를 보인 영역은 휴지기에 저활성화된 부분에 비해 상대적으로 DLPFC의 반대측과 후방에 위치한 부분이었다(Hamilton et al., 2013). 이러한 결과는 우울증의 긴장성(휴지기 상태)과 위상성(phasic)(정서 반응) 신경 기능 이상이 별도의 구성 요소에 의해 뒷받침된다는 점을 시사한다.

현저성 네트워크

작업 수행 중 더 활성화되는 현저성 네트워크(salience network, 이하 SN)는 전방 섬엽, 편도체, 배측 ACC로 구성된다(Seeley et al., 2007). SN은 주로 외부 및 내부의 현저한 자극에 반응하는 행동을 유발하는 데 관여하며, 상태 불안과 상관관계가 있는 것으로 나타났다(Seeley et al., 2007). SN은 우울증에서 정서적 과잉반응과 관련이 있으며, 여러 우울증 연구에서 SN의 요소들이 다양한 부정적인 상황에서 반응이 증가하지만 긍정적인 자극에서는 반응이 증가하지 않는다고 밝혔다(Hamilton et al., 2013; Li et al., 2018).

우울증에서 SN의 기능 이상과 DMN 및 EN의 기능 이상의 중요한 차이점은 SN에서는 모든 주요 요소가 영향을 받는 반면, DMN과 EN에서는 일부 구성 요소들(주로 두정엽)은 비정상적인 활성화를 보이지 않는다는 것이다(Hamilton et al., 2013). 이러한 차이가 있기는 하지만, 세 가지 내재적 네트워크는 모두 우울증의 영향을 받는 것으로 보인다(Hamilton et al., 2013; Li et al., 2018; Wang et al., 2016). Wang 등(2016)은 휴지기 상태와 휴지기-과제수행(rest-task) 전환 단계 모두에서 이러한 내재적 네트워크들 사이의 역동적인 변화나 불균형이 우울증의 인지적 취약성에 기여한다고 제안했다. Wang 등은 휴식-과제수행(rest-to-task) 전환기 동안 부정적인 자극이 제시되는 조건에서, 각기 다른 인지적 기제를 통해 우울증과 불쾌한 기분에 대한 취약성을 촉진하는 세 가지 유형의 비정상적인 네트워크 상호작용을 확인하였다: ① DMN이 EN보다 우세한 경우, ② 손상된 SN이 DMN과 EN의 전환을 매개하는 경우, ③ EN이 DMN을 비효율적으로 조정하는 경우이다. 휴식 및 수행 상태 간에 상호연관된 네트워크와 뇌 활동의 변화는 우울증에 대한 인지적 취약성, 탄력성에 대한 신경 시스템적인 관점을 제공하고, 우울장애에 대한 새로운 개입 전략을 개발하는 데 기여할 잠재성이 있다.

우울증과 관련된 구조적 뇌 변화

조기 발병 우울증이 있는 청소년을 대상으로 수행한 구조적 자기공명영상(structural magnetic resonance image, 이하 sMRI) 및 확산텐서영상(diffusion tensor imaging, 이하 DTI) 연구의 주요 결과를 요약하고자 한다. sMRI 기술은 뇌의 영역별 용적과 피질 두께에 대한 정보를 제공한다. DTI는 축삭의 통합과 백질 회로 신경다발의 일관성에 대한 추가적인 정보를 제공하며, 이를 통해 신경 경로의 구조적 효율성을 추정할 수 있다. 아울러 우울증 위험이 있는 청소년을 대상으로 진행한 연구 자료를 검토할 것이다.

조기 발병 우울증과 관련된 용적과 피질 변화

조기 발병 단극성 우울증에 관한 신경 영상 연구는 전두엽-변연계 회로의 핵심적인 중심점(key nodes) 역할을 하는 고립된 뇌(isolated brain) 영역에 대한 용적측정연구(volumetric studies)에서 시작되었다. 이러한 연구에 대한 간략한 요약은 다음과 같다(문헌 검토를 위해 Hulvershorn et al., 2011; Weir et al., 2012 참고). 성인 관찰 연구(Price & Drevets, 2010; Schmaal et al., 2017)와 마찬가지로 소아 우울증에 대한 많은 연구에서 PFC, OFC, ACC를 포함한 전두엽의 구조적 변화를 살펴보았다(Hulvershorn et al., 2011; Schmaal et al., 2017; Weir et al., 2012). 그러나 이들 영역의 용적이 감소한 성인 연구와는 달리 몇몇 소아 우울증 연구에서는 오히려 해당 영역의 용적이 증가한 것으로 나타났다. 이러한 소아와 성인 연구 사이의 불일치와 관련해서 성인 표본의 질병 심각도와 장기간에 걸친 질환의 영향으로 인해 신경 손실이 발생할 수 있다는 주장이 제기되어 왔다.

피질하 구조와 관련하여 성인 우울증에서 편도체 용적 변화에 대해 비일관적인 결과가 보고되었지만, 해마 용적의 감소는 다수의 연구, 특히 조기 발병 및 재발 연구에서 반복 검증되었다(Campbell & Macqueen, 2004; Price & Drevets, 2010; Schmaal et al., 2017). 소아 표본의 경우, 우울한 집단에서 건강한 대조군에 비해 편도체와 해마의 용적이 전반적으로 더 적었다(Hulvershorn et al., 2011; Weir et al., 2012). 어린 시절의 역경, 우울증 가족력, 청소년기 발병, 불안장애의 동반이환이 더 적은 용적과 관련이 있었다(Hulvershorn et al., 2011). 몇몇 연구에서는 소아 우울증에서 선조체의 회백질 변화를 조사했는데, 여기서 선조체와 미상(caudate) 부분에서 용적이 더 적었고, 용적의 변화는 우울증 심각도와 반비례할 수 있다는 점이 관찰되었다(Hulvershorn et al., 2011; Schmaal et al., 2017; Weir et al., 2012).

조기 발병 우울증에서 전두엽-변연계 네트워크의 주요 뇌 영역에서 용적 측정상 이상이 관찰되었다. 또한 연령, 성별, 발병 연령, 질병의 지속 기간, 증상 심각도, 약물 노출, 가족력, 동반이환 및 어린 시절 역경 등 몇 가지 조절 변수가 보고되었다(Hulvershorn et al., 2011; Schmaal et al., 2017; Weir et al., 2012). 대부분의 연구에서 표본 크기에 제한이 있어 이러한 조절 변수의 효과를 체계적으로 다루는 데 어려움이 있었다.

최근에는 건강한 대조군과 조기 발병 우울증에서 피질 두께와 표면적 차이에 초점이 맞추어지고 있다(Hulvershorn et al., 2011; Schmaal et al., 2017). 성인 우울증 연구에서는 일반적으로 피질의 두께가 얇아진다고 보고되었지만, 청소년 연구에서는 영역에 따라 피질의 두께가 더 두껍거나 얇았고, 차이가 없는 경우도 있었다(Schmaal et al., 2017). 청소년과 성인 연구에서의 차이는 청소년기 동안에 시냅스 가지치기, 수초화, 기타 리모델링 등의 성숙에 따른 변화가 진행됨에 따라 피질 두께의 감소가 선형적으로 이루어지기 때문일 수 있다. 즉, 이러한 과정들은 청소년기 우울증에서 피질의 성숙(예를 들어, 피질의 두께가 얇아지는 과정)을 지연시켜 결과적으로 뇌의 성숙이 일어나는 다양한 단계에서 피질의 두께가 더 두꺼워지지만, 결국에는 더 얇은 피질을 초래한다는 것이다. 이 가설과 일치하게, 청소년 우울증 연구에서 우울 및 불안 증상이 더 두꺼운 피질과 관련이 있었다(Schmaal et al., 2017). 청소년 우울증에서 피질이 더 두꺼운 것과 달리 양측 표면적에서는 감소가 관찰되었고(Schmaal et al., 2017), 이는 국소 표면적 결함이 확산적임을 반영한다. 표면적 결핍(surface area deficits)은 내측 OFC, 상전두회(superior frontal gyrus) 외에도 시각, 체성감각(somatosensory), 운동 영역에서 관찰되었다(Schmaal et al., 2017). 표면적 결핍은 재발성 우울삽화가 있는 청소년에서 발견되었고, 이는 다수의 삽화가 피질에 부정적인 영향을 미친다는 점을 시사한다.

피질 두께의 발달과 표면적의 발달은 독립적으로 발생하며(Winkler et al., 2010), 이는 다양한 발달 단계에서 피질 성숙의 뚜렷한 특징을 나타내는 서로 다른 신경생물학적 과정에 기인한다(Anderson, 2011). 세계 각 지역의 20개 코호트로 구성된 ENIGMA 주요우울장애 연구집단(Major Depressive Disorder Working Group)의 연구에서 10,105명의 청소년 및 성인 참가자로부터 얻은 자료를 분석한 결과, 우울증 조기 발병 이력이 있는 성인과 건강한 대조군 사이에서 피질 표면적 차이는 관찰되지 않았다(Schmaal et al., 2017). 이는 청소년 우울증에서 보이는 더 작은 피질 표면적은 피질 성숙의 지연, 즉 피질 표면적이 확장되는 과정이 지연되는 것과 관련이 있다는 점을 시사한다. 설측회(lingual gyrus), 내측 OFC, 상전두회(Schmaal et al., 2017)를 포함하여 청소년에서 표면적 이상이 관찰된 일부 영역은 피질 성숙 과정을 더 오래 거치며(Wierenga et al., 2014), 특히 청소년 우울증에서는 성숙이 더 지연될 수 있다. 피질 성숙의 지연은 회백질 용적과 관련이 있는 수상돌기의 가지 뻗기, 시냅스의 수 감소를 통해 다른 영역과의 기능적 연결을 변경할 수도 있다(Anderson, 2011). 이러한 변화는 성인기로의 전환이 이루어지는 시기에 표면적 영역이 정상화된 경우일지라도 성인기 동안 지속될 수 있다. 어린 시기에 우울증이 발병한 성인 환자에게서 피질 표면적에 이상이 나타나지 않는 것은 이러한 정상화로 인한 것일 수 있다(Schmaal et al., 2017).

우울증의 취약성과 관련된 용적과 피질 변화

고위험 표본에서 용적 변화에 대한 연구 자료가 대두되고 있다(문헌 검토를 위해 Jones et al., 2017 참고). 종단 연구에서 저자들은 우울증이 있는 청소년, 우울증 가족력이 있는 건강한 청소년, 건강한 저위험 대조군에서 해마의 변화를 조사했다(Rao et al., 2010). 연구 결과에 따르면, 우울증과 고위험군이 대조군에 비해 양측 해마 부피가 더 작다는 것을 확인하였다. 특히 어린 시절의 역경은 더 작은 해마의 부피와 관련이 있었고, 더 작은 해마 부피는 어린 시절 역경이 추후 우울증 발병에 미치는 영향을 부분적으로 매개했다(Rao et al., 2010). 우울장애 과거력이 없지만 정서적 기질을 기반으로 선정된 고위험군 청소년에 대한 종단 연구에 의하면, 초기 및 중기 청소년기 사이에 해마 성장의 감소와 조가비핵(putamen) 부피 감소의 약화가 우울증 발병과 관련이 있었다. 성별은 편도체 성장과 우울증 사이의 연관성을 매개하였다. 즉, 여성에서 편도체의 과도한 성장이 우울증 발병과 관련되었던 반면, 남성에서는 편도체 성장의 약화가 우울증과 관련이 있었다. 시간이 경과하면서 더 적은 측좌핵 부피는 여성 참가자에서만 우울증과 관련이 있었다(Whittle et al., 2014). 다른 연구들은 소아 표집 기저선의 피질하 구조에서 회백질 부피와 시간에 따른 우울 증상 증가의 연관성을 조사하였다(문헌 검토를 위해 Jones et al., 2017 참고).

가족력이 있거나 없는 10~15세 여성 참가자를 대상으로 머신 러닝 분석을 사용한 최근 연구에 따르면, 이후에 우울증이 발병한 청소년들은 증상 발병 이전에 좌측 섬엽의 회백질이 더 두꺼웠고 우측 내측 OFC의 회백질은 더 얇음이 확인되었다(Foland-Ross et al., 2015). 이는 청소년기 동안 대뇌 피질 및 피질하 회백질의 발달 궤적의 변화가 이처럼 주요한 시기에 우울증 발병에 대한 신경생물학적 취약성에 해당할 수 있고, 따라서 우울장애의 병인론적 기전에 대한 단서가 될 수 있다. 뿐만 아니라 피질하 구조의 회백질 부피와 우울증 위험 사이의 연관성에 있어 성차(Whittle et al., 2014)는 남성과 여성 청소년이 청소년기 동안 비선형적인 성장 궤적에서 다른 지점에 있을 가능성을 더욱 지지한다(Kaczkurkin et al., 2018).

조기 발병 우울증과 관련된 백질 회로의 변화

분할 비등방도(fractional anisotropy: FA)는 가장 흔한 백질 미세구조의 DTI 기반 지수로, 더 높은 값은 더 큰 구조적 통합과 향상된 조직화, 응집력, 그리고 섬유 신경회로(fiber tract)의 압축성을 의미한다. 또한 다른 계량적 분석도 계산되는데, 확산의 전체 규모를 추정하는 평균 확산도(mean diffusivity: MD), 1차 확산 방향에 따라 확산을 측정하는 축 확산(axial diffusivity: AD), 그리고 1차 확산 방향에 수직인 확산의 양을 반영하는 방사형 확산(radial diffusivity: RD) 등이다. 각 확산 지수의 변화에 대한 정확한 세포 기전은 여전히 명확하지 않지만, 낮은 RD 및 MD와 더불어 높은 FA, AD는 일반적으로 더 나은 구조적 통합과 증가된 수초화, 백질 경로의 더 큰 응집력을 반영하는 것으로 간주된다(Cascio et al., 2007; Lebel & Deoni, 2018; Paus, 2010). 건강한 지원자를 대상으로 한 많은 DTI 연구들에 따르면 아동기, 청소년기 및 초기 성인기에서 정상적인 성숙과 함께 FA의 전반적인 증가와 MD의 감소가 나타났다(Cascio et al., 2007; Lebel & Deoni, 2018).

DTI는 성인 우울증 연구에서 광범위하게 사용되어 왔고, 주요우울증의 첫 삽화이면서 약물을 사용하지 않는 환자를 대상으로 한 최근 메타분석에서 양반구 간 연결과 전두엽-피질하 신경 회로에서 백질 결핍의 강력한 증거가 확인되었다(Chen et al., 2017). 조기 발병 우울증에 대한 첫 번째 DTI 연구에서(Cullen et al., 2010), 슬하 전측 대상피질(subgenual anterior cingulate cortex)과 편도체 간의 연결성이 조사되었다. 그 결과, 우울증이 있는 청소년 환자는 건강한 대조군에 비해 우측에서 낮은 FA 값을 보였다. 또한 우울한 청소년에서는 다음 몇 가지 백질 회로에서 낮은 FA 값이 관찰되었다: 좌우 갈고리다발(uncinate fasciculi), 하전두-후두다발(inferior fronto-occipital fasciculi), 왼쪽 전대상회다발(anterior cingulum), 왼쪽 위세로다발(superior longitudinal fasciculus). 후속 연구에서는 전두엽-변연계 간의 연결 회로(Bessette et al., 2014; Henderson et al., 2013; LeWinn et al., 2014), 시상(Bessette et al., 2014; Henderson et al., 2013), 뇌량의 슬부(genu), 내측 및 외측 섬유막 회로(capsule tract), 중뇌(Bessette et al., 2014)의 백질 회로에서 낮은 FA 값이 확인되었다. 이에 더해 대상회다발(cingulum)의 낮은 FA 값은 더 높은 우울증 심각성과 관련이 있는 반면, 전측 시상의 방사 정도가 낮을수록 더 심한 무쾌감증과 관련이 있었다(Henderson et al., 2013).

백질 연결성을 평가하는 연구의 수가 부족하고 연구의 표본 크기도 작지만, 연결성의 장해가 조기 발병 우울증과 관련된다는 결과가 있다. 특히 대상회다발과 전측 시상 방사선의 백질 통합도는 증상의 표현과 심각도에 영향을 미칠 수 있다. 이와 같은 비정상적 뇌의 네트워크 발달 경과에 관한 가설들은 발병 연령, 질병 기간, 치료 이력, 동반 질환 및 가족력과 같은 공변량의 영향을 평가할 수 있을 정도의 적절한 검증력을 지닌 추후 종단 연구에서 다루어져야 한다.

우울증 취약성과 관련된 백질 회로의 변화

우울증 가족력이 있는 건강한 청소년을 대상으로 한 연구에서, 왼쪽 대상회다발과 뇌량의 팽대부(splenium), 위세로다발, 갈고리다발, 하 전두-후두다발에서 낮은 FA 값이 관찰되었다(Huang et al., 2011). 더욱이 대상회다발, 위세로다발, 그리고/또는 갈고리다발에서 감소된 FA 값은 종단 추적에서 우울증 발병과 관련이 있었다(U. Rao, & H. Huang, 2012 출간되지 않은 자료). 이전 정신병리의 과거력이 없지만 아동기 학대에 노출된 적이 있는 청소년을 따로 분리한 표본에서, 위세로다발과 오른쪽 대상회다발-해마(cingulum-hippocampus) 회로의 기저선 FA 값이 낮은 것은 종단 추적 시 우울증 위험 증가와 관련이 있었다(Huang et al., 2012). 종합적으로, 이러한 예비 연구들은 변연계와 전두 영역을 연결하는 백질 회로의 결손이 청소년기의 단극성 우울증 발병에 대한 신경생물학적 위험 표지자 역할을 할 수 있음을 시사한다.

우울증과 관련된 뇌 기능의 변화

다음 절에서는 조기 발병 우울증이 있거나 우울증 위험군에서 휴지기 상태 그리고 과제-기반의 기능적 자기공명영상(fMRI) 결과를 요약한다. fMRI 기술은 개인이 휴식을 취하거나(자발적으로 일어나는 변동), 과제를 완수하는 동안, 혈류산소수준(blood oxygen level-dependent: BOLD) 신호를 측정함으로써 간접적으로 신경 활동을 정량화한다. 과제-기반 fMRI에 비해, 휴지기의 기능적 연결성(resting-state functional connectivity, 이하 RSFC)은 연구 참여에 최소한의 기준을 요구하고(minimal demands on compliance) 영상 획득 시간이 짧다는 실용적인 이점이 있기 때문에 소아 표본 연구 시 매력적인 틀이다. 아울러 휴지기의 fMRI는 피험자 내, 피험자 간 반복 측정 가능성이 높다는 특성으로 인해 RSFC 결과를 잠재적으로 더 보편적으로 비교할 수 있도록 한다는 이점이 있다.

조기 발병 우울증에서 내인적인 신경 기능 연결성

성인 우울증과 관련된 주요 신경 네트워크의 내인적인(intrinsic) 기능적 연결성 변화는 광범위하게 연구되었으며, 이 장의 앞부분에 그에 대한 요약이 제시되어 있다('조기 발병 우울증에 대한 신경계 접근'). 조기 발병 우울증에서 RSFC의 경험적인 자료는 새롭게 축적되고 있다(문헌 검토를 위해 Hulvershorn et al., 2011; Kerestes et al., 2013 참고). 이런 연구들에서는 시드 기반 상관분석(seed-based correlations), 그래프 이론, 독립 성분 분석(independent component analysis)을 포함하여 RSFC를 측정하기 위해 다양한 방법을 사용했다. 이러한 연구들에서 일관되게 청소년의 우울증에서 다음과 같은 영역을 포함하는 내측 PFC의 연결성의 증가가 확인되었다: 슬전 ACC(pregenual anterior cingulate cortex)(더 일관적으로는 BA32), 슬하 ACC(BA25), 배측 mPFC(BA8)과 복측 mPFC(BA10) 부분. 참고로 mPFC 영역은 DMN의 구성 요소로서 정서 처리를 매개하고 반추와 질병의 심각도와 같은 뚜렷한 증상 프로파일과도 상관관계가 있다(Kerestes et al., 2013). mPFC 영역 내에서 증가된 RSFC와 대조적으로, 전두엽과 변연계 사이에서는 RSFC의 감소가 관찰되었다(Connolly et al., 2017; Cullen et al., 2014; Geng et al., 2016). 우울증이 있지만 약물 복용은 하지 않은 청소년들의 경우, 기저선의 편도체와 섬엽 간 RSFC 감소는 3개월 후 우울 증상의 더 큰 증가를 예측했다(Connolly et al., 2017). 또 다른 연구에서 디폴트 모드 네트워크(DMN), 실행 네트워크(EN), 현저성 네트워크(SN) 연결성의 변화가 우울한 청소년의 자살 행동을 예측했다(Ordaz et al., 2018).

조기 발병 우울증에서 RSFC에 대한 새로운 연구 결과들은 내측 신경 네트워크(기본 모드 네트워크)의 장해가 부정적 반추를 포함한 자기 참조 과정의 임상적 발현에 중요한 역할을 수행함을 강조한다. 우울증에서 슬하 ACC의 변화가 일관적으로 보고되고 있고, 뇌심부자극술(deep brain stimulation)에서 표적 부위로서 슬하 ACC의 임상적 중요성을 감안할 때(Chau et al., 2017; Mayberg, 2003; Price & Drevets, 2010), 이 영역의 치료 의의에 대해 조사하는 연구가 더 필요하다.

우울증 취약성과 관련된 내인적인 기능적 연결성 변화

기저선에서 정신병리가 없는 청소년에 대한 종단 조사에 따르면, Scheuer 등(2017)은 4년의 추적 기간 동안 우울 증상이 크게 증가했다고 보고한 청소년이 해당 기간 동안 우울증 증상에 변화가 없었던 청소년에 비해 기저선의 편도체–전두엽 간 연결성이 감소되어 있었던 것으로 나타났다. 반복적인 휴지기 fMRI 영상검사를 시행한 종단 연구(평균 간격 2년)에 의하면, 시간이 지남에 따라 슬하 ACC와 다른 피질 영역 사이의 기능적 연결성(functional connectivity)이 감소한 청소년은 추적 조사에서 더 심한 우울증을 보였다(Strikwerda–Brown et al., 2015). 마지막으로, 6~12세 사이의 기저선에서 증가된 왼쪽 복측 선조체 부위의 강도(보상 관련 RSFC의 척도)는 종단적 추적 조사 동안 높은 우울장애 위험성을 예측했다(Pan et al., 2017). 이러한 결과들은 변연계 또는 선조체 피질하 영역 내의 기능적 연결성 변화 또는 이들과 전두엽 영역과의 연결성에 더하여 시간 경과에 따른 이들 영역 간의 연결성 약화가 청소년에서 우울증 취약성에 대한 표지자가 될 수 있음을 시사한다.

조기 발병 우울증에서 과제 수행 중 유발된 기능적 연결성의 변화

성인 우울증의 기능적 연결성 연구에 대한 최근 고찰에서, Li 등(2018)은 네 가지 주요 신경망의 변화를 확인했다: ① 복측 변연계 정서 네트워크의 연결성 증가는 과도한 부정적인 기분(불쾌감)과 관련이 있을 수 있다. ② 전두엽-선조체 보상 네트워크의 연결 감소는 흥미, 동기 및 즐거움의 상실을 설명한다(무쾌감증). ③ DMN 연결성의 증가는 우울한 반추의 기반이 될 수 있다. ④ 배측 인지-조절 네트워크 연결성의 감소는 인지적 결함, 특히 부정적인 사고와 정서에 대한 비효율적인 하향식 조절과 관련된다.

조기 발병 우울증에 대한 과제-기반 fMRI 연구도 이러한 영역을 중점적으로 살펴보았다. 초기 연구에서는 영역의 변화만 조사한 반면 최근 연구에서는 네트워크-기반 접근 방식을 사용하고 있다(문헌 검토를 위해 Hulvershorn et al., 2011; Kerestes et al., 2013; Miller et al., 2015 참고). 청소년과 초기 성인기 우울증의 과제-기반 fMRI 연구에 대한 초기의 포괄적인 고찰에서, Kerestes 등(2013)은 정서 처리, 인지 제어, 정서인지 및 보상 처리의 네 가지 주요 영역을 확인하였다. 이 영역들에서 ACC, 복내측 PFC, OFC, 편도체의 활성화 증가가 관찰되었다. 246명의 주요우울장애 청소년과 연령을 맞춘 274명의 건강한 대조군에서 다양한 정서 처리과정 및 실행기능 과제를 수행하는 동안 복셀 기반의 활성화 패턴을 비교한 최근 메타분석에서, 우울한 청소년은 다음과 같은 영역에서 일반적인, 그리고 과제-특이적인 효과 모두에서 신뢰할 만한 패턴을 보였다: 모든 과제에서 슬하 ACC와 복외측 PFC의 과활성화, 집계된 과제 전반에 걸쳐 미상(caudate) 부분의 저활성화, 정서 처리 과제 동안 시상 및 해마곁이랑(parahippocampal gyrus)의 과활성화, 실행기능 과제 동안 설상엽(쐐기소엽)(cuneus), 배측 대상피질, 배측 전방 섬엽의 저활성화, 긍정 유인가 과제 중 후방 섬엽의 저활성화, 부정 유인가 과제 중 DLPFC와 상부 측두엽의 과활성화(Miller et al., 2015). 연구 저자들은 성인 우울증 연구(Li et al., 2018)에서 관찰된 것과 마찬가지로 여러 뇌 네트워크에서의 변경된 활성화가 외견상 이질적으로 보이는 청소년의 우울 증상을 설명하는 데 도움이 된다고 제안했다. 청소년 우울증은 또한 선조체와 PFC 사이의 비정상적인 기능적 혼선을 특징으로 한다(Forbes & Dahl, 2012; Keren et al., 2018; Luking et al., 2016).

조기 발병 우울증에 대한 과제-기반 fMRI 연구 결과는 정서 처리과정 및 조절뿐 아니라 보상 처리과정 손상의 다양한 측면에 영향을 주는 전두엽, 변연계, 선조체 영역의 저활성화 및 과활성화의 손상으로 수렴한다([그림 5-1]). 전두엽-변연계 연결성의 감소는 특히 편도체의 활동을 관리하는 데 있어 PFC의 비효율적인 기능을 반영하는 반면, 연결성의 증가는 부정적인 정서의 장기적이고 지속적인 경험을 반영한다고 가정한다. 이를 함께 고려하면, 조기 발병 우울증에서 확인된 신경 간 연결성은 성인의 우울증 연구 결과와 유사하다. 예비 연구 결과는 관해 중에도 이런 손상이 있을 수 있고(Burkhouse et al., 2017), 이는 재발성 삽화의 위험 요인으로 작용할 수 있다고 제안한다.

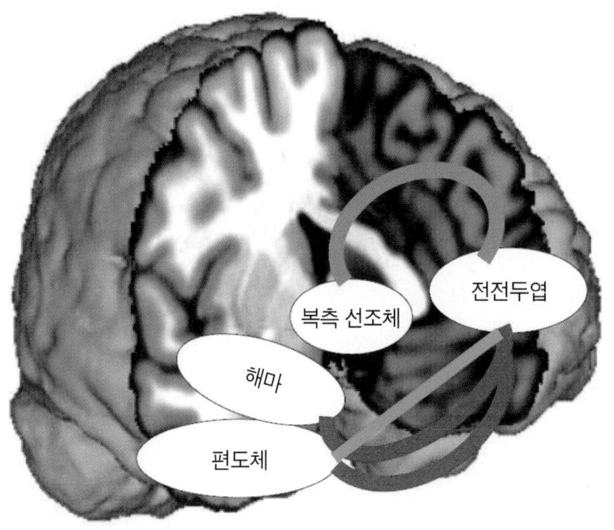

[그림 5-1] 조기 발병 우울증의 전두-변연계와 전두-선조체 연결성 손상에 대한 가설 모형
빨간색은 연결성의 증가를 의미하며, 파란색은 연결성 감소를 의미한다.

우울증 취약성에서 과제 수행 중 유발된 기능적 연결성의 변화

Monk 등(2008)은 우울증의 가족력을 기준으로 아동과 청소년을 고위험군, 저위험군으로 분류하고 감정이 표현된 얼굴을 수동적으로 보는 조건과 주의가 제한되는 조건(즉, 얼굴을 바라보면서 특정 부분을 평가해 보라고 요구하였다)에서의 얼굴 처리 과정을 연구하였다. 고위험 청소년은 수동적인 조건에서 공포 얼굴을 처리할 때 편도체와 측좌핵 활동이 더 크게 나타났고, 수동적인 조건에서 행복 얼굴을 처리할 때 측좌핵 활동의 감소를 보였다. 탐색적 분석 결과, 고위험군에서는 주의를 제한하는 것은 편도체 활성화 감소와 함께 더 높은 mPFC 활성화와 관련이 있었다. 우울증의 가족력 위험 요인이 있는 청소년을 대상으로 한 연구에서, Mannie 등(2008)은 고위험 청소년이 정서적 스트룹 과제 중에 긍정적인 단어와 부정적인 단어 모두에서 슬전 ACC에서 예상되는 활성화를 보이지 못했다고 보고했다. 전두엽 및 피질하 부위의 이러한 변화가 우울증의 위험을 증가시키는지 여부는 명확하지 않다. 기저선에서 건강한 청소년을 대상으로 한 또 다른 연구에서는, 또래 배제 과제 수행 동안 슬하 ACC의 활성화가 더 큰 것은 이듬해 동안 부모가 보고한 우울 증상의 더 높은 증가와 관련이 있었다 (Masten et al., 2011).

다양한 보상-기반 의사결정 패러다임을 이용하여 건강한 청소년에서 복측 선조체의 활성화 감소가 이후의 우울 증상 또는 임상적 진단의 상승을 예측할 수 있음이 밝혀졌다(Jones et al., 2017 참고). 예를 들어, 쾌락적(보상-기반) 결정(Telzer et al., 2014), 또는 보상을 기대할 때(Morgan et al., 2013)에 비해서 자기실현(eudaimonic) 결정(자기희생을 포함하는 결정)을 할 때 복측 선조체의 낮은 기저선 활성화가 청소년에서 시간이 지남에 따라 우울 증상의 더 큰 증가를 예측하였다. 또한 2년에 걸쳐 보상 처리 과정 동안 복측 선조체 활성화에 더 큰 감소를 보인 경우, 후속 조사에서 더 많은 우울 증상과 관련이 있었다(Hanson et al., 2015). 이전에 증상이 없었던 청소년에서, 보상 예측 동안 기저선에서 더 낮은 복측 선조체 활성화가 이후 역치하 혹은 임상적인 우울증으로의 전환을 예측했다(Stringaris et al., 2015). 보상 기반과 상실 기반 의사결정 동안 전전두엽 활성화는 성별에 따른 추후 우울 증상의 심각도를 예측할 수 있게 했다(Hanson et al., 2015; Jin et al., 2017).

소아 우울증에서 치료 반응의 신경 관련성

여러 연구에서 성인 우울증의 성공적인 치료 결과에 대한 잠재적인 신경 표지자를 조사했다(Chakrabarty et al., 2016; Chau et al., 2017; Gudayol-Ferré et al., 2015; Li et al., 2018 참조). 이러한 결과를 청소년으로 확장한 연구는 표본 수가 그다지 크지 않은 몇몇 연구뿐이다. 우울한 청소년에서 치료 전 보상 대 손실에 대한 반응으로 슬하 ACC의 활성화가 감소하고(Straub et al., 2015), DLPFC와 편도체 사이 및 섬엽의 RSFC가 감소한 경우(Straub et al., 2017) 인지행동치료 후 우울증 증상이 더 적게 감소하는 부정적인 치료 반응을 예측했다. 또한 편도체의 낮은 RSFC에 더해 왼쪽 보조 운동 영역(supplementary motor area)과 오른쪽 중심전회(precentral gyrus) 그리고 오른쪽 중심덮개피질(central opercular cortex)과 헤슬이랑(Heschl's gyrus)의 연결성 증가는 우울한 청소년의 SSRI 치료에 있어 더 나은 치료 반응을 예측했다(Klimes-Dougan et al., 2018). 같은 연구에서 정서 처리 과정에 대한 반응으로 ACC와 왼쪽 내측전두회의 활성화는 더 나은 치료 반응을 예측했다.

다른 종단 연구에서, 플루옥세틴 치료에 대한 개방형 임상시험으로 기저선과 약물치료 후 8주 이후 시기에 우울한 청소년이 얼굴 표정 과제를 수행하는 동안 fMRI를 촬영했다(Tao et al., 2012). 치료 전, 우울한 청소년은 건강한 대조군과 비교했을 때, 전두엽, 측두엽 및 변연피질을 포함한 여러 영역에서 과도한 뇌 활성화를 보였다. 플루옥세틴 치료는 편도체, OFC,

슬하 ACC를 포함한 대부분의 영역에서 뇌 활성화를 정상화했다. Cullen 등(2016)은 8주 동안의 SSRI 치료 전후에 나타난 기능적 연결성의 변화를 조사했다. 더 나은 치료 반응은 편도체와 오른쪽 전두엽 피질 사이의 RSFC 증가와 관련이 있었지만, 기저선에서 치료 후까지 편도체와 오른쪽 설준부 및 오른쪽 PCC 사이의 RSFC 감소와 관련이 있었다. 또한 임상적 호전은 부정적인 정서 과제에 대한 반응으로 입쪽과 슬하 ACC 활성화의 감소와 관련이 있었지만, 섬엽과 다른 영역은 활성화 증가와 관련이 있었다. Chattopadhyay 등(2017)은 우울한 청소년의 CBT에 대한 반응에서 정서적인 신경회로('뜨거운')와 인지-조절('차가운') 신경회로의 RSFC 변화를 조사했다. 성공적인 CBT는 치료 후 기저선에서 과도한 정서 처리 네트워크 연결성을 개선하는 것으로 나타났으나, 인지-조절 네트워크에는 별다른 변화가 없었다. 우울한 청소년을 대상으로 한 또 다른 연구에서, CBT는 오른쪽 DLPFC, 오른쪽 미상핵(caudate nucleus)과 왼쪽 하두정엽(inferior parietal lobe)(Sosic-Vasic et al., 2017)에서 영역별 대뇌 혈류[동맥 스핀 표지(arterial spin labeling)을 통해 측정한]의 증가를 유발했다.

전두엽-변연계 구조 내 그리고 구조 간 기능적 연결은 특정 유형의 치료에서 가장 많은 혜택을 받을 수 있는 사람들의 집단을 식별하는 지표 역할을 한다. 더 중요한 것은 이러한 발견이 변연계 및 전두엽-변연계 내 연결성 감소와 보상 관련 변연계 활성화 감소가 더 큰 증상의 심각도와 우울증 발병을 예측한다는 문헌 결과와 일치한다는 점이며(Jones et al., 2017), 치료는 이러한 손상을 개선하는 것으로 보인다.

임상적 함의와 향후 연구 전망

조기 발병 우울증에 대한 연구가 늘어나면서 영역 수준 혹은 시스템 수준에서 특정 구조적 및 기능적 뇌 변화가 확인되고 있다. 우울증 위험군인 청소년에서 우울증에 대한 임상 증상이 발생하기 전 특정 변화가 분명하게 나타나며, 이는 질병의 발병을 예측하게 하는 것으로 보인다. 치료가 우울 증상의 개선에 대응해서 일부 손상된 기능적 연결성을 복원시킬 수 있다는 예비 연구의 결과는 조기 발병 우울증의 병태생리학에서 이러한 네트워크의 중요성을 지지하는 것이다. 조기 발병 우울증과 성인기 발병 우울증 간 구조적 및 기능적 뇌 변화에 어느 정도 일관성이 있긴 하지만, 어떤 결과는 다르며, 아마도 이는 진행 중인 신경가소성 변화와 만성적인 질병 경과가 신경 연결성에 미치는 영향을 반영하는 것일 수 있다.

지난 20년 동안 신경 영상의 엄청난 기술 발전에도 불구하고, 조기 발병 우울증의 신경 기전에 대한 우리의 지식은 성인 우울증의 신경 기전에 관한 지식에 비해 훨씬 뒤처져 있다. 소아를 대상으로 한 많은 연구는 횡단 연구이거나 그다지 크지 않은 표본 크기로 이루어져 있다. 따라서 아동, 청소년 및 성인 발달의 성숙 변화가 우울증의 취약성 및 유지와 어떤 관련이 있는지는 불분명하다. 우울증에 특정한 신경 변화에 대한 정보를 비롯해 가족력, 질병의 심각도, 증상 양상 및 동반 질환이 결과에 미치는 영향에 대한 더 많은 정보가 필요하다. 어떤 신경 변화가 이미 존재하고 장애에 대한 취약성을 증가시키는지 혹은 어떤 것이 질병의 후유증인지 또한 명확하지 않다. 아울러 관찰된 뇌의 변화가 일시적이라면 후유증 없이 해결될 수 있는 상태와 유사한 것인지, 일시적이지만 여전히 개인을 정상발달에서 지연된 경로에 위치시키는 것인지, 혹은 이 기간 동안 정상적인 성숙을 방해하고 신경계에 영구적이고 해로운 영향을 미치는 것인지의 여부가 확실하지 않다. 질병 경과가 신경생물학적 기질(substrate)에 미치는 영향도 연구되지 않았다. 치료에 대한 반응에서 신경 변화뿐 아니라 장애의 진단, 치료 및 예후에서 신경 표지자의 유용성이 확립될 필요가 있다. 비극적이게도 조기 발병 우울증은 잦은 재발과 관련이 있지만, 신경 회복을 위한 유일한 기회가 있을 수 있고 효과적인 조기 개입의 필요성을 강조한다.

이 고찰의 가장 명백한 의의는 젊은 인구를 대상으로 더 많은 전향적인 연구가 필요하다는 것이다. 질병 취약성, 질병 안정성, 그리고 치료에 대한 반응 및 질병 결과를 예측할 수 있는 신경 표지자를 더 잘 이해하기 위해 고위험 청소년을 대상으로 한 최근 발견을 기반으로 연구가 더욱 진행될 필요가 있다. 우울증이 있는 아동 · 청소년에 대한 연구는 성인 연구에 비해 반복되는 삽화, 장기간의 질병, 여러 약물, 동시 발생하는 의료 문제와 같은 교란요인이 최소화된다는 점에서 여러 장점이 있다. 청소년기가 우울증 발병 위험이 높은 시기라는 점을 고려할 때 상대적으로 짧은 추적 기간 동안 우울증에 대한 기존 표지자와 '흉터' 표지자 모두를 확인할 수 있다. 조기 발병 우울증이 재발하여 성인기에 지속되기 때문에 소아를 대상으로 한 포괄적인 연구가 성인에서의 부작용을 예방하는 데 기여할 가능성이 있다.

과학자들은 임상신경과학의 결과를 병태생리학 및 병인학 과정을 기반으로 한 새로운 분류 시스템으로 변환하기 위해 현재의 진단 체계를 구현하는 동시에 이를 뛰어넘는 명확한 구조와 기능 가설을 규명해야 한다. 그리고 이러한 모형은 청소년 우울증에서 이질성과 높은 동반이환 비율을 설명할 수 있다. 신경 영상에 유전 정보를 추가하면 네트워크 수준의 기능에 기여하는 유전자의 역할에 관한 지식을 얻을 수 있을 것이다. 행동적, 약물적 또는 신체적 치료 전후에 신경 측정치를 얻는 것이 중요하다. 이러한 연구는 치료가 작동하는 기제를 밝히고 치료 개발을 위한 새로운 목표를 제공할 수 있다. 아울러 치료 결과를 예측하는 기저 요인(즉, 조절요인)을 식별하는 것 또한 현장의 치료를 보다 개인별 맞춤 케어 방식으로 전환하는 데 도움이 될 것이다.

임상적 핵심 요점

- 청소년기에 우울증에 대한 위험이 현저하게 증가하는 것은 해당 발달 기간 동안 사회-정서와 보상 처리과정에 관련된 신경 네트워크가 동시에 성숙 변화하는 것과 관련될 수 있다.
- 우울증의 유병률과 성숙기 뇌 변화의 성별 차이에 대한 발달 경향도 관찰되었다. 그러나 청소년기 전환기 동안의 뇌 발달과 우울증에 미치는 성별의 영향을 확인하려면 더 많은 연구가 필요하다.
- 우울증의 복잡한 현상을 포착하려면 우울증과 관련된 뇌 변화를 연구하는 다중 모드/네트워크 접근 방식을 채택해야 한다.
- 특정 신경 변화는 고위험 청소년에서 우울 증상이 임상적으로 발현되기 이전에도 분명히 존재하며, 질병의 발병을 예측하는 것으로 보이므로 이를 표적으로 한 조기 개입이 중요하다.
- 초기 발병 우울증과 성인기 발병 우울증 사이의 구조적 및 기능적 뇌 변화에 어느 정도의 일관성이 있다. 그러나 일부는 다를 수 있고, 이는 진행 중인 신경가소성 변화와 만성적인 질병 경과가 신경 연결성에 미치는 영향을 반영하는 것일 수 있다.
- 과학자들은 현재의 진단 시스템을 뛰어넘는 명확한 뇌 구조와 기능 가설을 확인하여 임상신경과학의 결과를 병태생리학과 병인학 과정에 기반한 새로운 분류 시스템으로 변환할 필요가 있다.

참고문헌

Ahmed SP, Bittencourt-Hewitt A, Sebastian CL: Neurocognitive bases of emotion regulation development in adolescence. Dev Cogn Neurosci 15:11-25, 2015 26340451

Allman JM, Hakeem A, Erwin JM, et al: The anterior cingulate cortex: the evolution of an interface between emotion and cognition. Ann N Y Acad Sci 935(1):107-117, 2001 11411161

Andersen SL, Teicher MH: Stress, sensitive periods and maturational events in adolescent depression. Trends Neurosci 31(4):183-191, 2008 18329735

Andersen SL, Rutstein M, Benzo JM, et al: Sex differences in dopamine receptor overproduction and elimination. Neuroreport 8(6):1495-1498, 1997 9172161

Anderson BJ: Plasticity of gray matter volume: the cellular and synaptic plasticity that underlies volumetric change. Dev Psychobiol 53(5):456–465, 2011 21678393

Avenevoli S, Swendsen J, He JP, et al: Major depression in the National Comorbidity Survey-Adolescent Supplement: prevalence, correlates, and treatment. J Am Acad Child Adolesc Psychiatry 54(1):37.e2–44.e2, 2015 25524788

Baird AA, Gruber SA, Fein DA, et al: Functional magnetic resonance imaging of facial affect recognition in children and adolescents. J Am Acad Child Adolesc Psychiatry 38(2):195–199, 1999 9951219

Barbas H, Saha S, Rempel-Clower N et al: Serial pathways from primate prefrontal cortex to autonomic areas may influence emotional expression. BMC Neurosci 4:25, 2003 14536022

Bechara A, Damasio AR: The somatic marker hypothesis: a neural theory of economic decision. Games Econ Behav 52:336–372, 2005

Bellani M, Baiano M, Brambilla P: Brain anatomy of major depression, II: focus on amygdala. Epidemiol Psychiatr Sci 20(1):33–36, 2011 21657113

Benloucif S, Galloway MP: Facilitation of dopamine release in vivo by serotonin agonists: studies with microdialysis. Eur J Pharmacol 200(1):1–8, 1991 1769366

Bessette KL, Nave AM, Caprihan A, et al: White matter abnormalities in adolescents with major depressive disorder. Brain Imaging Behav 8(4):531–541, 2014 24242685

Bjork JM, Smith AR, Chen G, et al: Adolescents, adults and rewards: comparing motivational neurocircuitry recruitment using fMRI. PLoS One 5(7):e11440, 2010 20625430

Blakemore SJ, Burnett S, Dahl RE: The role of puberty in the developing adolescent brain. Hum Brain Mapp 31(6):926–933, 2010 20496383

Brenhouse HC, Andersen SL: Developmental trajectories during adolescence in males and females: a cross-species understanding of underlying brain changes. Neurosci Biobehav Rev 35(8):1687–1703, 2011 21600919

Brenhouse HC, Sonntag KC, Andersen SL: Transient DI dopamine receptor expression on prefrontal cortex projection neurons: relationship to enhanced motivational salience of drug cues in adolescence. J Neurosci 28(10):2375–2382, 2008 18322084

Burgess PW, Stuss DT: Fifty years of prefrontal cortex research: impact on assessment. J Int Neuropsychol Soc 23(9–10):755–767, 2017 29198274

Burkhouse KL, Jacobs RH, Peters AT, et al: Neural correlates of rumination in adolescents with remitted major depressive disorder and healthy controls. Cogn Affect Behav Neurosci 17(2):394–405, 2017 27921216

Burnett S, Sebastian C, Cohen Kadosh K, et al: The social brain in adolescence: evidence from functional magnetic resonance imaging and behavioural studies. Neurosci Biobehav Rev 35(8):1654–1664, 2011 21036192

Bush G, Luu P, Posner MI: Cognitive and emotional influences in anterior cingulate cortex. Trends Cogn Sci 4(6):215–222, 2000 10827444

Campbell S, Macqueen G: The role of the hippocampus in the pathophysiology of major depression. J Psychiatry Neurosci 29(6):417–426, 2004 15644983

Cardinal RN, Parkinson JA, Hall J, et al: Emotion and motivation: the role of the amygdala, ventral striatum, and prefrontal cortex. Neurosci Biobehav Rev 26(3):321–352, 2002 12034134

Cascio CJ, Gerig G, Piven J: Diffusion tensor imaging: application to the study of the developing brain. J Am Acad Child Adolesc Psychiatry 46(2):213–223, 2007 17242625

Cascio CN, Carp J, O'Donnell MB, et al: Buffering social influence: neural correlates of response inhibition predict driving safety in the presence of a peer. J Cogn Neurosci 27(1):83–95, 2015 25100217

Casey BJ, Getz S, Galván A: The adolescent brain. Dev Rev 28(1):62–77, 2008 18688292

Casey BJ, Galván A, Somerville LH: Beyond simple models of adolescence to an integrated circuit-based account: a commentary. Dev Cogn Neurosci 17:128–130, 2016 26739434

Chakrabarty T, Ogrodniczuk J, Hadjipavlou G: Predictive neuroimaging markers of psychotherapy response: a systematic review. Harv Rev Psychiatry 24(6):396–405, 2016 27824635

Chambers RA, Taylor JR, Potenza MN: Developmental neurocircuitry of motiva tion in adolescence: a critical period of addiction vulnerability. Am J Psychiatry 160(6):1041–1052, 2003 12777258

Chattopadhyay S, Tait R, Simas T, et al: Cognitive behavioral therapy lowers elevated functional connectivity in depressed adolescents. EBioMedicine 17:216–222, 2017 28258922

Chau DT, Fogelman P, Nordanskog P, et al: Distinct neural-functional effects of treatments with selective serotonin reuptake inhibitors, electroconvulsive therapy, and transcranial magnetic stimulation and their relations to regional brain function in major depression: a meta-analysis. Biol Psychiatry Cogn Neurosci Neuroimaging 2(4):318-326, 2017 29560920

Chein J, Albert D, O'Brien L, et al: Peers increase adolescent risk taking by enhancing activity in the brain's reward circuitry. Dev Sci 14(2):F1-F10, 2011 21499511

Chen G, Guo Y, Zhu H, et al: Intrinsic disruption of white matter microarchitecture in first-episode, drug-naive major depressive disorder: a voxel-based meta-analysis of diffusion tensor imaging. Prog Neuropsychopharmacol Biol Psychiatry 76:179-187, 2017 28336497

Cho YT, Ernst M, Fudge JL: Cortico-amygdala-striatal circuits are organized as hierarchical subsystems through the primate amygdala. J Neurosci 33(35):14017-14030, 2013 23986238

Chuang J-Y, Hagan CC, Murray GK, et al: Adolescent major depressive disorder: neuroimaging evidence of sex difference during an affective go/no-go task. Front Psychiatry 8:119, 2017

Connolly CG, Ho TC, Blom EH, et al: Resting-state functional connectivity of the amygdala and longitudinal changes in depression severity in adolescent depression. J Affect Disord 207:86-94, 2017 27716542

Conson M, Errico D, Mazzarella E, et al: Transcranial electrical stimulation over dorsolateral prefrontal cortex modulates processing of social, cognitive and affective information. PLoS One 10(5):e0126448, 2015 25951227

Crone EA, Dahl RE: Understanding adolescence as a period of social-affective engagement and goal flexibility. Nat Rev Neurosci 13(9):636-650, 2012 22903221

Crone EA, Elzinga BM: Changing brains: how longitudinal functional magnetic resonance imaging studies can inform us about cognitive and social-affective growth trajectories. Wiley Interdiscip Rev Cogn Sci 6(1):53-63, 2015 26262928

Cullen KR, Klimes-Dougan B, Muetzel R, et al: Altered white matter microstructure in adolescents with major depression: a preliminary study. J Am Acad Child Adolesc Psychiatry 49(2):173-183.el, 2010 20215939

Cullen KR, Westlund MK, Klimes-Dougan B, et al: Abnormal amygdala resting state functional connectivity in adolescent depression. JAMA Psychiatry 71(10):1138-1147, 2014 25133665

Cullen KR, Klimes-Dougan B, Vu DP, et al: Neural correlates of antidepressant treatment response in adolescents with major depressive disorder. J Child Adolesc Psychopharmacol 26(8):705-712, 2016 27159204

Davey CG, Yiicel M, Allen NB: The emergence of depression in adolescence: development of the prefrontal cortex and the representation of reward. Neuro-sci Biobehav Rev 32(1):1-

19, 2008 17570526

de Kwaasteniet B, Ruhe E, Caan M, et al: Relation between structural and functional connectivity in major depressive disorder. Biol Psychiatry 74(1):40–47, 2013 23399372

Di Mascio M, Di Giovanni G, Di Matteo V, et al: Selective serotonin reuptake inhibitors reduce the spontaneous activity of dopaminergic neurons in the ventral tegmental area. Brain Res Bull 46(6):547–554, 1998 9744293

Disner SG, Beevers CG, Haigh EA, et al: Neural mechanisms of the cognitive model of depression. Nat Rev Neurosci 12(8):467–477, 2011 21731066

Dougherty LR, Blankenship SL, Spechler PA, et al: An fMRI pilot study of cognitive reappraisal in children: divergent effects on brain and behavior. J Psychopathol Behav Assess 37(4):634–644, 2015 26692636

Durston S, Casey BJ: What have we learned about cognitive development from neuroimaging? Neuropsychologia 44(11):2149–2157, 2006 16303150

Durston S, Davidson MC, Tottenham N, et al: A shift from diffuse to focal cortical activity with development. Dev Sci 9(1): 1–8, 2006 16445387

Ernst M: The triadic model perspective for the study of adolescent motivated behavior. Brain Cogn 89:104–111, 2014 24556507

Ernst M, Nelson EE, Jazbec S, et al: Amygdala and nucleus accumbens in responses to receipt and omission of gains in adults and adolescents. Neuroimage 25(4):1279–1291, 2005 15850746

Ernst M, Torrisi S, Balderston N, et al: fMRI functional connectivity applied to adolescent neurodevelopment. Annu Rev Clin Psychol 11:361–377, 2015 25581237

Fareri DS, Gabard-Durnam L, Goff B, et al: Normative development of ventral striatal resting state connectivity in humans. Neuroimage 118:422–437, 2015 26087377

Foland-Ross LC, Sacchet MD, Prasad G, et al: Cortical thickness predicts the first onset of major depression in adolescence. Int J Dev Neurosci 46:125–131, 2015 26315399

Forbes EE, Dahl RE: Neural systems of positive affect: relevance to understanding child and adolescent depression? Dev Psychopathol 17(3):827–850, 2005 16262994

Forbes EE, Dahl RE: Research Review: altered reward function in adolescent depression: what, when and how? J Child Psychol Psychiatry 53(1):3–15, 2012 22117893

Fuhrmann D, Knoll LJ, Blakemore SJ: Adolescence as a sensitive period of brain development.

Trends Cogn Sci 19(10):558–566, 2015 26419496

Fuster JM: Frontal lobe and cognitive development. J Neurocytol 31(3–5):373–385, 2002 12815254

Gabard–Durnam LJ, Flannery J, Goff B, et al: The development of human amygdala functional connectivity at rest from 4 to 23 years: a cross–sectional study. Neuroimage 95:193–207, 2014 24662579

Galván A, McGlennen KM: Enhanced striatal sensitivity to aversive reinforcement in adolescents versus adults. J Cogn Neurosci 25(2):284–296, 2013 23163417

Galván A, Hare TA, Parra CE, et al: Earlier development of the accumbens relative to orbitofrontal cortex might underlie risk–taking behavior in adolescents. J Neurosci 26(25):6885–6892, 2006 16793895

Gee DG, Humphreys KL, Flannery J, et al: A developmental shift from positive to negative connectivity in human amygdala–prefrontal circuitry. J Neurosci 33(10):4584–4593, 2013 23467374

Geng H, Wu F, Kong L, et al: Disrupted structural and functional connectivity in prefrontal–hippocampus circuitry in first–episode medication–naive adolescent depression. PLoS One 11(2):e0148345, 2016 26863301

Giedd JN, Vaituzis AC, Hamburger SD, et al: Quantitative MRI of the temporal lobe, amygdala, and hippocampus in normal human development: ages 4–18 years. J Comp Neurol 366(2):223–230, 1996 8698883

Giedd JN, Clasen LS, Lenroot R, et al: Puberty–related influences on brain development. Mol Cell Endocrinol 254–255:154–162, 2006 16765510

Giorgio A, Watkins KE, Chadwick M, et al: Longitudinal changes in grey and white matter during adolescence. Neuroimage 49(1):94–103, 2010 19679191

Goddings AL, Mills KL, Clasen LS, et al: The influence of puberty on subcortical brain development. Neuroimage 88:242–251, 2014 24121203

Gogtay N, Giedd JN, Lusk L, et al: Dynamic mapping of human cortical development during childhood through early adulthood. Proc Natl Acad Sci USA 101(21):8174–8179, 2004 15148381

Greicius MD, Supekar K, Menon V, et al: Resting–state functional connectivity reflects structural connectivity in the default mode network. Cereb Cortex 19(1):72–78, 2009 18403396

Gudayol-Ferré E, Pero-Cebollero M, Gonzalez-Garrido AA, et al: Changes in brain connectivity related to the treatment of depression measured through fMRI: a systematic review. Front Hum Neurosci 9:582, 2015 26578927

Guyer AE, Monk CS, McClure-Tone EB, et al: A developmental examination of amygdala response to facial expressions. J Cogn Neurosci 20(9):1565-1582, 2008 18345988

Guyer AE, McClure-Tone EB, Shiffrin ND, et al: Probing the neural correlates of anticipated peer evaluation in adolescence. Child Dev 80(4):1000-1015, 2009 19630890

Guyer AE, Silk JS, Nelson EE: The neurobiology of the emotional adolescent: from the inside out. Neurosci Biobehav Rev 70:74-85, 2016 27506384

Gyurak A, Goodkind MS, Kramer JH, et al: Executive functions and the down regulation and up-regulation of emotion. Cogn Emotion 26(1):103-118, 2012 21432634

Haber SN, Knutson B: The reward circuit: linking primate anatomy and human imaging. Neuropsychopharmacology 35(1):4-26, 2010 19812543

Hamani C, Mayberg H, Stone S, et al: The subcallosal cingulate gyrus in the con text of major depression. Biol Psychiatry 69(4):301-308, 2011 21145043

Hamilton JP, Chen MC, Gotlib IH: Neural systems approaches to understanding major depressive disorder: an intrinsic functional organization perspective. Neurobiol Dis 52:4-11, 2013 23477309

Hankin BL, Abramson LY, Moffitt TE, et al: Development of depression from preadolescence to young adulthood: emerging gender differences in a 10-year longitudinal study. J Abnorm Psychol 107(1): 128-140, 1998 9505045

Hanson JL, Hariri AR, Williamson DE: Blunted ventral striatum development in adolescence reflects emotional neglect and predicts depressive symptoms. Biol Psychiatry 78(9):598-605, 2015 26092778

Hare TA, Tottenham N, Davidson MC, et al: Contributions of amygdala and striatal activity in emotion regulation. Biol Psychiatry 57(6):624-632, 2005 15780849

Hare TA, Tottenham N, Galván A, et al: Biological substrates of emotional reactivity and regulation in adolescence during an emotional go-nogo task. Biol Psychiatry 63(10):927-934, 2008 18452757

Hariri AR, Bookheimer SY, Mazziotta JC: Modulating emotional responses: effects of a neocortical network on the limbic system. Neuroreport 11(1):43-48, 2000 10683827

Haycock JW, Becker L, Ang L, et al: Marked disparity between age-related changes in dopamine and other presynaptic dopaminergic markers in human striatum. J Neurochem 87(3):574-585, 2003 14535941

Henderson SE, Johnson AR, Vallejo Al, et al: A preliminary study of white matter in adolescent depression: relationships with illness severity, anhedonia, and irritability. Front Psychiatry 4:152, 2013 24324445

Herba C, Phillips M: Annotation: development of facial expression recognition from childhood to adolescence: behavioural and neurological perspectives. J Child Psychol Psychiatry 45(7):1185-1198, 2004 15335339

Heyder K, Suchan B, Daum I: Cortico-subcortical contributions to executive con trol. Acta Psychol (Amst) 15(2-3):271-289, 2004 14962404

Huang H, Fan X, Williamson DE, Rao U: White matter changes in healthy adolescents at familial risk for unipolar depression: a diffusion tensor imaging study. Neuropsychopharmacology 36(3):684-691, 2011 21085111

Huang H, Gundapuneedi T, Rao U: White matter disruptions in adolescents exposed to childhood maltreatment and vulnerability to psychopathology. Neuropsychopharmacology 37(12):2693-2701, 2012 22850736

Hulvershorn LA, Cullen K, Anand A: Toward dysfunctional connectivity: a re view of neuroimaging findings in pediatric major depressive disorder. Brain Imaging Behav 5(4):307-328, 2011 21901425

Iordan AD, Dolcos F: Brain activity and network interactions linked to valence related differences in the impact of emotional distraction. Cereb Cortex 27(1):731-749, 2017 26543041

Jin J, Narayanan A, Perlman G, et al: Orbitofrontal cortex activity and connectivity predict future depression symptoms in adolescence. Biol Psychiatry Cogn Neurosci Neuroimaging 2(7):610-618, 2017 29226267

Johnson D, Dupuis G, Piche J, et al: Adult mental health outcomes of adolescent depression: a systematic review. Depress Anxiety 35(8):700-716, 2018 29878410

Jones SA, Morales AM, Lavine JB, et al: Convergent neurobiological predictors of emergent psychopathology during adolescence. Birth Defects Res 109(20):1613-1622, 2017 29251844

Kaczkurkin AN, Raznahan A, Satterthwaite TD: Sex differences in the developing brain:

insights from multimodal neuroimaging. Neuropsychopharmacology June 6, 2018 [Epub ahead of print] 29930385

Katz LD: Dopamine and serotonin: integrating current affective engagement with longer-term goals. Behav Brain Sci 22(3):527, 1999

Keren H, O'Callaghan G, Vidal-Ribas P, et al: Reward processing in depression: a conceptual and meta-analytic review across fMRI and EEG studies. Am J Psychiatry June 20, 2018 [Epub ahead of print] 29921146

Kerestes R, Davey CG, Stephanou K, et al: Functional brain imaging studies of youth depression: a systematic review. Neuroimage Clin 4:209–231, 2013 24455472

Kessler RC, Avenevoli S, Ries Merikangas K: Mood disorders in children and adolescents: an epidemiologic perspective. Biol Psychiatry 49(12):1002–1014, 2001 11430842

Khundrakpam BS, Reid A, Brauer J, et al; Brain Development Cooperative Group: Developmental changes in organization of structural brain networks. Cereb Cortex 23(9):2072–2085, 2013 22784607

Khundrakpam BS, Lewis JD, Zhao L, et al: Brain connectivity in normally developing children and adolescents. Neuroimage 134:192–203, 2016 27054487

Kilford EJ, Garrett E, Blakemore SJ: The development of social cognition in adolescence: an integrated perspective. Neurosci Biobehav Rev 70:106–120, 2016 27545755

Klein DN, Glenn CR, Kosty DB, et al: Predictors of first lifetime onset of major depressive disorder in young adulthood. J Abnorm Psychol 122(1):1–6, 2013 22889243

Klimes-Dougan B, Westlund Schreiner M, Thai M, et al: Neural and neuroendocrine predictors of pharmacological treatment response in adolescents with depression: a preliminary study. Prog Neuropsychopharmacol Biol Psychia try 81:194–202, 2018 29100972

Lamblin M, Murawski C, Whittle S, et al: Social connectedness, mental health and the adolescent brain. Neurosci Biobehav Rev 80:57–68, 2017 28506925

Lebel C, Deoni S: The development of brain white matter microstructure. Neuroimage January 3, 2018 [Epub ahead of print] 29305910

Lee H, Heller AS, van Reekum CM, et al: Amygdala-prefrontal coupling underlies individual differences in emotion regulation. Neuroimage 62(3):1575–1581, 2012 22634856

Lejuez CW, Read JP, Kahler CW, et al: Evaluation of a behavioral measure of risk taking: the Balloon Analogue Risk Task (BART). J Exp Psychol Appl 8(2):75–84, 2002 12075692

LeWinn KZ, Connolly CG, Wu J, et al: White matter correlates of adolescent depression: structural evidence for frontolimbic disconnectivity. J Am Acad Child Adolesc Psychiatry 53(8):899–909, 909.e1–909.e7, 2014 25062597

Li BJ, Friston K, Mody M, et al: A brain network model for depression: from symptom understanding to disease intervention. CNS Neurosci Ther June 21, 2018 [Epub ahead of print] 29931740

Li J, Schiller D, Schoenbaum G, et al: Differential roles of human striatum and amygdala in associative learning. Nat Neurosci 14(10):1250–1252, 2011 21909088

Luking KR, Pagliaccio D, Luby JL, et al: Reward processing and risk for depression across development. Trends Cogn Sci 20(6):456–468, 2016 27131776

Luna B, Padmanabhan A, O'Hearn K: What has fMRI told us about the development of cognitive control through adolescence? Brain Cogn 72(1):101–113, 2010 19765880

Lupien SJ, McEwen BS, Gunnar MR, et al: Effects of stress throughout the lifespan on the brain, behaviour and cognition. Nat Rev Neurosci 10(6):434–445, 2009 19401723

Mannie ZN, Norbury R, Murphy SE, et al: Affective modulation of anterior cingulate cortex in young people at increased familial risk of depression. Br J Psychiatry 192(5):356–361, 2008 18450659

Masten CL, Eisenberger NI, Borofsky LA, et al: Neural correlates of social exclusion during adolescence: understanding the distress of peer rejection. Soc Cogn Affect Neurosci 4(2):143–157, 2009 19470528

Masten CL, Eisenberger NI, Borofsky LA, et al: Subgenual anterior cingulate responses to peer rejection: a marker of adolescents' risk for depression. Dev Psychopathol 23(1):283–292, 2011 21262054

Mayberg HS: Modulating dysfunctional limbic-cortical circuits in depression: towards development of brain-based algorithms for diagnosis and optimised treatment. Br Med Bull 65:193–207, 2003 12697626

McEwen BS: Stress and hippocampal plasticity. Annu Rev Neurosci 22:105–122, 1999 10202533

McRae K, Gross JJ, Weber J, et al: The development of emotion regulation: an fMRI study of cognitive reappraisal in children, adolescents and young adults. Soc Cogn Affect Neurosci 7(1):11–22, 2012 22228751

Miller CH, Hamilton JP, Sacchet MD, et al: Meta-analysis of functional neuroimaging of major depressive disorder in youth. JAMA Psychiatry 72(10):1045–1053, 2015 26332700

Mimura K, Kimoto T, Okada M: Synapse efficiency diverges due to synaptic pruning following overgrowth. Phys Rev E Stat Nonlin Soft Matter Phys 68(3 Pt 1):031910, 2003 14524806

Moffitt TE: Adolescence–limited and life–course–persistent antisocial behavior: a developmental taxonomy. Psychol Rev 100(4):674–701, 1993 8255953

Monk OS, McClure EB, Nelson EE, et al: Adolescent immaturity in attention–related brain engagement to emotional facial expressions. Neuroimage 20(1):420–428, 2003 14527602

Monk CS, Klein RG, Telzer EH, et al: Amygdala and nucleus accumbens activation to emotional facial expressions in children and adolescents at risk for major depression. Am J Psychiatry 165(1):90–98, 2008 17986682

Morawetz C, Bode S, Baudewig J, et al: Effective amygdala–prefrontal connectivity predicts individual differences in successful emotion regulation. Soc Cogn Affect Neurosci 12(4):569–585, 2017 27998996

Morgan JK, Olino TM, McMakin DL, et al: Neural response to reward as a predictor of increases in depressive symptoms in adolescence. Neurobiol Dis 52:66–74, 2013 22521464

Moriceau S, Roth TL, Okotoghaide T, et al: Corticosterone controls the developmental emergence of fear and amygdala function to predator odors in infant rat pups. Int J Dev Neurosci 22(5–6):415–422, 2004 15380840

Nelson EE, Leibenluft E, McClure EB, et al: The social re–orientation of adolescence: a neuroscience perspective on the process and its relation to psycho pathology. Psychol Med 35(2):163–174, 2005 15841674

Nelson EE, Jarcho JM, Guyer AE: Social re–orientation and brain development: an expanded and updated view. Dev Cogn Neurosci 17:118–127, 2016 26777136

Ordaz SJ, Goyer MS, Ho TC, et al: Network basis of suicidal ideation in depressed adolescents. J Affect Disord 226:92–99, 2018 28968564

Pan PM, Sato JR, Salum GA, et al: Ventral striatum functional connectivity as a predictor of adolescent depressive disorder in a longitudinal community based sample. Am J Psychiatry 174(11):1112–1119, 2017 28946760

Panksepp J: Affective neuroscience of the emotional BrainMind: evolutionary perspectives and implications for understanding depression. Dialogues Clin Neurosci 12(4):533–545, 2010 21319497

Paton JJ, Belova MA, Morrison SE, et al: The primate amygdala represents the positive and negative value of visual stimuli during learning. Nature 439(7078):865–870, 2006 16482160

Paus T: Growth of white matter in the adolescent brain: myelin or axon? Brain Cogn 72(1):26–35, 2010 19595493

Paus T, Keshavan M, Giedd JN: Why do many psychiatric disorders emerge during adolescence? Nat Rev Neurosci 9(12):947–957, 2008 19002191

Pearce JM, Hall G: A model for Pavlovian learning: variations in the effectiveness of conditioned but not of unconditioned stimuli. Psychol Rev 87(6):532–552, 1980 7443916

Perlman SB, Pelphrey KA: Developing connections for affective regulation: age related changes in emotional brain connectivity. J Exp Child Psychol 108(3):607–620, 2011 20971474

Pfeifer JH, Allen NB: Arrested development? Reconsidering dual-systems models of brain function in adolescence and disorders. Trends Cogn Sci 16(6):322–329, 2012 22613872

Pfeifer JH, Masten CL, Moore WE III, et al: Entering adolescence: resistance to peer influence, risky behavior, and neural changes in emotion reactivity. Neuron 69(5):1029–1036, 2011 21382560

Phan KL, Wager TD, Taylor SF, et al: Functional neuroimaging studies of human emotions. CNS Spectr 9(4):258–266, 2004 15048050

Phillips ML, Drevets WC, Rauch SL, et al: Neurobiology of emotion perception, I: the neural basis of normal emotion perception. Biol Psychiatry 54(5):504–514, 2003 12946879

Philpot RM, Wecker L, Kirstein CL: Repeated ethanol exposure during adolescence alters the developmental trajectory of dopaminergic output from the nucleus accumbens septi. Int J Dev Neurosci 27(8):805–815, 2009 19712739

Price JL, Drevets WC: Neurocircuitry of mood disorders. Neuropsychopharmacology 35(1):192–216, 2010 19693001

Raichle ME, MacLeod AM, Snyder AZ, et al: A default mode of brain function. Proc Natl Acad Sci USA 98(2):676–682, 2001 11209064

Rao U, Chen LA: Characteristics, correlates, and outcomes of childhood and adolescent depressive disorders. Dialogues Clin Neurosci 11(1):45–62, 2009 19432387

Rao U, Chen LA, Bidesi AS, et al: Hippocampal changes associated with early life adversity and vulnerability to depression. Biol Psychiatry 67(4):357–364, 2010 20015483

Rutter M, Kim-Cohen J, Maughan B: Continuities and discontinuities in psychopathology between childhood and adult life. J Child Psychol Psychiatry 47(3-4):276-295, 2006 16492260

Sapolsky RM: Stress and plasticity in the limbic system. Neurochem Res 28(11):1735-1742, 2003 14584827

Scherf KS, Smyth JM, Delgado MR: The amygdala: an agent of change in adolescent neural networks. Horm Behav 64(2):298-313, 2013 23756154

Scheuer H, Alarcon G, Demeter DV, et al: Reduced fronto-amygdalar connectivity in adolescence is associated with increased depression symptoms over time. Psychiatry Res Neuroimaging 266:35-41, 2017 28577433

Schmaal L, Hibar DP, Samann PG, et al: Cortical abnormalities in adults and adolescents with major depression based on brain scans from 20 cohorts world wide in the ENIGMA Major Depressive Disorder Working Group. Mol Psychiatry 22(6):900-909, 2017 27137745

Schneider S, Peters J, Bromberg U, et al; IMAGEN Consortium: Risk taking and the adolescent reward system: a potential common link to substance abuse. Am J Psychiatry 169(1):39-46, 2012 21955931

Schultz W: Dopamine signals for reward value and risk: basic and recent data. Behav Brain Funct 6:24, 2010 20416052

Seeley WW, Menon V, Schatzberg AF, et al: Dissociable intrinsic connectivity networks for salience processing and executive control. J Neurosci 27(9):2349-2356, 2007 17329432

Singh MK, Kesler SR, Hadi Hosseini SM, et al: Anomalous gray matter structural networks in major depressive disorder. Biol Psychiatry 74(10):777-785, 2013 23601854

Sisk CL, Zehr JL: Pubertal hormones organize the adolescent brain and behavior. Front Neuroendocrinol 26(3-4):163-174, 2005 16309736

Somerville LH, Jones RM, Casey BJ: A time of change: behavioral and neural correlates of adolescent sensitivity to appetitive and aversive environmental cues. Brain Cogn 72(1):124-133, 2010 19695759

Somerville LH, Fani N, McClure-Tone EB: Behavioral and neural representation of emotional facial expressions across the lifespan. Dev Neuropsychol 36(4):408-428, 2011 21516541

Sosic-Vasic Z, Abler B, Gron G, et al: Effects of a brief cognitive behavioural therapy group intervention on baseline brain perfusion in adolescents with major depressive disorder. Neuroreport 28(6):348-353, 2017 28328739

Sowell ER, Thompson PM, Leonard CM, et al: Longitudinal mapping of cortical thickness and brain growth in normal children. J Neurosci 24(38):8223-8231, 2004 15385605

Spear LP: The adolescent brain and age-related behavioral manifestations. Neurosci Biobehav Rev 24(4):417-463, 2000 10817843

Spear LP: Rewards, aversions and affect in adolescence: emerging convergences across laboratory animal and human data. Dev Cogn Neurosci 1(4):392-400, 2011 21918675

Spinelli S, Chefer S, Suomi SJ, et al: Early life stress induces long-term morphologic changes in primate brain. Arch Gen Psychiatry 66(6):658-665, 2009 19487631

Spoont MR: Modulatory role of serotonin in neural information processing: implications for human psychopathology. Psychol Bull 112(2):330-350, 1992 1454898

Straub J, Plener PL, Sproeber N, et al: Neural correlates of successful psychotherapy of depression in adolescents. J Affect Disord 183:239-246, 2015 26025370

Straub J, Metzger CD, Plener PL, et al: Successful group psychotherapy of depression in adolescents alters fronto-limbic resting-state connectivity. J Affect Disord 209:135-139, 2017 27912160

Strikwerda-Brown C, Davey CG, Whittle S, et al: Mapping the relationship between subgenual cingulate cortex functional connectivity and depressive symptoms across adolescence. Soc Cogn Affect Neurosci 10(7):961-968, 2015 25416726

Stringaris A, Vidal-Ribas Belil P, Artiges E, et al; IMAGEN Consortium: The brain's response to reward anticipation and depression in adolescence: dimensionality, specificity, and longitudinal predictions in a community-based sample. Am J Psychiatry 172(12):1215-1223, 2015 26085042

Stuber GD, Sparta DR, Stamatakis AM, et al: Excitatory transmission from the amygdala to nucleus accumbens facilitates reward seeking. Nature 475(7356):377-380, 2011 21716290

Swartz JR, Carrasco M, Wiggins JL, et al: Age-related changes in the structure and function of prefrontal cortex-amygdala circuitry in children and adolescents: a multi-modal imaging approach. Neuroimage 86:212-220, 2014 23959199

Tao R, Calley CS, Hart J, et al: Brain activity in adolescent major depressive disorder before and after fluoxetine treatment. Am J Psychiatry 169(4):381-388, 2012 22267183

Tarazi FI, Tomasini EC, Baldessarini RJ: Postnatal development of dopamine Dl like receptors in rat cortical and striatolimbic brain regions: an autoradiographic study. Dev Neurosci

21(1):43–49, 1999 10077701

Telzer EH: Dopaminergic reward sensitivity can promote adolescent health: a new perspective on the mechanism of ventral striatum activation. Dev Cogn Neurosci 17:57–67, 2016 26708774

Telzer EH, Masten CL, Berkman ET, et al: Gaining while giving: an fMRI study of the rewards of family assistance among white and Latino youth. Soc Neurosci 5(5–6):508–518, 2010 20401808

Telzer EH, Masten CL, Berkman ET, et al: Neural regions associated with self control and mentalizing are recruited during prosocial behaviors towards the family. Neuroimage 58(1):242–249, 2011 21703352

Telzer EH, Fuligni AJ, Lieberman MD, et al: Ventral striatum activation to prosocial rewards predicts longitudinal declines in adolescent risk taking. Dev Cogn Neurosci 3:45–52, 2013 23245219

Telzer EH, Fuligni AJ, Lieberman MD, et al: Neural sensitivity to eudaimonic and hedonic rewards differentially predict adolescent depressive symptoms over time. Proc Natl Acad Sci USA 111(18):6600–6605, 2014 24753574

Thompson RA: Emotion regulation: a theme in search of definition. Monogr Soc Res Child Dev 59(2–3):25–52, 1994 7984164

Tottenham N, Galván A: Stress and the adolescent brain: amygdala–prefrontal cortex circuitry and ventral striatum as developmental targets. Neurosci Biobehav Rev 70:217–227, 2016 27473936

Uematsu A, Matsui M, Tanaka C, et al: Developmental trajectories of amygdala and hippocampus from infancy to early adulthood in healthy individuals. PLoS One 7(10):e46970, 2012 23056545

Van Leijenhorst L, Gunther Moor B, Op de Macks ZA, et al: Adolescent risky decision–making: neurocognitive development of reward and control regions. Neuroimage 51(1):345–355, 2010 20188198

Vink M, Derks JM, Hoogendam JM, et al: Functional differences in emotion processing during adolescence and early adulthood. Neuroimage 91:70–76, 2014 24468408

Wade TJ, Cairney J, Pevalin DJ: Emergence of gender differences in depression during adolescence: national panel results from three countries. J Am Acad Child Adolesc

Psychiatry 41(2):190–198, 2002 11837409

Wager TD, Davidson ML, Hughes BL, et al: Prefrontal–subcortical pathways mediating successful emotion regulation. Neuron 59(6):1037–1050, 2008 18817740

Wahlstrom D, White T, Luciana M: Neurobehavioral evidence for changes in dopamine system activity during adolescence. Neurosci Biobehav Rev 34(5):631–648, 2010 20026110

Wang X, Ongur D, Auerbach RP, et al: Cognitive vulnerability to major depression: view from the intrinsic network and cross–network interactions. Harv Rev Psychiatry 24(3):188–201, 2016 27148911

Weir JM, Zakama A, Rao U: Developmental risk I: depression and the developing brain. Child Adolesc Psychiatr Clin N Am 21(2):237–259, vii, 2012 22537725

Whittle S, Lichter R, Dennison M, et al: Structural brain development and depression onset during adolescence: a prospective longitudinal study. Am J Psychiatry 171(5):564–571, 2014 24577365

Wierenga LM, Langen M, Oranje B, et al: Unique developmental trajectories of cortical thickness and surface area. Neuroimage 87:120–126, 2014 24246495

Wilke M, Krageloh–Mann I, Holland SK: Global and local development of gray and white matter volume in normal children and adolescents. Exp Brain Res 178(3):296–307, 2007 17051378

Winkler AM, Kochunov P, Blangero J, et al: Cortical thickness or grey matter volume? The importance of selecting the phenotype for imaging genetics studies. Neuroimage 53(3):1135–1146, 2010 20006715

Yurgelun–Todd DA, Killgore WD, Young AD: Sex differences in cerebral tissue volume and cognitive performance during adolescence. Psychol Rep 91(3 Pt 1):743–757, 2002 12530718

제6장

아동기 발병 양극성 장애의 신경과학

Amber C. May, M.D.
Sally M. Weinstein, Ph.D.
Julie Carbray, Ph.D.
Mani N. Pavuluri, M.D., Ph.D.

제이크는 11세 남아로, 부모와 형제들이 추적 관찰 회기를 위해 그를 병원에 데려왔다. 진료실에서 제이크는 비디오 게임을 그만하고 면담에 참여하라는 요구가 있기 전까지 아이패드로 비디오 게임을 했다. 아이패드에는 보호 덮개가 씌워져 있었는데, 이것은 그가 조증 상태에서 판단력과 충동조절 능력을 잃고 이를 내던지는 사태를 대비하기 위해서였다. 그는 눈을 맞추지 않고 끊임없이 시끄럽게 소리를 지르는 등 정서 조절의 어려움을 나타냈다. 누구라도 게임을 방해하면 그는 좌절했는데, 이는 인지적 융통성이 저조한 측면을 보여 준다. 부모는 아이를 진정시키기 위해 애썼고 결국 진료를 마친 후에 아이가 가장 좋아하는 더블 초콜릿 아이스크림을 보상으로 제공하기로 약속해야 했다. 부모는 제이크가 끊임없이 보상을 원하며 보상만이 아이를 협조하게 만들 수 있는 유일한 방법이라고 불평했다. 그는 과체중이었는데, 기존의 과도하고 통제가 되지 않는 섭식 습관에 더해 식욕을 증진시키는 항정신병 약물의 영향이 복합적으로 작용한 탓이었다. 제이크는 면담 동안 질문에 집중하거나 가만히 앉아 있지 못하는 등 부주의했고 이내 방을 뛰어다니기 시작했는데, 보상으로 주어질 아이스크림을 기대하는 동안 불행감과 흥분이 뒤섞인 채 초조해 보였고 과각성과 추론 능력의 저하가 동반되었다. 제이크는 작업 기억력도 좋지 않아 정보를 '작동 상태(online)'로 유지하기 어려워했다. ADHD로 진단된 이후로, 학교에서는 개별화된 교육 계획(individualized education plan: IEP)을 시행하였고 그가 학습을 받는 공간에는 문제해결, 계획, 조직화의 어려움과 같은 실행기능(executive function)의 문제를 극복할 수 있도록 일대일 지원이 제공되었다. 유전력과 관련하여, 환모는 양극성 장애(bipolar disorder, 이하 BD), 누나는 파괴적 기분조절부전장애(disruptive mood dysregulation disorder, 이하 DMDD), 그리고 형은 주의력결핍/과잉행동장애(attention-deficit/hyperactivity disorder, 이하 ADHD)로 진단받은 바 있다.

상술한 사례는 복잡하지만, 동반이환하는 장애가 있는 아동기 발병 BD나 소아 양극성 장애(pediatric bipolar disorder, 이하 PBD) 환자에게서 드물지 않게 나타나는 양상이다. 이 경우 임상의는 여러 뇌 영역에 걸친 기능 장애와 질병의 특징을 개념화해야 하는 어려움이 있다. 제이크는 BD에 대한 유전적 위험성을 지닌 아이였으며, 종단적인 임상적 추적 과정에서 발병한 경우이다.

BD를 조기에 인식한 경우 해결해야 할 두 개의 핵심적 임상 과제가 있다. 첫째, 가족 구성원에게 BD의 복잡성에 대해 교육해야 하며, 이해 가능한 용어를 사용하여 이를 뇌의 장애로서 설명해야 한다. 둘째, 질병의 증상과 기능 장애의 영역을 다루기 위해 치료 목표의 우선순위를 정해야 한다. 이번 장에서 우리는 양극성 장애로 진단받거나 양극성 장애의 위험이 있는 사람들에게서 나타나는 뇌의 비정상성에 대한 새로운 근거들을 개관할 것이다.

시작하기에 앞서 고려해야 할 두 가지 주의 사항이 있다. 첫째, 지난 20년에 걸쳐 연구가 이루어져 왔지만, 진단기준은 2013년에 변경되었다(American Psychiatric Association, 2013). 따라서 DSM-5에 따르면 DMDD로 명명되는 환자들은 2013년 이전의 연구에서는 DSM-IV-TR 기준(American Psychiatric Association, 2000)에 따라 달리 명시되지 않은 BD 범주에 포함되었을 수 있다. 심한 기분조절부전(severe mood dysregulation, 이하 SMD)은 원래 연구를 위해 개발된 정의로, 별개의 삽화는 보이지 않으나 조증과 비슷하게 상당한 손상을 유발하는 짜증과 과각성 증상을 아우른다(Leibenluft, 2011). SMD는 DSM-5에서 경조증 증상과 과각성을 배제한 DMDD 진단기준의 기반이 되었다(Sparks et al., 2014). 기분조절의 어려움은 BD와 DMDD에서 공통되는 특성이다. 게다가 DMDD는 양극성 장애의 발병에 선행할 수 있다.

둘째, 연구대상들이 갖는 질병의 특징이 본질적으로 복잡하며 병의 심각도, 삽화 유형 또는 투약 상태가 이질적이기 때문에, 연구 결과를 정확하고 명확하게 해석하는 것에 어려움이 있다. 게다가 BD 고위험군 아동을 대상으로 한 연구의 대부분은 이질적인 특징을 가진 집단을 횡단적으로 평가했고, 전구기증상이 있지만 아동기 BD의 가족력이 없는 피험자는 포함하지 않았다. 일부 종단적 연구[예: 조증 증상의 종단적 평가(the Longitudinal Assessment of Manic Symptoms (LAMS) study)]에서, 기분조절부전의 개념은 양극성 장애 삽화의 한 부분이 아닌, 하나의 개별적인 영역으로서 소개된다(Bertocci et al., 2016; Versace et al., 2017).

이와 같이 복잡한 증상 표현의 기반이 되는 뇌 영역 및 회로는 어떤 방향 정립을 필요로 한다. 건강한 대조군과 비교했을 때, 전형적 발달과 불일치하는 뇌 영역의 확대나 축소와 같은 구조적 변화는 병리적 혹은 보상적인 과정으로 해석된다.

이 장에서 뇌영상 연구를 통해 관련 기능이 밝혀진 핵심적 뇌 영역은 다음과 같다([그림 6−1]).

1. 전전두엽 피질(prefrontal cortex, 이하 PFC)은 고위 인지, 정서, 사회 기능을 담당하는 몇 가지 영역을 포함한다.
   a. 배외측 전전두엽 피질[dorsolateral PFC, 이하 DLPFC, 중전두회, 브로드만 영역(Brodmann area, 이하 BA) 9와 46]은 '인지기능의 의사결정권자(CEO)'라고 언급되는데, 의사결정, 작업 기억, 계획 및 인지적 유연성을 관리하는 일차적인 역할을 하기 때문이다(Barbey et al., 2013; Goldman−Rakic, 1995).
   b. 복외측 전전두엽 피질(ventrolateral PFC, 이하 VLPFC, 하전두이랑, BA 45와 47)은 '정서 조절의 의사결정권자'인데, 강력한 피질−피질 간 연결로 인해 DLPFC와 함께 정서 조절에 핵심적인 역할을 하기 때문이다(Wager et al., 2008). 이 외에도 VLPFC는 기저핵(basal ganglia)과 연결되어 운동 억제 기능을 발휘하거나(Levy & Wagner, 2011), 전측 대상회(anterior cingulate) 및 편도체(amygdala)와 연결되어 수행을 모니터링하는(Fuster, 2008) 등의 다양한 역할을 한다.
   c. 내측 전전두엽(medial PFC, 이하 MPFC, BA 10−12와 25의 내측 부분)은 정서 처리(편도체를 통해), 기억(해마를 통해) 및 고차원의 감각 영역(섬엽을 통해)에 관여한다. 전전두엽 피질(PFC)의 핵심적인 역할은 자기−성찰(self−reflection), 대인 지각, 마음 이론(theory of mind)/정신화(mentalizing)와 같은 사회적 인지 능력과 관련된다(Amodio & Frith, 2006; Grossmann, 2013).
   d. 안와전두피질(orbitofrontal cortex, 이하 OFC, BA 10과 11)은 의사결정, 기대 및 보상의 정서적인 가치를 추정하는 과정에 관여한다(Kringelbach, 2005). 따라서 OFC는 보상/처벌에 대해 자신이 기대한 값과 실제로 주어지는 것을 비교함으로써 적응적인 학습을 촉진하는 데 핵심적인 역할을 한다.
2. 섬엽(insula)은 VLPFC 전면부에 인접해 있고 MPFC 및 편도체와 밀접하게 관련되어 있다. 섬엽은 생리적 각성과 같이 신체적 감각 경험에 핵심적인 역할을 한다(Pavuluri & May, 2015).
3. 전측대상회(anterior cingulate cortex, 이하 ACC)는 중재자 역할을 하는 피질로, '중간 관리자(middle manager)'의 역할 혹은 PFC 집행 영역과 피질하 영역 간 하향식(top−down) 및 상향식(bottom−up) 경로를 연결하는 중심 정거장 역할을 한다.

   a. 배측(dorsal) ACC는 수행 오류를 조정한다.
   b. 복측(ventral) 혹은 슬전(pregenual) ACC(BA 24)는 정서 처리 과정과 보상 학습에서 핵심적인 역할을 한다. ACC는 PFC의 기능 이상 시 이를 보완하는 역할을 한다.
   c. 슬하(subgenual) ACC(BA 25)는 핵심적인 세로토닌 수송체 영역으로, 부정적 정서(예: 슬픔)의 처리과정(Mayberg et al., 1999)과 해마와 함께 기억 형성에 관여한다(Nieuwenhuis & Takashima, 2011).
4. 후방 대상피질(posterior cingulate cortex, 이하 PCC)은 인지적 내성(introspection)과 집중에 관여한다(Leech & Sharp, 2014).
5. 편도체의 기능에는 정서 처리과정과 긍정적 혹은 부정적 지각에 대한 반응 형성이 포함된다. '최전선 일꾼(frontline workers)'으로서 편도체는 원초적인(primal) 정서, 정서 조절(VLPFC와 함께), 정서적 기억 형성(해마와 함께), 정서적으로 유도된 주의(DLPFC와 함께) 및 보상 탐색[측좌핵(nucleus accumbens)과 함께]에 관여한다(Phelps & LeDoux, 2005).
6. 기저핵에는 양극성 장애 취약성과 관련된 여러 영역이 있다(Robinson et al., 2012). 하위 영역은 배측[미상핵(caudate)과 조가비핵(putamen)] 및 복측 선조체[ventral striatum; 측좌핵과 후결절(olfactory tubercle)], 담창구(globus pallidus), 배측 창백핵(ventral pallidum), 흑질(substantia nigra) 및 시상하핵(subthalamic nuclei)을 포함한다.
   a. 미상핵과 조가비핵 및 다른 '최전선 일꾼'은 반복적인 행동을 통한 시행착오 기반 학습(trial-and-error-based learning), 과제 전환(DLPFC와 함께) 및 충동 조절(VLPFC와 함께)에 관여한다.
   b. 작업 기억(Schroll & Hamker, 2013)은 관문의 역할을 하는 기저핵에 의해 촉진되는 반면, DLPFC는 짧은 시간 동안 정보를 작동상태로 유지한다(예: 과제를 생각하거나 실행하는 중에 기억하는 것). 담창구는 움직임과 활동에 관여한다.
   c. 측좌핵은 복측피개부(ventral tegmental area)와 배측 창백핵에서 공급받은 도파민과 편도체, 해마 및 OFC에서 공급받은 글루타메이트를 통해 보상의 탐색과 혐오 반응을 조정한다(Pavuluri et al., 2017).

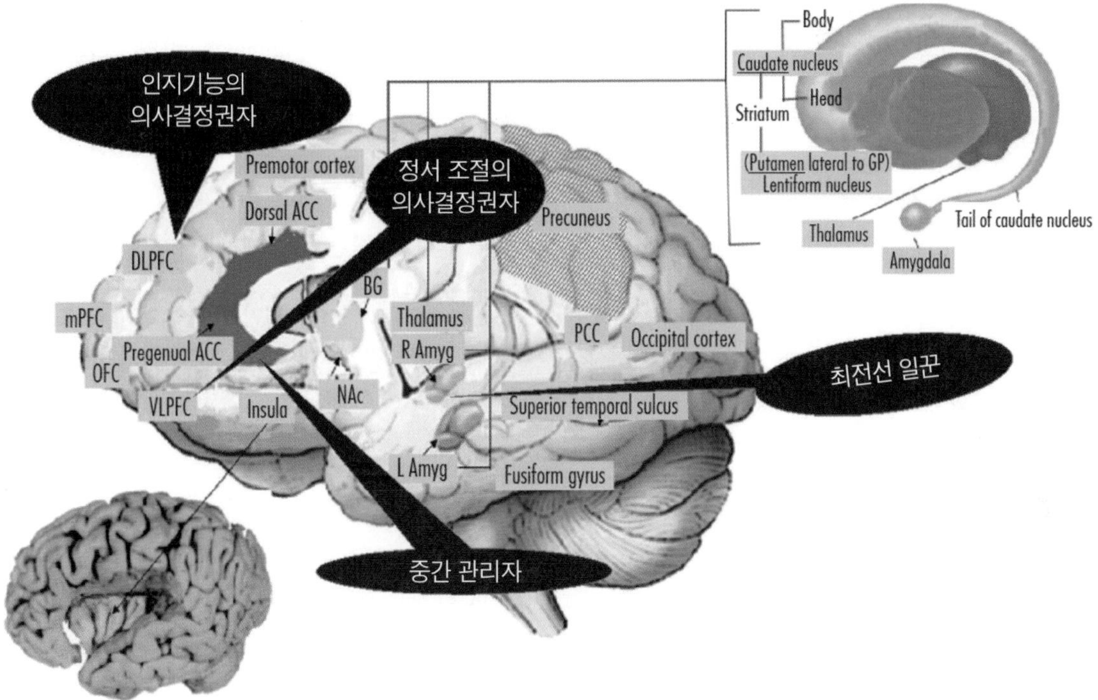

[그림 6-1] 양극성 장애에 배치된 핵심적 기능 영역

ACC=anterior cingulate cortex, 전측대상회; Amyg=amygdala, 편도체; BG=basal ganglia, 기저핵; DLPFC=dorsolateral prefrontal cortex, 배외측 전전두엽 피질; GP=globus pallidus, 담창구; L=left, 좌측; MPFC=medial prefrontal cortex, 내측 전전두엽 피질; NAc=nucleus accumbens, 측좌핵; OFC=orbitofrontal cortex, 안와 전두 피질; PCC=posterior cingulate cortex, 후방 대상 피질; R=right, 우측; VLPFC=ventrolateral prefrontal cortex, 복외측 전전두엽 피질
출처: Pavuluri, 2015a에서 각색.

양극성 장애 청소년의 뇌 구조

양극성 장애 청소년 뇌의 구조적 이상

양극성 장애 환자들에서 회백질의 구조적 이상에 대한 연구 결과로, 기저핵의 부피 증가와 ACC, DLPFC, VLPFC, 편도체 및 좌측 해마 부피의 감소가 보고되었다(Adler et al., 2006; Chiu et al., 2008; DelBello et al., 2004; Dickstein et al., 2005; Frazier et al., 2005; Gao et al., 2013; Gold et al., 2016; Wilke et al., 2004). 건강한 대조군에 비해, 양극성 장애 환자를 비롯하여 최근에는 DMDD 환자에서도 DLPFC 회백질 감소가 관찰되었다. 또한 회백질이 증가된 불안

장애 환자와의 직접적인 비교에서 양극성 장애 환자에서는 DLPFC 부피가 감소되어 있는 것이 관찰되었다(Gold et al., 2016). 종단적 추적 시, 양쪽 대상회(bilateral cingulum)의 길이가 더 긴 것은 더 적은 조증 증상을 예측하였는데(Bertocci et al., 2016) 이는 ACC의 주요 역할을 입증하는 결과이다.

전두변연계(Weathers et al., 2012) 전방 및 후방 방사관(corona radiata), 그리고 뇌량(corpus callosum)(Barnea-Goraly et al., 2009; Frazier et al., 2007; Gao et al., 2013; Kafantaris et al., 2009; Pavuluri et al., 2009c)의 U 섬유에 대한 자료를 수집한 확산 텐서영상(diffusion tensor imaging)을 사용한 연구에서 낮은 분할 비등방도(fractional anisotropy)와 함께 변형된 백질 보전(integrity) 역시 보고되었다(Weathers et al., 2012).

양극성 장애 위험이 있는 청소년들에서 뇌의 구조적 이상

조기 개입은 PBD 치료에 있어서 흔히 간과된다. 예방적 개입은 증상의 심각도를 감소시킬 뿐 아니라 장애와 관련된 경제적 손실을 경감함으로써 환자와 가족의 고통을 줄여 줄 수 있다(Bechdolf et al., 2010). 세대 간 전달되는 정신병리의 특징과 행동 양식을 파악하는 것이 핵심이다. 유전적 부하는 양극성 장애 고위험(high-risk)과 기분장애 발생 가능성의 상승으로 이어지는데, 구체적으로 그 위험도는 일반 인구 집단에 비해 10배 정도 높다(Kim et al., 2018; Whalley et al., 2013). PBD 위험군을 연구함으로써, 연구자들은 뇌 기능장애의 조기 생체표지자(biomarker)를 파악하고 이를 장애의 선별도구로 활용할 수 있을 것이다. 생체신호(biosignature)를 해독하면 질환이 분명하게 나타나기 전에 취약성을 확인할 수 있다(Bechdolf et al., 2012; Chang et al., 2004; Fusar-Poli et al., 2012; Kim et al., 2017; Lee et al., 2014; Phillips & Kupfer, 2013; Singh et al., 2008a).

이제까지는, 고위험군의 뇌가 구조적 차이를 보이는지에 대해 겉보기에는 모순되어 보이는 결과들이 제시되어 왔다. 종종 이와 같은 연구들은 표본 수나 BD 환자 혹은 건강한 대조군과의 비교라는 점에서 한계가 있었다(Barbey et al., 2013; Bechdolf et al., 2010; Dunlop et al., 2015; Ladouceur et al., 2013; Lee et al., 2014; Thermenos et al., 2011). 양극성 장애 부모를 두었지만 관련한 증상이 없는 자녀들이 뇌의 구조적 차이를 보인다는 주요 연구는 아직 없다(Hajek et al., 2008, 2009; Singh et al., 2008a).

그러나 또 다른 연구들은 고위험군 중 활성화된 증상이 있거나 장애가 진행되어 가는 사람들에게서 구조적 변화가 있다고 보고한다. 고위험군 청소년은 임상적 증상이 발생하기 전까지는 구조적 이상을 보이지 않을 수 있다(Fusar-Poli et al., 2012; Kim et al., 2017; Lim et al., 2013). 뇌영상 연구의 메타분석에서 고위험군은 양극성 장애 환자들에 비해 대뇌 내 회백질이 더 크다고 보고되었다(Fusar-Poli et al., 2012). 횡단적 MRI 연구에서는 1년 내에 BD로 발전한, 기능이 저하된 고위험 환자들의 경우 건강한 대조군에 비해 섬엽과 편도체의 부피가 감소되어 있다는 결과가 보고되었다(Bechdolf et al., 2012). 또 다른 연구는 BD의 임상적 증상이 나타나기 전에, 증상을 지닌 고위험군 청소년들이 억제적인 기질을 보이는데, 이는 우측 해마 용적의 감소와 연관되어 있다는 것을 발견했다(Kim et al., 2017). 이와 같은 연구들은 우측 해마 용적의 감소가 기분장애의 위험 요인이 될 수 있다는 연구 결과에 힘을 실어준다(Chen et al., 2010; Frazier et al., 2005; Inal-Emiroglu et al., 2015; Pfeifer et al., 2008; Röttig et al., 2007).

향후 종단적 연구를 통해 회백질 부피 감소, 섬엽과 편도체 부피 감소, 그리고 해마의 부피와 억제하는 기질 간의 연관성 등의 결과를 BD의 선별 도구로서 활용할 수 있을지 밝혀낼 수 있을 것이다(Bechdolf et al., 2012; Chang et al., 2004; Fusar-Poli et al., 2012; Kim et al., 2017; Singh et al., 2008a). 이러한 결과는 증상이나 병리가 특정 역치에 도달하거나 기능적 손상이 일정 수준 이상이 되었을 때에만 탐지할 수 있을 것이다(Fusar-Poli et al., 2012; Kim et al., 2017; Lim et al., 2013).

양극성 장애 청소년의 뇌 기능

양극성 장애 청소년의 기능적 이상: 개입의 목표

양극성 장애 스펙트럼이 있는 가족에 대한 교육은 양극성 장애라는 하나의 진단적인 명칭이 얼마나 환자의 경험을 반영하지 못하는지를 강조한다. 복잡한 임상적 문제들은 다양한 영역에서의 기능저하를 관찰함으로써 가장 잘 이해될 수 있다. 이 절에서는 양극성 장애의 맥락에서 뇌가 어떻게 기능하는지를 이해하는 입문으로서 이런 연구 결과들을 개관하고자 한다. 모든 연구 결과는 집단 자료에 기반한 것이므로, BD 환자 모두가 이와 같은 결함을 경험한다고 할 수는 없다는 사실을 주지해야 할 것이다. 그러나 새롭게 제시되는 논문들의 형태(gestalt)는 임상적 안목을 길러 주고 정보를 준다. 빈틈없는 임상적 관찰에 더하여 신경심리학적 검사는 BD의 기능적 결함을 증명해 줄 것이다. 현재로서는 진단을 위해 개인적 그리고 임상적 수준에서 시행할 수 있는 뇌영상 검사는 없다.

■ 손상된 정서 처리

> 그는 눈을 맞추지 않고 끊임없이 시끄럽게 소리를 지르는 등
> 정서 조절의 어려움을 나타냈다.

부정적인 정서에 대한 과도한 반응성, 얼굴 정서 인식의 손상, 사회적 단서를 놓치는 것은 양극성 장애에서 흔한 문제들이다.

컴퓨터 기반 과제에서의 결과

안정된 정서 상태에서도, 양극성 장애 환자들은 미묘한 정서를 포착하는 것에 어려움이 있었다. 이는 질병 상태와 상관없는 기질적인 결함을 나타낸다(McClure et al., 2005). 더구나 양극성 장애 환자들은 중립적인 표정을 적대적으로 해석하거나(Rich et al., 2005) 강렬한 행복 및 슬픔의 정서는 과소평가했다(Schenkel et al., 2007). 발병 당시 나이가 매우 어리거나 급성 발병 환자들의 경우, 정서를 변별하는 것에 더 큰 어려움이 있었다(Schenkel et al., 2012).

임상의의 역할. 환자 가족에게 이와 같은 연구 결과를 해석해 주는 것은 아이의 정서와 행동에 대한 이해를 촉진한다. 만족 지연이나 충동적 행동에 있어서 인지적 통제의 역할을 가족들에게 교육하는 것은 부모가 실시간으로 아동의 충동성과 반응성을 도울 수 있는 '지도'의 순간으로 이어질 수 있다. 환자들은 미묘한 정서적 단서를 놓치거나 강렬한 정서를 잘못 해석할 수 있으며, 이는 부모의 감정적 반응과 함께 적대적인 훈육을 유발할 수 있다. 연속적인 정서 조절의 어려움 혹은 기분의 빠른 변화는 가족들에게 스트레스를 준다. 임상의는 인지적 과제의 참여를 통해서 주의를 분산시키도록 하면서, 인지되거나 실제적인 환경에서의 촉발 사건 요인을 인식하고 관리할 수 있는 방법을 부모에게 가르칠 수 있다.

fMRI 연구 결과

긍정적인 자극에 비해 부정적 자극(예: 화난 얼굴 혹은 상처 주는 말)은 양극성 장애 환자의 손상된 정서 회로를 이끌어 내는 데 더 큰 영향을 미친다. VLPFC는 DLPFC와 함께 정서적 통제 능력을 발휘한다. 이 둘은 내부 및 외부 감정 신호와 기분 상태를 받아들이고 처리하는 편도체의 과활동을 조절한다. 한 연구에서 비교적 덜 심한 기분삽화 중 통제력을 발휘하

는 동안 우측 VLPFC가 과활성화된다는 것을 보여 주었다. 흥미롭게도 심한 조증 상태에서는 해당 뇌 영역의 활동은 없었다. 이 연구에서는 이런 비정상성이 일차적으로 피질(VLPFC/DLPFC)에서 비롯되는지 피질하(편도체)에서 비롯되는지에 대해서는 결론을 내리지 않았다. 다만, 피질과 피질하 네트워크들이 상호작용하여 뇌 전반에 걸친 시스템 수준의 기능이상을 발생시킬 가능성이 있었다(Chang et al., 2004; Kim et al., 2012; Pavuluri et al., 2006b). VLPFC의 뒤쪽에 있는 섬엽은 부정적인 정서와 감각운동 정보를 처리하는 것에 관여한다(Pavuluri & May, 2015).

임상의의 역할. 앞서 언급했듯이, 몇몇 연구는 양극성 장애환자들이 부정적인 정서에 반응 시 우측 VLPFC와 DLPFC는 활성이 저하되어 있고 편도체는 과활성화되어 있다고 제시하였다. 이는 양극성 장애 아동들이 부정적인 자극에 상당히 예민하다는 것을 말해 준다. 환경적 개입이 특히 아동의 학교, 교실환경 설정 및 교사에 있어 아동에게 '딱 맞는' 상태를 찾는 데 중요할 수 있다. 임상의들은 부모와 협력하여 다른 보호자와 교사에게 특히 정서 조절의 어려움이 있는 아이들에게 연민을 표하는 것의 가치에 대해 교육할 수 있어야 한다.

그 밖에, 편도체는 인지적 과제(예: 감정적인 얼굴의 나이를 평가하는 것)에 참여할 때보다 얼굴에 드러난 감정을 명명하도록 할 때 활성화되는 정도가 더 낮은 것으로 나타났다(Pavuluri et al., 2009a). 얼굴에 드러난 감정 인식에 집중하는 것은 PBD의 정서 회로 기능을 증진시킬 수 있다. 이는 과제 완성을 동시에 작업하는 대신 감정 읽기에 모든 주의를 집중하는 방법으로 연습할 수 있다.

■ 실행기능 장애

그가 학습을 받는 공간에는 문제해결, 계획, 조직화의 어려움과 같은
실행기능의 문제를 극복할 수 있도록 일대일 지원이 제공되었다.

실행기능 장애는 저조한 언어적 연설 능력, 조직화의 어려움 그리고 경직성으로 나타난다.

컴퓨터 기반 과제에서의 결과

실행기능 장애는 나이가 들면서 진행되고(Pavuluri et al., 2009b) 기분의 안정과 관계없이 지속되며(Pavuluri et al., 2006b, 2009b, 2010b), ADHD 공존과 상관없이 나타난다(Dickstein et al., 2004; Pavuluri et al., 2006b). 양극성 장애 환자는 다음과 같은 영역에서 기능 손상을 보인

다: 인지적 유연성, 변화하는 위험/보상에 대한 적응, 부정적 결과에 대한 좌절 인내력(Rich et al., 2005, 2010), 피드백을 통한 오류 감시(Patino et al., 2013; Rich et al., 2010), 변화하는 규칙에 따른 향후 계획 수립(Gorrindo et al., 2005), 그리고 처리속도(Doyle et al., 2005). 상기한 연구들의 메타분석 결과는 계획, 억제, 융통성, 지능 및 학업 기능에서의 결함을 강조한다(Joseph et al., 2008). 게다가 부정 정서물(negative emotional material)은 부호화, 회상 및 구체적인 서술을 포함한 언어의 집행 기능을 방해하는 것으로 나타났다(Jacobs et al., 2011). 우울증상의 정도는 이야기의 핵심에 영향을 주는 것은 아니지만, 세부 사항을 회상하는 것에 악영향을 미치는 것으로 보인다.

임상의의 역할. 보호자들은 다음과 같은 상황에 마주했을 때 실행기능 장애와 관련하여 어려움을 보고한다: 역동적인 환경적 요구에 적응하는 것, 활동 간 전환, 과제 계획, 여러 단계의 과제를 완성하는 것. 이와 같은 어려움을 완화하기 위해, 개별화된 교육 계획(IEP)은 개인 교사로 하여금 단계적 학습, 시험 응시 시간 늘리기, 숙제 줄이기와 같은 조항을 허용한다. 이는 성공 경험을 통하여 인지적 부담을 줄이고 동기를 증진할 수 있다. 임상가는 의사소통과 스토리텔링을 격려할 수 있고 이를 통해 회상 능력이 향상되면서 부정적 경험의 처리 과정을 밟게 되어, 결과적으로 좌절감을 줄일 수 있다.

fMRI 연구 결과: 인지적/정신적 융통성

실행기능의 하위 영역인 정신적 융통성은 경직성이나 좌절감 없이 하나의 과제에서 다른 과제로 전환하는 능력이다. 양극성 장애 환자들은 인지적 통제와 시공간적 전략을 책임지는 영역인 DLPFC-ACC-두정엽 활동이 증가되어 있는 것으로 나타났다(Dickstein et al., 2010). 이 부적응적인 활동은 처벌과 함께 전환 시도에 실패할 때에 대한 반응이 더 크게 나타나는데, 이는 PCC의 설전부(precuneus)에서 증가된 활성화를 통해 알 수 있다. 새로운 규칙으로 전환하고 학습하는 것과 관련된다고 여겨지는 미상핵 활성화 수준의 감소에 있어서는 양극성 장애와 SMD 환자 간에 차이가 나타나지 않았다.

임상의의 역할. 상기한 부적응적 기능에 뒤따르는 기능적 손상은 진단에 혼란을 유발할 수 있는데, 이는 종합적인 진단적 면담을 통해서만 명확해질 수 있다. 진단적 면담 실시를 강조하고 영역별 기능 장애가 상호 교환 가능한(interchangeable) 개념이 아닌 상호 연결된(interlinked) 개념임을 아는 것은 중요하다. 우리는 가족 교육을 할 때 그들을 이해시키려고 노력하는데, 가령 양극성 장애가 주의력이나 인지적 융통성의 저하와 어떻게 공존할 수 있는지에 대한 이해를 돕는다. 양극성 장애와 심한 기분조절부전 모두 의사결정 영역(예: DLPFC), 주의와 관련된 영역(예: ACC와 PCC), 그리고 학습 및 적응과 관련된 영역(예: 미상핵)에 영향을 받는다. 양극성 장애 청소년에서 융통성의 부재와 적응 능력의 저하는 흔히 볼 수 있는 결함이다. 따라서 임상의는 이러한 환자들과 함께 유연성(PFC 지원), 집중(ACC 지원) 및 과제 전환에 대한 적응(미상핵 지원)과 관련된 기술 개발에 협력할 수 있다.

■ 충동성

아이패드에는 보호 덮개가 씌워져 있었는데,
이것은 그가 조증 상태에서 판단력과 충동조절 능력을 잃고
이를 내던지는 사태를 대비하기 위해서였다.

연구 결과, 정서적으로 폭발적인 언어 표현이나 신체적 폭발(physical outbursts)과 같은 충동적인 반응을 때에 맞게 조절하는 능력의 손상이 제시되었다.

컴퓨터 기반 과제에서의 결과

충동 조절은 다양한 버전의 멈춤-신호 과제(stop-signal task)로 평가되어 왔는데, 이는 실행할 준비가 되어 있는 운동 행동을 억제하는 능력을 평가하는 것이다. 연구 결과는 일관되게 양극성 장애 환자들의 반응 정확성이 감소되어 있고 반응 시간에서 개인내 변산이 증가되어 있음을 나타내 주었다. 수행 모니터링에 대한 주의력이 낮고 만족 지연의 어려움 역시 섣부른 반응성이나 충동성에 기여할 수 있다. 충동성은 ADHD와 BD 모두에서 흔히 나타나며 이 두 장애의 인지적 그리고 정서적 체계에 차별적으로 작용하는 과정에서 나타날 수 있다(Pavuluri & May, 2014). 대인 상호작용 상황에서 부정적인 자극은 최적의 기능을 저해할 수 있으며, 동반된 내현화 정서 상태(우울 혹은 불안)는 선택 편향을 유발할 수 있다. 충동성의 임상적 양상과 반응 억제 측정치 간의 상관관계는 발견되지 않았다. 행동적 측면에서, 연구 결과들은 멈추라는 신호가 주어졌을 때 중간에 행동을 중지하는 데 있어 억제력에 어려움이 있음을 나타내 주었다.

임상의의 역할. 치료 전략은 주의 깊은 의사결정을 통해 인지 조절을 실행하는 것에 대한 환자의 통찰을 증진하도록 돕는 것을 포함해야 한다. 가족들에게 만족 지연과 충동적 행동에 있어 인지적 조절과 그 역할을 교육하는 것은 부모가 실시간으로 충동성과 반응성을 도울

수 있는 '지도'의 순간으로 이어질 수 있다.

fMRI 연구 결과

전체 양극성 장애 스펙트럼(bipolar spectrum)에 걸쳐, 다양한 과제를 활용하여 반응 억제에 대해 조사한 fMRI 연구는 이들에게서 ACC와 VLPFC의 기능 장애를 암시하는 매우 일관된 결과를 보여 주었다. 정서 및 운동 조절에 영향을 미치는 VLPFC의 이중 역할, 그리고 정서 처리와 인지적 오류 수정과 같은 ACC의 이중 역할은 이 영역들이 정서와 반응 억제 모두를 조절하는 것에 관여한다는 사실을 보여 준다.

두 개의 인접한 병태생리학적 과정은 인지 조절에는 PFC 영역이, 주의력과 탐색에는 측두-두정 영역이 관련되어 있음을 보여 준다. ADHD 환자들이 인지에 의해 작동되는 충동성을 보이는 것에 반해, 양극성 장애 환자들은 전두선조체 회로(Deveney et al., 2012; Leibenluft et al., 2007; Weathers et al., 2012)와 전두변연계 회로(Cerullo et al., 2009; Passarotti et al., 2011)가 연관되는(Pavuluri, 2015a, 2015b) 인지 및 정서적 충동성 모두로 어려움을 겪는다.

임상의의 역할. 연구 결과에 따르면, 전두선조체 영역은 노력을 기울일 경우 그 활성화가 증가하고 억제에 실패할 경우 활성화가 감소한다. 주의를 기울이는 행동은 VLPFC와 DLPFC와 같은 전두 영역의 기능저하와 관련 있다. 후 피질 영역(예: 측두 및 두정 영역)과 피질하 영역(예: 기저핵)은 전두 영역의 결함에 대한 보상으로 보인다. 뇌 기능 향상을 위한 치료적 개입은 기분조절, 오류 점검(error checking) 및 인지적 통제를 목표로 할 수 있다.

■ 보상 및 위험 처리

> 부모는 제이크가 끊임없이 보상을 원하며
> 보상만이 아이를 협조하게 만들 수 있는 유일한 방법이라고 불평했다.

양극성 장애에서 뇌 기능 부진을 보이는 주요 영역은 보상에 대한 과잉 민감성, 만족 지연의 어려움 및 보상 행동 과제에서 보이는 손실에 대한 과도한 좌절을 포함한다.

컴퓨터 기반 과제에서의 결과

연구 결과는 양극성 장애의 병태생리학이 강화나 기대되는 결과에 대한 반응이 부족하다는 것을 보여 준다. 보상이나 기대하지 않은 손실이 주어질 때 정반응(correct response)으로부터 벗어나는 전환(shift away)이 있었다. 추가적으로, 피드백 민감성은 조작된 피드백에 의해 유발된 좌절(Rich et al., 2005, 2010) 혹은 보상과 관련 없는 자극에 의한 주의분산(Patino et al., 2013)과 함께 크게 떨어진다.

임상의의 역할. 양극성 장애 아동들은 부정적 자극에 과도한 반응을 보였으며 좌절에 대한 인내력이 낮고 주의 전환 과제에서의 융통성이 부족했으며, 변화하는 환경에서 적응이 어려웠다. 추가적으로, 양극성 장애 환자들은 즉각적인 보상과 만족에 강력하게 동기부여가 되었다. 이와 같이 보상과 위험에 의해 조절되는 반응은 정서 조절, 주의력 및 인지적 융통성과 같은 상호 연관성이 있는 여러 영역에서의 기능 부전으로 이해할 수 있다. 이와 같은 뇌 영역들에 대한 개입이 목표가 되어야 한다.

fMRI 연구를 통해 확인된 보상 처리 과정

보상 처리 과정은 정서적 평가, 의사결정 및 동기를 아우르는 복잡한 체계이다. 아동기 양극성 장애의 역기능적인 보상 연결망은 보상 중심의 복내측(ventromedial) PFC(VMPFC)—혹은 OFC—와 복측선조체 회로(ventral striatal circuitry)(May et al., 2004), 그리고 정서 중심의 DLPFC–VLPFC–ACC–변연계 회로의 접점에서 발생하는 것으로 가정된다. PBD 연구에 더하여 규범적 연구에서는 행동적 보상 과제에서 패배조건과 비교했을 때 승리하는 동안 VMPFC, 편도체 그리고 측좌핵의 활성화 정도가 더 높음을 보여 준다. 청소년과 성인에서 활성화의 정도는 보상에 비례한다(Bjork & Hommer, 2007; May et al., 2004). 보상이 예상될 때, 성인에 비해서 청소년의 경우 선조체 영역의 활성화가 낮았다(Bjork & Hommer, 2007). 양극성 장애 환자들은 보상 수반성(reward contingency)에 대한 평가 및 판단에 변화를 보였고 과제 완성에 어려움이 있었다. 이는 지나친 흥분성이나 좌절 그리고 동기가 감소하는 결과를 초래한다(Singh et al., 2013a, 2014).

임상의의 역할. 동기/보상 회로와 정서 조절 회로는 뇌의 복측 영역에 밀접히 연결되어 있다. 과각성, 때에 맞지 않는 반응, 강렬한 보상 추구, 그리고 보상 및 위험에 대한 과도한 흥분은 전두–측두–두정–피질하 회로의 결함에 의해 설명된다(Passarotti et al., 2011). 물질사용장애에서 PBD 발생률이 증가하는 것은 밀접하게 연결된 피질하 영역(즉, 측좌핵과 편도체)의 기능 이상과 연관된다(Pavuluri et al., 2017). 비전형 항정신성 약물에 노출되었든 아니든, 양극성 장애에서 비만 및 심혈관계 질환의 위험이 높아지는 것은 보상 네트워크(예: 음식 갈망)의 비정상적인 연관성으로 인한 것일 수 있다(Goldstein et al., 2015). 생물학적 설명을 통해 강렬한 보상 추구의 순환에 개입할 수 있도록 가족들을 교육하고, 동기 강화를 위한 긍정적 수단의 목록을 늘리며(건설적인 보상), 의사결정 과정에서 찬반의 근거를 숙고할 수 있게 도와주는 것(PFC의 강화)은 기저의 기질을 형성하는 데 도움을 줄 것이다. 적응적인 보상 반응은 기존의 예방적 심리교육, 예를 들어 행동 수정 전략과 효과적인 보상 제공에 대한 부모교육을 변경하여 적용할 수 있을 것이다.

■ 부주의

제이크는 면담 동안 질문에 집중하거나 가만히 앉아 있지 못하는 등 부주의했다.

주의력은 각성, 선택, 집중, 지속 주의력, 분할 주의력 및 주의 분산의 억제로 구성된다.

컴퓨터 기반 과제에서의 결과

양극성 장애의 주의력 문제는 보속성, 낮은 각성 상태, 표적에 대한 오반응의 민감성 부족, 개인 내적인 반응 시간상의 변동을 포함한다(Dickstein et al., 2004; Doyle et al., 2005; Pavuluri et al., 2006b, 2009b; Strakowski et al., 2010). 이 환자들은 화난 표정이나(Pavuluri et al., 2008) 부정적인 단어(Whitney et al., 2012)와 같은 부정적인 자극에 대한 선택적 주의 편향을 보인다. PBD 환자들은 부정적인 단어에 노출되거나(Pavuluri et al., 2008) 정서적 단어를 대응시켜야 하는(Passarotti et al., 2013) 문제해결 상황에서 어려움을 보인다. 선택적 주의 편향은 실행기능의 영역들과 우울, 불안과 같은 내현화 증상의 맥락에서 나타났다. 양극성 장애가 정서장애인 만큼, 표적 자극이 정서적 요소를 지닌 경우에 주의 편향이 나타난다. 주의 편향과 관련된 손상은 표적의 정서가가 중립적인 경우에 비해(Rich et al., 2006, 2010) 부정적인 경우(Passarotti et al., 2013)에 더 심하게 나타났다.

fMRI 연구 결과

최근의 메타분석 연구는 건강한 대조군에 비해 PBD 환자들에서 주의력 과제 시 하전두회(inferior frontal gyrus)의 활성화 증가와 편도체의 활성화 감소를 보인다고 보고했다. 건강한 대조군에 비해 서로 다른 활성화 저하 양상은 배측 주의 체계, 즉 전두선조 회로(DLPFC, ACC, 우측 수정체핵 및 우측 담창구)에서도 보고되었다.

임상의의 역할. 양극성 장애가 정서장애임을 감안할 때, 임상의들은 초점 주의력에 영향을 미치는 부정적인 자극에 대한 민감성을 인식해야 한다. 또한 PBD 환자들이 상대적으로 중립적인 정보에 대해 부정적인 편향을 지니고 있다는 것을 관찰해야 한다. 끝으로, 임상의들은 공존하는 내현화 장애를 인식하고 치료해야 하는데, 그렇게 함으로써 부주의 문제가 개선되고 학업 수행도 증진될 것이다.

■ 작업 기억의 결함

ADHD로 진단된 이후로,
학교에서는 개별화된 교육 계획(individualized education plan: IEP)을 시행하였다.

흔히 PBD 환자들은 숫자 혹은 단어를 기억하는 것, 특히 복잡하고 여러 단계의 학습이 개입되는 경우에 어려움이 있다. 이러한 결함은 학업적 성취에 직접적인 영향을 미친다(Pavuluri et al., 2006a, 2006b).

컴퓨터 기반 과제에서의 결과

작업 기억력은 과제 수행 시에 짧은 시간 동안 정보를 보유하는 능력으로, 학습과 일상 활동에 필수적인 요소이다. 양극성 장애와 관련된 손상된 언어적 작업 기억력은 낮은 독해 능력과 수학 문제에 대한 낮은 각성 수준과 관련된다(Pavuluri et al., 2006b). 3년 후를 추적한 종단 연구 결과에서는 언어 기억을 포함한 작업 기억력에서의 지속적인 어려움을 보고했다(Pavuluri et al., 2006b, 2009b).

fMRI 연구 결과

BD의 작업 기억력 손상은 DLPFC−ACC−시상−기저핵 회로의 손상과 관련되어 있다(Adler et al., 2006; Chang et al., 2004). ADHD 환자에 비해 양극성 장애 환자들의 경우 정서적 어려움하에서 작업 기억력이 관여하는 과제를 수행할 때 복측 PFC와 슬하 대상과 같은 정서적 회로 영역이 관여했다(Passarotti et al., 2010a). 반면, ADHD 환자들의 경우 복측 인지, 전두−선조, 전두−두정 회로만 관여했다. 흥미롭게도, 양극성 장애 혹은 ADHD 환자들은 건강한 대조군에 비해, 인지 및 정서적 영역에서의 활성화가 모두 불충분했다. 더하여 양극성 장애 환자들의 경우, 화난/부정적 정서에 대해 저하된 활성화를 보였던 영역이 행복한 정서에 대해서는 과잉 활성화를 보였다. 건강한 대조군에 비해 양극성 장애 환자들에서 부정적인 자극은 지속적으로 전전두엽 영역에 더 큰 영향을 미치며 활성화를 감소시킬 수 있었던 반면, 긍정적 자극은 활성화가 증가된 PFC 영역에 관여할 수 있었다.

뇌 네트워크 연결에 대한 한 연구에서, BD 환자들은 정서 네트워크 회로와 관련된 영역(VLPFC–amygdala)과 표정 정서를 처리하는 회로(fronto–temporo–amygdala)가 작업 기억 과제를 수행하는 동안 해당 뇌 네트워크 영역의 나머지 부분과 동시에 점화(firing)되지 않는다는 결과를 보여 주었다(Passarotti et al., 2010a, 2010b). 동시에 작업 기억력 회로는 지나치게 관여되거나 과잉 연결되어 있었다(Passarotti et al., 2012). 이처럼 다른 양상은 양극성 장애 환자의 정서 및 인지적 네트워크의 연결 접점 부분이 서로 걸쳐져 있어, 보완적인 과정일 가능성을 보여 준다.

임상의의 역할. 작업 혹은 언어 기억력은 약물치료를 통해 완전히 호전되지 못할 수 있다. 뇌 기능 연구들은 양극성 장애와 ADHD 모두에서 작업 기억력 및 정서적 회로가 제대로 기능하지 못한다는 사실을 보여 주고 있으며, 특히 정서적 회로의 역기능의 정도는 양극성 장애 환자들에서 더 높았다. 부정적인 자극은 PFC 영역이 효과적으로 기능하는 것을 저해한다. 학업 생산성을 최적화하기 위해, 환자들에게는 평온한 작업 환경을 제공해야 하고, 작업 기억의 부담을 줄여 주어야 한다. 기능적 신경 영상 연구 결과들은 ADHD와 양극성 장애가 건강한 대조군에 비해 어떻게 정서 및 인지 회로의 기능 부전을 공유하는지를 기술하고 있다. 이는 두 장애 모두에서 정서 및 인지 문제가 함께 발생함을 설명한다.

■ 조망 수용 결함

그는 눈을 맞추지 않고 끊임없이 시끄럽게 소리를 질렀다.

마음 이론(theory of mind: ToM)의 한 차원인 조망 수용은 다른 사람의 관점을 이해할 수 있는 능력을 의미한다(Schenkel et al., 2008, 2014). 타인의 사회적 단서나 관점을 이해하지 못하는 것(특히 스트레스가 많은 부정적 사건의 맥락에서)은 사회적 어려움을 초래한다.

컴퓨터 기반 및 fMRI 연구 결과

SMD와 BD 환자는 모두 편도체, VLPFC 및 정서 처리 회로의 관여를 공유한다. 사실, SMD 환자들은 사회적 인식, 사회적 인지, 사회적 의사소통 및 사회적 동기를 포함하는 사회적 상호 과제 전반에 걸쳐 손상을 보인다(Whitney et al., 2013).

연구들은 PBD와 마음 이론 결함에 동일한 신경계 회로가 관여한다는 것을 보여 준다. 마음이론 영역의 기능 부전은 다음과 같은 영역을 아우른다: MPFC(자기 참조적 사고에 사용되는), ACC(오류 감찰에 관여하는), 편도체(정서 처리과정에 관여하는), 그리고 OFC(의사결정과 보상의 평가에 관여하는). 양극성 장애에서 영향을 받는 유사한 그리고 상호연결된 영역은 편도체, ACC, OFC, MPFC 및 DLPFC, VLPFC와 같은 여타 PFC 영역들이다(Altshuler et al., 2005; Blumberg et al., 1999; Chang et al., 2004; Kronhaus et al., 2006; Krüger et al., 2006; Pavuluri et al., 2005, 2007; Yurgelun-Todd et al., 2000). 다른 연구들은 조망 수용에 있어 MPFC와 측두두정 접합부의 신경 연관성을 제시했다(Hynes et al., 2006; Völlm et al., 2006).

한 연구는 양극성 장애 환자들이 부정적인 정서적 이야기 과제에서 미묘한 단서 이면의 진짜 의도를 파악하는 것에 어려움이 있다는 사실을 밝혀냈다(Schenkel et al., 2008). 추후의 연구에서 제II형 BD의 사례는 없었으나, 제I형 양극성 장애환자들이 건강한 대조군에 비해 조망 수용을 잘하지 못한다는 점을 밝혀냈다(Schenkel et al., 2014).

임상의의 역할. 첫째, 양극성 장애를 자폐 스펙트럼 장애와 변별하는 것이 중요한데, 이 둘은 실행기능, 인지적 융통성의 부족, 조망 수용의 결함과 같은 이상을 공유하기 때문이다. 둘째, 환자들이 '다른 사람의 관점에서' 생각하는 훈련을 돕는 것은 대인 의사소통 상황에서의 '미묘함'의 목록을 확장시켜 준다. 이는 부모-자녀 간의 상호작용을 향상시키는 것에 특히 유용하다.

■ 정서와 인지에서의 기능 손상

제이크는 이내 방을 뛰어다니기 시작했는데,

보상으로 주어질 아이스크림을 기대하는 동안 불행감과 흥분이 뒤섞인 채 초조해 보였고 과각성과 추론 능력의 저하가 동반되었다.

fMRI 연구 결과

양극성 장애 청소년의 경우, 인지적인 역량을 불안정하게 하는 기분조절부전 때문에 과도한 정서적 자극은 문제해결 능력을 저해할 수 있다. 양극성 장애에서 부정적인 정서는 앞쪽 ACC와 함께 편도체의 활성화를 촉발한다. 작업 기억력 과제 동안 VLPFC는 ADHD보다 양극성 장애에서 더 큰 영향을 받았다(Passarotti et al., 2010a, 2010b).

임상의의 역할. VLPFC, DLPFC, 편도체에서 정서적 기능 장애가 미치는 영향을 이해하는 것은 부정적인 결과물이 피질의 인지 및 정서적 통제 영역의 기능 부전을 유발할 수 있다는 것을 보여 준다. 기능 장애는 편도체 또는 PFC, 혹은 두 영역 모두의 이상에서 비롯될 수 있다. 심리치료 원칙은 부정적 결과의 사용을 제거하고 대신 적절한 타이밍, 어조 및 수정된 피드백과 함께 조절된 방식으로 언어를 사용하는 경험을 지지해야 한다. 이는 정서 조절 장애를 지닌 청소년이 부정적인 결과를 실행하는 것으로부터 주요한 변화를 이끌어 낸다. 이러한 원칙에 입각하여 아동 및 가족 초점 CBT가 개발되었고 양극성 장애 아동 · 청소년을 대상으로 검증되었다(West et al., 2014).

양극성 장애 위험군의 기능적 이상

2014년의 메타분석은 고위험군, 건강한 대조군과 PBD의 뇌 기능을 비교한 fMRI 연구들을 잘 정리하였다(Lee et al., 2014). 건강한 대조군에 비해 고위험군 집단은 우측 DLPFC, 섬엽, 하두정소엽(inferior parietal lobule) 및 좌측 소뇌 영역에서 유의하게 증가된 활성화를 보였다. 또한 PBD 환자에 비해 고위험군은 우측 DLPFC, 우측 섬엽 및 좌측 소뇌에서 더 많은 활성화를 보였다. 이런 차이점을 통해 고위험군이 인지 및 정서적 처리 영역에 있어 보상 메커니즘을 사용한다는 사실을 가정할 수 있다. 메타분석은 PBD 환자와 고위험군 집단 간의 비교를 촉진했고, PBD 환자에 비해 고위험군에서 DLPFC와 배측 회로 중심(예: 섬엽, 두정엽)이 더 많이 관여한다는 사실을 보여 주었다. 비록 몇몇 연구가 고위험군에서 증가된 편도체의 활성화를 확인하였지만(Bechdolf et al., 2012), 이는 메타 연구에서는 입증되지 않았다(Lee et al., 2014). 뇌영상 연구에 대한 또 다른 메타분석은 건강한 대조군에 비해 고위험군 청소년에서 과제와 관계없이 증가된 좌측 상전두회(superior frontal gyrus), 중전두회(medial frontal gyrus) 및 좌측 섬엽의 활성화를 보고했다(Fusar-Poli et al., 2012).

양극성 장애 환자들에서 정서 처리과정에 관련된 뇌 영역과 연결성에 결함이 있다고 알려졌기 때문에 고위험군 집단을 대상으로 정서처리과정에 관련된 뇌 영역과 연결성에 대한 연구가 이루어져 왔다. 연구자들은 유전적으로 연결되어 있고 상태와는 독립적인 양극성 장애의 특정한 생체표지자(biomarker)인 위험 내적표현형(endophenotype)을 찾아왔다(Hasler et al., 2006; Wiggins et al., 2017). 표정 정서 처리 연구들은 BD 위험군 청소년에서 PFC, 편도체, 배측 및 후두 영역의 기능 이상을 밝혀냈고, 이는 취약성에 대한 잠재적인 내적표현형이 될 수 있다(Breakspear et al., 2015; Ladouceur et al., 2013; Manelis et al., 2015; Mourão-Miranda et al., 2012; Olsavsky et al., 2012; Singh et al., 2014; Tseng et al., 2015; Wiggins et al., 2017).

BD 청소년의 치료 반응과 관련된 신경 연관성

약물치료 반응의 신경 연관성

환자의 가족이 투약효과에 대한 확신이 없을 때, 임상의들은 두뇌의 가소성으로 인해 약물치료가 정서 및 인지 체계를 회복시킬 수 있다는 근거에 대한 교육을 제공할 수 있다. 아동기 조증에서 초기 fMRI 연구들은 약물치료 알고리즘뿐 아니라 라모트리진(lamotrigine), 리스페리돈(risperidone) 및 디발프로엑스 나트륨(divalproex sodium)의 효과를 각각 조사했다. 약물의 효과는 대상자들이 정서 처리, 반응 억제 및 실행기능과 관련된 활동을 하는 동안 관련 영역들의 변화를 탐색하는 방식으로 조사되었다. 건강한 대조군에 비해 양극성 장애 환자군에서 약물치료 반응의 공통된 생체표지자는 VLPFC 활동의 증가로 나타났다(Pavuluri, 2014). 후에 투약 중인 양극성 장애 청소년을 투약하지 않은 양극성 장애 청소년, 그리고 양극성 장애가 아니지만 투약 중인 청소년과 비교한 LAMS 연구에서도 이와 같은 결과가 재확인되었다(Horwitz et al., 2010). 약물치료 중인 양극성 장애 청소년은 화난 얼굴에 대한 정서 처리 과정에서 VLPFC가 비정상적으로 과소활성화되는 경향성이 약화되었다(Hafeman et al., 2014).

라모트리진의 효과는 충동 통제 영역을 탐구하는 동안 조사되었다. 연구 결과들은 양극성 장애 환자의 경우 MPFC, 슬상, 슬하 및 PCC의 활성화가 증가되어 있는 반면, 건강한 대조군의 경우 선조체 활성화가 증가되어 있었다(Pavuluri et al., 2010b). 이와 유사하게, 라모트리진은 건강한 대조군이 정서를 평가하는 과제를 하는 동안 MPFC, DLPFC, 선조체 및 PCC에서 활성화되는 것에 비해 이러한 영역에서 더 증가된 활성화 시 양극성 우울증이 감소됨을 입증해 주었다(Chang et al., 2008). 디발프로엑스와 리스페리돈의 효과를 비교한 이중맹검 무작위 대조 연구에서, 조증에 대한 디발프로엑스 치료는 반응 억제 동안 전두선조 회로 내의 슬하 피질 간의 연결성을 증가시켰다(Pavuluri et al., 2010a). 따라서 항경련성 물질인 디발프로엑스 및 라모트리진과 관련된 충동 통제 영역을 조사함으로써 기분 안정화 과정에서 슬하대상 피질이 관여함이 확인되었다. 반면, 2세대 항정신병 약물인 리스페리돈과 충동 통제 영역을 탐구하는 과정에서는 섬엽의 연관성이 규명되었다(Pavuluri et al., 2010a).

기분 안정제 약물의 효과는 또한 작업 기억력(인지) 및 정서 처리 영역의 교차점을 탐구하는 과정에서 연구되기도 했다. 특히 환자가 화난 얼굴을 회상하는 것에 어려움을 겪을 때, 라모트리진과 디발프로엑스와 같은 항경련제 치료 시 VLPFC–MPFC 및 내측 측두 영역의 활동이 증가되었다(Pavuluri et al., 2011). 같은 맥락에서, 리스페리돈에 대한 반응으로 치료 후에 슬하 대상 및 복측 선조체가 더 큰 활성화를 보였다(Pavuluri et al., 2011).

실행기능과 정서 처리 영역 간의 교차점을 탐구하는 과정에서, 부정적인 단어 연결 짓기는 투약 효과를 잘 드러나게 해 주었다. 실제로 평가에서 중요한 두뇌 영역(예: MPFC와 ACC)은 리스페리돈, 디발프로엑스 및 라모트리진으로 증가된 활성화를 보였다(Pavuluri et al., 2012a, 2012b). 그러나 부정적인 정서하에서는 라모트리진과 리스페리돈 투약 후에도 인지적인 DLPFC의 활성화 반응이 감소했다. 이에 기반하여 양극성 장애에서 고유하게 나타나는, 잔존하는 주의력 문제의 향상을 위해 인지기능 상승을 위한 약물이 기분 안정 후에도 필요할 수 있다는 논리가 가능할 것이다(Pavuluri et al., 2009b). 나아가, 임상적 결과에 대한 예후 표지자(prognostic marker)가 제시되고 있는데, 기저선에서의 편도체 활동이 더 큰 경우에 리스페리돈 투약 후에도 결과가 좋지 않았다는 결과가 있다(아마 편도체를 가라앉히기 위해 더 큰 노력이 포함되어서). 반면에 이러한 투약 집단을 직접적으로 비교했을 때, 디발프로엑스 투약 사례에서 MPEC 활동은 좋은 예후(고위 피질 영역의 더 큰 배치를 포함한다는 징후)의 표지자였다.

종합적으로, 상기 결과들은 세 가지 주요한 아이디어를 제공한다. 첫째, 집단 간 차이를 탐구함에 있어, 부정적 혹은 분노 자극이 행복한 혹은 중립적인 자극에 비해 약물과 관련된 활성화를 더 성공적으로 유발한다는 것이다. 둘째, 약물은 신경화학과 과제에 기반한 두뇌 회로에 다르게 관여한다는 것이다. 셋째, 두뇌의 상태 대 특질이 뇌에 미치는 효과에 대한 평가가 대두되고 있다는 것이다. 모든 약물로 인해 편도체 활성화는 조증 상태로부터 회복되면서 기저 시점에 비해 감소된 활성화를 보였지만 건강한 대조군에 비해서는 여전히 활성화된 상태였다(특질 지표). 반면, PFC 영역은 기분의 안정화와 함께 정상화되었다(상태 지표)(Passarotti et al., 2011). 그러나 표준화된 알고리즘으로 최소 4개월 이상의 기간을 요하는 장기 치료는 정서 회로에서 편도체 연결성을 증가시키고(Wegbreit et al., 2011) 피질하 활동은 정상화시키는 것(Yang et al., 2013)으로 나타났다.

결론적으로, 이와 같은 발견은 항경련성 그리고 항정신성 약물이 많은 영역에 걸쳐 뇌 기능 이상을 역전시키는 과정에서 서로 보완적인 역할을 한다는 개념으로 이어진다.

심리치료 반응과 관련된 신경 연관성

양극성 장애 청소년에서 심리치료에 대한 반응으로 두뇌 수준에 어떤 변화가 일어나는지를 탐구하는 뇌영상 연구들이 새롭게 부상하고 있다. 양극성 우울 청소년들을 대상으로 한 작은 예비 연구에서, Diler와 동료들(2013)은 약물치료가 병합된 심리치료에 대한 공개연구로 기저 시점과 6주 후에 암묵적 정서 처리 과제 수행 시 나타나는 반응상에서 신경 활동에 대해 조사했다. 전체 치료에서, 청소년들은 강렬한 공포 자극에 대한 반응으로 좌측 후두부(occipital) 피질에서 감소된 신경 활동을, 강렬한 행복 자극에 대한 반응으로 좌측 섬엽, 좌측 소뇌 및 우측 VLPFC에서 증가된 신경 활동을 보였다. 이와 같은 결과는 양극성 장애 청소년에서 우울증 치료에 대한 반응으로 정서 처리 기능이 향상되었다는 것을 의미하는데, 즉 부정적 정서로부터 주의를 거두고 긍정적 정서로 주의를 돌린 것을 의미한다. 더하여 최근의 연구는 양극성 장애 고위험군 청소년(가족력과 함께 기분 증상이 현존할 경우)을 대상으로 4개월 동안 보통의 치료와 양극성 장애 환자를 위한 가족치료를 진행한 뒤 전후 결과를 비교했다(Garrett et al., 2015). 그 결과, 심리치료, 특히 가족-중심 치료를 통해 DLPFC 활성화 증가와 편도체의 활성화 감소가 나타났다. 더욱이 DLPFC 기능의 향상은 전 치료에 걸쳐 조증 증상의 개선과 상응했으며, 이는 심리치료에 대한 반응으로 나타난 임상적 호전의 가능한 신경학적 기제로서 DLPFC 기능의 향상을 강조하는 것이다. 이 영역에서 지속되는 연구는 양극성 장애 청소년에서 고유하게 나타나는 신경생리학적 기능 저하를 초점으로 한 심리사회적 개입을 개선하고 조정하는 것에 있어서 중요한 역할을 할 것이다.

결론

PBD 환자에서 다양한 두뇌 영역이 영향을 받고([그림 6-2]에 요약) 일상생활 기능이 손상되는 것은 예외 없이 당연한 법칙에 가깝다. 그러나 집단 자료를 토대로 한 어떤 논문도 개인 수준에서 다양한 뇌 영역을 아우르는 불변의 복합체가 무엇인지를 명시하지는 않는다.

경험적 연구 결과는 양극성 장애의 증상과 잠재적으로 가능한 동반이환을 다루는 RAINBOW 치료[1]와 문제해결적 약물치료의 발달로 이어졌다(West et al., 2014, 2018). 양극성 장애를 진단하기 위해 모든 증상이 나타날 필요가 없는 것처럼, 한 개인에서 모든 뇌 영역이 영향받는 것은 아니다. 인지적 쟁점 사안을 극복하기 위한 임상적 전략은 다단계 학습을 위

1) 규칙적인 일상(Routine), 정서 조절(Affect regulation), 할 수 있다는 믿음(I can do it), 부정적인 생각 금지(No negative thoughts), 좋은 친구가 되고 균형 잡힌 삶의 양식 갖기(Be a good friend and balanced lifestyle), 문제를 어떻게 해결하지(Oh, how can we solve the problems) 및 도움 얻을 방법(Ways to get support)을 포함하는 인지행동치료를 말한다.

한 교습, 인지적 부담을 감소하기 위해 과제 줄이기, 긍정적 강화를 통해 동기 높이기, 과제 수행 시간을 연장하기, 과제 완료를 위한 적절한 시간을 허락하기, 다른 과제로의 이행을 위한 단서를 발달시키기, 준비 및 계획을 통한 문제해결을 돕기 등을 포함한다.

정서 및 인지 체계의 접점에서 주요한 기능 장애를 고려할 때, 부정적인 정서가 인지기능을 저하시킨다는 증거는 아주 많다. 이와 같은 손상을 향상시키기 위해서는 상기한 전략뿐만 아니라 공감적 보살핌을 제공하기 위한 환경 조성도 필요하다. 앞에서 요약한 일련의 선택지를 개별 환자와 보호자의 고유한 체계에 맞게 조정하는 것이 개별화된 접근을 위한 핵심이다. 정확한 평가, 정서 및 인지적 문제의 기저에 있는 복잡한 두뇌와 행동의 신경생리학적 기능 저하를 이해 가능한 말로 가족에게 교육하는 것, 역동적인 심리사회적 개입과 어우러진 화학적 요법이 환자 및 개인의 요구를 충족하는 정확한 치료로 이어질 수 있다. 모든 요소에 대한 이해는 정밀치료를 하기 위해 노력할 때, 개인 수준에서 상호연결된 뇌 영역 기능의 복잡함뿐만 아니라 환경적 영향에 대한 이해를 촉진한다.

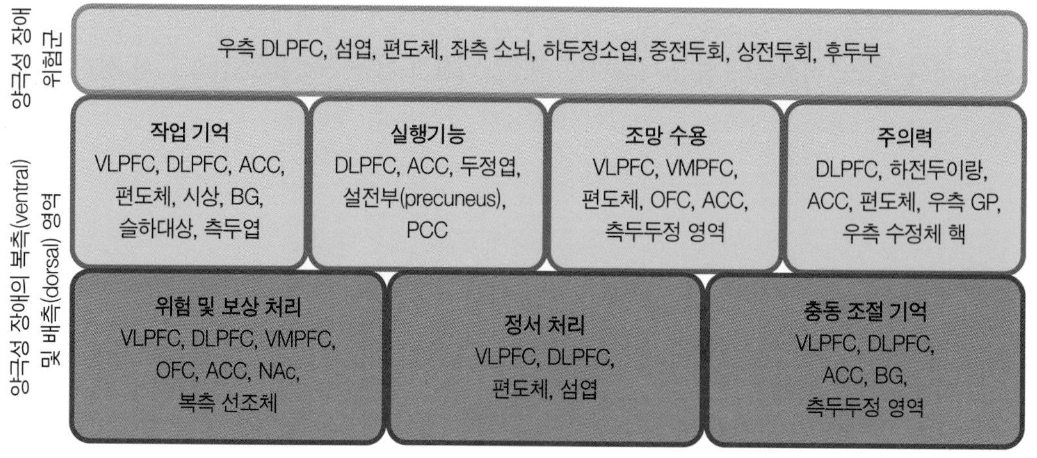

[그림 6-2] 양극성 취약성에 주로 관여하는 뇌 네트워크

다양한 영역의 뇌 기능은 양극성 장애의 위험이 있는 개인(고위험군)과 아동 양극성 장애(pediatric bipolar disorder, 이하 PBD)에서 중첩되며 또한 PBD의 모든 영역을 아우른다. 파란색은 주로 배측 영역을 가리키며, 인지적 과정에 관여하고 PBD의 뇌 전반에 걸쳐 상호연결의 정도가 높다. 분홍색은 주로 복측 영역을 가리키며, 정서적으로 부과되고 마찬가지로 PBD 뇌 전반에 걸쳐 상호연결의 정도가 높다.

ACC=anterior cingulate cortex; BG=basal ganglia, 기저핵; DLPFC=dorsolateral prefrontal cortex, 배외측 전전두엽 피질; GP=globus pallidus, 담창구; NAc=nucleus accumbens, 측좌핵; OFC=orbitofrontal cortex, 안와 전두 피질; PCC=posterior cingulate cortex, 후방 대상 피질; VLPFC=ventrolateral prefrontal cortex, 복외측 전전두엽 피질; VMPFC=ventromedial prefrontal cortex, 복내측 전전두엽 피질.

모든 결과는 '건강한 대조군에 비한' 것이다. 노력, 비교 집단, 과제 참여의 유형은 뇌 영역의 활성화 정도를 결정한다. 따라서 기능적 활동의 증감은 명시되지 않았다.

임상적 핵심 요점

- 임상의들은 기능 저하를 다음 두 단계에 걸쳐 구분할 수 있다: 뇌 기능의 다양한 차원과 맥락을 같이하는 비정상적 행동 그리고 양극성 장애 취약군의 임상적 증상.
- 정서 처리는 정서적 폭발을 촉발하는 부정적 정서 자극을 포함할 수 있는데, 이는 편도체의 과활성과 배외측 전전두엽 피질(DLPFC) 및 복외측 전전두엽 피질(VLPFC)의 저활성으로 설명된다. 이와 같은 결과는 가정과 학교에서 온정적인 보살핌을 제공하는 것뿐만 아니라, 아동 및 가족중심 인지행동치료(Child and family focused cognitive-behavior therapy: CFF-CBT, 즉 RAINBOW 치료)와 같은 심리치료적 모형을 구성하는 것의 필요성을 지지한다. 반대로 부정적 결과를 통합하는 것은 CFF-CBT에 포함되지 않는다.
- 부정적이든 긍정적이든 얼굴 표정에 나타나는 정서를 인식하고 이에 맞게 조정하는 것은 편도체의 활동을 감소시킬 수 있다. 반대로 정서를 해석하기 위한 주의가 필요치 않은 인지 과제에 참여하면, 과활성화된 편도체에 의해 뇌 기능이 장악당할 수 있다.
- 양극성 장애에서는 배외측 전전두엽 피질(DLPFC)-전측대상회(ACC)-두정(Parietal) 영역이 영향받을 수 있으며, 그 결과 정신적 융통성이 감소하고 활동 간 전환이 어렵게 된다.
- ADHD와의 높은 동반이환율은 충동성이라는 공통된 임상적 특징을 설명해 준다. 복외측 전전두엽 피질(VLPFC)은 정서 조절과 운동 통제에 영향을 미치는 두 개의 역할을 하고 있다. 비슷하게, 전측대상회(ACC) 역시 정서 처리와 오류 수정의 두 개의 역할을 담당한다. 부주의함과 작업 기억력 결함은 양극성 장애에서 흔히 나타나며, 이는 배외측 전전두엽 피질(DLPFC), 전측대상회(ACC) 및 기저핵과 관련된다. 양극성 장애 및 ADHD 진단 모두(각각 나타나거나 함께 나타나거나), 공통된 뇌 영역의 기능 이상에 따른 공유된 차원의 결함을 가진다.
- 약물치료 및 심리치료에 대한 예비 연구들은 정서적 및 인지적 네트워크에서의 손상을 회복시킬 수 있다는 희망적인 결과를 보여 준다.

참고문헌

Adler CM, DelBello MP, Strakowski SM: Brain network dysfunction in bipolar disorder. CNS Spectr 11 (4):312–320, quiz 323–324, 2006 16641836

Altshuler L, Bookheimer S, Proenza MA, et al: Increased amygdala activation during mania: a functional magnetic resonance imaging study. Am J Psychiatry 162(6):1211–1213, 2005

15930074

American Psychiatric Association: Diagnostic and Statistical Manual of Mental Disorders, 4th Edition, Text Revision. Washington, DC, American Psychiatric Association, 2000

American Psychiatric Association: Diagnostic and Statistical Manual of Mental Disorders, 5th Edition. Arlington, VA, American Psychiatric Association, 2013

Amodio DM, Frith CD: Meeting of minds: the medial frontal cortex and social cognition. Nat Rev Neurosci 7(4):268–277, 2006 16552413

Barbey AK, Koenigs M, Grafman J: Dorsolateral prefrontal contributions to human working memory. Cortex 49(5):1195–1205, 2013 22789779

Bamea-Goraly N, Chang KD, Karchemskiy A, et al: Limbic and corpus callosum aberrations in adolescents with bipolar disorder: a tract-based spatial statis tics analysis. Biol Psychiatry 66(3):238–244, 2009 19389661

Bechdolf A, Nelson B, Cotton SM, et al: A preliminary evaluation of the validity of at-risk criteria for bipolar disorders in help-seeking adolescents and young adults. J Affect Disord 127(1–3):316–320, 2010 20619465

Bechdolf A, Wood SJ, Nelson B, et al: Amygdala and insula volumes prior to illness onset in bipolar disorder: a magnetic resonance imaging study. Psychiatry Res 201(1):34–39, 2012 22281200

Bertocci MA, Bebko G, Versace A, et al: Predicting clinical outcome from reward circuitry function and white matter structure in behaviorally and emotionally dysregulated youth. Mol Psychiatry 21(9):1194–1201, 2016 26903272

Bjork JM, Hommer DW: Anticipating instrumentally obtained and passively received rewards: a factorial fMRI investigation. Behav Brain Res 177(1):165–170, 2007 17140674

Blumberg HP, Stem E, Ricketts S, et al: Rostral and orbital prefrontal cortex dysfunction in the manic state of bipolar disorder. Am J Psychiatry 156(12):1986–1988, 1999 10588416

Breakspear M, Roberts G, Green MJ, et al: Network dysfunction of emotional and cognitive processes in those at genetic risk of bipolar disorder. Brain 138 (Pt 11):3427–3439, 2015 26373604

Cerullo MA, Adler CM, Lamy M, et al: Differential brain activation during response inhibition in bipolar and attention-deficit hyperactivity disorders. Early Interv Psychiatry 3(3):189–197, 2009 22640382

Chang K, Adleman NE, Dienes K, et al: Anomalous prefrontal-subcortical activation in familial pediatric bipolar disorder: a functional magnetic resonance imaging investigation. Arch Gen Psychiatry 61(8):781-792, 2004 15289277

Chang KD, Wagner C, Garrett A, et al: A preliminary functional magnetic reso nance imaging study of prefrontal-amygdalar activation changes in adoles cents with bipolar depression treated with lamotrigine. Bipolar Disord 10(3):426-431, 2008 18402630

Chen MC, Hamilton JP, Gotlib IH: Decreased hippocampal volume in healthy girls at risk of depression. Arch Gen Psychiatry 67(3):270-276, 2010 20194827

Chiu S, Widjaja F, Bates ME, et al: Anterior cingulate volume in pediatric bipolar disorder and autism. J Affect Disord 105(1-3):93-99, 2008 17568686

DelBello MP, Zimmerman ME, Mills NP, et al: Magnetic resonance imaging analysis of amygdala and other subcortical brain regions in adolescents with bipolar disorder. Bipolar Disord 6(1):43-52, 2004 14996140

Deveney CM, Connolly ME, Jenkins SE, et al: Neural recruitment during failed motor inhibition differentiates youths with bipolar disorder and severe mood dysregulation. Biol Psychol 89(1):148-155, 2012 22008364

Dickstein DP, Treland JE, Snow J, et al: Neuropsychological performance in pediatric bipolar disorder. Biol Psychiatry 55(1):32-39, 2004 14706422

Dickstein DP, Milham MP, Nugent AC, et al: Frontotemporal alterations in pediatric bipolar disorder: results of a voxel-based morphometry study. Arch Gen Psychiatry 62(7):734-741, 2005 15997014

Dickstein DP, Gorrostieta C, Ombao H, et al: Fronto-temporal spontaneous resting state functional connectivity in pediatric bipolar disorder. Biol Psychiatry 68(9):839-846, 2010 20739018

Diler RS, Segreti AM, Ladouceur CD, et al: Neural correlates of treatment in adolescents with bipolar depression during response inhibition. J Child Adolesc Psychopharmacol 23(3):214-221, 2013 23607410

Doyle AE, Wilens TE, Kwon A, et al: Neuropsychological functioning in youth with bipolar disorder. Biol Psychiatry 58(7):540-548, 2005 16199011

Dunlop BW, Kelley ME, McGrath CL, et al: Preliminary findings supporting insula metabolic activity as a predictor of outcome to psychotherapy and medication treatments for depression. J Neuropsychiatry Clin Neurosci 27(3):237–239, 2015 26067435

Frazier JA, Chiu S, Breeze JL, et al: Structural brain magnetic resonance imaging of limbic and thalamic volumes in pediatric bipolar disorder. Am J Psychiatry 162(7):1256–1265, 2005 15994707

Frazier TW, Demeter CA, Youngstrom EA, et al: Evaluation and comparison of psychometric instruments for pediatric bipolar spectrum disorders in four age groups. J Child Adolesc Psychopharmacol 17(6):853–866, 2007 18315456

Fusar-Poli P, Howes O, Bechdolf A, et al: Mapping vulnerability to bipolar disorder: a systematic review and meta-analysis of neuroimaging studies. J Psychiatry Neurosci 37(3):170–184, 2012 22297067

Fuster JM: The Prefrontal Cortex. London, Elsevier, 2008

Gao W, Jiao Q, Qi R, et al: Combined analyses of gray matter voxel-based morphometry and white matter tract-based spatial statistics in pediatric bipolar mania. J Affect Disord 150(1):70–76, 2013 23477846

Garrett AS, Miklowitz DJ, Howe ME, et al: Changes in brain activation following psychotherapy for youth with mood dysregulation at familial risk for bipolar disorder. Prog Neuropsychopharmacol Biol Psychiatry 56:215–220, 2015 25283342

Gold AL, Brotman MA, Adleman NE, et al: Comparing brain morphometry across multiple childhood psychiatric disorders. J Am Acad Child Adolesc Psychiatry 55(12):1027.e3–1037.e3, 2016 27871637

Goldman-Rakic PS: Architecture of the prefrontal cortex and the central executive. AnnNY Acad Sci 769:71–83, 1995 8595045

Goldstein BI, Camethon MR, Matthews KA, et al; American Heart Association Atherosclerosis; Hypertension and Obesity in Youth Committee of the Council on Cardiovascular Disease in the Young: Major depressive disorder and bipolar disorder predispose youth to accelerated atherosclerosis and early cardiovascular disease: a scientific statement from the American Heart Association. Circulation 132(10):965–986, 2015 26260736

Gorrindo T, Blair RJ, Budhani S, et al: Deficits on a probabilistic response-reversal task in patients with pediatric bipolar disorder. Am J Psychiatry 162(10):1975–1977, 2005 16199850

Grossmann T: The role of medial prefrontal cortex in early social cognition. Front Hum Neurosci 7:340, 2013 23847509

Hafeman DM, Bebko G, Bertocci MA, et al: Abnormal deactivation of the inferior frontal gyrus during implicit emotion processing in youth with bipolar disorder: attenuated by medication. J Psychiatr Res 58:129-136, 2014 25151338

Hajek T, Bernier D, Slaney C, et al: A comparison of affected and unaffected relatives of patients with bipolar disorder using proton magnetic resonance spectroscopy. J Psychiatry Neurosci 33(6):531-540, 2008 18982176

Hajek T, Gunde E, Slaney C, et al: Striatal volumes in affected and unaffected relatives of bipolar patients-high-risk study. J Psychiatr Res 43(7):724-729, 2009 19046588

Hasler G, Drevets WC, Gould TD, et al: Toward constructing an endophenotype strategy for bipolar disorders. Biol Psychiatry 60(2):93-105, 2006 16406007

Horwitz SM, Demeter CA, Pagano ME, et al: Longitudinal Assessment of Manic Symptoms (LAMS) study: background, design, and initial screening results. J Clin Psychiatry 71(11):1511-1517, 2010 21034684

Hynes CA, Baird AA, Grafton ST: Differential role of the orbital frontal lobe in emotional versus cognitive perspective-taking. Neuropsychologia 44(3):374-383, 2006 16112148

Inal-Emiroglu FN, Resmi H, Karabay N, et al: Decreased right hippocampal volumes and neuroprogression markers in adolescents with bipolar disorder. Neuropsychobiology 71(3):140-148, 2015 25925781

Jacobs RH, Pavuluri MN, Schenkel LS, et al: Negative emotion impacts memory for verbal discourse in pediatric bipolar disorder. Bipolar Disord 13(3):287-293, 2011 21676131

Joseph MF, Frazier TW, Youngstrom EA, et al: A quantitative and qualitative review of neurocognitive performance in pediatric bipolar disorder. J Child Adolesc Psychopharmacol 18(6):595-605, 2008 19108664

Kafantaris V, Kingsley P, Ardekani B, et al: Lower orbital frontal white matter integrity in adolescents with bipolar I disorder. J Am Acad Child Adolesc Psychiatry 48(1):79-86, 2009 19050654

Kim E, Garrett A, Boucher S, et al: Inhibited temperament and hippocampal volume in offspring of parents with bipolar disorder. J Child Adolesc Psychopharmacol 27(3):258-265, 2017 27768380

Kim P, Thomas LA, Rosen BH, et al: Differing amygdala responses to facial expressions in children and adults with bipolar disorder. Am J Psychiatry 169(6):642-649, 2012 22535257

Kringelbach ML: The human orbitofrontal cortex: linking reward to hedonic experience. Nat Rev Neurosci 6(9):691–702, 2005 16136173

Kronhaus DM, Lawrence NS, Williams AM, et al: Stroop performance in bipolar disorder: further evidence for abnormalities in the ventral prefrontal cortex. Bipolar Disord 8(1):28–39, 2006 16411978

Kruger S, Alda M, Young LT, et al: Risk and resilience markers in bipolar disorder: brain responses to emotional challenge in bipolar patients and their healthy siblings. Am J Psychiatry 163(2):257–264, 2006 16449479

Ladouceur CD, Diwadkar VA, White R, et al: Fronto-limbic function in unaffected offspring at familial risk for bipolar disorder during an emotional working memory paradigm. Dev Cogn Neurosci 5:185–196, 2013 23590840

Lee MS, Anumagalla P, Talluri P, et al: Meta-analyses of developing brain function in high-risk and emerged bipolar disorder. Front Psychiatry 5:141, 2014 25404919

Leech R, Sharp DJ: The role of the posterior cingulate cortex in cognition and disease. Brain 137 (Pt 1):12–32, 2014 23869106

Leibenluft E: Severe mood dysregulation, irritability, and the diagnostic boundaries of bipolar disorder in youths. Am J Psychiatry 168(2):129–142, 2011 21123313

Leibenluft E, Rich BA, Vinton DT, et al: Neural circuitry engaged during unsuccessful motor inhibition in pediatric bipolar disorder. Am J Psychiatry 164(1):52–60, 2007 17202544

Levy BJ, Wagner AD: Cognitive control and right ventrolateral prefrontal cortex: reflexive reorienting, motor inhibition, and action updating. Ann N Y Acad Sci 1224(1):40–62, 2011 21486295

Lim CS, Baldessarini RJ, Vieta E, et al: Longitudinal neuroimaging and neuropsychological changes in bipolar disorder patients: review of the evidence. Neurosci Biobehav Rev 37(3):418–435, 2013 23318228

Manelis A, Ladouceur CD, Graur S, et al: Altered amygdala-prefrontal response to facial emotion in offspring of parents with bipolar disorder. Brain 138 (Pt 9):2777–2790, 2015 26112339

May JC, Delgado MR, Dahl RE, et al: Event-related functional magnetic resonance imaging of reward-related brain circuitry in children and adolescents. Biol Psychiatry 55(4):359–366, 2004 14960288

Mayberg HS, Liotti M, Brannan SK, et al: Reciprocal limbic-cortical function and negative mood: converging PET findings in depression and normal sadness. Am J Psychiatry 156(5):675-682, 1999 10327898

McClure EB, Treland JE, Snow J, et al: Deficits in social cognition and response flexibility in pediatric bipolar disorder. Am J Psychiatry 162(9):1644-1651, 2005 16135623

Mourão-Miranda J, Almeida JR, Hassel S, et al: Pattern recognition analyses of brain activation elicited by happy and neutral faces in unipolar and bipolar depression. Bipolar Disord 14(4):451-460, 2012 22631624

Nieuwenhuis IL, Takashima A: The role of the ventromedial prefrontal cortex in memory consolidation. Behav Brain Res 218(2):325-334, 2011 21147169

Okavsky AK, Brotman MA, Rutenberg JG, et al: Amygdala hyperactivation during face emotion processing in unaffected youth at risk for bipolar disorder. J Am Acad Child Adolesc Psychiatry 51(3):294-303, 2012 22365465

Passarotti AM, Sweeney J A, Pavuluri MN: Emotion processing influences working memory circuits in pediatric bipolar disorder and attention-deficit/hyperactivity disorder. J Am Acad Child Adolesc Psychiatry 49(10):1064-1080, 2010a

Passarotti AM, Sweeney J A, Pavuluri MN: Neural correlates of response inhibition in pediatric bipolar disorder and attention deficit hyperactivity disorder. Psychiatry Res 181(1):36-43, 2010b 19926457

Passarotti AM, Sweeney J A, Pavuluri MN: Fronto-limbic dysfunction in mania pre-treatment and persistent amygdala over-activity post-treatment in pediatric bipolar disorder. Psychopharmacology (Berl) 216(4):485-499, 2011 21390505

Passarotti AM, Ellis J, Wegbreit E, et al: Reduced functional connectivity of prefrontal regions and amygdala within affect and working memory networks in pediatric bipolar disorder. Brain Connect 2(6):320-334, 2012 23035965

Passarotti AM, Fitzgerald JM, Sweeney JA, et al: Negative emotion interference during a synonym matching task in pediatric bipolar disorder with and with out attention deficit hyperactivity disorder. J Int Neuropsychol Soc 19(5):601-612, 2013 23398984

Patino LR, Adler CM, Mills NP, et al: Conflict monitoring and adaptation in individuals at familial risk for developing bipolar disorder. Bipolar Disord 15(3):264-271, 2013 23528067

Pavuluri MN: Neurobiology of bipolar disorder in youth: brain domain dysfunction is translated to decode the pathophysiology and understand the nuances of the clinical manifestation. Front Psychiatry 5:141, 2014

Pavuluri MN: Neurobiology of bipolar disorder in youth: brain domain dysfunction is translated to decode the pathophysiology and understand the nuances of the clinical manifestation, in Bipolar Disorder in Youth: Presentation, Treatment, and Neurobiology. Edited by Strakowski SM, DelBello MP, Adler CM. New York, Oxford University Press, 2015a, pp 282–304

Pavuluri MN: Neuroscience-based formulation and treatment for early onset bipolar disorder: a paradigm shift. Curr Treat Options Psychiatry 2(3):229–251, 2015b

Pavuluri MN, May A: Differential treatment of pediatric bipolar disorder and attention-deficit/hyperactivity disorder. Psychiatr Ann 44(10):471–480, 2014

Pavuluri MN, May A: I feel, therefore, I am: the insula and its role in human emotion, cognition, and the sensory-motor system. AIMS Neuroscience 2(1):18–27, 2015

Pavuluri MN, Herbener ES, Sweeney JA: Affect regulation: a systems neuroscience perspective. Neuropsychiatr Dis Treat 1(1):9–15, 2005 18568120

Pavuluri MN, O5Connor MM, Harral EM, et al: Impact of neurocognitive function on academic difficulties in pediatric bipolar disorder: a clinical translation. Biol Psychiatry 60(9):951–956, 2006a 16730333

Pavuluri MN, Schenkel LS, Aryal S, et al: Neurocognitive function in unmedicated manic and medicated euthymic pediatric bipolar patients. Am J Psychiatry 163(2):286–293, 2006b 16449483

Pavuluri MN, O5Connor MM, Harral E, et al: Affective neural circuitry during facial emotion processing in pediatric bipolar disorder. Biol Psychiatry 62(2):158–167, 2007 17097071

Pavuluri MN, O'Connor MM, Harral EM, et al: An fMRI study of the interface between affective and cognitive neural circuitry in pediatric bipolar disorder. Psychiatry Res 162(3):244–255, 2008 18294820

Pavuluri MN, Passarotti AM, Harral EM, et al: An fMRI study of the neural correlates of incidental versus directed emotion processing in pediatric bipolar disorder. J Am Acad Child Adolesc Psychiatry 48(3):308–319, 2009a 19242292

Pavuluri MN, West A, Hill SK, et al: Neurocognitive function in pediatric bipolar dis order: 3-year follow-up shows cognitive development lagging behind healthy youths. J Am

Acad Child Adolesc Psychiatry 48(3):299–307, 2009b 19182689

Pavuluri MN, Yang S, Kamineni K, et al: Diffusion tensor imaging study of white matter fiber tracts in pediatric bipolar disorder and attention-deficit/hyperactivity disorder. Biol Psychiatry 65(7):586–593, 2009c 19027102

Pavuluri MN, Henry DB, Findling RL, et al: Double-blind randomized trial of risperidone versus divalproex in pediatric bipolar disorder. Bipolar Disord 12(6):593–605, 2010a 20868458

Pavuluri MN, Passarotti AM, Mohammed T, et al: Enhanced working and verbal memory after lamotrigine treatment in pediatric bipolar disorder. Bipolar Disord 12(2):213–220, 2010b 20402714

Pavuluri MN, Passarotti AM, Lu LH, et al: Double-blind randomized trial of risperidone versus divalproex in pediatric bipolar disorder: fMRI outcomes. Psychiatry Res 193(1):28–37, 2011 21592741

Pavuluri MN, Ellis JA, Wegbreit E, et al: Pharmacotherapy impacts functional connectivity among affective circuits during response inhibition in pediatric mania. Behav Brain Res 226(2):493–503, 2012a 22004983

Pavuluri MN, Passarotti AM, Fitzgerald JM, et al: Risperidone and divalproex differentially engage the fronto-striato-temporal circuitry in pediatric mania: a pharmacological functional magnetic resonance imaging study. J Am Acad Child Adolesc Psychiatry 51(2):157.e5–170.e5, 2012b 22265362

Pavuluri MN, Volpe K, Yuen A: Nucleus accumbens and its role in reward and emotional circuitry: a potential hot mess in substance use and emotional disorders. AIMS Neuroscience 4(1):52–70, 2017

Pfeifer JC, Welge J, Strakowski SM, et al: Meta-analysis of amygdala volumes in children and adolescents with bipolar disorder. J Am Acad Child Adolesc Psychiatry 47(11):1289–1298, 2008 18827720

Phelps EA, LeDoux JE: Contributions of the amygdala to emotion processing: from animal models to human behavior. Neuron 48(2):175–187, 2005 16242399

Phillips ML, Kupfer DJ: Bipolar disorder diagnosis: challenges and future directions. Lancet 381(9878):1663–1671, 2013 23663952

Rich BA, Schmajuk M, Perez-Edgar KE, et al: The impact of reward, punishment, and frustration on attention in pediatric bipolar disorder. Biol Psychiatry 58(7):532–539, 2005 15953589

Rich BA, Vinton DT, Roberson-Nay R, et al: Limbic hyperactivation during processing of neutral facial expressions in children with bipolar disorder. Proc Natl Acad Sci USA 103(23):8900–8905, 2006 16735472

Rich BA, Holroyd T, Carver FW, et al: A preliminary study of the neural mechanisms of frustration in pediatric bipolar disorder using magnetoencephalog raphy. Depress Anxiety 27(3):276–286, 2010 20037920

Robinson JL, Laird AR, Glahn DC, et al: The functional connectivity of the human caudate: an application of meta-analytic connectivity modeling with be havioral filtering. Neuroimage 60(1):117–129, 2012 22197743

Röttig D, Röttig S, Brieger P, et al: Temperament and personality in bipolar I patients with and without mixed episodes. J Affect Disord 104(1–3):97–102, 2007 17428544

Roybal DJ, Bamea-Goraly N, Kelley R, et al: Widespread white matter tract aberrations in youth with familial risk for bipolar disorder. Psychiatry Res 232(2):184–192, 2015 25779034

Schenkel LS, Pavuluri MN, Herbener ES, et al: Facial emotion processing in acutely ill and euthymic patients with pediatric bipolar disorder. J Am Acad Child Adolesc Psychiatry 46(8):1070–1079, 2007 17667485

Schenkel LS, Marlow-05Connor M, Moss M, et al: Theory of mind and social inference in children and adolescents with bipolar disorder. Psychol Med 38(6):791–800, 2008 18208632

Schenkel LS, West AE, Jacobs R, et al: Cognitive dysfunction is worse among pediatric patients with bipolar disorder Type I than Type II. J Child Psychol Psychiatry 53(7):775–781, 2012 22339488

Schenkel LS, Chamberlain TF, Towne TL: Impaired theory of mind and psychosocial functioning among pediatric patients with Type I versus Type II bipolar disorder. Psychiatry Res 215(3):740–746, 2014 24461271

Schroll H, Hamker FH: Computational models of basal-ganglia pathway functions: focus on functional neuroanatomy. Front Syst Neurosci 7:122, 2013 24416002

Singh MK, DelBello MP, Adler CM, et al: Neuroanatomical characterization of child offspring of bipolar parents. J Am Acad Child Adolesc Psychiatry 47(5):526–531, 2008a 18356766

Singh MK, DelBello MP, Strakowski SM: Temperament in child offspring of parents with bipolar disorder. J Child Adolesc Psychopharmacol 18(6):589–593, 2008b 19108663

Singh MK, Chang KD, Kelley RG, et al: Reward processing in adolescents with bipolar I disorder. J Am Acad Child Adolesc Psychiatry 52(1):68–83, 2013a 23265635

Singh MK, Jo B, Adleman NE, et al: Prospective neurochemical characterization of child offspring of parents with bipolar disorder. Psychiatry Res 214(2):153–160, 2013b 24028795

Singh MK, Kelley RG, Howe ME, et al: Reward processing in healthy offspring of parents with bipolar disorder. JAMA Psychiatry 71(10):1148–1156, 2014 25142103

Sparks GM, Axelson DA, Yu H, et al: Disruptive mood dysregulation disorder and chronic irritability in youth at familial risk for bipolar disorder. J Am Acad Child Adolesc Psychiatry 53(4):408–416, 2014 24655650

Strakowski SM, Fleck DE, DelBello MP, et al: Impulsivity across the course of bipolar disorder. Bipolar Disord 12(3):285–297, 2010 20565435

Thermenos HW, Makris N, Whitfield-Gabrieli S, et al: A functional MRI study of working memory in adolescents and young adults at genetic risk for bipolar disorder: preliminary findings. Bipolar Disord 13(3):272–286, 2011 21676130

Tseng WL, Bones BL, Kayser RR, et al: An fMRI study of emotional face encoding in youth at risk for bipolar disorder. Eur Psychiatry 30(1):94–98, 2015 25172156

Versace A, Sharma V, Bertocci MA, et al: Using machine learning and surface reconstruction to accurately differentiate different trajectories of mood and en ergy dysregulation in youth. PLoS One 12(7):e0180221, 2017 28683115

Völlm BA, Taylor AN, Richardson P, et al: Neuronal correlates of theory of mind and empathy: a functional magnetic resonance imaging study in a nonverbal task. Neuroimage 29(1):90–98, 2006 16122944

Wager TD, Davidson ML, Hughes BL, et al: Prefrontal-subcortical pathways mediating successful emotion regulation. Neuron 59(6):1037–1050, 2008 18817740

Weathers JD, Stringaris A, Deveney CM, et al: A developmental study of the neural circuitry mediating motor inhibition in bipolar disorder. Am J Psychiatry 169(6):633–641, 2012 22581312

Wegbreit E, Ellis JA, Nandam A, et al: Amygdala functional connectivity predicts pharmacotherapy outcome in pediatric bipolar disorder. Brain Connect 1(5):411–422, 2011 22432455

West AE, Weinstein SM, Peters AT, et al: Child and family focused cognitive-behavioral therapy for pediatric bipolar disorder: a randomized clinical trial. J Am Acad Child Adolesc Psychiatry 53(11):1168-1178, 2014 25440307

West AE, Weinstein SM, Pavuluri MN: Rainbow: A Child and Family-Focused Cognitive-Behavioral Treatment for Pediatric Bipolar Disorder: Clinician Guide. New York, Oxford University Press, 2018

Whalley HC, Sussmann JE, Romaniuk L, et al: Prediction of depression in individuals at high familial risk of mood disorders using functional magnetic res onance imaging. PLoS One 8(3):e57357, 2013 23483904

Whitney J, Joormann J, Gotlib IH, et al: Information processing in adolescents with bipolar I disorder. J Child Psychol Psychiatry 53(9):937-945, 2012 22390273

Whitney J, Howe M, Shoemaker V, et al: Socio-emotional processing and functioning of youth at high risk for bipolar disorder. J Affect Disord 148(1):112-117, 2013 23123133

Wiggins JL, Brotman MA, Adleman NE, et al: Neural markers in pediatric bipolar disorder and familial risk for bipolar disorder. J Am Acad Child Adolesc Psychiatry 56(1):67-78, 2017 27993231

Wilke M, Kowatch RA, DelBello MP, et al: Voxel-based morphometry in adolescents with bipolar disorder: first results. Psychiatry Res 131(1):57-69, 2004 15246455

Yang H, Lu LH, Wu M, et al: Time course of recovery showing initial prefrontal cortex changes at 16 weeks, extending to subcortical changes by 3 years in pediatric bipolar disorder. J Affect Disord 150(2):571-577, 2013 23517886

Yurgelun-Todd DA, Gruber SA, Kanayama G, et al: fMRI during affect discrimination in bipolar affective disorder. Bipolar Disord 2(3 Pt 2):237-248, 2000 11249801

제2부

치료

제7장

소아 우울장애에 대한 근거-기반 심리치료

Pilar Santamarina, Ph.D.
M. Melissa Packer, M.A.

10세 남아인 피터는 최근 과민성, 신체증상, 부정적 태도, 잦은 울음, 학업 성취 저하 등의 증상을 주호소로 아동 정신건강 클리닉에 내원하였다. 피터의 부모는 학기 초에 이러한 행동을 처음 알아챘고, 지난 6개월 동안 상기 행동의 강도와 빈도가 점차 증가해서 가족 간에 많은 갈등을 일으키는 지경이 되었다. 피터는 공립 초등학교 5학년에 재학 중이다.

피터는 외동으로 부모님과 함께 살고 있다. 아버지 직장 때문에 피터의 가족은 1년 전 보스턴에서 샌디에이고로 이사하였다. 이사 후에 가족은 잘 적응했고, 부모 모두가 맞벌이를 이어 갔다. 이사한 것 외에 가족에게 또 다른 스트레스 요인은 만성적인 주요우울장애 환자인 피터의 외할아버지가 최근 자살을 시도하여 병원에 입원해 있었던 것이다. 피터의 부모는 피터가 다른 또래들에 비해 스포츠 활동보다는 체스나 지적인 추구에 더 관심이 있는 똑똑한 아이라고 표현했다. 비록 수줍은 성격이지만 피터는 그동안 친구를 사귀는 데 전혀 문제가 없었다고 했다. 지난 몇 달간, 피터의 부모는 피터가 체스 두기나 이전에 즐거워했던 활동에 흥미를 보이지 않는다는 것을 알아챘다.

클리닉에 갔을 때, 피터는 임상의와 눈을 마주치지 못했고 말을 거의 하지 않았다. 처음 몇 번의 심리치료 회기 동안 임상의는 피터와의 치료적 동맹을 강화하는 데 초점을 맞췄다. 몇 번의 회기가 지난 후에야 피터는 자신의 감정에 대해 좀 더 편안하게 얘기하기 시작했다. 학기 초반에는 친구를 사귀고 친구들 무리에 속하게 되면서 학교 가는 것이 즐거웠다고 했지만, 피터가 학급에서 얼마나 똑똑한지를 알게 된 후 또래들은 '범생이'라고 놀리며 그를 따돌리기 시작했다. 피터는 외로웠지만 부모님을 걱정시키고 싶지 않아 아무 말도 하지 않았다. 하지만 피터가 학업 외 활동을 포기하고 학교를 결석하는 경우가 잦아지자 부모는 걱정할 수밖에 없었다.

종합적인 임상 평가에 근거하여, 임상의는 피터의 증상이 우울장애의 진단기준에 부합하는 것으로 판단했다. 피터와 부모에게 우울증에 대한 심리교육을 진행하는 회기로 피터의 치료가 시작되었다. 그러고 나서 활동성을 증가시키기 위해서, 임상의는 활동 선택 전략을 가지고 피터가 즐거움을 느낄 수 있는 구체적인 긍정적인 활동들을 찾도록 개입하였다. 또한 이완 회기를 통해 피터가 사회불안을 통제할 수 있도록 했다. 불안을 충분히 통제할 수 있게 되면서 피터의 학교 출석률도 점차 향상되었다. 심리치료에서 대인관계 기능을 향상시키기 위한 사회 기술을 시연하며 연습했고, 사회적 상황에서의 부정적 해석을 변화시키기 위한 인지적 기술들을 연습했다. 피터의 부모 역시 스트레스 상황에서 피터를 효과적으로 양육할 수 있는 방법을 배웠다.

소아 우울증에 대한 근거-기반 심리치료

이 책의 다른 장에서 볼 수 있듯이, 아동 · 청소년기의 우울증은 흔하고, 만성적이고, 재발하는 양상이며(Brent & Weersing, 2010), 직업적 및 학업적 손상, 사회적 어려움 및 또래관계 문제, 흡연 및 물질 남용의 증가, 낮은 삶의 만족도, 전반적인 기능 저하 등 부정적인 결과와 연관된다(Lewinsohn et al., 1998; Thapar et al., 2012; Verboom et al., 2014). 따라서 아동 · 청소년의 우울증에 효과적으로 개입할 수 있는 치료를 찾는 것이 중요하다. 이 장의 목표는 소아 우울증의 제1선 치료로 사용되는 근거-기반 심리사회적 개입을 포괄적으로 살펴보는 것이다.

이 장은 우울한 아동 · 청소년이 보이는 전형적인 초기 증상에 관한 사례로 시작했다. 성인에 비해 아동 · 청소년은 슬픈 기분보다는 짜증스러운 기분을 보일 가능성이 더 높다. 따라서 아동 · 청소년에 대한 심리사회적 개입은 이 같은 중요한 발달적 차이를 고려해야 한다. 지난 30년간, 아동 · 청소년의 우울증에 대한 심리사회적 개입의 효과성에 대한 근거들이 늘어났다(Qin et al., 2015). 현재 임상장면에서는 소아 청소년의 우울증을 치료하기 위해 인지행동치료(cognitive behavioral therapy, 이하 CBT), 대인관계 심리치료(interpersonal psychotherapy, 이하 IPT), 가족치료, 놀이치료, 이완요법, 동기강화면담, 정신역동 심리치료 등과 같은 다양한 심리치료가 사용되고 있다. 이들 중 소아 우울증의 치료에서 가장 많이 연구된 심리치료 기법은 CBT와 IPT이다.

CBT의 기본 전제는 우울증이 부적응적인 정보처리과정에서 비롯되며, 인지적 오류에 대한 역기능적 행동 반응에 의해 유지된다는 것이다(Beck et al., 1979). CBT는 부정적인 정동에 수반되는 인지의 유용성과 내용 및 구조를 파악하고 수정하는 데 초점을 둔다. 또한 환자가 다른 방법으로 행동하거나 사고할 수 있도록 교육하여(Lemmens et al., 2015) 기분과 기능을 호전시킨다. CBT가 성인 우울증 치료에 효과적이라는 것은 이미 잘 확립되어 있다(Cuijpers et al., 2013). CBT 모델에 근거한 다른 개입으로는 사회 기술 훈련(social skills training), 자기조절 기술을 교육하는 자기-통제치료(self-control therapy), 인지 재구조화(cognitive restructuring), 문제해결 기술 등이 있다.

IPT는 매뉴얼화되고 보통 시간에 제한이 있는 심리치료 접근으로, 급성 주요우울삽화의 치료를 위해 고안되었지만 다른 심리적 장애에도 적용되고 있다(Kierman, 1984; Weisseman et al., 2007). IPT는 CBT에 비해 덜 구조화되어 있다. IPT는 우울증 및 정동과 관련된 현재의 심리사회적, 대인관계적 사건과 문제 영역에 초점을 맞춘다(Markowitz, 2010; Schramm et al., 2011). IPT에서 치료적 관계는 지지적이고 도움을 주는 관계로 묘사된다. IPT에는 애도, 역할 전환, 대인관계 역할 갈등, 대인관계 결함 등을 다루는 것이 포함된다(Mufson et al., 2004). IPT에서 변화 기전에는 ① 사회적 지지 강화, ② 대인관계 스트레스 감소, ③ 정서 처리를 도와주는 것, ④ 대인관계 기술 함양이 포함된다(Lipsitz & Markowitz, 2013). IPT는 성인을 대상으로 한 많은 연구에서 주요우울장애를 치료하는 데 효과적이라고 밝혀졌다(Markowitz, 2010).

우울한 아동·청소년에게 적용할 수 있는 심리치료에는 몇 가지 형태가 있다. 이러한 형태는 이론적 지향성과 환자가 경험하는 문제의 본질에 따라 달라진다. 개인 심리치료는 치료자와의 일대일 상호작용을 포함하며, 집단치료나 가족치료만큼 대인관계에서 일어나는 생생하고 역동적인 상호작용에는 크게 초점을 두지 않는다. 그럼에도 개인치료 또한 대인관계와 사회적 기술을 증진시키는 것을 목표에 포함시킬 수 있다. 집단 심리치료는 예방 프로그램, 심리교육 프로그램, 또는 자신의 경험에 대해 말하고, 집단 내 다른 사람들의 경험을 듣고 이에 대해 말하는 과정-지향(process-oriented) 접근 등의 형태를 취할 수 있다. 가족을 대상으로 하는 심리치료는 관계적 문제나 역동을 회기 내에서 다룰 수 있고, 개인 기술 훈련을 회기 내에서 배우고 가족 내 역동에 이를 부분적으로라도 적용해 볼 수 있다는 점에서 개인치료와 집단치료의 요소를 혼합한 것으로 볼 수 있다.

이 장에서는 아동·청소년기 우울증에 대한 심리사회적 치료에 대한 근거-기반을 제시하기 위해 무작위 통제 시험(randomized controlled trial, 이하 RCT)에서 얻은 결과를 검토할 것이다. 현존하는 문헌을 통합하여 가장 최근에 출판된 연구들의 개관에서 얻은 주요 결과를 논의하고자 한다.

근거는 '심리적 절차의 촉진 및 보급을 위한 태스크포스(Task Force on Promotion and Dissemination of Psychological Procedures; Southam-Gerow & Prinstein, 2014)'의 기준에 따라 분류되었다. 이 분류 체계 내에서 치료의 효과성은 다섯 가지 방법으로 평가 및 분류된다.

양질의 치료 연구는 ① 무작위 통제 시험(RCT)으로 설계되고, ② 치료 매뉴얼을 사용하고, ③ 목표 모집단 및 포함 기준을 명확히 규정하고, ④ 개입 목표를 평가하기 위해 신뢰롭고 타당한 결과치를 사용하고, ⑤ 개입 효과를 확인할 수 있는 적절한 통계 분석 및 충분한 표본 크기를 확보해야 한다.

이러한 체계에 근거하여, 적어도 두 개의 연구에서 어떤 치료가 위약이나 대안적 개입보다 더 효과적이라는 결과를 보여 주거나, 또는 잘 확립된 치료법만큼 효과적이며 그러한 연구가 두 개의 다른 연구팀에서 수행된 경우에 수준 1 또는 '잘 확립된 치료법(well-established treatment)'으로 분류되었다. 두 개 이상의 연구에서 대기 집단 조건보다 치료법이 우수하지만 다른 연구팀으로부터 반복검증이 되지 않았을 경우 치료는 수준 2 또는 '아마도 십중팔구는 효과적인 치료법(probably efficacious treatment)'으로 간주되었다. 수준 3 또는 '효과적일 가능성이 있는 치료법(possibly efficacious treatment)'은 적어도 하나의 RCT에서 무처치 통제군(no-treatment control group)에 비해 우수하고, 앞서 제시한 다섯 가지 방법론적 기준(methods criteria)을 모두 충족하는 경우, 또는 적어도 두 가지 임상시험에서 효과가 유의미했고, 마지막 네 가지 방법론적 기준 중 두 가지를 충족하는 경우에 적용되었다. 수준 4 또는 '실험적 준거(experimental criteria)'는 RCT로 검증되지 않았거나, 수준 3의 기준을 충족하지 않는 적어도 하나의 연구에서 그것의 효과성을 보여 주었던 경우에 사용되었다. 수준 5 또는 '효과성이 의심되는 치료법(treatments of questionable efficacy)'은 다른 개입이나 대조군에 비해 더 나은 효과를 보이지 않을 때 사용되었다. 근거-기반 심리치료의 기준은 〈표 7-1〉에 요약되어 있다.

앞서 개관한 것과 동일선상에서 아동과 청소년에 대한 연구에 따라 다음 두 개의 하위영역을 정리했다(〈표 7-2〉).

〈표 7-1〉 근거-기반 심리치료의 기준

방법론적 기준	
M1	집단 설계: 무작위 통제 설계
M2	치료 매뉴얼
M3	모집단 명시
M4	신뢰롭고 타당한 평가도구
M5	적합한 자료 분석
근거 기준	
수준 1: 잘 확립된 치료법	적어도 두 개의 연구에서 치료법이 약물, 심리적인 위약 또는 대안적 개입보다 더 효과적이거나 잘 확립된 치료만큼 효과적이라는 것을 입증함. 두 개의 독립적인 연구팀에 의해 수행됨. 다섯 가지 방법론적 기준을 모두 사용함
수준 2: 아마도 십중팔구는 효과적인 치료법	치료법은 다섯 가지 방법론적 기준을 모두 만족해야 하며 최소 두 개의 연구에서 대기 집단보다 우수하거나 한 개 이상의 연구에서 잘 확립된 기준을 충족해야 함 (수준 2는 독립적인 연구 집단을 포함하지 않음)
수준 3: 효과적일 가능성이 있는 치료법	적어도 하나의 적절한 RCT 연구에서 대기 집단보다 치료가 더 효과적이며 다섯 가지 방법론적 기준을 모두 사용한 임상 연구, 또는 기준 2, 3, 4, 5 중 최소 두 개를 만족하는 임상 연구 두 개가 있음
수준 4: 실험적 준거	RCT 연구에서 검증되지 않음. 하나 이상의 연구에서 효과성이 입증되었지만 수준 3을 충족하지 않음
수준 5: 효과성이 의심되는 치료법	치료가 다른 개입이나 통제 집단보다 유의미한 효과성을 검증하지 못함

〈표 7-2〉 아동 및 청소년 우울증에 대한 심리사회적 치료의 무작위 통제 시험과 리뷰 문헌

연구	설계	표본	치료	평가도구	결과
Asarnow et al., 2005	RCT	*N*=418 연령: 13~21 우울 증상	CBT 대 일반치료 (usual care)	CES-D, MCS-12 및 정신건강 관리에 대한 만족도 척도	CBT 집단은 일반치료 집단에 비해 우울 증상 완화, 삶의 질 상승, 정신건강에 대한 만족도 증가를 보임
Brent et al., 1997	RCT	*N*=107 연령: 13~18 우울장애	개인 CBT, 가족치료, 또는 개인 지지치료	K-SADS, BDI	CBT는 다른 조건들에 비해 더 효과적이었음
Brent et al., 2008 (TORDIA)	RCT	*N*=334 연령: 12~18 플루옥세틴에 저항적인 우울장애	4개의 조건(다른 SSRI로 전환, 다른 SSRI+CBT, 벤라팍신, 벤라팍신+CBT)	CDRS-R, CGI, K-SADS	약물 단독치료에 비해 어느 약물이든 CBT를 병행하는 경우 증상이 더 개선됐고, 벤라팍신은 더 적은 부작용을 보임
Clarke et al., 1999	RCT	*N*=123 연령: 14~18 주요우울증 또는 기분부전증	청소년 집단 CBT; 청소년+부모 CBT, 대기 집단	K-SADS, LIFE	대기 집단에 비해 CBT가 우울 증상 감소에 더 효과적임
Clarke et al., 2001	RCT	*N*=49 연령: 13~18 우울증 부모를 둔 청소년 자녀	일반치료 대 일반치료 +집단 CBT	K-SADS, CBCL, HAM-D, GAF, CES-D	집단 CBT는 우울증 부모를 둔 청소년 자녀의 우울 위험성을 감소시킬 수 있음
Clarke et al., 2002	RCT	*N*=47 연령: 13~18 우울한 부모를 둔 우울한 청소년	집단 CBT 대 일반치료	K-SADS, CBCL, HAM-D, GAF, CES-D	집단 CBT는 우울한 부모의 우울한 자녀에게서 유의미하게 더 효과적이지는 않은 것으로 나타남

연구	설계	표본	치료	평가도구	결과
Clarke et al., 2005	RCT	N=152 연령: 12~18 우울장애	항우울제 대 항우울제+CBT	K-SADS, CES-D, YSR, CGAS, SAS-SR, SF-12	CBT는 우울 증상 감소에 대한 효과성이 약함
Cook & Gorraiz, 2016	메타분석	12건의 연구 청소년 대상 경계성 성격장애와 관련된 증상	DBT		DBT는 우울증과 NSSI를 줄이는 데 효과적임. 효과크기는 NSSI에서 컸고, 우울증에서 작았음
David-Ferdon & Kaslow, 2008	문헌 검토	24건의 연구 아동·청소년 대상 우울장애 또는 높은 우울 증상	CBT, IPT-A, 비지시적 지지치료, 가족체계		아동 CBT와 청소년을 위한 IPT는 가장 유망한 치료 개입으로 시사됨
De Cuyper et al., 2004	RCT	N=20 연령: 10~12 높은 우울 증상	CBT 대 대기 조건	CDI, SPPC, STAIC, CBCL	치료 후 단계에서 CBT는 통제 집단에 비해 더 효과적임. 그러나 12개월 추적 관찰에서 결과가 지속적으로 유지되지는 않음
Diamond et al., 2002	RCT	N=32 연령: 13~17 주요우울장애	ABFT 대 대기 조건	K-SADS, BDI, CBCL, SRFF, BHS, SIQ, YSR	ABFT는 대기 집단에 비해 우울 및 불안을 줄이는 데 효과적임
Diamond et al., 2010	RCT	N=66 연령: 12~17 높은 우울 증상 및 자살경향성	ABFT(가족 개입) 대 일반치료	SIQ, BDI, SSI	ABFT는 일반치료에 비해 자살 사고 및 우울 증상 감소에 더 효과적이었음
Dobson et al., 2010	RCT	N=46 연령: 13~18 높은 우울 증상	집단 CBT (CWS) 대 지지치료	CES-D, CDI, BAI, MASQ, CBCL-YSR, SES	두 치료 개입 모두 효과적임. CBT가 지지치료에 비해 더 우세하지는 않음

연구	설계	표본	치료	평가도구	결과
Forti-Buratti et al., 2016	문헌 검토	7건의 RCT 아동 (12세 이하) 대상 우울장애	CBT, 가족치료, 부-자 상호작용		문헌 검토에서는 CBT에 대한 근거를 제시하진 않음. 다른 치료 개입에 비해 충분한 연구가 되지 않음
Gillham et al., 2006	RCT	*N*=271 연령: 11~12 높은 우울 증상	PRP 대 일반치료	CASQ, CDI, DICA-R, D-SADS	PRP는 우울 및 불안 증상, 적응장애를 예방했음
Goodyer et al., 2007	RCT	*N*=208 연령: 11~17 우울장애	SSRI 약물 대 SSRI+CBT	K-SADS, CDRS-R, CGAS, CGI	CBT와 SSRI의 병합치료가 우울 증상을 호전시키지 않았음
Kahn et al., 1990	RCT	*N*=68 연령: 11~13	CBT 대 대기 조건	우울증 및 자존감에 대한 측정치	대기 조건에 비해 모든 치료 개입에서 우울증의 감소 및 자존감의 증가가 유의미하게 시사됨
Kaslow & Thompson, 1998	문헌 검토	14건의 연구 (아동 · 청소년 대상)	CBT, IPT-A, 가족치료, 지지치료		잘 확립된 준거에 해당하는 치료 개입은 없었음. 두 개의 프로그램(자기조절치료, CWD-A)이 아마도 십중팔구는 효과적인 것으로 나타남
Kerfoot et al., 2004	RCT	*N*=52 평균 연령: 13.9 높은 우울 증상	사회복지사에 의해 실시된 CBT 또는 평소치료(treatment as usual, 이하 TAU)	K-SADS; MFQ; HoNOSCA, SDQ	집단 간 차이는 유의미하지 않았음. CBT 훈련받은 사회복지사의 개입이 우울 증상을 호전시키는 데 효과적이지 않음
Lewinsohn et al., 1990	RCT	*N*=59 연령: 14~18 우울장애	청소년 및 부모 대상 CWD, 청소년 단독 CWD, 또는 대기 조건	K-SADS; BDI, SAQ, SPQ, CES-D, PBI, DAS, IC, CBCL, PES	대기 집단과 비교하여 각 치료는 우울 측정치를 개선시킴. 청소년-부모 집단은 청소년 단독 집단에 비해 더 효과적임

연구	설계	표본	치료	평가도구	결과
Liddle & Spence, 1990	RCT	*N*=21 연령: 7~11 우울장애	CBT(사회성 증진훈련), 주의력 위약 통제집단, 또는 무처치 집단	CDI, CDRS-R	모든 조건에서 치료 후에는 우울 증상이 감소됨. 2개월 후 추적 관찰에서도 치료 효과는 유지됨
Luby et al., 2012	RCT	*N*=54 연령: 3~7 우울장애	PCIT-ED 대 심리교육	PAPA, PFC-S, HBQ, KIDSEDF, ERC, BRIEF, BDI-II, PSI	두 집단 모두 여러 영역에서 개선됨. PCIT-ED가 더 많은 수의 영역에서 개선을 보임
March et al., 2004	RCT	*N*=439 연령: 12~17 주요우울장애	플루옥세틴 단독, CBT 단독, 또는 CBT+플루옥세틴 또는 위약	K-SADS, CDRS-R, CGI, RADS, SIQ	플루옥세틴과 CBT의 병합치료 시 가장 효과적임
Melvin et al., 2006	RCT	*N*=73 연령: 12~18 우울장애	CBT, 항우울제 단독, 또는 CBT+항우울제	K-SADS, RADS, RCMAS, SIQ	모든 치료 방법이 우울증 개선에 효과적임. 병합치료가 더 우세하다는 증거는 불충분함
Mufson et al., 1999	RCT	*N*=48 연령: 12~18 우울장애	IPT-A 대 임상적 모니터링	HAMD, K-SADS, DISC, BDI, CGAS, CGI, SAS-SR	IPT-A는 우울 증상, 사회적 기능, 문제해결 기술에서 개선을 보임
Mufson et al., 2004	RCT	*N*=63 연령: 12~18 우울장애	IPT-A 대 TAU	K-SADS, HAMD, C-GAS, BDI, CGI, SAS-SR	IPT-A는 TAU와 비교하여 증상 감소 및 전반적인 기능의 개선을 보임
Nelson et al., 2003	RCT	*N*=28 연령: 8~14 우울장애	대면 CBT 대 화상 CBT	K-SADS, CDI	두 조건 모두 효과적임

연구	설계	표본	치료	평가도구	결과
Richardson et al., 2014	RCT	*N*=101 연령: 13~17 우울장애	CBT 대 TAU	K-SADS, CDRS-R, CIS, PHQ-9	CBT는 TAU와 비교하여 우울 증상의 개선을 보임
Roberts et al., 2003	RCT	*N*=189 연령: 11~13 높은 우울 증상	PRP 대 일반치료	CDI, CASQ, RCMAS, CBCL	우울에서는 유의미한 개입 효과 없었음. 개입 집단에서는 통제 집단에 비해 6개월 후 추적 관찰에서 적은 불안을 보고함
Rohde et al., 2004	RCT	*N*=93 연령: 13~17 주요우울장애 및 품행장애	CWD-A 대 튜터링 통제조건	BDI-II, HAMD, CBCL, CGAS, SAS-SR	CWD-A는 튜터링보다 우울을 감소시키고 사회적 기능을 향상시키는 데 효과적임
Rohde et al., 2014	RCT	*N*=170 연령: 13~18 주요우울장애 및 물질사용장애	FFT 후 CBT, CBT 후 FFT, 또는 FFT+CBT	K-SADS, CDRS-R, TLFB	세 조건 모두 치료 후, 6개월, 12개월 추적 평가에서 우울 증상을 감소시킴. FFT 후 CBT 조건에서 물질사용을 개선시킴
Rosselló & Bernal, 1999	RCT	*N*=71 연령: 13~18 우울장애	CBT, IPT, 또는 대기 조건	CDI, PHCSCS, SAS, FEICS, CBCL	CBT와 IPT 모두 대기 집단에 비해 더 효과적임
Rosselló et al., 2008	RCT	*N*=112 연령: 12~18 우울장애	개인 CBT, 집단 CBT, 개인 IPT, 또는 집단 IPT	CDI, PHCSCS, CBCL, SAS, DISC	CBT와 IPT는 집단과 개인 형식 모두에서 효과적임. IPT에 비해 CBT에서 우울 증상이 더 큰 폭으로 감소했고, 자기개념이 향상됨
Sanford et al., 2006	RCT	*N*=41 연령: 13~18 우울장애	일반치료 대 일반치료 +가족심리교육	K-SADS, RADS, SSAI, FAD, ACL, CGAS	가족치료는 사회적 기능 및 청소년-부모 관계에서의 더 나은 향상을 보임

연구	설계	표본	치료	평가도구	결과
Shirk et al., 2014	RCT	*N*=43 연령: 13~17 우울+외상	마음챙김+CBT 대 TAU	전-후 비교 K-SADS, BDI-II, TESI-C; CBCL; PHCSCS	집단 간 유의미한 차이가 없었음
Stallard et al., 2012	RCT	*N*=1,064 연령: 12~16 높은 우울 증상	CBT, 주의력 통제, 또는 기존 학교교육	MFQ, CATS, SES, RCADS, SDEC	집단 간 유의미한 차이가 없었음. 우울 증상의 개선이 관찰되지 않음
Stark et al., 1987	RCT	*N*=29 연령: 9~12 높은 우울 증상	자기통제, 문제해결, 또는 대기 집단	CDI, CDS, CDRS-R, CBCL, CSEI, RCMAS	두 실험 집단 모두 대기 집단에 비해서는 우울 증상에서 유의미한 호전이 있었음. 8주 추적 관찰에서도 그 효과가 유지됨
Stark et al., 1991	RCT	*N*=24 연령: 9~13 높은 우울 증상	CBT 대 상담 집단	K-SADS-P, CDI, ATQ, CSEI, HSC	두 집단 모두 우울 증상이 개선됨. CBT에서의 우울 증상 호전이 상담에 비해 더 우세함. 7개월 추적 관찰에서도 효과는 유지됨
Stice et al., 2008	RCT	*N*=341 연령: 14~19 높은 우울 증상	집단 CBT, 지지치료 CBT 독서치료, 또는 평가 통제 조건	K-SADS, BDI, SAS-SR, substance use, EDDI	CBT는 다른 조건에 비해 치료 후와 6개월 추적 관찰에서 우울 증상을 호전시키는 데 더 우세함
Szigethy et al., 2014	RCT	*N*=217 연령: 9~17 우울장애 및 염증성 장질환	CBT (PASCET) 대 지지치료	CDI; K-SADS; CDRS-R; CGAS	두 치료 모두 효과적임. 집단 간 유의미한 차이는 시사되지 않음
Trowell et al., 2007	RCT	*N*=72 연령: 9~15 우울장애	개인 정신역동치료 대 가족치료	K-SADS, CDI, MFQ, CGAS	두 개입 모두 우울 증상 개선에 효과적임

연구	설계	표본	치료	평가도구	결과
Vostanis et al., 1996	RCT	N=57 연령: 8~17 우울장애	CBT 대 비초점적 통제 개입	K-SADS, MFQ, RCMAS, SEI, AS	두 집단 모두 우울 및 불안 증상, 자존감, 사회적 기능이 향상됨
Weersing et al., 2017	문헌 검토	42건의 RCT 아동 · 청소년 우울장애	CBT, IPT-A, 가족치료, 정신역동치료		청소년에 비해 아동 치료에 대한 증거가 약함. 아동 대상 CBT는 효과적일 가능성이 있는 것으로 보임. CBT와 IPT-A는 청소년 대상으로 잘 확립된 치료적 개입임
Weisz et al., 2009	RCT	N=57 연령: 8~17 우울장애	CBT(PASCET 프로그램) 대 일반치료	아동을 위한 진단적 면담(Diagnostic Interview Schedule for Children: DISC-C와 DISC-P), CDI, CBCL, ETOS	우울에 대한 집단 간 차이는 유의미하지 않았음. CBT는 부모 참여, 약물 사용 및 용량, 비용, 개선의 속도에서 더 우세한 효과를 보임
Wood et al., 1996	RCT	N=48 연령: 9~17 우울장애	CBT 대 이완요법	MFQ, RCMAS, SES, ABS	CBT는 이완요법에 비해 치료 후 추적 관찰에서 우울 증상에 효과가 있었음. 불안 측정치에서의 차이는 관찰되지 않음
Young et al., 2006	RCT	N=41 연령: 13~17 높은 우울 증상	IPT-A 대 학교 상담(school counseling: SC)	CES-D, K-SADS, CGAS	IPT 집단은 치료 후 및 6개월 추적 관찰 시에 더 적은 우울 증상 및 더 나은 전반적인 기능의 개선을 보임
Young et al., 2010	RCT	N=57 연령: 13~17 높은 우울 증상	IPT-A 대 학교 상담	K-SADS, CGAS, CES-D, CDRS-R	IPT-A는 6개월 후 우울 증상을 호전시킴. 18개월 후에는 변화가 없었음—IPT 환자는 안정화되었고, 상담 환자는 계속 호전됨

주. ABFT=attachment-based family therapy, ABS=Antisocial Behavior Scale, ACL=Adjective Check List, AS=Aggression Scale, ATQ=Automatic Thoughts Questionnaire, BAI=Beck Anxiety Inventory, BDI-II=Beck Depression Inventory-II, BHS=Beck Hopelessness Scale, BRIEF=Behavior Rating Inventory of Executive Function-Preschool Version, CASQ=Children's Attributional Style Questionnaire, CATS=Children's Automatic Thoughts Scale, CBCL=Child Behavior Checklist, CBT=cognitive-behavioral therapy, CDI=Children's Depression Inventory, CDRS-R=Children's Depression Rating Scale-Revised, CDS=Children's Depression Scale, CES-D=Center for Epidemiologic Studies-Depression Scale, CGAS=Children's Global Assessment Scale, CGI=Clinical Global Impression, CIS=Columbia Impairment Scale, CSEI=Coopersmith Self-Esteem Inventory, CWD-A=Adolescent Coping With Depression Course, DAS=Dysfunctional Attitudes Scale, DBT=dialectical behavior therapy, DICA-R=Diagnostic Interview for Children and Adolescents-Revised, DISC=Diagnostic Interview Schedule for Children, EDDI=Eating Disorder Diagnostic Interview, ERC=Emotion Regulation Checklist, ETOS=Expectations of Therapy Outcome Scale, FAD=Family Assessment Device, FEICS=Family Emotional Involvement and Criticism Scale, FFT=functional family therapy, GAF=Global Assessment of Functioning Scale, HAMD=Hamilton Depression Rating Scale, HBQ=Health and Behavior Questionnaire, HoNOSCA=Health of the Nation Outcome Scale for Children and Adolescents, HSC=Hopelessness Scale for Children, IC=Issues Checklist, IPT-A=interpersonal therapy for adolescents, KIDSEDF=Penn Emotion Differentiation Test, K-SADS=Schedule for Affective Disorders and Schizophrenia for School-Age Children, LIFE=Longitudinal Inventory Follow-up Evaluation, MASQ=Mood and Anxiety Symptom Questionnaire, MCS-12=Mental Health Summary Score, MFQ=Mood and Feelings Questionnaire, NSSI=nonsuicidal self-injury, PAPA=Preschool Age Psychiatric Assessment, PASCET=Primary and Secondary Control Enhancement Training, PBI=Personality Behavior Inventory, PCIT-ED=Parent-Child Interaction Therapy Emotion Development, PES=Pleasant Events Schedule, PFC-S=Preschool Feelings Checklist-Scale Version, PHCSCS=Piers-Harris Children's Self-Concept Scale, PHQ-9=Patient Health Questionnaire-9, PRP=Penn Resiliency Program, PSI=Parenting Stress Index, RADS=Reynolds Adolescent Depression Scale, RCADS=Revised Child Anxiety and Depression Scale, RCMAS=Revised Children's Manifest Anxiety Scale, RCT=randomized controlled trial, SAS-SR=Social Adjustment Scale-Self-Report, SAQ=State Anxiety Questionnaire, SDEC=Scale Developments and Educational Correlates, SDQ=Strengths and Difficulties Questionnaire, SES=Self-Esteem Scale, SIQ=Suicidal Ideation Questionnaire, SPPC=Self-Perception Profile for Children, SPQ=Schizotypal Personality Questionnaire, SF-12=Short Form-12, SRFF=Self-Report of Family Functioning, SSAI=Structured Social Adjustment Interview, SSI=Scale for Suicide Ideation, SSRI=selective serotonin reuptake inhibitor, STAIC=State-Trait Anxiety Inventory for Children, TAU=treatment as usual, TESI-C=Trauma Experiences Screening Interview, TORDIA=Treatment of (SSRI) Resistant Depression in Adolescents, TLFB=Timeline Followback Interview (drugs used daily), YSR=Youth Self-Report.

아동용 근거-기반 심리치료

12세 미만 아동의 우울증은 청소년보다 덜 흔하다. 따라서 청소년에 비해 아동을 대상으로 한 심리치료의 효과성에 관한 근거는 보다 제한적이다. 우울증이 있는 아동을 위한 심리사회적 개입에 대한 최초의 포괄적인 문헌 검토 중 하나는 1998년 Kaslow와 Thompson에 의해 이루어졌다. 이들은 이론적 지향(예: CBT 또는 IPT)이 아닌 구체적으로 매뉴얼화된 프로토콜을 평가했다. Kaslow와 Thompson은 12세 미만의 아동들을 대상으로 한 7개의 연구를 분석했다. 대부분의 연구에는 사회성 훈련, 자기 통제 요법, 인지 재구조화 또는 문제해결 전략과 같은 모듈을 비롯한 인지 행동 모델에 기반을 둔 개입이 포함되었다. 포함된 모든 개입은 학교 장면에서 집단 형식으로 수행되었다. 연구 결과, 어떤 치료법도 소아 우울증에 대한 '잘 확립된 치료법'에 해당하지 않는다고 결론지었으며, 오직 우울 증상이 심한 아동들을 위한 자기-통제치료만이 '아마도 십중팔구는 효과적인 치료법'으로 여겨졌다(Stark et al., 1987). 아동 우울 척도(Children's Depression Inventory, 이하 CDI; Kovacs, 1996)를 사용해서 우울 증상을 가진 9~12세 아동 · 청소년 29명을 대상으로 자기-통제치료 효과를 검증하였다. 이를 위해 연구참여자를 자기관리 기술을 가르치는 데 중점을 둔 자기-통제치료, 사회적 행동과 불쾌한 사건에 대한 자기 관리를 증진하기 위한 문제해결 치료, 대기자 통제조건 등 세 집단에 배정하였다. 대기 집단에 비해 치료를 받은 두 집단 모두에서 유의미한 우울 증상의 호전을 보였다. 이러한 결과는 몇 년 후 자기-통제치료만을 포함한 연구에서 반복 검증되었다(Stark et al., 1991). 이러한 연구들은 DSM-III-R(American Psychiatric Association, 1987)의 우울장애 진단준거에 입각하여 진단받은 아동 · 청소년이 아니라 우울 증상을 가진 아동 · 청소년의 치료에 관한 것이라는 점이 중요하다. 따라서 연구에 따른 근거는 우울장애와 관련이 있을 수도 있고 없을 수도 있는 비특이적인 우울 증상을 가지고 있는 아동 · 청소년에 한정된 결과이다. 어린 아동의 경우에는 수년간 장애의 진단기준에 미치지 않거나 잘 정의되지 않는 우울 증상이 있을 수 있기 때문에, 이러한 제한점은 그다지 문제가 되지 않을 수 있으나 개입이 필요할 만큼의 충분한 기능 손상을 유발할 수도 있다.

David-Ferdon과 Kaslow(2008)는 20년이 지난 후 소아 우울증에 대한 심리치료 문헌을 다시 검토하였다. Kaslow의 이전 문헌 검토와는 대조적으로, 그들이 검토한 것에는 임상 장면에서 우울장애의 진단기준을 충족한 청소년과 학교 장면에서 높은 우울 증상 점수를 보인 청소년이 모두 포함됐다. David-Ferdon과 Kaslow는 1998년 이후 추가 발표된 10개의 아동 대상 RCT를 분석하였다. 대부분의 연구는 CBT를 기반으로 기분 증상에 대한 모니터링, 정서 조절, 즐거운 활동 계획, 인지 재구조화, 의사소통 개선, 문제해결 등을 위한 기술을 교육하는 개입 방법을 사용하였다. 일부 연구는 정신역동치료, 가족치료, 심리교육과 지지치료의 조합과 같은 다른 이론적 지향에 초점을 두었다. 그들은 또한 개인, 집단, 부모-자녀 간 양자치료(dyadic formats) 및 우울 증상의 감소를 일차적인 최종 목표로 하는 연구를 포함했다.

일반적으로 David-Ferdon과 Kaslow(2008)는 많은 치료 개입이 학교와 임상장면에서 우울 증상을 개선하는 데 통제조건(예: 대기 집단, 지역사회 서비스)보다 효과적이라는 것을 보여 주었다. 하지만 문헌 검토에 포함된 어떤 심리학적 치료 개입도 우울한 아동에 대한 '잘 확립된 치료법'에 해당되지 않았다. 후속 연구에서도 혼재된 결과가 나타났다. 이들 중 일부 연구는 3개월과 6개월 뒤의 추적 관찰에서 우울 증상의 호전을 보인 반면, 다른 일부 연구는 추적 관찰에서 유의미한 호전을 보이지 않았다. David-Ferdon과 Kaslow는 아동기 우울증에 대한 심리학적 개입의 장기적인 이점을 평가하기 위해 더 많은 연구가 필요하다고 결론지었다. 적은 표본, 명확하지 않은 연구참여자 포함 및 배제 기준, 진단 정보 및 무선할당 프로토콜과 관련된 문제 때문에 방법론적으로 우수한 연구는 하나도 없었다. 문헌 검토의 두 번째 부분에서, David-Ferdon과 Kaslow는 특정 프로그램, 개입 방식 및 이론적 지향성을 지지하기 위한 증거를 정리했다. 문헌 검토 연구 저자들은 심리적 절차의 촉진 및 보급을 위한 태스크포스의 지침에 근거하여, 잘 확립된 치료로 여겨질 수 있는 특정한 프로그램이 없다는 점을 발견했다. 자기-통제치료(Stark et al., 1987, 1991)와 Penn 예방 프로그램(Penn Prevention Program; Gillham et al., 2006; Roberts et al., 2003) 두 개만이 우울한 아동을 위한 '아마도 십중팔구는 효과적인 치료법'의 기준을 충족했다(Kaslow & Thompson, 1998). Penn 예방 프로그램에서는 10세에서 14세 연령범위의 아동 · 청소년을 대상으로 인지 행동 이론에 기초한 집단치료 매뉴얼을 개발하였다. 치료 회기 동안, 치료자들은 우울감 및 불안과 관련된 생각과 감정 사이의 연관성을 확인하고 대안적인 생각을 떠올리도록 하는 기술을 가르쳤다.

치료적 개입 형식에 따른 분류 체계와 관련하여, 아동을 위한 집단 CBT와 아동과 부모를 대상으로 한 집단 CBT가 잘 확립된 치료법으로 간주되었다. 이러한 방법은 대조군이나 다른 치료보다 우울 증상을 줄이는 데 더 효과적이었으며, 이는 두 개의 독립적인 연구팀에 의해 반복 검증되었다.

마지막으로, 광범위한 접근법을 사용하여 치료적 개입의 이론적 지향성을 분석했을 때, 문헌 검토 연구는 CBT가 잘 확립된 치료법의 기준을 충족하고, 행동치료가 '아마도 십중팔구는 효과적인 치료법'의 기준을 충족한다고 결론지었다.

최근의 문헌 검토 연구는 2008년과 2014년 사이에 발표된 RCT를 평가하고 과거 검토됐던 근거를 재평가하였다(Weersing et al., 2017). 이 문헌 검토에는 우울장애의 진단기준에 부합되는 환자만을 포함하였으며, 잘 설계된 RCT 중 유의미하지 않은 결과를 보였거나, 반대 결과를 보였던 연구들도 분석하였다. 이 문헌 검토에서는 과거 문헌 검토 연구에 포함되었던 일부 연구들을 고려하였지만 방법론적 기준을 충족하지 못한 다른 연구들은 제외되었다. 마지막으로, 저자들은 아동을 표본으로 한 7개의 RCT를 포함시켰는데, 그중 하나만이 이전의 문헌 검토 연구 이후에 출판된 것이었다(Weisz et al., 2009). 7개의 RCT 중에서, 한 연구는 대기자 조건과 비교하여 CBT에 유리한 긍정적인 결과를 보고했다(Kahn et al., 1990). 네 개의 연구는 사용된 비교 조건의 범위로 인해서 CBT에 대한 혼재된 결과를 보여 주었다(De Cuyper et al., 2004; Nelson et al., 2003; Stark et al., 1987; Weisz et al., 2009). 두 개의 연구는 CBT와 통제조건 사이에서 유의미한 결과를 발견하지 못했다(Liddle & Spence, 1990; Vostanis et al., 1996). 연구자들은 아동기 우울증에 대한 잘 확립된 심리적인 치료법이 없다고 결론지었다. 이 연령대에서 가장 효과적인 치료는 집단 CBT, 기술-지원 CBT(technology-assisted CBT), 행동치료였는데, 그것은 모두 '효과적일 가능성이 있는 치료법'으로 분류되었다. Weersing의 문헌 검토에는 유의미한 결과를 보이지 않은 연구들이 포함되었으며 역치하 증상들을 배제했기 때문에, 광범위한 이론적 지향으로서의 CBT는 David-Ferdon과 Kaslow(2008)의 문헌 검토 연구에서 제안된 것처럼 '아마도 십중팔구는 효과적인 치료'이거나 '잘 확립된 치료'로 간주되기 위한 기준을 충족하지 못했다. 개인 CBT, 정신역동치료, 가족-기반 개입 등 다른 유형 치료법의 효과성에 대한 연구가 부족하여 근거가 충분하지 못하기 때문에 아동기 우울증에 '실험적'인 것으로 고려되었다.

2016년 발표된 체계적 문헌 검토 및 메타분석은 12세 연령까지의 우울한 아동에 대한 심리치료의 효과성 평가에 초점을 맞췄다(Forti-Buratti et al., 2016). 저자들은 주요 데이터베이스에서 모든 관련 RCT(출판 및 미출판)를 검색하여 7개의 연구를 포함하였다. 7개의 연구 중 5개는 CBT를 개인 또는 집단 형식으로 사용했고(Brent et al., 2008; Liddle & Spence, 1990; March et al., 2004; Stallard et al., 2012; Stark et al., 1987), 한 연구는 가족치료를 사용했으며(Luby et al., 2012), 다른 하나의 연구는 가족치료와 정신역동적 심리치료 간의 효과성을 검증했다(Trowell et al., 2007). 저자들은 연구들로부터 얻은 병합된 결과는 CBT가 치료받지 않는 것보다 더 낫다는 것을 확증할 수 있을 만큼 충분하지 않다고 제안했다. 가족치료와 정신역동치료의 효과에 대한 근거는 한층 더 제한되어 있다.

결론적으로, 어떤 심리학적 치료가 우울증을 가진 아이들에게 가장 효과적이라는 우세성에 대한 명확한 근거는 없다. 부분적으로 이는 어린 연령 집단에서 우울증 치료 개입에 관한 연구가 부족하기 때문이다. 일반적으로, 다른 치료 개입에 비하면 CBT 패러다임에 유리한 근거가 상대적으로 많지만, 근거의 수준은 아직 제한적이다. 아동을 대상으로 한 앞서 언급한 개입들의 효과성과 상대적 효과성을 확증하기 위해서는 추가적인 근거가 필요하다.

청소년용 근거-기반 심리치료

유병률과 우울증 발병 시의 연령을 기준으로 볼 때, 우울증을 지닌 청소년을 대상으로 한 연구는 아동 연구보다 훨씬 많을 것으로 예상된다. Kaslow와 Thompson(1998)의 연구에서는 청소년을 대상으로 한 7개의 연구를 평가하였다. 해당 연구는 심한 우울 증상을 보이거나 주요우울장애나 기분부전증의 진단기준을 충족하는 연구참가자를 대상으로 했다. 저자들은 잘 확립된 치료법의 기준을 충족하는 개입은 없다고 판단했지만, Lewinsohn 등(1990)이 개발한 청소년의 우울증 대처(Adolescent Coping With Depression, 이하 CWD-A) 치료는 아마도 십중팔구는 효과적인 치료일 것이라고 보았다. 이 치료는 즐거운 활동에 참여, 이완, 우울한 사고의 재구조화, 사회적 기술 향상 등을 증가시키기 위한 기술 훈련을 위해 집단 CBT 매뉴얼을 사용한다.

2008년에 발표된 David-Ferdon과 Kaslow의 문헌 검토에는 12세에서 18세 사이의 청소년 표본을 사용한 18개의 연구가 포함되었다. 우울증에 대한 DSM-III-R 또는 DSM-IV 기준을 충족하는 증상을 가진 청소년을 대상으로 한 연구가 12건이었으며, 다른 6건의 연구에는 높은 우울 증상 점수에 기반한 우울장애 고위험군 청소년이 포함되었다. 앞서 고찰한 아동 대상 연구들과 비교했을 때, 청소년을 대상으로 한 연구에는 몇몇 우울 증상보다는 임상적 우울장애를 가진 참여자들을 포함하는 연구가 더 많았다. 아동을 위한 개입 연구와 마찬가지로, 청소년을 위한 개입도 개인, 집단, 그리고 청소년-부모 형식으로 진행될 수 있다. 대부분의 개입은 CBT 모델에 기초한 것이었다(Asarnow et al., 2005; Clarke et al., 1999; March et al., 2004; Rohde et al., 2004). 자신의 감정을 알아차리고 대인관계 사건이 기분에 어떤 영향을 미칠 수 있는지를 인지하고, 의사소통과 문제해결 능력을 향상시키고, 사회적 기능을 강화하고, 우울 증상의 감소를 돕는 내용으로 구성된 청소년용 IPT를 포함하는 연구들도 있었다(Mufson et al., 1999, 2004; Young et al., 2006). 다른 한 연구에서는 갈등에 휩싸인 관계를 회복하는 과정을 지도하기 위해 애착-기반 모델(attachment-based model)을 따르는 가족치료를 사용하였다(Diamond et al., 2002). 이러한 모든 개입(CBT, IPT, 가족치료)이 우울 증상을 감소시키는 데 있어 각각의 대조군보다 우수하다는 것이 입증되었다. 가족치료적 개입보다 CBT와 IPT에 유리한 근거가 더 많았다. 그러나 우울한 청소년을 대상으로 명백하게 우세한 것으로 밝혀진 심리사회적 개입은 없었다. 개입 후 1개월에서 24개월 사이의 기간을 둔 추적연구에서도 아직 효과성을 입증하는 근거에 대한 결론이 나지 않았다. 우울 증상의 개선 효과가 시간이 지남에 따라서도 유지된다는 결과가 있는 반면, 다른 추적연구에서는 치료군과 대조군 간에 우울 증상에서 차이를 보이지 않았다.

심리적 절차의 촉진 및 보급을 위한 태스크포스에 기초하여, David-Ferdon과 Kaslow(2008)는 구체적인 프로그램, 형식, 이론적 지향에 따라 개입을 분류했다. 그들은 1998년 이래로 우울한 청소년들을 위한 어떤 특정한 심리학적 개입도 잘 확립된 치료로 분류될 수 없다고 결론지었다. Kaslow와 Thompson(1998)의 이전 문헌 검토와 일관되게, CWD-A는 거의 확실히 효과적인 것으로 판단되었다(Lewinsohn et al., 1990; Rohde et al., 2004). IPT 또한 아마도 십중팔구는 효과적인 치료로 간주되었다(Mufson et al., 1999, 2004).

치료적 개입 형식에 따른 분류와 관련하여, 청소년 대상의 CBT 집단치료(Clarke et al., 1999; Lewinsohn et al., 1990)와 개인 IPT는 잘 확립된 개입으로 간주되었다(Mufson et al., 1999, 2004). 부모 구성요소가 포함된 청소년 집단치료, 개인치료, 그리고 부모/가족 구성요소가 병합된 청소년 집단치료와 같은 CBT에 기반한 다른 양식도 아마도 십중팔구는 효과적인 것으로 여겨졌다. 독서치료, 일차 진료 환경에서 CBT, 집단 IPT의 효과성은 실험적인 수준으로 간주되었다.

마지막으로, 저자들은 광범위한 이론적 관점에서 청소년 우울증에 대한 근거를 검증했다. 발표된 연구 수에 기초하여, CBT와 IPT 모두 이 연구 대상자 전집에서 잘 확립된 방법으로 간주되었다. 지지치료, 가족기반의 개입, 행동치료 등 다른 방법들은 그 효과성에 대한 연구가 충분하지 않았기 때문에 실험적인 것으로 간주되었다. Weersing 등(2017)의 최근 문헌 검토에는 청소년을 대상으로 한 2008년부터 2014년까지의 RCT 연구 13건이 새로 추가됐으며, 과거 검토한 연구들도 재평가됐다. 문헌 검토에는 치료 프로그램과 예방 프로그램이 모두 포함됐다. 이전 문헌 검토에서와 마찬가지로 CBT, IPT, 가족 기반 개입이 포함되었으며, CBT 지향적인 총 27건의 RCT가 검증되었다. 즉, 개인 CBT를 사용한 14건의 RCT와 과거에 고찰했던 RCT 6건(Asarnow et al., 2005; Brent et al., 1997; March et al., 2004; Melvin et al., 2006; Rosselló & Bernal, 1999; Wood et al., 1996), 2007년 이후에 발표된 4건의 새로운 RCT(Brent et al., 2008; Richardson et al., 2014; Shirk et al., 2014; Szigethy et al., 2014), 그리고 2008년 이전에 연구되었으나 이전 평가에서는 제외된 3건의 RCT가 포함되었다(Clarke et al.,

2005; Goodyer et al., 2007; Kerfoot et al., 2004). 14개 연구 중 7개 연구 결과에서 통제조건에 비해 CBT가 우월한 것으로 나타났다. 나머지 RCT는 비교 조건과 통계적으로 유의한 차이를 보이지 않았다. 집단 형식으로 수행된 청소년용 CBT에 대한 12개 연구가 이 문헌 검토에 포함되기 위한 기준을 충족하였다(Clarke et al., 1999, 2001, 2002, 2005; Dobson et al., 2010; Lewinsohn et al., 1990; Rohde et al., 2004, 2014; Rosselló et al., 2008; Stallard et al., 2012; Stice et al., 2008; Wijnhoven et al., 2014). 청소년 대상 집단 CBT를 이용한 전체 RCT 중에서 7건의 RCT가 CBT에 유리한 긍정적 효과를 보고했고, 5개 연구에서는 유의미한 차이가 없었다.

얻어진 결과를 고려했을 때, Weersing 등의 연구에서는 개인 CBT 및 집단 CBT, 그리고 전반적으로 CBT가 모두 다 잘 확립된 치료 기준을 충족한다고 결론지었다. 연구가 충분히 수행되지는 않았으나 독서치료-지원 CBT는 아마도 십중팔구는 효과적인 치료법으로 간주되었고, 기술-기반(technology-based) CBT의 효과는 아직 실험적인 수준인 것으로 나타났다. IPT 또한 잘 확립된 치료 기준을 충족했다. 청소년을 표본으로 한 6건의 연구를 검토했고, 이 가운데 5건에서 유의미한 결과가 나타났다. 개인 IPT 치료는 여러 연구에서 효과가 있는 것으로 나타나 잘 확립된 치료로 간주되었다(Mufson et al., 1999, 2004; Rosselló & Bernal, 1999; Rosselló et al., 2008). 집단 IPT를 사용한 3건의 RCT도 포함되었다(Rosselló et al., 2008; Young et al., 2006, 2010). 집단 IPT에 대한 RCT 중에서 두 건에서만 효과가 나타났기 때문에 아마도 십중팔구는 효과적인 치료로 간주되었다.

다섯 가지 연구가 가족-기반의 개입을 분석하였다(Brent et al., 1997; Diamond et al., 2002, 2010; Rohde et al., 2014; Sanford et al., 2006). 이들 중 일부 연구는 가족-중심 치료를 지지하는 긍정적인 결과를 발견한 반면, 다른 연구는 통제조건과 비교하여 가족 구성요소와 관련된 우세한 효과를 찾지 못했다. 따라서 가족치료는 효과적일 가능성이 있는 치료로 분류되었다.

추적 관찰 동안 개입 효과의 지속성을 보기 위하여 Weersing 등(2017)의 문헌 검토에 포함된 대부분의 연구는 치료 종료 후 1년 혹은 2년간 연구 참여자들을 추적하였다. CBT나 IPT, 대조군 간의 차이는 치료 후 24개월 추적 관찰 결과보다 치료 종료에 가까운 시점에 실시된 추적 관찰에서 더 크게 나타났다. 추적 관찰 기간에서 치료와 통제조건의 차이가 이처럼 좁혀진 것은 치료받지 않은 우울증의 경과와 증상 관해에 관한 가설에 입각해서 보면 대조군에 할당된 환자의 우울 증상이 추적 관찰 기간 동안 호전되었을 가능성으로 설명할 수 있다(Kovacs, 1996).

그동안 심리사회적 개입은 약물 조건과도 비교되어 왔다. 이러한 연구 중 하나는 청소년 우울의 치료 연구팀(Treatment for Adolescents with Depression Study Team)이 시행한 연구로, 이 장에서 앞서 언급된 바 있다(March et al., 2004). 이 연구에서는 적어도 중등도의 주요우울장애 진단을 받은 12세에서 17세 사이의 청소년 439명을 연구에 참여시켰다. 연구자들은 플루옥세틴(fluoxetine) 단독, CBT 단독, 플루옥세틴과 CBT 병합, 그리고 위약의 효과를 비교했다. 플루옥세틴과 CBT의 병합은 다른 조건과 비교했을 때, 중등도에서 고도의 우울증을 가진 청소년들을 대상으로 가장 높은 비교 우위를 나타냈다. 흥미롭게도 주요우울장애를 지닌 청소년의 약 60%가 항우울제 또는 경험적으로 검증된 심리치료에 반응할 것이며, 비슷한 비율의 우울한 청소년이 치료 6개월 후 증상의 관해를 보일 것이다(Weisz et al., 2006). 그러나 우울증이 있는 청소년 중 적어도 40%는 이러한 개입에 대한 임상적 반응을 보이지 않을 것이다.

치료에 반응하지 않는 우울증 청소년에서 심리사회적 개입과 약물 조건을 비교하기 위해 고안된 또 다른 실험은 청소년에서 (SSRI) 저항성 우울증의 치료[Treatment of (SSRI) Resistant Depression in Adolescents, 이하 TORDIA] 연구이다(Brent et al., 2008). 이 연구에는 SSRI 항우울제에 내성이 있는 심각하고 만성적인 우울증을 가진 12세에서 18세 사이의 청소년 334명이 포함되었다. CBT와 또 다른 항우울제를 병합한 조건은 CBT 없이 다른 약물로 변경하는 조건에 비해 임상 증상의 호전을 보였는데, 이는 치료에 반응하지 않는 우울증에서 심리치료의 중요성을 보여 주었다.

우울장애 분야에서 관심을 불러일으키는 또 다른 유형의 치료는 변증법적 행동치료(dialectical behavioral therapy, 이하 DBT)이다. DBT는 3세대 CBT 개입의 일종이다. 경계성 성격장애(borderline personality disorder, 이하 BPD) 성인을 치료하기 위해 Marsha Linehan이 개발한 이 치료법(Linehan, 1993)은 정서 조절 기술을 향상시키기 위해 개인 회기와 집단 회기를 결합한 것이다. DBT가 성인 BPD와 관련된 증상의 더 큰 감소와 연관되어 있다는 근거들이 보고되었고(Kliem et al., 2010; Stoffers et al., 2012), 최근에는 정서 조절에 어려움을 겪고 있으며, 자해 행동을 보일 가능성이 있는 아동 · 청소년에게 DBT가 사용되고 있다(Miller et al., 2006). DBT의 효과에 대한 최근 메타분석 결과, DBT는 비자살적 자해 행동(non-suicidal self-injury, 이하 NSSI)과 우울증을 감소시키는 데 효과적이었는데, NSSI에 대한 효과크기가 큰 반면, 우울증에 대한 효과크기는 작은 것으로 나타났다(Cook & Gorraiz, 2016). 저자들은 청소년 우울증을 치료하기 위한 DBT 개입에 대한 추가 연구가 필요하다고 제안했다(DBT에 대한 자세한 내용은 제13장 '자살 위험 아동 · 청소년의 관리'를 참고).

결론적으로, 체계적 문헌 검토에서 얻어진 자료에 따르면, CBT와 IPT가 청소년의 우울증을 치료하기 위한 주요 선택지로 고려되어야 한다(Zhou et al., 2015). 청소년을 대상으로 하는 다른 심리치료법들에 대한 연구는 아직 부족한 상황이다. 또한 항우울제와 CBT의 병합은 주로 중등도의 우울증에 고려되어야 한다.

아동·청소년 우울증 치료에서 심리치료의 비교 효과

아동 · 청소년을 대상으로 한 심리치료의 개입 효과 비교에 대한 연구는 부족한 실정이다. 그러나 체계적 문헌 검토에 따르면, 우울증을 가진 아동 치료의 근거 수준은 아동을 대상으로 한 CBT가 단지 효과적일 가능성이 있는 치료로 분류된 모든 심리사회적 개입 중에서 가장 효과적임을 시사해 주었다(Weersing et al., 2017). 아동이 포함된 집단 중에서 아마도 십중팔구는 효과적이라고 생각되는 CBT 개입에는 집단 CBT, 기술-지원 CBT, 행동치료가 포함되었다. 안타깝게도, 이 연령대에서의 우울증 치료법에 관한 연구가 부족하기 때문에 우울한 아동에게 효과적인 심리사회적 치료의 우세함을 지지하는 명확한 증거는 없다. 일반적으로, 다른 이론적 지향에 비해 CBT 패러다임을 지지하는 근거가 더 많지만, 현재까지의 근거 수준은 여전히 낮은 편이다.

우울증을 가진 청소년에 있어서 아마도 가장 엄밀한 문헌 검토에 따르면 CBT와 IBT에 대한 근거가 가장 많은 것으로 보고되었다. 구체적으로, 개인 CBT, 집단 CBT, 전반적인 CBT, 개인 IPT는 잘 확립된 치료로 간주되며, 집단 IPT는 아마도 십중팔구는 효과적인 치료로 분류된다. 수십 년의 연구에 걸쳐 성인 우울증에 대한 CBT와 IPT의 효과가 비교 우위를 지닌 것으로 입증되었지만, 현존 소아 문헌에서 CBT 시행이 상대적으로 많고 이 분야에서 RCT 연구 부족으로 인해 아동이나 청소년을 대상으로 한 이러한 치료법의 비교효과는 여전히 밝혀지지 않은 상태이다. 따라서 이러한 치료들의 효과성을 알아보는 것은 향후 아동 치료의 최적화와 개별화 연구에 중요한 길잡이가 될 것이다. 한 가지 치료법이 다른 모든 치료법보다 아동 · 청소년 우울증을 치료하는 데 훨씬 더 효과적인지 여부를 아는 것은 증상 완화 및 웰빙 증진과 관련된 치료 결과에 중요할 것이 분명하며, 이는 우울증이라는 만연한 공중 보건 문제에 드는 사회적 비용을 경감시킬 것이다. 그러나 엄밀하게 설계된 RCT가 부족하고, RCT에서의 CBT의 과잉대표성과 우울 증상의 다양성과 가변성을 고려할 때 아동 · 청소년 우울증에 대한 만병통치약을 찾는 것은 여러 가지 이유로 어려운 상황이다. 치료 개입의 효과성을 검증하기 위해 각기 다른 구성개념을 사용하는 심리치료 연구에서의 비일관성(예: 치료 효과가 장기간 유지되고 있는지 확인하기 위해 사용된 결과측정치들의 다양성)도 가장 효과적인 치료를 결정하는 것을 복잡하게 하는 또 하나의 요인이다.

아동 · 청소년 우울증에 대한 심리치료 비교연구가 중요한 또 다른 이유는 올바른 치료로 시작하지 않는 것이 임상적인 경과에 악영향을 미칠 수 있기 때문이다. 이는 환자의 상태가 악화되거나 환자의 상태가 개선되지 않는 형태로 나타날 수 있다. 후자는 환자가 치료 반응의 부족을 인식할 때 추가적인 치료 시도를 방해하거나 고통과 절망감을 조성함으로써 환자의 임상 과정에 악영향을 미칠 수 있다. 심리치료가 제대로 전달되지 않아(예: 치료자의 역량 부족 또는 공감부족) 생길 수 있는 위해에 대한 연구가 더욱 많은 편이지만, 특정한 치료 양식이 특정 환자에게 효과적이지 않거나 해로울 수 있다는 근거 또한 존재한다(Dimidjian & Hollon, 2010; Lilienfeld, 2007). 예를 들어, 이완훈련이 소수의 환자들에게는 공황발작을 일으킬 수 있다는 근거도 있다(Adler et al., 1987). 따라서 대부분의 환자에게 큰 도움이 되어 왔음에도 소수의 환자들에게는 이완훈련이 해로울 수 있다. 특정한 성질을 지닌 소규모, 또는 보다 광범위한 환자군에게 유해할 수 있는 치료 양식에 대한 연구가 필요하다. 이러한 어려움에도 불구하고, 치료의 예측변인(predictors), 조절변인(moderators), 매개변인(mediators)을 분석함으로써 그 자체로 중요한 유사점을 가진 특정 개인이나 집단에 대한 치료 효과를 높일 수 있는 치료 개별화를 더 잘 이해하기 위한 노력이 있어 왔다.

환자에게 적합한 치료적 접근법: 치료적 권고

CBT가 아동 우울증 치료와 관련하여 현재까지 가장 많은 근거를 보유하고 있으며 CBT와 IPT 모두 청소년 우울증에 가장 효과적인 개입으로 간주된다는 점을 감안해서 여기서는 주로 CBT와 IBT에 초점을 맞출 것이다([그림 7-1], [그림 7-2]).

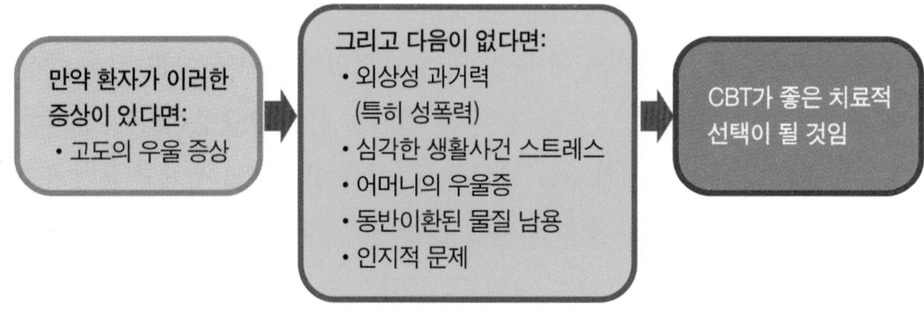

[그림 7-1] 치료 개입 결정하기: 인지행동치료(CBT)

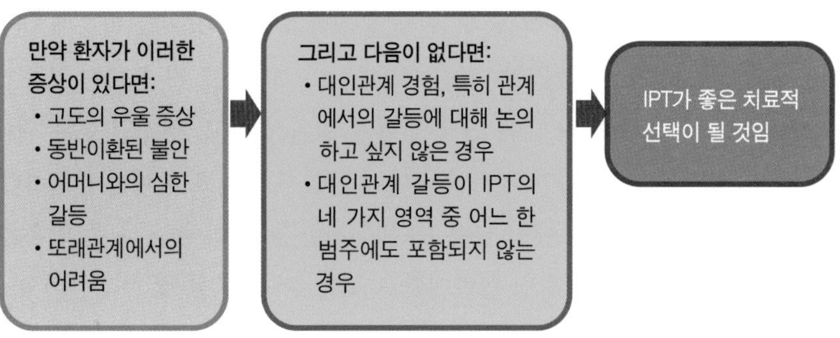

[그림 7-2] 치료 개입 결정하기: 대인관계 심리치료(IPT)

CBT, IPT, 또는 다른 심리치료에 포함된 것이건 간에 심리치료의 어떤 특성이 청소년 우울증 치료에 가장 효과적인지에 대한 연구는 제한적이다. 이와 관련해, 현재까지 CBT에 따른 인지적 변화 및 IPT에 따른 대인관계 어려움 해결과 같은 각 치료에 대해 제안된 특정 치료 메커니즘(즉, 치료상의 변화가 발생하는 근본적인 심리적, 사회적, 신경생리학적 과정)에 대한 근거도 제한적이다(Lipsitz & Markowitz, 2013; Longmore & Worrell, 2007). 그러나 증상, 표현형, 또는 생활 및 가족 상황에 기초하여 아동·청소년에 적합한 치료를 특정하고, 어떠한 치료에 효과를 보이지 않을 수 있는 청소년을 식별하기 위한 몇몇 권장사항에 대한 연구는 존재한다.

앞서 언급한 Weersing 등(2017)의 문헌 검토는 아동·청소년 우울증에 대한 RCT 결과 조사 외에도 예측변인, 조절변인, 매개변인 형태로 치료 반응의 기전과 제한점을 조사했다. Kraemer 등(2002)이 고안한 체계에 따라 조건에 관계 없이 저조한 치료 반응을 보인 아동·청소년과 가족의 치료 전의 기저선 특징이 예측변인으로 설정되었다. 이러한 예측변인은 치료 계획 단계에서 치료자가 아동·청소년의 우울증으로 영향을 받는 특정 환자나 가족에게 사용하지 않을 치료 전략을 결정하는 데 도움을 줄 수 있다. 이 문헌 검토에서 조절변인은 개입에 따른 차별적 반응과 관련된 기저선 변인(baseline variable)으로 설정되었다. 조절변인은 누가 어떤 특정한 개입을 받아야 하는지에 대한 임상적 판단을 내리는 데 도움을 준다. 조절변인은 특정한 개입의 작용 메커니즘이 지니는 한계를 확인하는 데 도움이 된다는 점에서 치료법 개발에도 유익할 수 있다. 매개분석은 치료 모델(예: 부정적 인지 스타일의 변경은 CBT에 따른 우울증 증상의 수정으로 이끎)을 뒷받침하는 인과 이론을 검증하며, 이러한 분석의 결과는 치료 제공자에게 치료적 개입을 다듬고 강화하는 데 대한 정보를 제공해 줄 수 있다. 물론 광범위한 소아 우울증 치료 문헌에서처럼 아동·청소년 우울증 치료의 예측변인, 중재변인 및 매개변인의 입증은 대부분 우울한 청소년 표본과 CBT 연구에서 나온 것이다.

이러한 치료연구의 예측변인 분석 결과, 인구 통계학적 요인이 치료 반응에 대한 예측변인으로 작용하지 않는 것으로 확인되었다(Weersing et al., 2017). 그러나 이는 검증 대상이 아동기부터 청소년기에 이르기까지 넓은 연령 범위에 걸치지 않고, 청소년 표본 내에서만 검증되었기 때문일 수도 있다. 게다가 청소년이 나이가 들수록 치료 효과는 감소한다(Curry et al., 2006). Weersing의 문헌 검토에서 낮은 수준의 전반적 기능, 높은 수준의 우울증 증상, 높은 수준의 자살 가능성, 인지 왜곡, 동반이환된 불안, 가족 갈등 및 무망감이 아동 · 청소년 우울증에 대한 치료조건과 통제조건 모두에서 치료 반응을 예측하는 가장 신뢰할 만한 요인이라는 것을 발견했다.

Weersing 등(2017)은 어떠한 아동 우울증 연구도 조절변인 분석을 실시하지 않았다는 것을 발견했다. 연령 범위의 제한 때문인지, 인구 통계학적 요인은 청소년 CBT 효과의 유의미한 조절변인이 아니었다. 몇몇 연구는 더 심각한 우울 증상을 가진 참가자들을 대상으로 할 때 CBT가 더 높은 효과를 보인다는 사실을 시사해 주었다(Asarnow et al., 2009; Curry et al., 2006). 또한 CBT는 약물 남용 이외의 정신질환이 함께 발생할 경우 통제조건보다 더 효과적일 수 있다. 특히 동반이환되는 불안은 여러 조건에서 좋지 않은 반응을 예측했지만, CBT는 통제조건보다 불안의 공병에 영향을 덜 받는 것으로 보인다. 한편, 저자들은 심각한 생활 스트레스 상황에서는 CBT의 효과가 덜 지지된다는 것을 발견했다. 한 가지 중요한 조절변인 분석에서, 아동 · 청소년이 치료에 참여하는 중에 일시적으로 발생하는 어머니의 우울이 다른 정신치료에 비해 CBT가 지니는 상대적 이점을 상쇄시키는 것으로 나타났다(Brent et al., 1998). CBT는 외상성 학대 과거력이 없는 청소년들에게 긍정적인 영향을 미칠 가능성이 더 높다(Asarnow et al., 2009; Barbe et al., 2004; Shamseddeen et al., 2011; Shirk et al., 2014). 성적 학대는 통제조건에 비해 더 부정적인 CBT 결과 및 CBT의 실패와 가장 일관되게 연관된 것으로 보인다(Lewis et al., 2010; Shamseddeen et al., 2011).

IPT 효과의 조절변인은 거의 보고되지 않았다. 동반이환된 불안과 우울증의 심각성을 임상적 조절변인으로 검증해 왔는데, 그 결과는 연구에 따라 혼재된 양상이었다(Weersing et al., 2017). 그럼에도 IPT 효과는 기저선 단계에서 어머니와 높은 수준의 갈등이 있고 또래들과의 관계에서 더 많은 어려움을 가진 청소년들에게 가장 높았다(Gunlicks-Stoessel et al., 2010). 대조적으로, 다른 가족 기반의 개입에 대한 연구는 조절변인으로 인한 뚜렷한 효과 차이에 대한 증거를 찾지 못했다.

매개변인이란 용어는 일반적으로 치료적 결과와 심리학적 연구에서 변화의 근원이나 기전을 나타내기 위해 사용된다(Kazdin & Nock, 2003). 연구에서 인과관계를 추론하는 기준은

일곱 가지이다: 강한 연관(strong association), 특이도(specificity), 실험성(experiment), 시간성(temporality), 기울기(gradient), 일관성(consistency) 및 개연성/일관성(plausibility/coherence). 처음 네 가지는 필수적인 기준이지만, 나머지는 선택적이며, 충족될 경우 매개변인의 효과를 강화한다. 심리치료 결과 연구의 맥락에서, 강한 연관은 심리치료적 개입과 추정된 변화의 메커니즘(즉, 매개변인) 사이의 강력한 관계를 보여 주는 것을 말한다. 특이도란 심리치료적 개입, 가설적 메커니즘, 결과 간의 연관성에 대한 특이도에 해당한다. 실험성 기준이란 가설로 설정된 인과성을 조작하는 것이 결과상에서 검증된 변화와 관련이 있다는 것을 보여 주기 위해 실험을 사용하는 것을 말한다. 효과적으로 설계된 실험은 실험을 통해 나타난 결과에 대한 실험자의 설명 외 다른 가능한 설명을 배제할 수 있다. 시간적 선행성 기준은 가설로 설정된 기전의 영향 또는 변화가 연구에서 검증하려는 결과에서의 변화보다 선행함을 나타내 주는 것을 말한다. 기울기 기준은 매개변인의 증가된 표현이 검증 중인 결과에서의 더 큰 변화와 관련이 있음을 의미한다. 일관성은 결과의 반복검증을 통해서 충족되어야 하는 기준인데, 이는 변화에 대한 심리치료적 기전을 입증하는 것뿐 아니라 모든 과학 연구에서 중요한 것이다. 마지막으로, 연구자는 해당 매개변인이 현실에서 그럴듯하고 일관성 있는지, 즉 신뢰할 만한 설명이 가능한지, 그리고 이러한 결과가 보다 일반적인 과학 문헌 내 결과들과 일관되는지를 판단해야 한다(Kazdin & Nock, 2003).

Weersing은 이러한 분석을 위해 이미 존재하는 데이터와 해당 데이터 세트를 활용한 이차적 문헌을 검토했다. 이때 자료를 통합하여 분석하기보다는 치료조건과 통제조건을 서로 분리하여 분석하였고 치료 후 자료에 대한 경험적 검증만을 고려하였으며, 일차적 우울증에 대한 결과만 도출되었다. 6개의 CBT 시행은 매개분석의 선정 기준을 충족하였고(Weersing et al., 2017), 비확정적인 결과를 보여 주었다. 특히 인지적 그리고 행동적 조정은 우울 증상의 변화와 관련되어 있을 수 있지만, 이러한 결과는 여러 연구에 걸쳐서, 그리고/또는 과정의 측정치에 따라 비일관적이었다. 일차 진료에서 볼 수 있는 경도 우울증을 가진 청소년을 대상으로 한 인지적 독서치료 연구(Ackerson et al., 1998)에서는 자동적 사고질문지(Automatic Thoughts Questionnaire, 이하 ATQ; Hollon & Kendall, 1980)로 평가된 부정적인 자동사고가 아니라 역기능적인 태도의 조정이 자기보고된 우울 증상에서만 치료 개입의 효과를 유의미하게 매개하는 것으로 나타났다. 이와는 대조적으로, 동반이환한 품행장애를 지닌 우울한 청소년을 대상으로 이루어진 또 다른 CBT 시행(Kaufman et al., 2005)에서는 역기능적 태도에 CBT가 미치는 영향은 유의미하지 않았지만, 우울 증상의 개선에 있어 부정적인 자동적 사고에 미약한 영향을 미친다는 것을 밝혔다. CBT 예방 프로그램을 지지치료 및 독서요법 통제조건과 비교한 실험(Stice et al., 2010)에서는 ATQ를 이용해 측정한 우울-유발 사고의 감소와 즐거운 활동에 대한 참여 강화가 CBT 예방 집단의 우울 증상 점수의 감소를 매개하는 것으로 나타났다. 그러나 좀 더 면밀히 살펴본 결과, 우울 증상의 변화가 시간적으로 매개변인들의 변화에 앞서 일어나는 것으로 나타났으므로, 이 결과는 신중하게 해석되어야 한다. 우울증이 있는 청소년들의 치료에 대한 연구(Treatment for Adolescents with Depression Study, 이하 TADS)에서, 인지 양식이 임상가가 평정한 우울 증상에 대한 CBT와 위약의 병합 치료에서 더 큰 매개 효과를 보였다(Jacobs et al., 2009). 그러나 이러한 발견은 또한 인지적 변화가 증상 결과에 선행하여 나타난다는 명확한 증거가 부족하고 매개변인과 결과 모두에 대한 CBT만의 효과가 일반적으로 크지 않다는 점에서 근거가 약하다. 동기적 요인을 알아본 TADS 데이터 세트를 사용한 또 다른 매개분석 역시 같은 시간적 변화 문제에 부딪혔다(Lewis et al., 2009). 인지치료, 가족치료, 지지치료 간 비교 연구(Brent et al., 1997)를 재분석한 Kolko 등(2000)은 인지적 태도에 대한 다른 측정치[아동용 부정적 인지오류 질문지(Children's Negative Cognitive Errors Questionnaire); Leitenberg et al., 1986]를 사용하여 매개 효과를 알아보았지만 어느 정도는 검증력을 저하시키는 데이터 누락 때문에 결론을 내리지 못했다.

Cheung 등(2013)이 실시한 문헌 검토는 북미권의 청소년 우울증 치료 가이드라인을 제작하기 위한 '일차진료에서의 청소년 우울증에 대한 가이드라인(Guidelines for Adolescent Depression in Primary Care: GLAD-PC)' 치료 권고안을 따랐다. 이러한 지침은 진료 장면에서 설명을 위해 제작되었지만, 정신건강 서비스 제공자에게도 유용할 수 있다. 이 문헌 검토에서는 주로 청소년 우울증의 치료를 주로 다뤘는데, 이는 청소년 집단에서 더 높은 유병률과 더 광범위하게 이루어진 연구들을 감안한 것이었다. 아동 우울증의 치료는 간략하게만 다루어졌다.

청소년의 경도 우울증에 관하여, 항우울제 또는 심리치료를 제안하기 전에 검증된 간단한 척도를 이용한 평가와 함께 6~8주 동안 직접 지원하고 모니터링하는 것이 도움이 될 수 있다(Cheung et al., 2007). RCT 연구들은 우울한 청소년의 최대 20%가 정기적인 증상 모니터링, 비지시적 지지치료 그리고/또는 정기적인 전문의 진료를 통해 호전되었음을 보여 주었다(Cheung et al., 2007; Goodyer et al., 2008). 모니터링과 적극적 지원에는 빈번한 추적 관리 방문 계획, 아동·청소년이 선호하는 과외 및 학교 활동에의 참여 증진과 또래지지 집단과의 연결, 우울한 청소년 및 가족과 자기관리 목표 수립, 교육자원 공유 등이 포함될 수 있다(Cheung et al., 2007). 이런 유형의 접근은 경도 우울증에 도움이 될 뿐만 아니라 청소년이 적극적인 치료를 거절할 때도 도움이 될 수 있다.

중등도에서 고도의 청소년 우울증의 경우 CBT 또는 IPT가 권장된다. CBT의 논박과 과제 수행을 어렵게 만드는 학습장애 등의 인지장애가 존재할 때를 제외하면, CBT는 청소년 우울증에 대한 단독치료로서 실행 가능한 선택지이다. 우울한 청소년의 IPT 적합성에 관한 고려사항에는 환자가 대인관계 경험, 특히 관계에서의 갈등을 논의할 의사가 있는지 여부, 그리고 관계에서의 어려움이 IPT의 네 가지 초점 중 하나로 분류될 수 있는지 여부 등이 포함되며, 네 가지 초점은 다음과 같다: 애도(grief), 대인관계 역할전환(interpersonal role transitions), 대인관계 역할논쟁 또는 대인관계 결함(Cheung et al., 2013).

12세 미만 아동의 우울증은 청소년기에 비해 발생 빈도가 낮음에도 불구하고, 빠르면 3세부터도 신뢰할 만한 진단이 내려질 수 있다(Bufferd et al., 2012). 청소년에 비해 아동의 우울증 치료에 대한 근거가 유의미하게 매우 적기 때문에, 메타분석(Weisz et al., 2006) 및 심리교육과 부모양육 개입이 3~7세 아동의 우울증을 감소시켰다는 것을 보여 주는 RCT 자료(Luby et al., 2012)를 제외하고는 소아에 대한 확실한 심리치료 권고는 없다. 흥미롭게도, 후자의 RCT 연구는 부모양육 개입이 우울증의 심각도를 줄이는 것뿐만 아니라 정서 인식 기술과 실행기능에도 도움이 된다는 것을 발견했다.

우울증을 가진 부모의 자녀들은 우울증에 걸릴 위험이 높다. 실제로, 20세 시점에서 우울한 부모의 자녀들이 주요우울장애를 가질 가능성은 40% 정도이며, 그 이후 연령에 따라 비율은 더욱 높아진다(Beardslee et al., 1993). 우울한 부모의 자녀들, 특히 현재 우울증을 지녔거나 우울증이 관해된 부모의 현재 우울한 자녀들을 위한 효과적인 치료법에 대한 연구는 부족한 실정이다. 이에 대한 문헌 검토(Boyd & Gillham, 2009)는 우울한 부모와 그들의 자녀에게 사용할 수 있는 여러 가지 개입을 구별하였다. 가장 중요한 것은 부모의 우울증을 치료하는 것인데, 부모의 우울증과 아이들의 행동 및 정서적 증상은 함께 개선되는 것으로 나타났다(Gunlicks & Weissman, 2008). 부모의 양육 경험에 초점을 맞추고 행동적 양육기법을 가르치는 것이 부모의 치료에 도움이 될 수 있으며, 또한 아이들의 기능도 향상될 수 있다. 부모-자녀 간의 관계 개선, 소통, 공감능력 향상을 위한 개입이 가능하기 때문에 부모의 우울증과 이것이 자녀에게 미치는 영향에 관한 심리교육은 유익할 수 있다(Boyd & Gillham, 2009). 아이들에게 직접 대처 기술을 가르치는 개입은 우울증을 예방하고 감소시키는 데 특히 도움이 될 수 있다(Clarke et al., 2001, 2002).

아동·청소년의 우울증과 관련한 심리치료에 대한 추가적인 근거와 명확성이 필요함에도 불구하고, 발전된 기술의 사용을 통해 청소년 우울증에 대한 선택권과 접근성을 확대할 수 있는 흥미진진하고 독특한 진전이 이 분야에서 이루어지고 있다. 예를 들어, 웹 기반 CBT

앱과 다른 정신건강 관련 앱에 대한 접근성이 증가했다. 청소년의 기술 및 소셜 미디어에 대한 접근성과 편안함 수준을 고려할 때, 이것은 때때로 성인 치료자에게 자신의 어려움을 말하는 것이 주는 잠재적 관여와 편안함 수준 이상일 수 있기에 유익할 수 있다. 하지만 실제 대면한 상황에서의 대화가 증상 개선에 결정적일 수도 있다. 웹 기반 CBT 앱의 효과성은 검증되었지만 치료 순응도가 낮은 것으로 알려졌다. 일부 연구자들은 대화 앱이 편리하면서도 더욱 적극적인 방식으로 적절한 시기에 지원을 받을 수 있다고 본다. 최근 연구에 따르면 CBT 원리에 기반한 자기-계발 콘텐츠를 이용해 완전 자동화된 대화봇(Woebot)에 2주 동안 접속한 청년들의 우울증과 불안 증상이 감소한 것으로 나타났다(Fitzpatrick et al., 2017).

RCT에서 얻어진 결과를 고려할 때, 다음의 임상 지침은 청소년 우울증을 치료하기 위한 몇 가지 일반적인 권고사항(National Institute for Health and Care Excellence, 2005)을 제공한다. ① 경도 우울증에 대해서는 임상가가 효과적이라는 근거를 일부 보여 준 심리적 개입(CBT, IPT, 가족치료 또는 지지치료)을 사용하는 것이 좋다. ② 중등도에서 고도의 우울증의 경우, 통제된 연구에서 더 효과적인 것으로 나타난 심리적인 치료를 제공하는 것이 권장된다. 아동에게는 CBT가 가장 권장되는 개입이다. 청소년의 경우 인지장애가 없는 한, CBT 단일치료를 권하고, 대인관계 갈등에는 IPT를 권한다. 4~6회기 이후까지 심리치료에 우울증이 반응하지 않는 경우에는 병합치료(항우울제+심리치료)를 고려하는 것이 권고된다. 매우 어린 아이들에게 권장되는 심리치료에 뚜렷한 답은 없지만, 심리교육과 부모 양육 개입이 도움이 될 수 있음을 시사하는 자료가 있다. CBT 효과는 더욱 심각한 우울 증상을 가진 참가자에게서 더욱 크게 나타날 수 있으며, 약물 남용을 제외한 정신과 질환이 동반이환하는 상황에서도 도움이 될 수 있다. CBT의 효과는 심각한 생활 스트레스 그리고/또는 어머니의 우울증에 직면했을 때 덜 강력할 수 있다. CBT는 정신적 학대, 특히 성적 학대 경험이 없는 청소년들에게 더 효과적일 수 있다. IPT는 우울한 청소년 중에서 어머니와 높은 수준의 갈등을 겪거나 또래관계 문제를 가진 경우에 특히 더 적합할 수 있다.

결론

일반적으로, 아동 · 청소년 우울장애 심리치료에 대한 현재까지의 과학적 근거는 불충분하고, 질이 낮으며, 확실한 결론에 도달하지 못했다. 비록 특정 치료법이 우울 증상을 감소시킨다는 근거는 있지만, 특히 12세 미만 아동의 경우나 추적 관찰 시의 효과에 대한 근거는 제한적이다. 분석된 연구들을 살펴보면, 특히 집단 형식의 CBT와 청소년의 개인 IPT는 치료 전과 비교하여 치료 후에 주로 우울 증상을 감소시키는 데 유익한 효과를 지니는 것으로 보인다. CBT와 IPT만을 비교하는 데 초점을 맞춘 RCT도 도움이 될 것이다. 이 두 가지 치료 중 어떤 것이 청소년기 또는 아동기 우울증의 치료에 가장 효과적인지가 불분명하기 때문이다. 이를 명료히 하는 것에 더하여, 정신건강 치료 제공자들이 우울증의 특정 표현 양상과 상황에 적절한 개입에 더 잘 일치시킬 수 있도록 특히 청소년 우울증과 연령 집단(즉, 청소년 대 아동)별로 이러한 치료에서 변화의 기전과 조절변인을 밝힐 필요가 있다. 또한 가족, 정신역동 또는 다른 심리적 개입을 평가하는 통제된 연구는 거의 없었으며, 그 효과를 뒷받침하는 자료도 제한적이었다. 청소년 우울증을 다루는 심리치료에 대한 더 많은 근거를 확립하고 치료 방법, 치료 형식(집단 대 개인치료), 청소년에서 우울증의 여러 가지 다른 표현 양상에 대한 치료 구성요소를 더 잘 결합하기 위한 추가 연구가 필요하다.

임상적 핵심 요점

- 인지행동치료(CBT)는 아동기 우울증에 가장 유망한 치료로 간주되며, CBT와 대인관계 심리치료(IPT) 모두 '잘 확립된 근거' 기반의 효과적인 치료 개입이다.
- 추가 연구가 더 필요하지만, 청소년을 위한 가족치료의 효과성에 대한 긍정적인 근거가 있다.
- 치료에 저항적이거나 중등도-고도 수준의 우울증을 가진 청소년의 경우, 항우울제를 단독으로 사용하는 것보다 CBT와 항우울제를 함께 병용하는 것이 더 효과적이다.
- CBT는 외상경험(특히 성폭력), 심각한 생활 스트레스, 어머니의 우울증, 물질남용, 인지적 문제가 없는 고도의 우울증 청소년에게 도움이 될 수 있다.
- IPT는 동반이환된 불안, 어머니와의 갈등, 또래관계에서의 어려움이 있는 고도의 우울증 청소년에게 도움이 될 수 있다.

참고문헌

Ackerson J, Scogin F, McKendree-Smith N, et al: Cognitive bibliotherapy for mild and moderate adolescent depressive symptomatology. J Consult Clin Psychol 66(4):685–690, 1998 9735587

Adler CM, Craske MG, Barlow DH: Relaxation-induced panic (RIP): when resting isn't peaceful. Integr Psychiatry 5(2):94–100, 1987

American Psychiatric Association: Diagnostic and Statistical Manual of Mental Disorders, 3rd Edition, Revised. Washington, DC, American Psychiatric Association, 1987

American Psychiatric Association: Diagnostic and Statistical Manual of Mental Disorders, 4th Edition. Washington, DC, American Psychiatric Association, 1994

Asarnow JR, Jaycox LH, Duan N, et al: Effectiveness of a quality improvement intervention for adolescent depression in primary care clinics: a randomized controlled trial. JAMA 293(3):311–319, 2005 15657324

Asarnow JR, Emslie G, Clarke G, et al: Treatment of selective serotonin reuptake inhibitor-resistant depression in adolescents: predictors and moderators of treatment response. J Am Acad Child Adolesc Psychiatry 48(3):330–339, 2009 19182688

Barbe RP, Bridge JA, Birmaher B, et al: Lifetime history of sexual abuse, clinical presentation, and outcome in a clinical trial for adolescent depression. J Clin Psychiatry 65(1):77–83, 2004 14744173

Beardslee WR, Keller MB, Lavori PW, et al: The impact of parental affective disorder on depression in offspring: a longitudinal follow-up in a nonreferred sample. J Am Acad Child Adolesc Psychiatry 32(4):723–730, 1993 8340291

Beck AT, Rush A, Shaw B, et al: Cognitive Therapy of Depression. New York, Guilford, 1979

Boyd RC, Gillham JE: Review of interventions for parental depression from toddlerhood to adolescence. Curr Psychiatry Rev 5(4):226–235, 2009 20824114

Brent D, Weersing VR: Depressive disorders in childhood and adolescence, in Rutter's Child and Adolescent Psychiatry, 5th Edition. Edited by Rutter MJ, Bishop D, Pine D, et al., New York, Wiley-Blackwell, 2010, pp 587–612

Brent DA, Holder D, Kolko D, et al: A clinical psychotherapy trial for adolescent depression comparing cognitive, family, and supportive therapy. Arch Gen Psychiatry 54(9):877–885, 1997 9294380

Brent DA, Kolko DJ, Birmaher B, et al: Predictors of treatment efficacy in a clinical trial of three psychosocial treatments for adolescent depression. J Am Acad Child Adolesc Psychiatry 37(9):906–914, 1998 9735610

Brent D, Emslie G, Clarke G, et al: Switching to another SSRI or to venlafaxine with or without cognitive behavioral therapy for adolescents with SSRI-resistant depression: the TORDIA randomized controlled trial. JAMA 299(8):901-913, 2008 18314433

Bufferd SJ, Dougherty LR, Carlson GA, et al: Psychiatric disorders in preschoolers: continuity from ages 3 to 6. Am J Psychiatry 169(11):1157-1164, 2012 23128922

Cheung AH, Zuckerbrot RA, Jensen PS, et al; GLAD-PC Steering Group: Guide lines for Adolescent Depression in Primary Care (GLAD-PC), II: treatment and ongoing management. Pediatrics 120(5):e1313-e1326, 2007 17974724

Cheung AH, Kozloff N, Sacks D: Pediatric depression: an evidence-based update on treatment interventions. Curr Psychiatry Rep 15(8):381, 2013 23881712

Clarke GN, Rohde P, Lewinsohn PM, et al: Cognitive-behavioral treatment of adolescent depression: efficacy of acute group treatment and booster sessions. J Am Acad Child Adolesc Psychiatry 38(3):272-279, 1999 10087688

Clarke GN, Hornbrook M, Lynch F, et al: A randomized trial of a group cognitive intervention for preventing depression in adolescent offspring of depressed parents. Arch Gen Psychiatry 58(12):1127-1134, 2001 11735841

Clarke GN, Hornbrook M, Lynch F, et al: Group cognitive-behavioral treatment for depressed adolescent offspring of depressed parents in a health maintenance organization. J Am Acad Child Adolesc Psychiatry 41(3):305-313, 2002 11886025

Clarke GN, Debar L, Lynch F, et al: A randomized effectiveness trial of brief cognitive-behavioral therapy for depressed adolescents receiving antidepressant medication. J Am Acad Child Adolesc Psychiatry 44(9):888-898, 2005 16113617

Cook NE, Gorraiz M: Dialectical behavior therapy for nonsuicidal self-injury and depression among adolescents: preliminary meta-analytic evidence. Child Adolesc Ment Health 21(2):81-89, 2016

Cuijpers P, Hollon SD, van Straten A, et al: Does cognitive behaviour therapy have an enduring effect that is superior to keeping patients on continuation pharmacotherapy? A meta-analysis. BMJ Open 3(4):e002542, 2013 23624992

Curry J, Rohde P, Simons A, et al; TADS Team: Predictors and moderators of acute outcome in the Treatment for Adolescents with Depression Study (TADS). J Am Acad Child Adolesc Psychiatry 45(12):1427-1439, 2006 17135988

David-Ferdon C, Kaslow NJ: Evidence-based psychosocial treatments for child and adolescent depression. J Clin Child Adolesc Psychol 37(1):62-104, 2008 18444054

De Cuyper S, Timbremont B, Braet C, et al: Treating depressive symptoms in schoolchildren: a pilot study. Eur Child Adolesc Psychiatry 13(2):105–114, 2004 15103536

Diamond GS, Reis BF, Diamond GM, et al: Attachment-based family therapy for depressed adolescents: a treatment development study. J Am Acad Child Adolesc Psychiatry 41(10):1190–1196, 2002 12364840

Diamond GS, Wintersteen MB, Brown GK, et al: Attachment-based family therapy for adolescents with suicidal ideation: a randomized controlled trial. J Am Acad Child Adolesc Psychiatry 49(2):122–131, 2010 20215934

Dimidjian S, Hollon SD: How would we know if psychotherapy were harmful? Am Psychol 65(1):21–33, 2010 20063907

Dobson KS, Ahnberg Hopkins J, Fata L, et al: The prevention of depression and anxiety in a sample of high-risk adolescents: a randomized controlled trial. Can J Sch Psychol 25(4):291–310, 2010

Fitzpatrick KK, Darcy A, Vierhile M: Delivering cognitive behavior therapy to young adults with symptoms of depression and anxiety using a fully automated conversational agent (Woebot): a randomized controlled trial. JMIR Ment Health 4(2):e19, 2017 28588005

Forti-Buratti MA, Saikia R, Wilkinson EL, et al: Psychological treatments for depression in pre-adolescent children (12 years and younger): systematic review and meta-analysis of randomised controlled trials. Eur Child Adolesc Psychiatry 25(10):1045–1054, 2016 26969618

Gillham JE, Hamilton J, Freres DR, et al: Preventing depression among early adolescents in the primary care setting: a randomized controlled study of the Penn Resiliency Program. J Abnorm Child Psychol 34(2):203–219, 2006 16741684

Goodyer I, Dubicka B, Wilkinson P, et al: Selective serotonin reuptake inhibitors (SSRIs) and routine specialist care with and without cognitive behaviour therapy in adolescents with major depression: randomised controlled trial. BMJ 335(7611):142–146, 2007 17556431

Goodyer IM, Dubicka B, Wilkinson P, et al: A randomised controlled trial of cognitive behaviour therapy in adolescents with major depression treated by selective serotonin reuptake inhibitors: the ADAPT trial. Health Technol Assess 12(14):iii–iv, ix–60, 2008 18462573

Gunlicks ML, Weissman MM: Change in child psychopathology with improvement in parental depression: a systematic review. J Am Acad Child Adolesc Psychiatry 47(4):379–389, 2008 18388766

Gunlicks-Stoessel M, Mufson L, Jekal A, et al: The impact of perceived interpersonal functioning on treatment for adolescent depression: IPT-A versus treatment as usual in school-based health clinics. J Consult Clin Psychol 78(2):260–267, 2010 20350036

Hollon SD, Kendall PC: Cognitive self-statements in depression: development of an automatic thoughts questionnaire. Cognit Ther Res 4(4):3 83–395, 1980

Jacobs RH, Silva SG, Reinecke MA, et al: Dysfunctional Attitudes Scale perfectionism: a predictor and partial mediator of acute treatment outcome among clinically depressed adolescents. J Clin Child Adolesc Psychol 38(6):803–813, 2009 20183664

Kahn JS, Kehle TJ, Jenson WR, et al: Comparison of cognitive-behavioral, relaxation, and self-modeling interventions for depression among middle-school students. School Psych Rev 19:196–211, 1990

Kaslow NJ, Thompson MP: Applying the criteria for empirically supported treatments to studies of psychosocial interventions for child and adolescent depression. J Clin Child Psychol 27(2):146–155, 1998 9648032

Kaufman NK, Rohde P, Seeley JR, et al: Potential mediators of cognitive-behavioral therapy for adolescents with comorbid major depression and conduct disorder. J Consult Clin Psychol 73(1):38–46, 2005 15709830

Kazdin AE, Nock MK: Delineating mechanisms of change in child and adolescent therapy: methodological issues and research recommendations. J Child Psychol Psychiatry 44(8):1116–1129, 2003 14626454

Kerfoot M, Harrington R, Harrington V, et al: A step too far? Randomized trial of cognitive-behaviour therapy delivered by social workers to depressed adolescents. Eur Child Adolesc Psychiatry 13(2):92–99, 2004 15103534

Kierman GL (ed): Interpersonal Psychotherapy of Depression. New York, Basic Books, 1984

Kliem S, Kroger C, Kosfelder J: Dialectical behavior therapy for borderline personality disorder: a meta-analysis using mixed-effects modeling. J Consult Clin Psychol 78(6):936–951, 2010 21114345

Kolko DJ, Brent DA, Baugher M, et al: Cognitive and family therapies for adolescent depression: treatment specificity, mediation, and moderation. J Consult Clin Psychol

68(4):603–614, 2000 10965636

Kovacs M: Presentation and course of major depressive disorder during child hood and later years of the life span. J Am Acad Child Adolesc Psychiatry 35(6):705–715, 1996 8682751

Kraemer HC, Wilson GT, Fairburn CG, et al: Mediators and moderators of treatment effects in randomized clinical trials. Arch Gen Psychiatry 59(10): 877–883, 2002 12365874

Leitenberg H, Yost LW, Carroll-Wilson M: Negative cognitive errors in children: questionnaire development, normative data, and comparisons between children with and without self-reported symptoms of depression, low self-esteem, and evaluation anxiety. J Consult Clin Psychol 54(4):528–536, 1986 3745607

Lemmens LHJM, Arntz A, Peeters F, et al: Clinical effectiveness of cognitive therapy v. interpersonal psychotherapy for depression: results of a randomized controlled trial. Psychol Med 45(10):2095–2110, 2015 25640151

Lewinsohn PM, Clarke GN, Hops H, et al: Cognitive-behavioral treatment for depressed adolescents. Behav Ther 21(4):385–401, 1990

Lewinsohn PM, Rohde P, Seeley JR: Major depressive disorder in older adolescents: prevalence, risk factors, and clinical implications. Clin Psychol Rev 18(7):765–794, 1998 9827321

Lewis CC, Simons AD, Silva SG, et al: The role of readiness to change in response to treatment of adolescent depression. J Consult Clin Psychol 77(3):422–428, 2009 19485584

Lewis CC, Simons AD, Nguyen LJ, et al: Impact of childhood trauma on treatment outcome in the Treatment for Adolescents with Depression Study (TADS). J Am Acad Child Adolesc Psychiatry 49(2):132–140, 2010 20215935

Liddle B, Spence SH: Cognitive-behaviour therapy with depressed primary school children: a cautionary note. Behav Cogn Psychother 18:85–102, 1990

Lilienfeld SO: Psychological treatments that cause harm. Perspect Psychol Sci 2(1):53–70, 2007 26151919

Linehan M: Cognitive Behavioral Treatment of Borderline Personality Disorder. New York, Guilford, 1993

Lipsitz JD, Markowitz JC: Mechanisms of change in interpersonal therapy (IPT). Clin Psychol Rev 33(8):1134–1147, 2013 24100081

Longmore RJ, Worrell M: Do we need to challenge thoughts in cognitive behavior therapy? Clin Psychol Rev 27(2):173–187, 2007 17157970

Luby J, Lenze S, Tillman R: A novel early intervention for preschool depression: findings from a pilot randomized controlled trial. J Child Psychol Psychiatry 53(3):313–322, 2012 22040016

March J, Silva S, Petrycki S, et al: Fluoxetine, cognitive-behavioral therapy, and their combination for adolescents with depression. JAMA 292(7):807–820, 2004, 15315995

Markowitz JC: IPT and PTSD. Depress Anxiety 27(10):879–881, 2010 20886608

Melvin GA, Tonge BJ, King NJ, et al: A comparison of cognitive-behavioral therapy, sertraline, and their combination for adolescent depression. J Am Acad Child Adolesc Psychiatry 45(10):1151–1161, 2006 17003660

Miller AL, Rathus JH, Linehan MM: Dialectical Behavior Therapy With Suicidal Adolescents. New York, Guilford, 2006

Mufson L, Weissman MM, Moreau D, et al: Efficacy of interpersonal psychotherapy for depressed adolescents. Arch Gen Psychiatry 56(6):573–579, 1999 10359475

Mufson L, Dorta KP, Wickramaratne P, et al: A randomized effectiveness trial of interpersonal psychotherapy for depressed adolescents. Arch Gen Psychiatry 61(6):577–584, 2004 15184237

National Institute for Health and Care Excellence: Depression in children and young people: identification and management. NICE Guidelines, September 2005. Available at: https://www.nice.org.uk/guidance/cg28. Accessed Sep tember 14, 2018.

Nelson E-L, Barnard M, Cain S: Treating childhood depression over videoconferencing. Telemed J E Health 9(1):49–55, 2003 12699607

Qin B, Zhou X, Michael KD, et al: Psychotherapy for depression in children and adolescents: study protocol for a systematic review and network meta-analysis. BMJ Open 5(2):e005918, 2015 25681311

Richardson LP, Ludman E, McCauley E, et al: Collaborative care for adolescents with depression in primary care: a randomized clinical trial. JAMA 312(8):809–816, 2014 25157724

Roberts C, Kane R, Thomson H, et al: The prevention of depressive symptoms in rural school children: a randomized controlled trial. J Consult Clin Psychol 71(3):622–628, 2003 12795585

Rohde P, Clarke GN, Mace DE, et al: An efficacy/effectiveness study of cognitive-behavioral treatment for adolescents with comorbid major depression and conduct disorder. J Am

Acad Child Adolesc Psychiatry 43(6):660–668, 2004 15167082

Rohde P, Waldron HB, Turner CW, et al: Sequenced versus coordinated treatment for adolescents with comorbid depressive and substance use disorders. J Consult Clin Psychol 82(2):342–348, 2014 24491069

Rosselló J, Bernal G: The efficacy of cognitive-behavioral and interpersonal treatments for depression in Puerto Rican adolescents. J Consult Clin Psychol 67(5):734–745, 1999 10535240

Rosselló J, Bernal G, Rivera-Medina C: Individual and group CBT and IPT for Puerto Rican adolescents with depressive symptoms. Cultur Divers Ethnic Minor Psychol 14(3):234–245, 2008 18624588

Sanford M, Boyle M, McCleary L, et al: A pilot study of adjunctive family psy choeducation in adolescent major depression: feasibility and treatment ef fect. J Am Acad Child Adolesc Psychiatry 45(4):386–495, 2006 16601642

Schramm E, Zobel I, Dykierek P, et al: Cognitive behavioral analysis system of psychotherapy versus interpersonal psychotherapy for early onset chronic depression: a randomized pilot study. J Affect Disord 129(1–3):109–116, 2011 20822814

Shamseddeen W, Asarnow JR, Clarke G, et al: Impact of physical and sexual abuse on treatment response in the Treatment of Resistant Depression in Adolescent Study (TORDIA). J Am Acad Child Adolesc Psychiatry 50(3):293–301, 2011 21334569

Shirk SR, Deprince AP, Crisostomo PS, et al: Cognitive behavioral therapy for depressed adolescents exposed to interpersonal trauma: an initial effectiveness trial. Psychotherapy (Chic) 51(1):167–179, 2014 24377410

Southam-Gerow MA, Prinstein MJ: Evidence base updates: the evolution of the evaluation of psychological treatments for children and adolescents. J Clin Child Adolesc Psychol 43(1):1–6, 2014 24294989

Stallard P, Sayal K, Phillips R, et al: Classroom based cognitive behavioural therapy in reducing symptoms of depression in high risk adolescents: pragmatic cluster randomised controlled trial. BMJ 345:e6058, 2012, 23043090

Stark KD, Reynolds WM, Kaslow NJ: A comparison of the relative efficacy of self-control therapy and a behavioral problem-solving therapy for depression in children. J Abnorm Child Psychol 15(1):91–113, 1987 3571741

Stark KD, Rouse LW, Livingston R: Treatment of depression during childhood and adolescence:

cognitive-behavioral procedures for the individual and family, in Child and Adolescent Therapy: Cognitive-Behavioral Procedures. Edited by Kendall PC. New York, Guilford, 1991, pp 165-206

Stice E, Rohde P, Seeley JR, et al: Brief cognitive-behavioral depression prevention program for high-risk adolescents outperforms two alternative interventions: a randomized efficacy trial. J Consult Clin Psychol 76(4):595-606, 2008 18665688

Stice E, Rohde P, Seeley JR, et al: Testing mediators of intervention effects in randomized controlled trials: an evaluation of three depression prevention programs. J Consult Clin Psychol 78(2):273-280, 2010 20350038

Stoffers JM, Völlm BA, Rucker G, et al: Psychological therapies for people with borderline personality disorder. Cochrane Database Syst Rev 8(8):CD005652, 2012 22895952

Szigethy E, Bujoreanu SI, Youk AO, et al: Randomized efficacy trial of two psychotherapies for depression in youth with inflammatory bowel disease. J Am Acad Child Adolesc Psychiatry 53(7):726-735, 2014 24954822

Thapar A, Collishaw S, Pine DS, et al: Depression in adolescence. Lancet 379(9820):1056-1067, 2012 22305766

Trowell J, Joffe I, Campbell J, et al: Childhood depression: a place for psychotherapy: an outcome study comparing individual psychodynamic psychotherapy and family therapy. Eur Child Adolesc Psychiatry 16(3):157-167, 2007 17200793

Verboom CE, Sijtsema JJ, Verhulst FC, et al: Longitudinal associations between depressive problems, academic performance, and social functioning in adolescent boys and girls. Dev Psychol 50(1):247-257, 2014 23566082

Vostanis P, Feehan C, Grattan E, et al: A randomised controlled out-patient trial of cognitive-behavioural treatment for children and adolescents with depression: 9-month follow-up. J Affect Disord 40:105-116, 1996 8882920

Weersing VR, Jeffreys M, Do MT, et al: Evidence base update of psychosocial treatments for child and adolescent depression. J Clin Child Adolesc Psychol 46(1):11-43, 2017 27870579

Weissman MM, Markowitz JC, Kierman GL: Clinician's Quick Guide to Inter personal Psychotherapy. New York, Oxford University Press, 2007

Weisz JR, McCarty CA, Valeri SM: Effects of psychotherapy for depression in children and adolescents: a meta-analysis. Psychol Bull 132(1):132-149, 2006 16435960

Weisz JR, Southam-Gerow MA, Gordis EB, et al: Cognitive-behavioral therapy versus usual clinical care for youth depression: an initial test of transportability to community clinics and clinicians. J Consult Clin Psychol 77(3):383-396, 2009 19485581

Wijnhoven LAMW, Creemers DHM, Vermulst AA, et al: Randomized controlled trial testing the effectiveness of a depression prevention program ("Op Voile Kracht") among adolescent girls with elevated depressive symptoms. J Abnorm Child Psychol 42(2):217-228, 2014 23893066

Wood A, Harrington R, Moore A: Controlled trial of a brief cognitive-behavioural intervention in adolescent patients with depressive disorders. J Child Psychol Psychiatry 37(6):737-746, 1996 8894955

Young JF, Mufson L, Davies M: Efficacy of interpersonal psychotherapy-adolescent skills training: an indicated preventive intervention for depression. J Child Psychol Psychiatry 47(12):1254-1262, 2006 17176380

Young JF, Mufson L, Gallop R: Preventing depression: a randomized trial of interpersonal psychotherapy-adolescent skills training. Depress Anxiety 27(5):426-433, 2010 20112246

Zhou X, Hetrick SE, Cuijpers P, et al: Comparative efficacy and acceptability of psychotherapies for depression in children and adolescents: a systematic review and network meta-analysis. World Psychiatry 14(2):207-222, 2015 26043339

제8장

소아 양극성 장애에 대한 근거-기반 심리치료

David J. Miklowitz, Ph.D.

에단은 우울증이 있는 13세 남아로, 누나와 조부모 모두 양극성 장애(bipolar disorder, 이하 BD)가 있었고, 소아정신과 외래에서 평가를 받았다. 진단적 면담 후에, 비록 평가자가 에단이 일시적인 경조증 증상들이 있음을 기록하였지만, 주요우울장애(현재와 과거)로 진단받았다. 또한 그는 주의력결핍/과잉행동장애(ADHD)와 적대적 반항장애의 진단기준도 모두 충족했다. 그의 부모는 에단이 평균 이상의 IQ에도 불구하고 학교 성적이 좋지 않다고 보고했다. 그는 '심각한 정신질환'이나 '정서 및 인지장애'가 있는 아이들을 위한 특수학교에 다녔는데, 그들 중 대부분이 자폐증이나 정신증을 가지고 있었다. 에단의 가족은 중산층이었고 교외에 살았다. 그의 어머니는 부동산 중개인이었고, 아버지는 수출입 사업을 했다. 누나는 21세로, 발달장애가 있었고 13세에 BD 진단을 받았다. 그의 누나는 한 집에 살았지만 부모님에 따르면 가족치료 회기에 참석할 만큼 안정적이지는 못했다. 에단은 부모님과 함께 가족 전문 치료사가 실시하는 12회기의 가족-중심 치료(family-focused therapy, 이하 FFT)에 참여했다.

첫 번째 가족 회기는 에단의 아버지가 에단이 지난 몇 달 동안 했던 '가족 분위기를 파괴한' 모든 일을 나열하는 것으로 시작했다. 여기에는 일관성 없는 학교 성적, 너무 늦게까지 비디오 게임을 하는 것, 특히 게임하는 걸 중단하라는 요청을 받았을 때 짜증을 내는 것, 저녁 식탁에서 심술부리는 것, 그가 학교에서 모욕감을 느끼거나 따돌림을 당할 때 아이들과 말다툼을 하는 것, 그리고 더 일반적으로, '어디를 가든 분위기를 해치는 것'이 포함되었다. 에단은 아버지의 장황한 열변에 간헐적으로 울며 욕설을 퍼부었다. 에단이 진정되었 때, 치료자는 그에게 가장 최근 우울삽화를 설명해 달라고 요청했다. 에단은 자신의 증상을 명확하게 설명했지만, 부모가 자신의 고통 정도를 알지 못했고 자신이 우울할 때 무시했다고 느꼈다.

에단은 자신의 문제에 대해 어느 정도 병식이 있었다. 그는 자신의 아버지가 "더 잘하라고 항상 나를 쫓아다녀요……. 아빠는 내가 충분히 잘하고 있다고 말한 적이 없어요."라며 강하게 불평했다. 그는 정서적으로 문제가 있는 아이들을 위한 학교에 다니면서 낙인찍힌 것 같은 느낌에 대해 말했다. 어머니와의 갈등은 학교에서 과제 제출기한을 늘려 주는 것과 같은 편의를 에단이 받을 수 있도록 돕는 데 있어 어머니가 확실히 무능력하다는 점에 집중되었다. 그는 어머니가 자신을 다른 학교로 전학시키고 싶어 하지 않는 것에 대해 분노를 표현했다.

그의 어머니는 에단이 집에서 하는 것들(예: 그의 몇 명 안 되는 친구들과 함께하는 특정 비디오 게임에 접속하는 것)을 못하도록 제지당했을 때 매우 화를 냈다고 보고했다. 그의 아버지는 에단이 심한 감정 기복과 과민한 기분으로 가족 구성원을 '인질로 잡는 것'에 대해 불평했다. 에단의 어머니는 남편이 어떤 방식으로든 비판을 하지 않고는 에단과 대화를 나눌 수 없다고 말하며 아이를 옹호했다. 그녀는 최근의 예를 언급했다. 에단의 아버지는 그에게 학교생활이 어땠냐고 물었고, 에단은 그저 간단히 "좋아요."라고 말했다. 그의 아버지는 "네가 그렇게 말하지만 않으면 더 잘할지도 모르지."라고 받아쳤다.

에단의 아버지는 주요우울증 과거력이 있었고, 할머니는 진단받지 않은 양극성 장애가 있었다. 그의 부모는 에단이 비난이나 부정적인 판단이 포함된 가족 간의 교류 후에 분노를 행동으로 표출하거나 자살 사고를 표현하는 경향이 있다는 데 동의했다. 에단을 보호하고 싶은 마음 때문에, 에단의 어머니는 에단이 자살 사고를 표현했을 때 에단과 대화하려는 남편의 시도를 때때로 방해했다.

치료 목표

치료자는 에단과 그의 가족에게 BD 위험이 높은 아동 · 청소년을 위한 12회기로 구성된 가족-중심 치료를 제공했다(FFT-HR; Miklowitz et al., 2013). 부모가 에단의 기분장애에 대한 인식이 부족했기 때문에, 치료의 표적으로서 역기능적인 의사소통이 중요하게 고려되었다. FFT-HR 프로그램은 4회기의 가족 심리교육(기분 증상의 전조 증상 파악 및 빠른 개입, 스트레스 요인의 영향을 인식하고 줄이기 위한 시도), 4회기의 의사소통 강화 훈련(효과적인 두 사람 간의 소통 전략을 직접적으로 연습) 및 4회기의 문제해결 세션으로 구성되었다. 에단은 또한 정신과 의사를 만나 ADHD 치료를 위해 리스페리돈(risperidone), 라모트리진(lamotrigine), 중추신경자극제 비반스(Vyvanse; lisdexamfetamine dimesylate)를 처방받았다.

가족 주치의는 가족들과 함께 다음의 목표를 세웠다. ① 부모가 에단이 가진 장애의 근본적인 생물학적 원인과 그의 해로운 문제 행동이 에단의 통제 밖에 있을 가능성을 인식하도록 격려했고, ② 부모로 하여금 비판적인 말에 대한 에단의 과민성을 인식하도록 장려했으며, ③ 부모-자녀 간 긍정적 의사소통의 빈도를 증가시키고, ④ 아버지가 에단에게 긍정적인 피드백을 줄 때 에단에게 부담을 가하지 않는 방식으로 말할 수 있도록 도우며, ⑤ 에단이 부모나 친구들로부터 거절당했다는 느낌을 받을 때 자신의 정서적 반응을 인식하고 명명할 수 있도록 하며, 자신의 반응과 그들의 의도를 구별하려는 시도를 할 수 있도록 도왔다.

치료 경과

가족 심리교육 회기는 에단과 부모 각각에게 '우울증'이 무엇을 의미하는지(그들은 모두 각자 우울증을 경험했다) 서로 함께 논의해 보고, 비슷한 맥락으로 가족 환경 내의 어떤 자극이 에단의 짜증스러운 '정서적 붕괴 혹은 자제력 상실(melt-down)'과 관련이 있는지 알아보기 위해 제공되었다. 에단과 그의 부모는 우울증과 짜증의 전조 징후(예: 가족 간의 상호작용으로부터 철수)를 나열해 보고, 그의 기분이 악화되었을 때 어떻게 하면 가장 잘 도울 수 있을지에 대해 논의했다. 에단은 부모에게 "어떤 문제가 있는지 나한테 물어봐 줘.", "나한테 말을 해 줘.", "나를 어딘가로 데려가 줘."라고 요청했다. 에단은 또한 자신을 판단하는 듯한 말이 그의 기분을 악화시킨다고 강조하며 판단적인 말을 하지 말아 달라고 요청했다. 그다음으로, 아버지는 에단에게 무엇이 에단을 괴롭히고 있는지 좀 더 터놓고 말해 줄 것을 요청했다.

의사소통 훈련은 가족 내 상호작용에 직접적인 영향을 미쳤는데, 에단과 아버지와의 관계에서 특히 더 그러했다. 에단은 적극적 경청과 변화를 위한 긍정적 요청의 과정을 매우 빠르게 익혔다. 그는 자신이 좋은 학생이 되고자 노력하는 것을 부모가 알아줘 감사했을 뿐만 아니라, 자신에게 좋은 학교(그의 좌절감에도 불구하고)를 찾기 위해 열심히 노력한 어머니에 대해 고마움을 표현할 수 있었다. 특히 아버지는 에단에게 구체적인 긍정적 피드백을 주면서(예: "네가 수학 과제에서 매우 열심히 해 줘서 고맙다."), '말꼬리'(예: "특히 지난 여름에 과외비로 얼마나 많은 돈을 썼는지를 네가 생각해 본다면")를 붙이지 않고 말하는 연습을 했다.

문제해결은 주로 에단의 학교 상황 및 현재 학교 내의 개별화된 교육 계획, 또는 다른 학교에서 어떤 변화들이 필요한지에 초점을 두었다. 에단이 보고한 바에 따르면 그의 학교교육과 관련된 어머니의 방식(예: 지속적으로 선생님들에게 전화하는)이 자신을 불안하게 한다고 했으며, 치료자는 이와 관련된 '헬리콥터식 양육'(남편의 보고) 방식을 그의 어머니가 재고하도록 권했다. 마지막으로, 치료자는 에단과 아버지가 방과후나 주말에 더 많은 시간을 함께 보내며 서로를 더 긍정적인 시각으로 볼 수 있도록 장려했다.

결과

에단은 자신의 정서를 명명하는 법을 배울 수 있었다. 처음에 그가 묘사한 전반적으로 '좋은' 또는 '나쁜' 정서 대신에, 그는 점점 더 불안, 위협, 죄책감, 분노, 슬픔, 또는 반대로 '매우 흥분됨' 혹은 '들뜸'을 느끼는 것과 같은 좀 더 미묘한 상태를 식별할 수 있었다. 기술 훈련 연습에서 이 용어들을 사용하는 것은 그가 왜 중립적인 것으로 보이는 대화에 부정적인 반응을 보였는지를 부모에게 설명하려고 했을 때 상당한 도움이 되었다. 그는 비판을 받을 때 사회적으로 철수되는 모습을 계속 보였지만, 그의 기분이 때때로 아버지의 말에 과민하게 반응하는 것에서 비롯된다는 것을 더 잘 관찰할 수 있었다. 에단은 FFT-HR이 끝날 때 덜 우울하고 덜 불안하다고 보고했다. 그는 가족치료가 끝난 후에도 계속해서 약을 복용했다.

지난 10년 동안, 양극성 장애에 대한 많은 논문에서는 기능 손상[예: "양극성 장애는 장애(disability)의 주요 원인 중 하나"라는 구절이 어디에나 편재한다], 높은 자살률과의 관련성, 재발에 취약하게 만드는 삽화의 신경중독적 영향, 알코올 및 기타 물질 남용의 위험성 증가를 다루기 시작했다. 이는 실제로 양극성 장애 환자들과 관련된 특징이지만, 많은 환자가 시간이 흐를수록 괜찮아지기 때문에 이것만으로는 양극성 장애를 설명할 수 없다. '양극성 아동 · 청소년의 경과 및 예후 연구(Course and Outcome of Bipolar Youth Study)'에서는 제I형, 제II형, 양극성 장애, 그리고 달리 명시되지 않은(not otherwise specified, 이하 NOS) 양극성 장애의 급성 증상으로 시작한 아동 · 청소년의 24%가 '대부분 평상 기분' 경과를 보였고, 35%에서는 평균 8년 동안 적당하게 평상 기분의 경과를 보였다(Birmaher et al., 2014). Geller 등(2008)에 따르면, 아동기에 급성 조증 또는 혼재성 양상을 경험한 초기 성인의 56%는 18세에서 21세 사이에 재발하지 않았다. 따라서 우리 연구의 목표는 ① 장기간 지속되는 관해, 웰빙, 기분 안정성을 촉진하는 보호요인을 파악하고, ② 보호요인의 효과를 증대시키는 치료 개입을 개발하고 검증하는 것을 포함해야 한다.

가족 환경에 대한 연구로부터 좋은 예시가 있다. 부모의 비난, 적대감, 과도한 정서적 관여-높은 표출정서(expressed emotion, 이하 EE)는 양극성 장애, 주요우울장애, 조현병 및 기타 질환에서의 높은 재발과 관련 있다(Hooley, 2007). 하지만 모든 가정에서 EE가 높은 것은 아니며, 일부 가정에서는 보호적인 영향을 주기도 한다. BD 위험이 있는 청소년과 정신증 위험이 있는 동 연령대 청소년을 비교한 결과, 실험-기반 가족 상호작용에서 전자의 집단은 보다 건설적인 가족 소통과 낮은 수준의 부모/자녀 비난(Salinger et al., 2018)을 보였다. 우리는 왜 어떤 가정환경에서 갈등이나 건설적인 의사소통이 낮거나 높은지에 대해 비교적 잘 알지 못한다. 그럼에도 가족의 보호 효과를 증대시키는 한 가지 방법은 가족 갈등을 줄이고 효과적인 문제해결을 촉진하는 기술을 가르치는 개입을 제공하는 것이다.

이 장에서는 아동 · 청소년 BD 초기 단계에서 사용되는 두 가지 형태의 심리치료 원리에 대해 설명한다. 첫 번째는 시간이 지남에 따라 EE나 다른 스트레스 요인의 효과를 무디게 하기 위해 의사소통 기술이나 문제해결 능력을 사용하도록 권장하는 가족-중심 치료에 초점을 맞춘다. 두 번째는 생활 사건, 사회 및 일주기 리듬의 조절 곤란, 조증 발생 간의 경로를 변화시키기 위한 시도로서 개인치료를 강조한다. 다양한 형태의 인지행동치료도 개입의 표적으로 이를 다루지만, 대인관계 및 사회적 리듬 치료(interpersonal and social rhythm therapy, 이하 IPSRT)는 일주기 리듬에 따른 생활사건의 영향을 완화하기 위해 제안된 주요 치료적 개입이다.

이러한 치료법을 설명할 때, 저자는 두 가지 분명한 모집단에 초점을 둔다. ① 18세 이전에 이미 BD가 있는 아동 · 청소년(조기 발병 징후적 BD I형 또는 II형)과 ② BD에 대한 유전적 그리고/또는 행동적 취약성이 있는 '고위험(high risk; 이하 HR)' 표현형을 가진 집단이다. HR 아동 · 청소년은 보통 한 명 이상의 BD 부모를 가지고 있다. 증상을 보이는 기간이 지난 후에 이들은 다른 수준에서 약물적 개입을 하는 경우가 있는데, BD가 확진된 성인과 유사한 수준의 약물치료, 기분 안정제 단독치료, 최소한의 증상이 있는 발병전 단계(pre-onset phase)일 경우 약물치료를 하지 않는 등 약물 관리의 정도에서 종종 차이가 있다(Schneck et al., 2017).

가족-중심 치료

개관

가족-중심 치료(family-focused therapy, 이하 FFT)는 조현병에 대한 행동적 가족치료에서 직접적으로 파생되었다. 이 치료는 양극성 장애 환자(또는 고위험군)와 부모 또는 주양육자, 그리고 형제 · 자매 또는 친척을 포함한다. 환자들이 약물치료를 동시에 받는 것이 가장 흔한 경우이다. 환자는 대개 퇴원 직후 또는 외래 환자 기준으로 급성 증상이 부분 관해된 직후에 치료를 받기 시작한다.

치료에는 세 단계가 있지만, 치료 횟수와 기간은 환자에 따라 다를 수 있다. 전구기이거나 고위험(즉, 명시되지 않은 BD, 조증 가족력이 있는 주요우울장애)인 경우에는 4개월 동안 12회기(FFT-HR)를 받게 되고, BD I형 또는 II형 증상이 있는 성인 또는 청소년은 9개월 동안 21회기를 받게 된다. 어느 유형의 환자든 ADHD나 불안장애 등이 동반이환될 수 있다.

첫 번째 단계는 심리교육으로, 가장 최근의 증상 기간에 선행했을 가능성이 있는 증상의 패턴, 다른 전조 증상, 스트레스 요인, 대처방식에 특히 초점을 두고 조증, 경조증, 우울증 경험을 탐색한다. 부모들은 이 단계에서 자녀의 행동을 관찰하도록 권장된다. 부모들은 또한 한참 전에 발생했던 삽화라 하더라도, 우울증 또는 조증삽화에 대한 그들의 경험과 그것에 어떻게 대처했는지 등의 경험을 공유할 수도 있다. 환자와 부모는 매주 기분의 기복을 추적하는 간단한 기분 그래프뿐만 아니라 수면 주기도 함께 기록하도록 권장된다. 시간이 지나면서 환자와 부모는 증상 경과에서 어떤 패턴을 발견하기 시작한다. 가령, 수면이나 가족 갈등이 삽화 촉발에 어떠한 역할을 한다는 것을 파악할 수 있다. 심리교육에서 가장 중요하게 다루는 것은 재발 방지이다. 여기서 가족들은 삽화 초기에 발생하는 아동의 전조 증상, 스트레스 요인들의 목록을 작성하고 전조 증상에 개입할 수 있는 몇 가지 전략을 세워 볼 수 있다.

치료의 두 번째 단계에서는 부모와 자녀가 의사소통 훈련을 하는 것인데, 적극적 경청, 긍정적 또는 부정적 피드백 제공, 의사소통의 명료화, 서로의 행동 변화를 위한 긍정적인 요청 등을 포함한다. 각 기술은 회기 내 역할 연기나 회기 간 연습을 통해 배울 수 있다. 이러한 기술 훈련의 목적은 높은 EE를 포함한 부정적인 또는 비건설적인 가족 의사소통을 줄이는 것과 분명하게 연결되어 있다.

세 번째 단계에서 가족들은 문제해결의 단계에 대해 배우게 되는데, 특정한 문제를 정의하고, 대안적인 해결방안을 모색하고, 각 해결방안의 장단점을 평가하고, 해결방안을 적용할 때 생길 수 있는 문제들을 논의하며, 가장 최선의 해결방안을 선택할 수 있도록 한다.

가족-중심 치료의 경험적 연구

BD 성인을 대상으로 한 연구에서 FFT와 약물치료의 병합(이하 FFT+약물치료)은 단기가족교육 및 사례관리 개입보다 더 효과적이었거나 집중적인 개인 심리교육 및 약물치료의 병합(이하 심리교육+약물치료)과 동등한 수준이었는데, ① 2년간 조증이나 우울증 재발의 감소(필요한 치료 횟수: 3.1, 95% 신뢰구간 [CI] 1.9, 8.3), ② 재발 전 '관해기간(survival time)'의 증가(FFT: 73.5주, 단기가족교육: 53.2주, 위험비 2.6), ③ 심리사회적 기능 강화(Cohen's d=0.80)의 차원에서 그러했다(Miklowitz & Chung, 2016; Miklowitz et al., 2003; Rea et al., 2003). FFT를 받은 성인 환자는 단기가족교육 및 사례관리를 받은 환자보다 기분 조절제에 대해 더 지속적인 순응도를 보였다(Miklowitz et al., 2003).

제I형 또는 제II형 양극성 장애 청소년을 대상으로 한 무작위 시험 연구도 긍정적인 결과를 나타냈지만, 성인을 대상으로 한 연구만큼 일관되지는 않았다. 저자의 첫 번째 시험 연구(*N*=58)에서 우울 증상으로 발병한 청소년 집단(12~17세)이 강화된 사례관리(3회기 가족 교육 치료)+약물 병합치료에서보다 FFT+약물치료에서 관해에 이르는 시간이 더 짧았다. 또한 FFT를 받은 청소년은 우울삽화 기간이 더 적었고, 우울 증상에 대한 2년간의 경과가 더 좋았다(Miklowitz et al., 2008). 이를 반복검증하고 확장한 연구(*N*=145)는 세 기관에 걸쳐서 보다 더 표준화된 약물치료 지침을 사용하여 진행되었는데, 연구 초기 삽화나 2년 동안의 재발 삽화로부터 회복하는 시간에서 FFT를 받은 환자와 강화된 사례관리를 받은 환자들 간에 유의미한 차이가 없었다. 그럼에도 FFT를 받은 청소년들은 강화된 사례관리를 받은 청소년들보다 치료 후 증상의 안정화가 더 크게 나타났다(Miklowitz et al., 2014). 또한 FFT를 받은 청소년들은 가족 내 기능 및 건강과 관련된 삶의 질이 더 크게 증가하였다(O'Donnell et al., 2017).

1회의 공개 시험(Miklowitz et al., 2011)과 1회의 무작위 시험(Miklowitz et al., 2013)은 BD 발병 전의 '고위험' 기간 동안 FFT를 받게 된다면 이점이 있다는 것을 보여 주었다(〈표 8-1〉 참고). RCT 연구에서 주요우울장애, 순환성장애, BD-NOS를 가진 9세에서 17세 사이의 40명의 청소년을 모집했다. 그들 모두는 활성화된 기분 증상을 가지고 있었고, 최소한 한 명의 일차 친척(주로 부모)이 BD I형 또는 II형 환자였다. 아동 · 청소년과 부모들은 고위험군 청소년을 위한 12회기 FFT 집단(이하 FFT-HR)이나 진단적 명료화, 심리교육, 임상적 의뢰 등을 위한 1~2회의 가족 회기로 구성된 교육적 통제 집단(educational control, 이하 EC)에 무작위로 배정되었다. 참여자들의 60% 정도는 연구 정신과의사로부터 약물치료를 받았는데, 대부분의 경우는 ADHD 치료를 위한 중추신경 자극제였다.

1년 동안 FFT-HR 집단의 청소년들은 EC 집단의 청소년들보다 기저선 기분 증상으로의 관해까지 더 빠르게 도달했다. 그들은 또한 연간 경조증 점수가 호전되는 것을 보여 주었다. 흥미롭게도, FFT-HR의 효과를 가장 많이 보인 청소년은 높은 EE 가족(예: 환자에게 강한 비판, 적대감, 과도한 정서적 관여를 보이는 최소 한 명의 부모)을 둔 이들이었다. 이전 연구에서도 BD 증상을 보이는 청소년과 BD 성인 환자를 대상으로 비슷한 EE의 조절효과가 나타났다(Miklowitz et al., 2009; Fredman et al., 2015; Kim & Miklowitz, 2004). 따라서 높은 EE 가정에서 산다는 것은 누가 FFT로부터 가장 큰 이익을 얻을 것인지를 나타내는 지표가 될 수 있다. 저자들은 FFT의 표적(예: 갈등적이거나 불분명한 의사소통, 질병에 대한 오해, 그리고/또는 아동 · 청소년의 부정적인 행동을 성격 특성에 귀인하는 것)이 낮은-EE 가정보다 높은-EE 가정에서 더 두드러질 것이라고 생각했다. 고위험 청소년들에서 FFT-HR의 영향은 현재 세 기관의 무작위 시험에서 더욱 광범위하게 연구되고 있다(Miklowitz et al., 2017 참고).

양극성 스펙트럼 장애가 있는 어린 아동에 대한 가족 개입

다른 연구자들은 양극성 장애 아동에게 더 적합한 가족 개입 프로토콜을 조사했다. 대기자 통제 시험 연구에서, Fristad와 동료들(2009)은 양극성 스펙트럼(70%) 또는 우울성 스펙트럼(30%) 장애를 가진 165명의 아동(8~12세)에서 다가족 심리교육적 치료(multi-family psychoeducational psychotherapy, 이하 MF-PEP) 대 평소치료(treatment as usual, 이하 TAU)의 효과에 대해 검증했다. 이 집단들은 각각 90분씩, 8회기를 6개월간 지속했다. MF-PEP는 첫 12개월 동안 TAU보다 기분 심각도 점수상에서 더 큰 호전과 관련이 있었다. TAU 집단은 12개월에서 18개월 사이에 심리교육적 치료를 받았을 때 기분 심각도 점수가 비슷하게 감소하는 것을 보여 주었다. 사후분석 결과, 우울증과 일시적인 조증 증상을 가진 청소년들은 MF-PEP를 받은 경우에 TAU에 비해 12개월째에 양극성 스펙트럼 장애로 전환될 가능성이 4배 낮았다(Nadkarni & Fristad, 2010).

개인 인지행동 및 가족-중심 치료 회기('Rainbow' 프로그램으로 더 잘 알려진)의 18회기 프로토콜은 12세 이하의 BD I형/II형(38%) 또는 BD-NOS(62%)를 가진 69명의 아동을 대상으로 한 무작위 시험에서 검증되었다(West et al., 2014). 이 프로그램은 12주 동안은 매주 한 번, 6개월 동안은 매월 한 번 시행되었고, 아동 단독, 부모 단독, 가족 회기가 번갈아 가며 이루어졌다. 이 연구의 강점은 주의력이 비슷한 비교 치료 조건이 포함되어 있다는 점인데, Rainbow 프로그램의 아동 · 청소년은 비교집단이 6.9회기를 참여한 것에 비해 11.3회기를 참여했다는 점이 주목할 만하다. Rainbow 프로그램에 참여한 아동은 부모보고용 조증 점수, 부모보고용 우울 점수, 치료 종결 후 6개월 경과 시 우울 증상에서 더 가파르게 감소되는 반응 곡선을 보였다.

이러한 연구 중 몇 가지는 가족 개입 효과의 조절 및 매개 요인을 다루었다. MF-PEP는 부모가 아이를 위해 활용하는 서비스의 질적 향상과 관련 있었고, 이는 아동의 더 큰 기분 호전을 예측했다(Mendenhall et al., 2009). Rainbow 프로그램의 경우, 양육 기술, 가족 유연성(family flexibility) 및 '긍정적 재구조화(즉, 병적인 행동이나 가족 갈등을 보다 긍정적이거나 실용적인 시각으로 볼 수 있는 능력)'에서의 향상이 아동의 기분 호전 및 임상의가 평가한 아동의 전반적인 기능과도 연관이 있었다(MacPherson et al., 2016).

흥미롭게도, 높은 역치하 우울 증상을 가진 부모를 둔 아이들은 TAU보다 Rainbow 프로그램에서 더 큰 향상을 보였다(West et al., 2014). 이러한 결과는 다른 연구와 대조되는 것으로, Garber 등(2009)의 연구에서는 주요우울장애 위험이 있는 청소년 중에서 우울증을 가진 부모를 둔 것이 인지행동치료에 대한 반응의 부정적인 예측변인이라는 것을 발견했다.

개인치료형식: 대인관계 및 사회적 리듬 치료

각기 다른 연구자들은 대인관계 및 사회적 리듬 치료(interpersonal and social rhythm therapy, 이하 IPSRT; Frank et al., 2005)에 대해 검증했다. 이는 우울증의 대인관계 심리치료에 기반한 양극성 장애의 개인치료이다. IPSRT는 사회 및 대인관계 리듬을 방해하는 생활사건(예: 대서양 횡단 비행)과 조증 재발 간의 관계에 초점을 맞춘다(Malkoff-Schwartz et al., 2000). 사회적 리듬을 방해하는 사건이 항상 스트레스로 경험되는 것은 아니다. 그것들은 수면/기상 시간을 방해하는 환경의 미묘한 변화일 수도 있다(예: 교대근무에서의 변화). IPSRT에서 환자들은 치료자와 함께 최근의 기분삽화를 촉발했을 수 있는 대인관계 문제(예: 자율성에 대해서 부모와 계속되고 있는 논쟁, 대학 학기 시작, 직장 내 문제)를 해결하는 데 초점을 둔다. 기분삽화를 촉발하는 스트레스 요인과 스트레스 요인을 촉발하는 기분에 이끌린(mood-driven) 행동을 파악해 대인관계 패턴과 습관을 강화하는 것이 주요 목표이다. 양극성 장애 IPSRT의 특징은 환자들이 자기보고용 사회적 리듬 차트를 사용하는 것이다. 환자들은 그러한 차트 상에 매일의 수면 및 기상 습관(식사, 운동 또는 사교 활동을 할 때)과 각 활동에서 주어지는 자극의 수준을 계속 기록한다. 치료자는 환자가 규칙적인 사회적 리듬(예: 정해진 시간에 잠자리에 들고 기상하는 등)을 발달시킬 수 있도록 돕는다(Frank et al., 2005).

BD 성인 환자를 대상으로 한 두 개의 대규모 시험 연구는 우울증/조증삽화 직후 급성 기간에 약물치료와 병합된 IPSRT가 '적극적인 임상적 관리(active clinical management)' 치료에 비해서 최대 2년간의 유지치료에서 재발까지 시간이 더 지연되는 것과 관련이 있음을 발견하였다(Frank et al., 2005). 또한 재발까지의 지연은 급성기 치료 중에 규칙적인 일상생활과 수면 주기에 의해 매개되었다. 여러 양극성 장애를 위한 체계적인 치료 증진 프로그램(Systemetic Treatment Enhancement Program for Bipolar Disorder)에서 최소한의 심리교육적 치료에 비해 IPSRT는 양극성 우울이 있는 성인이 회복까지 걸리는 시간을 단축시키는 데 FFT나 인지행동치료만큼 효과적이었다(Miklowitz et al., 2007).

IPSRT는 양극성 장애 청소년과 양극성 장애 위험이 있는 청소년에게 적용되어 왔다. 청소년을 위한 IPSRT 모델은 Hlastala 등(2010)에 의해 개발되었고, 이들은 20주간의 공개 시험 연구에서 유의미한 효과를 발견했다. 그러나 뉴질랜드에서 실시된 IPSRT의 무작위 시험 연구에서는 100명의 BD 청소년 및 초기 성인(15~36세)을 대상으로 18개월간 IPSRT 또는 전문가 지지치료를 받도록 했다. 그 결과, 두 치료 모두 3년 동안 우울 증상, 조증 증상, 사회적 기능의 개선과 관련 있었다(Inder et al., 2017). 전문가 지지치료를 넘어서는 IPSRT의 차별적인 효과는 없었고, 연령의 독립적인 효과도 없었다. 따라서 청소년 양극성 장애에서 IPSRT의 효과는 명확하지 않다.

Goldstein 등(2018)은 양극성 장애 부모를 둔 고위험 청소년(12~18세)을 위한 8회기 IPSRT의 효과성을 검증했고, 이는 데이터기반 의뢰(data-informed referral, 이하 DIR)와 결합(이하 IPSRT+DIR)하거나 DIR 단독과 비교 분석하였다. DIR은 청소년 정신질환과 관련된 서비스의 의뢰를 포함한다. 이 연구는 BD의 가족력이 있고 증상적으로는 고위험군에 속하지만 아직까지 양극성 스펙트럼 장애로 발병하지 않은 청소년을 대상으로 실시했다: 행동장애(50%), 불안장애(29%), 기분장애(21%), 또는 장애가 없는(36%) 42명의 청소년이 프로토콜에 포함되었다.

IPSRT의 8개 프로토콜 회기 중에서 청소년은 평균 4.1회기에 참석했다. 참여자 중 어느 누구도 6개월간의 연구기간 동안 새로운 기분삽화(조증, 경조증, 우울증)를 발달시키지 않았으며, 추적 관찰에서도 역치하 수준의 우울 증상이 동일하게 나타났다. 세 명의 청소년은 역치하 수준의 경조증 또는 조증 증상을 보였다. 이들 중 두 명은 DIR 단독 집단, 한 명은 IPSRT+DIR 집단이었다. 흥미롭게도 IPSRT는 수면장애에 꽤 효과가 있었다. 기저선 주간 동안 수집된 액티그래프를 분석한 결과, IPSRT+DIR 집단은 수면 시작 후 DIR 단독 집단에 비해 깨어 있는 시간이 더 많았지만 6개월 뒤인 치료 종료 주간에 수집된 자료에서는 깨어 있는 시간이 더 적은 것으로 나타났다. Frank 등(2005)의 연구 결과, 수면/기상 기능과 규칙성의 변화가 IPSRT의 임상적 효과에 대한 중요한 매개변인이 될 수 있는 것으로 보인다. 〈표 8-1〉은 BD 위험이 높은 청소년을 위한 조기 개입 연구 결과를 요약한 것이다.

연구 중인 새로운 치료 방법

소아 양극성 장애 BD를 위한 여러 치료 모델은 초기 검증 단계에 있다. 한 예비 RCT 연구(N=20)에서는 BD I형, II형 또는 BD-NOS 청소년을 위한 변증법적 행동치료(dialectical behavioral therapy, 이하 DBT)가 지지적인 심리사회적 치료에 비해 우울 증상의 심각도와 자살사고의 빈도 및 심각도를 줄이는 데 성공적으로 활용되었다(Goldstein et al., 2015). 1년간 매주 한 번 개인 및 가족 기술-훈련 회기가 교대로 구성된 이 DBT 모델은 현재 대규모 RCT에서 검증되고 있다.

BD 위험이 있는 아동과 청소년을 위해 마음챙김-기반 인지치료(mindfulness-based cognitive therapy, 이하 MBCT)가 개발되고 있는 중이다. MBCT는 인지행동 기법의 마음챙김 명상과 가르침에 초점을 둔 집단 회기로 구성되어 있고, 성인의 우울 및 불안에 대한 치료에서 강력한 경험적 근거를 가지고 있다(Piet & Hougaard, 2011). MBCT의 초점은 주의의 조절과 자신의 사고, 감정, 경험의 수용에 있으며, 이는 BD의 초기 단계에 나타나는 기분 불안정성과 불안에 특히 적합하다.

BD 부모를 둔 10명의 청소년을 대상으로 12회기 MBCT 예비 실험 연구를 수행한 결과, 임상가 평가 및 청소년-보고 모두에서 불안 수준이 치료 후에 감소했고, 부모가 보고한 정서 조절 능력은 치료 후에 증가했다. 참가자들은 12회기 치료를 잘 받아들였다(Cotton et al., 2016). 비록 적은 표본에 근거한 것이지만, 신경학적 기능의 변화에 대해 알아본 바, 치료 전후의 불안감 호전은 피험자가 정서적인 자극을 볼 때 양측 섬엽(bilateral insula)과 전측대상회(anterior cingulate)의 활성화와 상관관계를 보였다(Strawn et al., 2016). 해당 영역들은 불안과 관련된 인지적 처리에 관여한다. 비록 MBCT가 아동기 불안에 장기적인 영향을 줄 것인지에 대해서는 알려지지 않았지만, 위험성이 높은 집단에게 확장할 수 있는 치료법 중 하나이다.

결론 및 향후 목표

조기 발병 양극성 장애 또는 고위험 아동 · 청소년을 위한 새로운 심리사회적 개입에 대한 경험적 연구는 거의 없으며, 대부분의 치료는 한두 개의 시험 연구에서만 검증되었다. 그럼에도 효과적인 조기 개입의 적극적인 요소들, 즉 심리교육, 치료 및 치료의 다른 측면에 대한 가족의 참여, 의사소통과 문제해결 기술에 대한 훈련(또는 더 넓게는 대인관계 기술), 그리고 인지 행동적 책략(예: 마음챙김 수용)에 대한 형태가 나타나기 시작하고 있다. 이러한 치료 요소는 모두 6개월에서 1년 동안 관찰된 이러한 연구 결과에 기여할 수 있다. 가족의 심리교육이나 기술 훈련 또는 IPSRT가 조증삽화의 발병을 지연시키거나 예방하는 데 도움이 될 수 있는지와 같은 장기적인 결과를 검증한 연구는 거의 없다.

성공적인 조기 개입은 두 가지 핵심 요소를 가지고 있어야 한다. 첫째, 치료의 명확한 표적이 있어야 한다. 아이의 부모가 BD를 가지고 있다는 사실을 아는 것은 아이의 BD 발병

〈표 8-1〉 양극성 장애 부모의 고위험 자녀에 대한 심리사회적 치료 연구

연구	표본 인구 및 크기	치료	설계	결과
Miklowitz et al., 2011	기분 증상이 활성화된 BD I형 또는 II형 부모를 둔 13명의 아동	FFT-HR	4개월에 걸친 12개의 개방 세션	12개월 동안 우울증, 경조증, 심리사회적기능 점수가 향상됨
Miklowitz et al., 2013	활성화된 기분 증상을 가진 BD I형 또는 II형 일차 친척을 둔 BD-NOS, MDD, 또는 순환성장애를 진단받은 40명의 청소년	FT-HR or EC	12회기의 FFT-HR 대 1~2회기의 EC를 비교하는 RCT	EC 청소년 집단보다 1년간 초기 기분 증상으로부터 더 빠르게 회복하고, 관해 기간이 더 길고, 조증점수에서 더 양호한 경로를 보임
Nadkarni & Fristad, 2010	우울장애 스펙트럼(조증 증상의 전환 유무와 관계 없이) 환자(n=50) 또는 양극성 스펙트럼 장애(n=115) 등 총 165 청소년(연령 8~12세)	6개월에 걸친 MF-PEP의 8개 세션, 또는 12개월 지연된 대기 집단	대기 집단 통제 설계. 즉시 MF-PEP 또는 대기 집단(MF-PEP는 12개월 지연됨)	MF-PEP(16%)에 비해 대기 집단(60%)에 있던 청소년의 양극성 스펙트럼 장애로의 전환율이 더 높음
Goldstein et al., 2014	DB 일차 친척을 둔 13명의 청소년. 50%는 건강한 기저선, 50%는 내현화/외현화 장애를 보임	IPSRT	6개월간 12개의 개방된 세션	부모의 BD 심각도로 인해 예정된 회기의 절반밖에 참석하지 못했지만 높은 만족감을 보임. 치료 후 주말에 적게 자거나 과도하게 많이 자는 것이 줄어듦
Goldstein et al., 2018	BD 일차 친척을 둔 42명의 청소년, 64%가 병전부터 내현화/외현화 장애를 보이는 환자들임	IPSRT	IPSRT+데이터기반 의뢰 대 데이터기반 단독에 대한 RCT	6개월 동안 증상의 심각도 또는 새로운 기분삽화 증상에서는 집단 간 차이가 없었음. 그러나 IPSRT가 수면 기능의 더 큰 향상과 관련됨. IPSRT 환자는 예정된 8개 회기 중에서 평균적으로 4개에 참석함

연구	표본 인구 및 크기	치료	설계	결과
Cotton et al., 2016	적어도 한 명의 양극성 장애 및 불안 증상이 있는 부모를 둔 10명의 고위험 자녀	아동 대상 마음챙김 기반 인지치료	12주간 개방된 파일럿	임상가가 평가한 불안 및 청소년이 평가한 특성 불안이 감소함. 부모가 평가한 정서조절이 향상되었고, 증가된 마음챙김은 불안 감소와 관련됨

주. BD=bipolar disorder, BD-NOS=bipolar disorder not otherwise specified, EC=educational control, FFT-HR=family-focused therapy for youth at high risk, IPSRT=interpersonal and social rhythm therapy, MDD=major depressive disorder, MF-PEP=multi-family psychoeducational psychotherapy, RCT=randomized controlled trial.

위험에 대한 우리의 예상을 증가시킨다. 어머니가 우울증, 불안증, 기분 불안정성, 역치하 수준의 조증 증상이 있는 것을 아는 것 또한 아이의 BD 발병 위험에 대한 예상을 증가시킨다(Haffeman et al., 2016). 그러나 겉으로 티나지 않는 형태의 BD 증상들이 있다. 연구자들은 신경생물학적 또는 행동 수준에서 아동의 어떤 특성이, 환경의 어떤 특성이 BD 발병이나 재발에 대한 위험요인인지에 대한 가설을 설정할 필요가 있다. 치료는 이러한 위험요소를 수정하거나 최소한 그 영향을 감소시키도록 설계될 필요가 있다. 비록 BD에 특정한 것은 아니지만, 수면장해 또는 가족 갈등과 비판 등의 행동 지표는 치료 표적을 정의하는 데 유용한 출발점이 된다.

둘째, 새로운 치료는 지역사회의 정신건강 수준으로 확장 가능해야 한다. 치료는 경제적으로 어려운 진료소나 진료방식에 적합할 정도로 짧아야 하며, 치료자가 그들의 업무에서 벗어나게 하는 지나치게 광범위한 훈련과 지도감독 시간을 요구해서는 안 된다. 이 장에 설명된 치료법을 포함하여 근거-기반 심리치료의 채택을 가로막는 중요한 장애물은 그러한 치료법이 사회경제적 지위가 낮은 집단에 적합하다는 것에 대한 지역사회 임상의들의 회의론이다. BD를 예방하는 것이 치료의 가치 있는 목표라는 것을 지역사회 실무자들에게 납득시키는 것 또한 어려울 수 있다. 지역사회 정신건강의학과 전문의 및 관리자와 협력하여 공공보건 환경에서 근거-기반 치료가 구현될 수 있는지 여부를 결정하는 것이 치료 연구자의 역할이다. 이러한 파트너십은 확장성과 광범위한 사람들의 적용 범위에 기여하는 치료 프로토콜의 수정을 이끌 수 있을 뿐만 아니라, 여러 맥락에서 양극성 장애의 발병이나 과정에 영향을 미치는 요인에 대한 우리의 이해를 도울 수 있다.

임상적 핵심 요점

- 아동 · 청소년의 제I형, 제II형 양극성 장애는 약물치료와 가족의 심리사회적 개입의 병합으로 성공적으로 치료할 수 있다.
- 양극성 장애의 위험성이 높은 아동은 가족-중심 치료와 다가족 심리교육적 치료 집단을 통해 관해될 수 있다.
- 비록 추후 연구가 더 필요하나, 대인관계 및 사회적 일주기 리듬 치료와 변증법적 행동치료는 양극성 스펙트럼 및 고위험군 아동에게 좋은 조기 개입이 될 수 있다.
- 성공적인 심리사회적 개입은 수면/기상의 규칙성뿐만 아니라 가족 내 의사소통 및 문제해결을 높이고, 가족 내 갈등을 줄이는 것을 목표로 한다.
- 부모의 비판을 줄이는 것은 부분적으로 기분장애에 대한 심리교육, 특히 아동의 어떤 행동이 더 통제 가능하고 덜 통제 가능한지를 이해하는 것을 통해 달성될 수 있다.

참고문헌

Birmaher B, Gill MK, Axelson DA, et al: Longitudinal trajectories and associated baseline predictors in youths with bipolar spectrum disorders. Am J Psychiatry 171(9):990-999, 2014 24874203

Cotton S, Luberto CM, Sears RW, et al: Mindfulness-based cognitive therapy for youth with anxiety disorders at risk for bipolar disorder: a pilot trial. Early Interv Psychiatry 10(5):426-434, 2016 25582800

Frank E, Kupfer DJ, Thase ME, et al: Two-year outcomes for interpersonal and social rhythm therapy in individuals with bipolar I disorder. Arch Gen Psychiatry 62(9):996-1004, 2005 16143731

Fredman SJ, Baucom DH, Boeding SE, et al: Relatives' emotional involvement moderates the effects of family therapy for bipolar disorder. J Consult Clin Psychol 83(1):81-91, 2015 25198285

Fristad MA, Verducci JS, Walters K, et al: Impact of multifamily psychoeducational psychotherapy in treating children aged 8 to 12 years with mood disorders. Arch Gen Psychiatry 66(9):1013-1021, 2009 19736358

Garber J, Clarke GN, Weersing VR, et al: Prevention of depression in at-risk ad olescents: a randomized controlled trial. JAMA 301(21):2215-2224, 2009 19491183

Geller B, Tillman R, Bolhofner K, et al: Child bipolar I disorder: prospective continuity with adult bipolar I disorder; characteristics of second and third episodes; predictors of 8-year outcome. Arch Gen Psychiatry 65(10):1125-1133, 2008 18838629

Goldstein TR, Fersch-Podrat R, Axelson DA, et al: Early intervention for adolescents at high risk for the development of bipolar disorder: pilot study of interpersonal and social rhythm therapy (IPSRT). Psychotherapy 51(1):180-189, 2014 24377402

Goldstein TR, Fersch-Podrat RK, Rivera M, et al: Dialectical behavior therapy for adolescents with bipolar disorder: results from a pilot randomized trial. J Child Adolesc Psychopharmacol 25(2):140-149, 2015 25010702

Goldstein TR, Merranko J, Krantz M, et al: Early intervention for adolescents at risk for bipolar disorder: A pilot randomized trial of Interpersonal and Social Rhythm Therapy (IPSRT). J Affect Disord 235:348-356, 2018 29665518

Hafeman DM, Merranko J, Axelson D, et al: Toward the definition of a bipolar prodrome: dimensional predictors of bipolar spectrum disorders in at-risk youths. Am J Psychiatry 173(7):695-704, 2016 26892940

Hlastala SA, Kotler JS, McClellan JM, et al: Interpersonal and social rhythm therapy for adolescents with bipolar disorder: treatment development and results from an open trial. Depress Anxiety 27(5):457-464, 2010 20186968

Hooley JM: Expressed emotion and relapse of psychopathology. Annu Rev Clin Psychol 3:329-352, 2007 17716059

Inder ML, Crowe MT, Moor S, et al: Three-year follow-up after psychotherapy for young people with bipolar disorder. Bipolar Disord Dec 22, 2017 [Epub ahead of print] 29271072

Kim EY, Miklowitz DJ: Expressed emotion as a predictor of outcome among bi polar patients undergoing family therapy. J Affect Disord 82(3):343-352, 2004 15555685

MacPherson HA, Weinstein SM, Henry DB, West AE: Mediators in the randomized trial of child-and family-focused cognitive-behavioral therapy for pediatric bipolar disorder. Behav Res Ther 85:60-71, 2016 27567973

Malkoff-Schwartz S, Frank E, Anderson BP, et al: Social rhythm disruption and stressful life events in the onset of bipolar and unipolar episodes. Psychol Med 30(5):1005-1016, 2000 12027038

Mendenhall AN, Fristad MA, Early TJ: Factors influencing service utilization and mood symptom severity in children with mood disorders: effects of multi-family psychoeducation groups (MFPGs). J Consult Clin Psychol 77(3):463-473, 2009 19485588

Miklowitz DJ, Chung B: Family focused therapy for bipolar disorder: reflections on 30 years of research. Fam Process 55(3):483-499, 2016 27471058

Miklowitz DJ, George EL, Richards JA, et al: A randomized study of family focused psychoeducation and pharmacotherapy in the outpatient management of bipolar disorder. Arch Gen Psychiatry 60(9):904-912, 2003 12963672

Miklowitz DJ, Otto MW, Frank E, et al: Psychosocial treatments for bipolar de pression: a 1-year randomized trial from the Systematic Treatment Enhancement Program. Arch Gen Psychiatry 64(4):419-426, 2007 17404119

Miklowitz DJ, Axelson DA, Birmaher B, et al: Family focused treatment for adolescents with bipolar disorder: results of a 2-year randomized trial. Arch Gen Psychiatry 65(9):1053-

1061, 2008 18762591

Miklowitz DJ, Axelson DA, George EL, et al: Expressed emotion moderates the effects of family focused treatment for bipolar adolescents. J Am Acad Child Adolesc Psychiatry 48(6):643–651, 2009 19454920

Miklowitz DJ, Chang KD, Taylor DO, et al: Early psychosocial intervention for youth at risk for bipolar I or II disorder: a one-year treatment development trial. Bipolar Disord 13(1):67–75, 2011 21320254

Miklowitz DJ, Schneck CD, Singh MK, et al: Early intervention for symptomatic youth at risk for bipolar disorder: a randomized trial of family focused therapy. J Am Acad Child Adolesc Psychiatry 52(2):121–131, 2013 23357439

Miklowitz DJ, Schneck CD, George EL, et al: Pharmacotherapy and family focused treatment for adolescents with bipolar I and II disorders: a 2-year randomized trial. Am J Psychiatry 171(6):658–667, 2014 24626789

Miklowitz DJ, Schneck CD, Walshaw PD, et al: Early intervention for youth at high risk for bipolar disorder: a multisite randomized trial of family focused treatment. Early Interv Psychiatry Aug 4, 2017 [Epub ahead of print] 28776930

Nadkarni RB, Fristad MA: Clinical course of children with a depressive spectrum disorder and transient manic symptoms. Bipolar Disord 12(5):494–503, 2010 20712750

O'Donnell LA, Axelson DA, Kowatch RA, et al: Enhancing quality of life among adolescents with bipolar disorder: a randomized trial of two psychosocial interventions. J Affect Disord 219:201–208, 2017 28570966

Piet J, Hougaard E: The effect of mindfulness-based cognitive therapy for prevention of relapse in recurrent major depressive disorder: a systematic review and meta-analysis. Clin Psychol Rev 31(6):1032–1040, 2011 21802618

Rea MM, Tompson MC, Miklowitz DJ, et al: Family focused treatment versus in dividual treatment for bipolar disorder: results of a randomized clinical trial. J Consult Clin Psychol 71(3):482–492, 2003 12795572

Salinger JM, O'Brien MP, Miklowitz DJ, et al: Family communication with teens at clinical high-risk for psychosis or bipolar disorder. J Fam Psychol 32(4):507–516, 2018 29389150

Schneck CD, Chang KD, Singh M, et al: A pharmacologic algorithm for youth who are at high risk for bipolar disorder. J Child Adolesc Psychopharmacol 27(9):796–805, 2017 28731778

Strawn JR, Cotton S, Luberto CM, et al: Neural function before and after mind fulness-based cognitive therapy in anxious adolescents at risk for developing bipolar disorder. J Child Adolesc Psychopharmacol 26(4):372-379, 2016 26783833

West AE, Weinstein SM, Peters AT, et al: Child-and family-focused cognitive behavioral therapy for pediatric bipolar disorder: a randomized clinical trial. J Am Acad Child Adolesc Psychiatry 53(11):1168-1178, 1178.el, 2014 25440307

제9장

소아 우울증의 약물치료

Gyung-Mee Kim, M.D., Ph.D.
Raghu Gandhi, M.D.
Kathryn R. Cullen, M.D.

가브리엘라는 14세 히스패닉계 여자아이로, 최근 입원 후 대학병원 외래환자 클리닉에 다니고 있다. 입원 계기는 가브리엘라가 자살 목적으로 집에 있는 약장에서 알약을 한 움큼 삼켜 먹었기 때문이다. 그녀는 지난 2년 동안 우울 증상을 겪고 있었는데, 처음 우울 증상은 할머니의 죽음으로 촉발되었다. 아버지가 멕시코로 추방된 후 지난 6개월 동안 증상이 악화되었다. 우울 증상으로는 저조한 기분, 과민성, 반항성(말대꾸, 잔심부름 거부 등), 공격성(11세 동생과 신체적 다툼) 등을 보였다. 그녀는 종종 잠들기가 힘들었고, 밤 동안 여러 번 잠에서 깼으며, 잠에서 깨어난 뒤에도 개운하지 않았다. 식욕부진을 호소했고, 15파운드의 체중 감소가 있었다. 학업에도 어려움을 겪었다. 9학년의 주요과목에서 동기 부족과 집중의 어려움으로 과제를 마치지 못했다. 학교에서는 그녀를 상담사에게 소개해 주었지만, 가브리엘라는 세 번만 상담에 참여했고, 가브리엘라와 그녀의 어머니 모두 상담으로 나아지는 것을 느끼지 못했다. 그녀의 담당의(가정의)는 가브리엘라에게 저용량의 항우울제를 처방했지만, 효과가 없다는 이유로 1주일 뒤 복용을 중단하였다. 그녀가 입원했을 때, 전체혈구계산, 기본 대사 검사 및 갑상선 기능 검사 등 기본혈액검사상으로 특별한 이상은 없었다. 입원환자 담당팀은 플루옥세틴(fluoxetine)을 시작하고 단계적으로 집중 외래환자 프로그램으로 연결될 수 있도록 의뢰했다.

처음 클리닉에 방문했을 때, 가브리엘라는 2주 동안 집에만 있었다고 했다. 어머니가 주로 스페인어를 사용했기 때문에, 스페인어 통역사가 면담을 도와주었다. 가브리엘라는 플루옥세틴 10mg을 매일 복용하고 있었으나(이제 거의 3주째 복용 중), 가브리엘라와 어머니는 약물치료로 인한 증상 개선을 느끼지 못하고 있었다. 그들은 집중 외래환자 프로그램이 도움이 되지 않는다고 느꼈기 때문에, 참여하지 않기로 결정했다. 정신상태검사에서, 그녀의 말은 부드럽고 느렸다. 그녀는 기분이 '슬프다'고 표현하였고, 정동은 둔마되어 있었으며, 울먹이고 있었다. 입원 전 자살 시도 이후에는 어떤 자살 사고도 없다고 부인하였다. 이전 정신치료와 집중 외래환자 치료프로그램 권유를 거부한 이유에 대해 논의하였다. 가족 구성원 사이에 정신질환에 대한 편견으로 확인된 문화적 장벽, 학교 친구들이 그녀의 정신건강 문제에 대해 알게 되면 따돌림을 당하지 않을까 하는 가브리엘라의 두려움, 우울증 치료에서 정신치료의 역할과 중요성에 대한 명확한 이해 부족 등이 있었다. 이런 사안들은 가브리엘라와 어머니에게 비밀유지에 대해 안심시키고, 우울증과 치료에 대해 심리교육을 제공함으로써 해결되었다. 플루옥세틴의 용량은 매일 20mg 복용으로 증량하였다. 외래 인지행동치료로 의뢰가 되었다. 과거력에 대한 조사 및 치료 계획 설립과 더불어 상당한 시간을 할애하여 치료관계(라포)를 확립하고 우울증과 그 치료에 대한 심리교육을 시행하였다. 약물치료 확인을 위해 다음 방문 약속은 2주 간격으로 설정하였다.

심리교육, 생활습관관리훈련, 정신치료가 우울증을 보이는 아동 · 청소년을 위한 일차 중재이긴 하지만(Hughes et al., 2007; Lopez et al., 2005), 더 심한 그리고/또는 만성 우울증이 있는 많은 젊은 환자는 치료 반응과 관해 달성을 위해 약물치료가 필요할 것이다. 아동 혹은 청소년 우울증의 적절한 치료 선택을 위해 환자의 연령, 가족 및 사회 환경, 환자와 가족의 선호도와 기대, 문화적 사안들, 약물치료 그리고/또는 정신치료 전문가에 대한 접근도, 인지 발달, 우울증의 중증도와 아형, 만성도, 공존 질환, 가족의 정신과적 병력 등 여러 요인을 고려해야 한다. 약물치료가 많은 우울증이 있는 아동 · 청소년의 치료에서 중요한 역할을 하지만, 모든 치료 단계에서 정신치료, 지지적 관리, 가족 및 학교의 참여 등이 포함되어야 한다.

이 장에서 우리는 소아 우울증 치료에서 정신 작용 약물의 사용에 대한 이용 가능한 근거를 검토할 것이다[소아기 단극성 우울증에 대한 약물치료에서 미국 식품의약국(U.S. Food and Drug Administration: 이하 FDA)의 승인된 약물, 허가 외 사용(off-label) 약물 및 최근 대두되는 약물치료 등에 대해서는 부록 B의 〈표 4〉를 참고]. 성인 우울증 치료에서 항우울제의 효과에 대한 많은 근거와 비교할 때, 아동 · 청소년에서 이러한 약물의 사용에 대한 지식은 일반적으로 성인에 비해 뒤처져 있다. 얻을 수 있는 대부분의 근거는 선택적 세로토닌 재흡수 억제제(selective serotonin reuptake inhibitors: SSRIs)의 사용을 지지하기 때문에, 우리는 이 약물들에 초점을 맞출 것이다. 첫째, 우리는 SSRI 약물 전반에 걸친 공통되는 일반적인 특징들(예를 들어, 작용 기전, 약동학적 특성, 부작용, 세로토닌 증후군, 중단 증후군)에 대해 논의한 후, 각 약물의 효과에 대한 자료를 검토하겠다. 이러한 자료를 얻을 수 있는 경우, 우리는 항우울제와 위약 그리고/혹은 비교 약물을 비교한 이중맹검 무작위 대조 시험(double-blind, randomized controlled trials: RCTs) 결과에 초점을 맞출 것이다. RCT 자료가 없는 경우, 발표된 것 중 근거 수준이 가장 높은 결과에 대해 간략하게 검토하겠다. 둘째, SSRI 약물에 대한 요약 이후,

우리는 소아 우울증에서 비-SSRI계 약물의 사용에 대해 얻을 수 있는 문헌들을 간략히 검토하겠다. 셋째, 우리는 항우울제의 자살 위험, 블랙박스 경고, 그리고 이런 사안들이 소아 우울증 치료에 미치는 지속적인 영향에 대해 논의할 것이다. 넷째, 비록 아동 · 청소년의 치료 저항성 우울증(treatment-resistant depression: TRD)에 대한 문헌은 거의 없지만, 청소년 치료 저항성 우울증의 약물학적 관리에 관한 가용한 정보를 검토할 것이다. 마지막으로, 치료 반응 이후의 약물치료 관리에 대해 논의하겠다: 비록 소아 우울증의 약물치료 옵션에 관한 연구는 대부분 치료 초기에 초점을 맞추고 있긴 하지만, 우리는 치료의 지속과 유지에 대한 가용한 정보(보통 전향적 데이터보다는 전문가의 추천에 기초함)를 검토할 것이다. 그리고 우울증이 있는 아동 · 청소년의 약물치료 지침을 위한 임상적 핵심 요점으로 마무리하겠다.

소아 우울증에서 선택적 세로토닌 재흡수 억제제

개요

현재 시판 중인 SSRIs에는 플루옥세틴(fluoxetine), 설트랄린(sertraline), 파록세틴(paroxetine), 플루복사민(fluvoxamine), 시탈로프람(citalopram), 에스시탈로프람(escitalopram)이 포함된다. 이 장이 집필되던 때에는 미국 플루옥세틴과 에스시탈로프람 두 가지 약물만 미국식품의약국[U.S. Food and Drug Administration (FDA)]으로부터 18세 미만 청소년의 주요우울장애 치료를 위한 항우울제로 승인받은 약물이었다. 총 3,004명의 환자를 대상으로 한 13건의 소아 주요우울장애 임상시험에 대한 체계적 문헌 검토와 메타분석 결과, 위약에 비해 SSRIs가 치료 초기(예: 2주 이내) 경과 동안 가장 큰 효과가 관찰되는 것으로 나타났다(Varigonda et al., 2015). SSRI 최대 용량 혹은 특정 SSRI 약물 사이의 유의한 차이는 없었다. SSRIs는 성인 주요우울장애에 비해서 소아에서는 이점이 적은 것으로 나타났다. 항우울제의 선택에 있어서는 이전 항우울제에 대한 반응, 가족의 치료 과거력, 환자/가족의 선호도, 특정 부작용의 회피, 공존 정신질환, 약물상호작용, 비용 등을 고려해야 한다. 일반적으로, SSRIs의 용량은 성인 환자에서의 용량과 비슷하다(Birmaher & Brent, 2007). 그러나 일반적으로 내약성을 위해 사춘기 이전 청소년에서는 체중을 고려한 적은 용량으로 시작한다. 임상적 반응은 4~6주 간격으로 평가해야 하며, 완전한 반응을 얻지 못한 경우 견딜 수 있을 만큼의 최대 용량까지 조절해야 한다.

소아 환자에 대한 용량 범위를 포함한 SSRIs에 대한 요약은 〈표 9-1〉에 제시하였다.

작용 기전

SSRIs는 시냅스 전 뉴런의 재흡수 과정 차단을 통해 시냅스 내 세로토닌의 급성 증가를 유도함으로써 세로토닌성 신경 전달을 강화한다. 무스카린성, 히스타민성 및 α_1-아드레날린성 수용체에도 길항작용이 있는 삼환계 항우울제(TCAs)와 비교하여, SSRI 약물들은 이러한 수용체에 훨씬 덜 강력하게 결합하므로 항콜린성, 진정작용 및 심혈관 부작용이 적다.

약동학, 대사 및 약물 상호작용

대부분의 SSRIs는 반감기가 비교적 길기 때문에, 하루 한 번 복용한다. 다만, 플루복사민은 예외적으로 반감기가 가장 짧아서(젊은 사람의 경우 약 14시간) 하루 두 번 복용하도록 처방된다. 플루옥세틴은 SSRIs 중 반감기가 가장 길고(1~4일) 활성대사물의 반감기는 4~16일이다. 음식은 플루옥세틴의 전신 생체이용률에 영향을 미치지 않는 것으로 나타났지만, 설트랄린의 흡수는 음식에 의해 약간 촉진될 수 있다. 모든 SSRIs는 간에서 사이토크롬 P450(cytochrome P450) 효소에 의해 대사된다. 각각의 SSRIs는 다른 약물의 대사를 늦추거나 차단할 가능성이 있다. 예를 들어, 플루복사민은 테오필린(theophylline) 및 클로자핀과는 CYP1A2 억제를 통해, 그리고 클로나제팜(clonazepam) 또는 알프라졸람(alprazolam)과는 CYP3A4 억제를 통해 임상적으로 유의한 상호작용을 보인다. 플루옥세틴과 파록세틴 또한 CYP2D6 억제를 통해 코데인과 하이드로코돈 같은 아편유사체(opiate analogs)의 효능을 저해할 수 있다. 설트랄린, 시탈로프람, 그리고 에스시탈로프람은 다른 약들과 최소한의 상호작용을 갖는다.

〈표 9-1〉 선택적 세로토닌 재흡수 억제제 요약 및 용량

성분명	약품명	FDA 승인 연령	사용 가능한 강도 및 용량 형태	소아 용량
Fluoxetine hydrochloride	Prozac, Sarafem, Selfemra	성인 및 8~18세 소아 환자에서 주요우울장애의 급성기 치료 및 유지치료	Fluoxetine: 10mg, 20mg, 40mg, 60mg 정 및 캡슐 90mg 지연방출 캡슐(주 1회 복용) 20mg/5mL의 구강 용액 Prozac: 10mg, 20mg, 40mg 캡슐 Sarafem: 10mg, 15mg, 20mg 정 Selfemra: 10mg, 15mg, 20mg 정	5~30mg/일
Escitalopram oxalate	Lexapro[a]	12세 이상 주요우울장애 치료에서 승인됨	Escitalopram: 5mg, 10mg, 20mg 정 5mg/5mL 구강 용액 Lexapro: 5mg, 10mg, 20mg 정	10~20mg/일(초기 용량)
Citalopram hydrobromide	Celexa	소아 우울증에서 승인되지 않음	Citalopram: 10mg, 20mg, 40mg 정 10mg/5mL 구강용액 Celexa: 10mg, 20mg, 40mg 정	발표된 연구에서는 소아환자에서 일 20~40mg/일, 성인에서 최대 40mg/일
Fluvoxamine maleate	Luvox[a]	소아 우울증에서 승인되지 않음	Fluvoxamine: 25mg, 50mg, 100mg 정 100mg, 150mg 서방형 캡슐	50~200mg/일
Paroxetine hydrochloride	Paxil, Paxil CR	소아 우울증에서 승인되지 않음	Paroxetine: 10mg, 20mg, 30mg, 40mg 정 12.5mg, 25mg tablet 서방형 정(24시간) Paxil: 10, 20, 30, 40mg 정 10mg/5mL 경구 현탁액 Paxil CR: 12.5mg, 25mg, 37.5mg 서방형 정(24시간)	성인: 20~50mg /일 소아 환자 대상으로 발표된 연구에서 20~40mg/일
Paroxetine mesylate	Brisdelle, Pexeva	소아 우울증에서 승인되지 않음	Paroxetine: 7.5mg 캡슐 Brisdelle: 7.5mg 캡슐 Pexeva: 10mg, 20mg, 30mg, 40mg 정	
Sertraline hydrochloride	Zoloft	소아 우울증에서 승인되지 않음	Sertraline: 25mg, 50mg, 100mg 정 20mg/mL 구강 농축액 Zoloft: 25mg, 50mg, 100mg 정 20mg/mL 구강 농축액	6~12세 소아에서 하루 한 번 25mg; 강박증 청소년(13~17세)에서 하루 한 번 50mg

주. CR=controlled release, FDA=U.S. Food and Drug Administration, MDD=major depressive disorder, OCD=obsessive-compulsive disorder.

[a]Brand discontinued in the United States.

부작용

모든 SSRIs는 비슷한 부작용 프로파일을 보이며, 대부분의 환자에서 TCAs에 비해 나은 내약성을 갖는다. SSRIs의 가장 흔한 부작용은 두통과 오심, 설사, 식욕부진, 구토, 헛배부름, 소화불량 같은 위장관 부작용이다. 설트랄린과 플루복사민은 특히 위장관 부작용을 유발하는 것으로 알려져 있다. 두통과 초기 식욕부진은 플루옥세틴의 가장 흔한 부작용이다. SSRIs는 혈소판 응집의 기능적 출혈 시간 지연을 유발할 수 있기 때문에, 위장관 출혈의 위험 증가와 관련이 있다(Andrade et al., 2010). 어떤 경우는 SSRIs가 불안, 정서적 둔마, 과잉행동, 과민함, 적대감, 탈억제, 정서적 불안정성 및 자해(뒤에 더 자세히 설명하는 것처럼) 등 정서적 혹은 행동적 부작용을 일으킬 수 있다. 파록세틴의 경우 구강 건조, 변비, 진정 같은 항콜린성 부작용을 일으키기도 한다.

세로토닌 증후군

모노아민산화효소 억제제(monoamine oxidase inhibitors, 이하 MAOIs), 트립토판(tryptophan), 리튬(lithium), 혹은 세로토닌 재흡수를 저해하는 다른 항우울제를 함께 복용했을 때 혈장 내 세로토닌 농도를 독성 수준으로 높여 세로토닌 증후군을 유발할 수 있다. 이 증후군은 치료 약물 사용, 약물 간 우연한 상호작용, 그리고 의도적인 음독 등에서 나타난다. 세로토닌 증후군과 관련된 세로토닌성 특성을 가진 다른 약제로는 암페타민, 항구토제, 약물 남용[(예: 코카인, 3, 4-메틸렌디옥시 메스암페타민(methylenedioxymethamphetamine: MDMA 또는 엑스터시), LSD(lysergic acid diethylamide)] 및 덱스페토판 같은 처방전 없이 구입 가능한 약물들이 있다(Volpi-Abadie et al., 2013). 세로토닌 증후군의 증상들로는 설사, 안절부절못함, 초조, 고열, 발한, 진전, 과반사, 근육간대경련(myoclonus), 발작 및 섬망, 혼수, 뇌전증 지속상태(status epilepticus), 심혈관 허탈(cardiovascular collapse), 사망과 같은 치명적인 상태 등이 있다.

SSRI 중단 증후군

SSRIs의 갑작스러운 중단은 금단 증후군을 유발할 수 있는데, 특히 플루복사민 및 파록세틴 같이 반감기가 짧은 약제(반감기 21시간)에서 나타날 수 있다(Renoir, 2013). 세로토닌 중단 증후군은 오심, 구토, 설사, 두통, 발한과 같은 인플루엔자(flu-like) 유사 증상과 불면, 악몽,

지속적인 졸음과 같은 수면장애가 포함될 수 있다(〈표 9-2〉). 불안, 반동성 우울, 집중력 저하 등 기분장애 증상도 갑작스러운 SSRI 중단으로 보고된 증상이다. 이 증후군은 SSRI 중단 후 2~3일 이내에 발생할 수 있고, SSRI의 반감기에 따라 2~3주 동안 지속될 수도 있다. 이 증후군은 일반적으로 경미하고 저절로 좋아진다.

〈표 9-2〉 FINISH: SSRI 중단 증후군 증상을 기억하기 위한 연상 약어

F	Flu-like symptoms(인플루엔자 유사 증상: 피로, 두통/근육통, 무기력, 전신권태)
I	Insomnia(불면)
N	Nausea(오심), 구토, 설사
I	Imbalance(불균형: 어지러움, 현기증, 운동실조)
S	Sensory disturbances(감각장애: 감각이상, 마비, 저림, 시각장애)
H	Hyperarousal(과각성: 불안, 초조, 과민함, 과잉행동, 공격성, 한바탕 울음, 저조한 기분)

임신 중 안전성

모든 SSRIs는 임신 중 의약품 안정성 등급 C로 분류되는데, 이는 동물연구에서 태아에 대해서는 잠재적 부작용이 있으나, 인간 대상의 적절하고 잘 통제된 연구가 수행되지 않았음을 의미한다. 2005년 미국 식품의약국은 임신 첫 삼분기 동안 파록세틴에 노출된 경우 신생아에서 심혈관 기형의 위험에 대한 우려 때문에, 파록세틴을 임신 중 의약품 안정성 등급 C에서 등급 D로 변경했다[단, 2015년 FDA는 이전의 임신기 위험성에 대한 문자 등급분류를 새로운 형태로 임신-수유 표시(약물들) 최종 규칙(2014)으로 변경했다]. 파록세틴과 관련된 심장 위험들에 대한 후속 연구 결과들은 상충되는 결과를 보였다. 첫째, 국민의료보장프로그램(Medicaid program)에 등록된 949,504명의 임산부를 대상으로 한 대규모 인구 기반 코호트 연구에서 첫 삼분기 동안 SSRI 노출과 관련하여 심장 기형 위험이 증가한다는 증거를 찾지 못하였다[우울 여성의 상대위험도=1.06, 95% 신뢰구간(Confidence Interval, 이하 CI)=0.93-1.22](Huybrechts et al., 2014). 반면, 이후의 체계적 문헌 검토는 첫 삼분기 동안 파록세틴 노출은 주요 심장기형 위험의 증가와 연관이 있다고 보고하였다(합동오즈비=1.28, 95% CI=1.11-1.47)(Bérard et al., 2016). 유사하게, 지속적 폐고혈압증(persistent pulmonary hypertension: PPH) 위험에 관한 증거도 상충되고 있다. 2011년 FDA에 의해 수행된 문헌 검토에 따르면, 여러 연구에서 임신 중 SSRI 사용으로 인한 PPH의 위험을 나타내고 있지만, 다

른 세 건의 대규모 연구에서는 증가된 위험은 없다고 결론지었다. FDA는 "현재까지 FDA는 임신 중 SSRIs 사용이 신생아 지속적 폐고혈압증을 유발한다는 결론을 내릴 만큼 충분한 증거를 찾지 못했다. 따라서 의료제공자는 임신 중 우울증에 대해 임상적으로 적절하게 치료할 것을 권장한다."고 결론을 내렸다(U.S. Food and Drug Administration, 2011).

이런 상충되는 증거의 맥락에서 우울증이 있는 임산부의 약물치료로 SSRIs를 사용할지 여부에 대한 결정을 내림에 있어, 임상의가 고려해야 할 또 다른 점은 임신 중 우울증의 위험에 관한 것이다. 치료되지 않은 산모 우울증의 위험은 자살 사고와 산후 우울증이 포함될 수 있고, 또한 신생아에 대한 위험으로 저체중, 조산, 조기사망, 신생아 중환자실 입원 등을 포함할 수 있다(Latendresse et al., 2015). 출생 후, 임신 중 치료되지 않은 우울증은 또한 신생아 기간 동안 스트레스와 유사한 행동의 위험과 중추신경계의 여러 측면에서의 기능적 변화, 내재화 및 외현화 문제, 타액 코르티솔 증가, 소아기 중심성 비만 위험을 높일 수 있다(Gentile, 2017). 어떤 경우에는 이러한 위험들이 출생하지 않은 태아에게 SSRIs로 인한 잠재적 위해보다 더 우선할 수 있다.

플루옥세틴

플루옥세틴(fluoxetine)은 8~18세 소아 주요우울장애 환자의 급성 및 유지치료에 대해 FDA 승인을 받았다. 소아 청소년 MDD 환자의 급성기 치료에서 플루옥세틴과 위약을 비교한 여러 RCTs가 발표되었다. 처음으로 보고된 것은 13~18세 주요우울장애가 있는 40명의 청소년 외래환자를 대상으로 플루옥세틴(2주까지 60mg/일으로 증량)과 위약을 6주간 비교한 RCT였다. 환자의 2/3에서 중등도 또는 현저한 전반적 임상적 개선을 보였다. 비록 저자들은 플루옥세틴이 위약에 비해 우세하다고 보고하였으나, 그 차이는 통계적으로 유의하지는 않았다(Simeon et al., 1990). Emslie 등(1997)은 소아 우울증 치료에서 위약에 비해 플루옥세틴의 우월성(superiority)을 처음 보고하였다. 이 연구에서 정신병적 증상이 없는 주요우울장애를 앓는 96명의 소아 청소년(7~17세)에게 20mg의 플루옥세틴 또는 위약이 무작위로 배정되었다. 치료 5주 후, 위약군에서는 23%가 반응이 있었던 것에 비해 플루옥세틴군은 31%가 반응을 보였다. 플루옥세틴군에서 4명은 부작용으로 인해 연구가 중단되었다(조증 증상 3명, 심한 발진 1명). 후속 연구에서 Emslie 등(2002)은 주요우울장애가 있는 소아 청소년에서 플루옥세틴(20mg/일 고정용량)의 효과를 확인하기 위한 또 다른 RCT를 보고하였다. 플루옥세틴군은 위약군에 비해 치료 후 우울점수에서 유의하게 더 큰 점수 감소를 보였으며 위약(20%)에 비해 플루옥세틴으로 치료한 환자(41%)에서 유의하게 더 많은 관해가 있었다. 부작용으로 인한 중단에 있어서는 두 치료군 사이의 유의한 차이는 없었다. 마지막으로, 이러한 위약 대조 RCTs에 이어, 플루옥세틴 10~20mg으로 9주 치료에 반응하지 않은 소아 청소년의 치료에서 40~60mg의 플루옥세틴과 20mg의 플루옥세틴을 비교한 소규모 연구가 있었다(Heiligenstein et al., 2006). 저자들은 10주에 고용량군에서 71%의 반응률을 보인 반면 저용량군에서는 36%의 반응률을 보였고, 두 군 사이의 부작용은 차이가 없었다고 보고하였다. 그러나 그들은 또한 연구가 두 군 간 차이의 유의성을 평가하기에는 검정력이 부족하다고 언급하였다. 병합치료(항우울제+정신치료)를 연구한 TADS(Treatment of Adolescent Depression Study)에서는 플루옥세틴 단독치료군(60.6%)이 위약군에 비해(34.8%) 유의한 반응률을 보였다. TADS에 대해서는 뒤에 더 자세히 논의할 예정이다.

에스시탈로프람

에스시탈로프람(escitalopram)은 12세 이상 청소년 주요우울장애에서 급성 및 유지치료에 대해 FDA의 승인을 받았다. 소아 주요우울장애의 급성기 치료에서 에스시탈로프람과 위약을 비교한 두 RCTs가 발표되었다. 먼저, Wager 등(2004)은 주요우울장애가 있는 소아 청소년(6~17세)에서 위약 대비 가변용량(10~20mg)의 에스시탈로프람의 효능 및 내약성을 보고하였다. 비록 주요 연구 결과는 약물과 위약 사이의 유의한 차이를 발견하지 못했지만, 소아와 분리하여 청소년 샘플에 대해 사후분석을 했을 때, 에스시탈로프람군은 청소년군에서만 위약에 비해 우세하다는 것이 확인되었고, 이는 12세 이하 소아 우울증에 대한 에스시탈로프람의 FDA 적응증에서 설명되어 있다. 에스시탈로프람군 환자의 10% 이상에서 두통과 복통이 발생했다. 세 명의 참가자에서(에스시탈로프람군에서 한 명과 위약군의 두 명) 자살 관련 행동이 있었으나, 자살로 인한 사망(completed suicide)은 없었다. 이후 Emslie 등(2009)은 주요우울장애가 있는 312명의 청소년(12~17세)에서 위약 대비 에스시탈로프람(10~20mg/일)의 8주 RCT 결과를 보고했다. 연구 결과는 에스시탈로프람군이 위약으로 치료한 청소년에 비해 유의하게 더 큰 호전을 보였음을 나타냈다. 에스시탈로프람을 사용한 환자의 최소 10%에서 두통, 생리통, 불면, 오심 등의 이상반응이 나타났다. 독감 유사 증상의 발생률은 에스시탈로프람의 최소 5%에서 나타났으며 이는 위약에 비해 두 배 이상 많았다(에스시탈로프람의 7.1% 대 위약의 3.2%).

시탈로프람

시탈로프람(citalopram)은 소아 우울증에 대해 FDA 승인은 되지 않았지만, 소아 우울증, 특히 청소년에서 사용을 뒷받침하는 몇 가지 근거가 있다. Wagner 등(2004)은 주요우울장애가 있는 소아(7~11세) 및 청소년(12~17세)에 대해 위약 대비 시탈로프람(20mg/일, 임상적 적응이 될 때 4주째에 40mg까지 증량 가능)을 비교한 RCT를 수행하였다. 그들은 위약에 비해 시탈로프람 치료 8주 차에 유의하게 더 높은 반응률(위약 24% 대 시탈로프람 36%)을 보였다고 보고하였다(Wagner et al., 2004). 시탈로프람은 내약성이 좋았으며 이상반응은 10% 이상에서 비염, 오심, 복통 등이었으나 이는 위약군과 유의한 차이가 없었다. 이 연구에서 심각한 이상반응, 임상적으로 유의한 심전도 변화 혹은 체중변화는 시탈로프람을 사용한 어떤 환자에서도 나타나지 않았다. 유럽의 다기관 연구로 von Knorring 등(2006) 244명의 청소년 주요우울장애 환자를 대상으로 12주 동안 위약(120명) 혹은 시탈로프람(124명)으로 무작위 배정한 연구를 보고하였다. 두 군의 반응률은 60%였다. 하지만 전체 환자의 1/3인 정신치료를 받지 않은 환자에 대한 사후분석 결과, 정신치료가 없었던 경우 시탈로프람으로 치료된 군의 반응률과 관해율이 위약군보다 유의하게 높았다. 두 군 모두에서 가장 흔한 이상반응은 두통, 오심, 불면이었다. 위약군에 비해 시탈로프람군에서 더 빈번히 나타난 것은 피로감뿐이었다. 정신질환으로 인한 입원이 두 군 모두에서 가장 흔하게 나타난 심각한 이상반응이었다(각각 시탈로프람 사용 124명 중 14명과 위약 120명 중 9명). 체중변화, 임상적으로 유의한 정도의 검사 수치 변화 혹은 활력 징후의 변화, 심전도 변화 혹은 사망 등은 두 군 모두에서 없었다.

2011년과 2012년에 FDA는 QT 간격 연장과 같은 위험한 비정상 심장 박동의 위험을 피하기 위해 시탈로프람을 하루 40mg 이상 용량으로 사용하지 말 것을 권고하는 블랙박스 경고를 발표하였다(U.S. Food and Drug Administration, 2016). 시탈로프람을 사용하는 환자, 특히 현기증, 심계항진, 또는 실신과 같은 비정상 심박수 혹은 리듬의 징후와 증상 경험이 있는 환자에 대해서는 전해질 그리고/또는 심전도의 추적 관찰이 권장된다.

파록세틴

파록세틴(paroxetine)은 타당한 이유로 소아 우울증에 대해 FDA 승인을 받지 못했다. 소아 청소년에서 주요우울장애에 대한 중재로 파록세틴과 위약을 비교 시험한 두 개의 RCTs가 발표되었다. 첫 번째 연구는, Keller 등(2001)이 주요우울장애가 있는 275명의 청소년(12~18세)에 대해 8주 동안 파록세틴(20~40mg) 대 위약 비교, 이미프라민(200~300mg) 대 위약 비교를 한 것이다. 8주간 치료를 마친 190명의 참가자 중에는, 파록세틴이 이미프라민과 위약 모두보다 더 효과적이었다. 파록세틴은 이미프라민보다 내약성이 우수했으며 졸음(파록세틴 17.2%, 위약 3.4%)을 제외한 다른 부작용은 위약과 차이가 없었다. 이미프라민은 위약에 비해 더 효과적이지는 않았다. 이 연구에서 우울증의 악화, 자살 사고/제스처, 비행 문제 또는 적대감, 다행감(euphoria)/팽창된 기분과 같은 심각한 부작용이 파록세틴군 93명 중 11명의 환자에서 보고되었다. 그러나 추후 이 자료를 재분석한 결과, 파록세틴 또는 이미프라민은 모두 위약에 비해 임상적 이점이 우위에 있지 않으며, 파록세틴은 자살 사고와 행동의 증가와 연관이 있다는 결론을 내렸다(Le Noury et al., 2015). 이후 RCT로 Emslie 등이 주요우울장애가 있는 아동 · 청소년(7~17세)을 대상으로 유연 용량(flexible–dose)의 파록세틴과 위약을 비교 시험한 연구에서, 파록세틴은 위약보다 더 효과적이지 않다고 보고하였다.

설트랄린

설트랄린(sertraline)은 소아 우울증에 대해 FDA 승인을 받지 못했지만, 주요우울장애가 있는 소아 청소년 치료에서의 효능을 뒷받침하는 증거가 있다. 2건의 다기관, 이중맹검, 위약대조 연구에서, 주요우울장애가 있는 6~17세 소아 청소년 376명을 무작위로 설트랄린(유연 용량, 50~200mg/일) 또는 위약 투여에 배정하였다(Wagner et al., 2003). 치료 10주 후, 설트랄린군의 소아는 위약군에 비해 통계적으로 유의한 호전을 보였다. 이 연구에서 설트랄린은 전반적으로 내약성이 좋았고, 치료군 간 자살 사고의 차이는 없었다. 설사, 구역, 식욕부진 및 초조감이 설트랄린 치료군의 최소 5%에서 발생했고, 이러한 증상은 위약군의 최소 두 배였다.

플루복사민

플루복사민(fluvoxamine)은 소아 우울증에 대해 FDA 승인을 받지 못했고, 아직 소아 청소년에서 주요우울장애 치료를 위한 사용으로 무작위 대조 연구가 시행되지 않았다.

비-SSRI계 항우울제

부프로피온

부프로피온(bupropion)은 도파민과 노르에피네프린의 신경흡수를 약하게 억제하지만 모노아민 산화효소나 세로토닌의 재흡수를 억제하지는 않는다. 소아 표본에서 부프로피온과 위약을 비교 시험한 RCTs는 아직 발표되지 않았다. 소아 우울증 치료를 위해 부프로피온 사용에 관한 이용 가능한 문헌은 세 개의 공개-표지 임상시험에 국한된다. 첫째, 우울증과 ADHD가 있는 11~18세 청소년을 대상으로, 2주 단일맹검 위약 도입, 개방표지 시험에서, 서방형 부프로피온은 우울증, ADHD 증상과 기능장애에서 유의한 호전을 보였다(Daviss et al., 2001). 둘째, 주요우울장애가 있는 청소년을 대상으로 서방형 부프로피온(평균 용량 362mg/일)의 개방형 임상시험(open-label trial)에서 우울평가척도 점수의 유의한 호전을 확인하였다(Glod et al., 2003). 이 연구에서 가장 흔한 부작용은 불면과 체중 감소였다. 마지막으로, ADHD, 물질사용문제 및 기분장애가 있는 청소년의 치료를 위한 서방형 부프로피온(평균 용량 315mg/일)의 다른 개방형 임상시험에서, 부프로피온 치료는 이 모든 영역에서 증상의 유의한 호전과 연관이 있다고 보고되었다(Solhkhah et al., 2005).

벤라팍신

벤라팍신(venlafaxine)은 세로토닌-노르에피네프린 재흡수 차단제(serotonin-norepinephrine reuptake inhibitors, 이하 SNRI)로 저용량에서는 세로토닌 재흡수를 선택적으로 차단하고 고용량(>150mg/일)에서는 노르에피네프린과 세로토닌 모두에 작용하는 약물이다. 소아 청소년 우울증에서 벤라팍신 사용과 위약을 비교한 3건의 RCTs가 발표되었다. 먼저, 33명의 주요우울장애 소아 청소년 환자는 6주 동안 지속적인 정신치료와 벤라팍신 혹은 위약으로 구성된 병합치료를 받았다. 이 연구에서 일일 용량은 소아는 12.5~37.5mg, 청소년은 25~75mg이었다. 두 군 모두에서 유의한 임상적 호전을 보였고, 임상적 호전에 있어 두 군 사이의 유의한 차이는 관찰되지 않았다(Mandoki et al., 1997). 다른 두 RCTs의 결과는 함께 발표되었다. 이 다기관(미국 내 50개 기관) 연구에서 주요우울장애가 있는 7~17세 소아 청소년 334명은 8주간 서방형 벤라팍신(유연용량 37.5~225mg/일) 혹은 위약에 배정되었다. 전체적인 결과는 서방형 벤라팍신이 위약에 비해 통계적으로 유의하게 우위에 있지는 않았다. 그러나 소아(7~11세)와 별도로 12~17세 청소년만 사후분석을 시행했을 때, 서방형 벤라팍신으로 무작위 배정되어 치료한 청소년은 위약으로 배정되어 치료한 청소년에 비해 임상적 호전이 더 큰 것으로 나타났다(Emslie et al., 2007). 식욕부진과 복통이 가장 흔한 부작용이었고, 공격성, 자살 관련 사건과 같은 심각한 부작용이 위약군에 비해 서방형 벤라팍신군에서 더 자주 나타났다. 마지막으로, 추후 논의되는 바와 같이(치료 저항성 우울증에 대한 부문 참고), 청소년에서 저항성 우울증의 치료(Treatment of Resistant Depression in Adolescents: TORDIA) 연구에서 약물군에 해당하는 두 개의 실험군에(이 연구에서 위약 부문은 포함되지 않았음) 벤라팍신이 포함되었다.

둘록세틴

둘록세틴(duloxetine)은 SNRI로 성인의 우울증 치료와 7세 이상의 전반적 불안장애 환자 치료에 대해 FDA 승인을 받았다. 소아 우울증에서 둘록세틴을 검사하기 위해 두 RCTs가 수행되었다. 두 가지 용량의 둘록세틴(30mg 및 60mg), 위약군 및 참조기준인 플루옥세틴 대조군을 포함하는 36주 RCT에서, Emslie 등(2014)은 둘록세틴 용량 중 어느 것도 위약보다 우수하지 않다고 보고하였다. 참조기준인 플루옥세틴군도 위약과 차이가 없었기 때문에, 이 임상시험은 유효성에 대한 결론을 내리지 못한 것으로 간주되었다. 부작용 비율은 성인 연구에서 나타난 것과 유사했다. 급성 치료기 동안, 둘록세틴 60mg의 총 6.7%와 둘록세틴 30mg의 5.2%가 연구 시작 시점에 비해 자살 사고가 악화되었지만, 시험 종료 시점에는 이들 중 80% 이상이 자살 사고가 개선되었다. 다른 RCT[10주 급성 중재 후 이어서 26주 개방형 임상시험 연장(open-label extension)]에서는 10주 후 임상 개선에서 위약과 유의한 차이가 없다고 보고되었다(Atkinson et al., 2014). 유사하게, 이 연구에서 플루옥세틴 참조군은 10주에 위약과 차이가 없었기 때문에, 그 임상시험은 유효성에 대한 결론을 내리지 못한 것으로 간주되었다. 이 연구에서, 연구 시작 시점에 자살 사고가 있던 환자의 80% 이상이 급성 치료 중 종료 시점에는 호전을 보였지만, 둘록세틴군 중 한 명이 연장 기간 동안 치료 유발성 자살 행동을 보였다.

데스벤라팍신

데스벤라팍신(desvenlafaxine)은 벤라팍신의 주요 활성대사 산물로, 사이토크롬 P450

3A4(cytochrome P 450 3A4: CYP3A4)에 의한 1단계 간대사가 최소화되어 약물 상호작용이 적다는 점에서 벤라팍신에 비해 장점이 있다. 데스벤라팍신은 성인에서 주요우울장애 치료에 대해 FDA 승인을 받았으나, 소아 청소년에서는 적용되지 않았다. 소아 우울증 치료를 위한 데스벤라팍신의 효능을 평가하는 RCT는 아직 발표되지 않았다. Findling 등(2014)은 8주, 다기관, 개방형, 고정 용량 연구와 6개월 유연 용량 연장 연구로 주요우울장애가 있는 7~17세 소아 청소년에서 데스벤라팍신의 내약성과 안전성을 조사하였다. 이 연구에서 용량 범위는 소아(*n*=20)의 경우 일 10mg에서 100mg, 청소년(*n*=20)의 경우 일 25mg에서 200mg이었고, 주요우울장애가 있는 소아 청소년에서 총 8개월의 벤라팍신 치료 기간 동안 전반적으로 안전하고 내약성도 좋았다. 가장 흔한 이상반응은 소아에서는 상복부 통증(15%)과 두통(15%)이었고, 청소년에서는 졸음(30%)과 구역(20%)이었다. Findling 등(2016)은 또한 데스벤라팍신의 약동학도 보고하였다. 곡선하면적(area under the curve: AUC)과 최대 혈청 농도(maximum serum concentration: C_{max})는 용량에 따라 선형적으로 증가했고 평균 구강 청소율(oral clearance: CL/F)은 청소년에 비해 소아에서 일반적으로 더 높았다. 이 연구에서 소아의 55%와 청소년의 70%는 하나 이상의 치료유발성 부작용을 보고했는데, 소아는 100mg의 데스벤라팍신 사용에서 두통, 상복부 통증, 구토, 기침 및 구인두 통증을, 청소년은 200mg의 데스벤라팍신에서 구역, 졸음, 상복부 통증, 구토 및 월경통을 보고하였다. 기저에 자살 사고가 있었던 청소년에서 데스벤라팍신 일 100mg 사용 4일 후와 7일 후 자살 사고가 1건 보고되었다. 8주 차에 우울 증상은 호전되었다. 그러나 최근 데스벤라팍신의 효능을 지지하지 않는 두 개의 RCTs도 진행되었다. 첫 번째 연구는, 적은 용량(기준 체중에 따라 일 20, 30, 35mg) 혹은 높은 용량(기준 체중에 따라 일 25, 35, 50mg)의 데스벤라팍신을 8주간 363명의 7~17세 소아 청소년에게 사용했고, 두 데스벤라팍신군 모두 위약에 비해 더 큰 유의한 임상적 호전을 보인 군은 없었다(Atkinson et al., 2018). 두 번째 연구에서는 339명의 소아 청소년(7~17세)이 8주 동안의 데스벤라팍신(25~50mg/일), 플루옥세틴(20mg/일), 혹은 위약으로 무작위 배정되어 치료받았다(Weihs et al., 2018). 데스벤라팍신 사용군과 플루옥세틴 준거군(reference group) 모두 위약보다 유의한 우위를 보이지 않아서, 이 연구는 실패한 임상연구로 여겨졌다.

레보밀라시프란

SNRI인 레보밀란시프란(levomilnacipran)은 성인 주요우울장애 치료에 대해 FDA 승인을 받은 새로운 항우울제이다. 소아 청소년에서 레보밀란시프란을 조사한 연구들은 아직 발표되지 않았지만, 최근 소아 우울증에서 이 약제의 안전성과 효능을 조사한 두 가지 연구가 있다(Allergan, 2018; Forest Laboratories, 2018).

삼환계 항우울제

삼환계 항우울제(Tricyclic Antidepressants, 이하 TCAs)는 1세대 항우울제로, 역사적으로 성인, 청소년 및 소아의 주요우울장애 치료에 사용되어 왔다. 이 계열의 약물로는 데시프라민(desipramine), 이미프라민(imipramine), 노르트립틸린(nortriptyline), 아미트립틸린(amitriptyline)이 포함된다. 한 RCT에서 우울증이 있는 청소년 60명을 대상으로 데시프라민 일 200mg 분복과 위약을 비교하였다(Kutcher et al., 1994). 데시프라민군에서 임상시험 탈락자 수가 더 많았고, 반응률(48%)은 위약(35%)에 비해 유의하게 높지도 않았다. 이미프라민은 소아 청소년에서 우울증, 주의력결핍/과잉행동장애, 강박증, 분리불안장애, 야뇨증 등 여러 정신질환 치료에 사용되어 왔다. Puig-Antich와 동료들(1987)에 의해 수행된 위약 대조 RCT(1987)는, 중간 분석(60명의 우울증이 있는 전청소년기의 소아 중 38명이 등록됨)에서 약물군(56%)과 위약군(68%)의 차이가 없고, 연구가 계속 진행되어도 위약에 비해 유의한 효과를 확인할 가능성이 매우 희박하여 조기 종료되었다. 이전에 언급했듯이, 파록세틴과 위약을 비교한 연구에서도 Keller와 동료들(2001)은 이미프라민 치료는 위약에 비해 더 효과적이지는 않다고 보고하였다. 이 자료의 재분석에서 Le Noury 등(2015)은 이미프라민의 효과는 소아 청소년 주요우울장애 치료에 있어 위약에 비해 통계적으로 또는 임상적으로 유의한 차이가 없었고, 이미프라민 치료는 심혈관 문제 증가와 관련이 있음을 확인하였다. 뒤에 더 자세히 논의하겠지만, 치료 저항성 우울증이 있는 27명의 청소년을 대상으로 한 10주 RCT에서, Birmaher 등(1998)은 아미트립틸린은 우울 증상 완화에 있어 위약에 비해 더 효과적이지는 않다고 보고하였다. Geller와 동료들(1992)은 주요우울장애가 있는 소아에서 '고정 혈장 용량(fixed plasma level)'에 대해 노르트립틸린과 위약을 비교한 RCT를 수행하였다. 두 군 모두 낮은 반응률을 보였고(약물에서 31% 대 위약에서 17%), 이는 통계적 유의성은 없었다. 체계적 문헌 검토와 통합 분석(pooled analysis)으로, Hazell과 Mirzaie(2013)는 TCAs가 소아 우울증 치료에서 효과적이지 않다고 결론 내렸다. 이런 자료들을 고려할 때, 효과에 대한 근거가 제한적이고, 심장 전도도의 변화, 발작의 위험 증가 등 부작용의 위험이 더 높은 점을 고려하면 현재 TCAs는 소아 우울증 치료에 일반적으로 권장되지 않는다.

보티옥세틴

보티옥세틴(vortioxetine)은 생체외 실험에서 5−HT_3, 5−HT_7과 5−HT_{1D} 수용체 길항제(antagonist), 5−HT_{1B} 수용체 부분 작용제(partial agonist), 5−HT_{1A} 수용체 작용제, 및 5−HT 수송체(transporter)의 억제제로 작용하는 것으로 알려진 복합운송(multimodal) 항우울제이다(Bang−Andersen et al., 2011; Mørk et al., 2012; Sanchez et al., 2015). 보티옥세틴은 2013년 성인의 주요우울장애 치료에 대해 FDA 승인을 받았지만, 소아 청소년에서는 아직 받지 못했다. 최근 우울장애 혹은 불안장애가 있는 48명의 소아 환자(이 중 15명은 우울장애, 14명은 불안장애, 5명은 우울장애와 불안장애)의 보티옥세틴 약동학과 안전성에 대한 14일간 개방형 임상시험(open−label study)에서, 최대 혈청 농도(C_{max})와 곡선하면적(AUC_{0-24})은 청소년이 소아에 비해 30~40% 낮았으며, 보티옥세틴의 구강 청소율 중앙값(CL/F)은 소아가 청소년에 비해 더 낮았다(Findling et al., 2017). 이 연구에서, 소아의 79%와 청소년의 75%에서 치료에 의한 부작용을 보고하였고, 한 사례에서 보고된 심한 두통을 제외하고는 대부분은 경증이었다. 가장 흔한 부작용은 두통(25%), 구역(23%) 및 진정(23%)이었다. 6개월 개방형 확장 연구(open−label extension study)에서, Findling 등(2018)은 우울장애 혹은 불안장애가 있는 소아 청소년에서 일 5~20mg 용량의 보티옥세틴은 안전하고 내약성도 좋다고 결론 내렸다. 그러나 소아 청소년 우울증 치료에서 보티옥세틴의 RCT는 아직 없다.

빌라조돈

빌라조돈(vilazodone)은 SSRI와 유사한 역할을 하는 동시에 5−HT_{1A} 수용체 부분 작용제 역할을 하는 세로토닌 조절제/자극제로, 2011년 성인 주요우울장애 치료에 대해 FDA 승인을 받았다. 아직 소아 청소년 치료에서는 승인받지 못했다. 최근, 주요우울장애를 진단받은 12~17세 청소년 529명을 대상으로 10주, 3상, 이중맹검 RCT가 진행되었다(Durgam et al., 2018). 참가자들은 위약(n=174), 일 15mg 빌라조돈(n=175), 그리고 일 30mg 빌라조돈(n=180) 중 무작위로 배정되었다. 이 연구에서, 기준시점에 비해 개정된 소아우울평가 척도(Children's Depression Rating Scale−Revised) 점수와 임상적 전반적 인상−심각도(Clinical Global Impression−Severity) 점수의 변화에 있어 빌라조돈과 위약 사이에 통계적으로 유의한 차이는 관찰되지 않았다(Durgam et al., 2018). 연구 결과에서 빌라조돈은 일반적으로 안전하고 내약성도 좋았지만, 우울 증상의 감소에 있어 군 간에 통계적으로 유의한 차이는 없었다. 또한 이 연구에서 자살 사고와 자살 행동에 있어 유의한 차이도 없었다. 이 연구에서 빌라조돈에 의한 가장 흔한 부작용은 구역(일 15mg에서 29.1%와 일 30mg에서 27.2%)과 두통(일 15mg에서 12.6%와 일 30mg에서 16.1%)이었다.

모노아민산화효소 억제제

TCAs로 치료받은 주요우울장애가 있는 23명의 청소년이 참여한 1988년 Ryan 등(1988b)에 의해 진행된 사례군 연구(case series)가 있다. 이 연구에서 TCAs 비반응군에게는 MAOI로 변경하였고, 부분 반응군에게는 TCAs에 MAOI가 추가되었다. 이들 청소년 중 17명은 MAOI에 대해 양호한 혹은 상당한 항우울제 반응을 보였다. 그러나 우울증이 있는 소아 청소년 대상 모노아민산화효소 억제제(Monoamine Oxidase Inhibitors: MAOIs)에 대한 RCT는 없고, 식이 제한 준수 문제가 치료 적합성에 있어서의 제한점이다.

블랙박스 경고: 청소년에서 항우울제 사용 시 자살 위험

소아 우울증에 대한 약물치료는 자살 악화의 가능성에 대한 우려로 복잡해졌다. 2004년 FDA는 항우울제로 치료받은 소아 청소년에서 자살 사고나 행동(즉, 자살성: suicidality)의 위험 증가에 대한 공개 경고를 공표했다(U.S. Food Drug Administration, 2018). 이는 FDA가 컬럼비아 대학교와 협력하여 24개의 무작위, 위약대조 항우울제 임상시험에 참가한 4,587명의 소아 환자를 평가한 메타분석 결과를 근거로 했다. 여기에 포함된 연구에는 주요우울장애(16개 연구), 강박장애(4개 연구), 전반적 불안장애(2개 연구), 사회불안장애(1개 연구) 및 ADHD(1개 연구)가 있는 소아 청소년이 포함되었다(Hammad et al., 2006). 이 메타분석에서 자살 사고와 행동의 비율은 위약을 받은 소아 청소년의 경우 2%였던 것에 비해, 약물을 투여받은 소아 청소년은 4%로 보고되었다. FDA는 자살 시도는 거의 없고, 실제 자살은 한 건도 없다고 보고하였다. 이 메타분석 연구는 사용 가능한 모든 RCTs를 포함하지 못했고, 단기간 자료이며, 상대 위험(relative risk)을 지표로 사용했고, RCT 및 다중 비교에 포함되지 못한 집단의 결과로 일반화할 수 없다는 점 등의 중대한 제한점이 있다(Hammad et al., 2006). 한 사례대조연구(case-control study)에서 Olfson 등(2006)은 심한 우울증이 있는 소아와 성인에서 항우울제로 치료받은 경우와 항우울제를 사용하지 않은 경우에 대해 자살 시도와 자살 사망의 상대 위험을 비교하였다. 연구 결과에 따르면, 성인과 달리 소아에서는 항우울제가 자살 시도 혹은 자살 사망과 유의한 연관이 있기 때문에, 우울한 소아 청소년의 치료에서 자살 사고/자살 시도에 대한 주의 깊은 임상 관찰이 권고된다고 제안하였다. 2006년, FDA의 블랙박스 경고(Black Box Warning)에 25세 이상 젊은 성인이 포함되도록 확대되었다.

Bridge 등(2007)은 주요우울장애, 강박증, 비강박적 불안장애가 있는 소아 청소년에서 SSRIs, 네파조돈(nefazodone), 벤라팍신, 멀타자핀(mirtazapine)과 같은 2세대 항우울제에 대한 발표되었거나 발표되지 못한 무작위, 위약-대조, 병렬군 임상시험 27개를 재분석하였다. 모든 임상시험을 통틀어 항우울제에 대한 자살 사고/자살 시도의 위험은 위약에 비해 0.7% 더 높았으나(95% CI 0.1-1.3%), 적응증, 연령 및 만성화 정도에 따라 위험 정도는 다양했다. 실제 자살은 한 건도 없었다. 연령-계층화 분석(age-stratified analyses)에 따르면 주요우울장애가 있는 12세 미만 소아의 경우 플루옥세틴만이 위약에 비해 효과가 있음을 보여주었다. 주요우울장애에 대한 임상시험에서, 효능은 연령, 우울증 기간, 치료임상시험에 참여한 기관 수에 따라 달라졌다. 주요우울장애에 대한 약물치료로 유발되었을 수 있는 하나의 이상반응을 관찰하기 위해 치료에 필요한 피험자 수로 정의되는 전체 위험에 필요한 수(number needed to harm, 이하 NNH)는 143이었다. 소아 우울증에서 항우울제에 대한 전체 치료에 필요한 수(number needed to treat, 이하 NNT)는 10이었다. 이 숫자는 일부 환자는 약물과 상관없이 반응한다는 점을 고려한 것이다. 즉, NNT 10은, 다른 방법으로는 호전되지 않을 추가적인 한 명의 환자가 반응하도록 하려면 10명의 우울증이 있는 청소년을 치료해야 한다는 것을 의미한다(Andrade, 2015). 동시에, 이는 자발적으로 자살에 대해 보고하는 우울증이 있는 청소년보다 거의 14배 더 많은 청소년이 항우울제에 좋은 반응을 보인다는 것을 뜻한다. 이 결과는 항우울제의 이점이 주요우울장애와 불안장애가 있는 소아 청소년에서의 위험을 넘어설 가능성이 있다는 점을 시사했다(Bridge et al., 2007).

청소년을 위한 항우울제 사용에 대한 블랙박스 경고는 임상 실제에 중대한 영향을 미쳤다(Cheung et al., 2008). 미국 캐나다, 유럽에서 소아 청소년 대상 SSRIs 처방 수는 현저히 감소했고, 그 결과 청소년의 자살 시도율과 자살 사망률이 크게 증가하였다(Gibbons et al., 2007; Katz et al., 2008; Lu et al., 2014). 이 자료의 결과는 미국(Gibbons, 2006; Olfson et al., 2003) 및 전 세계(Otuyelu et al., 2015)에서 청소년을 위한 항우울제 처방 수와 자살률 사이의 역상관관계를 밝힌 다수의 이전 역학연구 결과에 추가되었다.

최근 한 종설에서, Brent(2016)는 자살행동의 위험이 높은 청소년은 높은 자살 사고, 가족 갈등, 알코올 및 물질사용, 비자살성 자해, 치료 비반응성 등의 과거력이 있다고 강조하였다. 항우울제 치료 동안 자살 행동의 위험을 감소시키기 위한 권고사항에는 청소년과 부모에게 자살 사고나 행동의 증가 위험, 자살 위험 요인 식별하기, 안전 계획(safety plan) 수립하기, 임상 추적 관찰 강화하기, 적절한 용량 조절 일정 정하기 등에 대한 교육 및 정신치료와 약물치료의 병용을 고려하기 등이 포함되었다. 실제로, 우울증이 있는 청소년들의 치료에 대한 연구(Treatment for Adolescents with Depression Study: TADS)(March et al., 2004)와 청소년에서 저항성 우울증의 치료(Treatment of Resistant Depression in Adolescents: TORDIA)(Brent et al., 2008) 같은 핵심적인 연구에서 정신치료와 약물치료 병용이 관해율(Kennard et al., 2006)에서 더 효과적이며, 단독치료에 비해 증상의 호전 비율도(Kratochvil et al., 2006) 더 큰 것으로 나타났다.

치료 저항성 우울증

치료 저항성 우울증(treatment-resistant depression, 이하 TRD)이란 일반적으로 환자에게 최소 한 가지 이상의 적절한 항우울제 사용 시도에도 불구하고 불충분한 반응을 보인 우울증을 말한다(Fava, 2003). 일반적으로 불충분한 반응이란 우울 증상이 최소 50%의 감소를 보이지 못한 것으로 간주되지만, 이 정의가 현장에서 항상 일치하지는 않는다. 적절한 항우울제 치료는 최소 8주 이상의 치료로, 첫 4주에는 플루옥세틴 20mg의 등가용량으로, 추가 4주로 반응이 없는 경우 증량한 것으로 정의된다(Sackeim, 2001). 주요우울장애가 있는 청소년의 약 30~40%는 초기 치료에 대해 적절한 임상적 반응을 보이지 않는다(Maalouf et al., 2014). 항상 그렇듯이, 치료 저항에 직면했을 때 임상의는 진단, 동반이환, 가족 역학과 사회문화적 쟁점을 포함한 기여요인 등 임상적 그림을 재평가해야 한다.

급성 청소년 우울증 치료에서 치료 반응이 좋지 않은 예측 인자로 우울증의 심각도와 만성도, 자살 사고, 비자살성 자해, 절망감이 있다(Curry et al., 2006; Wilkinson et al., 2009). 주의력결핍/과잉행동장애, 기분부전증, 불안장애, 물질사용장애와 같은 공존 질환이 있는 것은 낮은 치료 반응과 연관성이 있다. 빈혈, 비타민 B_{12} 결핍, 갑상선기능저하증, 당뇨, 섬유근육통 또는 기타 만성적인 내과 질환 같은 내과적 공존 질환 또한 기능 장애와 관련 있으며, 소아 청소년의 우울 증상 악화에 영향을 미칠 수 있다(Lewinsohn et al., 1996). 또한 학대의 과거력, 가족 불화, 부모의 우울증, 학교에서의 괴롭힘, 또래로부터 피해(peer victimization)를 당하게 되는 동성에 대한 끌림 혹은 가족 거부 등은 우울증의 위험요인인 동시에 청소년 우울증에서 낮은 치료 반응의 예측 인자였다(Brent et al., 2009; Feeny et al., 2009). 두 개의 연구에서 우울증 치료 동안 불면에 대한 치료를 위한 트라조돈(trazodone) 사용이 청소년에서 치료 비반응과 관련이 있었다고 제시하였다(Shamseddeen et al., 2012; Sultan & Courtney, 2017). 첫 번째 연구는, TORDIA 연구 자료에 대한 분석으로, Shamseddeen 등(2012)은 불면증을 조절하기 위해 트라조돈을 처방받은 청소년이 수면 관련 약물을 처방받지 않은 청소년에 비해 항우울제 반응이 더 낮고[승산비(Odds ratio, 이하 OR)=0.16, 95% CI=0.05−0.5, *P*=0.001] 자해 위험이 더 높은 것(OR=3.0, 95% CI=1.1−7.9, *P*=0.03)으로 나타났다고 보고하였다. 둘째, Sultan과 Courtney(2017)는 SSRI 혹은 SNRI를 처방받은 청소년에서 트라조돈 부가요법의 효과에 대해 조사하는 기록 검토 연구를 수행하였다. 이 연구에서 트라조돈에 노출된 적이 있는 청소년에서 임상적 호전은 그렇지 않은 청소년에 비해 낮았다. 그러나 이 예비 연구에 의해 제시된 트라조돈을 함께 처방받은 청소년에서 추정되는 낮은 항우울제 반응률에 대한 기전은 아직 알려져 있지 않다.

치료 저항성 우울증이 있는 청소년을 위한 치료 선택들에 관한 연구는 일차 개입에 대한 연구에 비해서 훨씬 더 드물다. 현재까지 가장 큰 연구는 앞서 언급한 TORDIA 연구이다. TORDIA에서 SSRI 저항성 우울증이 있는 334명의 청소년(12~18세)은 약물 변경 단독(다른 SSRIs 혹은 벤라팍신) 혹은 약물 변경과 인지행동치료 병행 중 하나에 무작위로 배정되었다(Brent et al., 2008). 그 결과, 인지행동치료와 다른 SSRIs 혹은 벤라팍신 조합이 약물 단독보다 유의하게 더 효과적이었다. 24주에, 초기 치료의 종류와 관계없이 전체 참가자의 38.9%가 관해를 이루었다(Emslie et al., 2010). 이 장에서 이전에 검토했던 1차요법으로 TCA를 평가한 연구와 유사하게, 아미트립틸린의 RCT는 치료 저항성 우울증이 있는 입원한 청소년 표본에서 위약 대비 효과를 보이지 않았다. 약물과 위약군 모두에서 높은 반응률(70~80%)을 보였다(Birmaher et al., 1998). 이러한 결과들에 근거해서, SSRIs에 무반응의 경우 소아정신과의 표준임상지침은 두 번째 (다른) SSRI에 CBT를 추가하도록 권고하고 있다.

많은 소아 항우울제 임상시험에서 관찰된 높은 위약 반응률을 고려해야 하는데, 이는 우울증이 있는 소아 청소년에서 약물치료 효과에 대한 의문을 불러일으켜 왔다. 소아 청소년에서 항우울제 사용의 효과에 대한 연구들을 메타분석한 결과들은 많은 항우울제가 위약보다 더 효과적이지는 않다는 점을 시사한다(Cipriani et al., 2016). Walkup 박사에 의한 최근 문헌 고찰에 따르면(2017), 한 가지 고려해야 할 중요한 점은 임상시험 후원과 관련이 있을 수 있다는 점이다. 즉, 일반적으로 기업이 후원하는 임상시험은 지속적으로 높은 위약 반응률(~50%)을 보인 반면, 미국 국립정신건강연구원(National Institute of Mental Health: NIMH)이후원한 두 연구(Emslie et al., 1997; March et al., 2004)는 낮은 위약 반응률(33~35%)을 보였다. 업계후원 약물시험에서 나타나는 높은 위약 반응률에 대한 설명이 가능하도록 하는 우려들로는, 단시간 내에 많은 수의 참가자를 모집해야 한다는 압박, 각 기관당 연구참가자 수가 적은 기관이 다수 참가, 기관 임상시험 연구자의 제한된 경험 가능성, 주요우울장애보다는 정신심리적 요인이 더 기인했을 증상들이 있는 청소년을 피험자에 포함, 임상시험에서 참가자 유지를 위한 재정적인 인센티브 등이 있다(Walkup, 2017). 효능을 입증하기 위한 가장 정도는 RCT로 여겨져 오기 때문에, 이러한 고려사항은 향후 소아 우울증에 대한 치료 연구 설계에 있어 고려해야 할 중요한 점이 될 것이다.

불행히도, 두 번째 SSRI와 CBT 병행요법으로 전환 이후 반응이 불충분한 상황에 직면했을 때, 우리는 다음으로 어떻게 해야 할지에 대한 지침을 제공하기 위해 수행된 대규모의 강력한 연구의 끝에 와 있다. 소아를 위한 Texas Medication Algorithm(부록 참고)에 언급되어 있듯이, 이 단계에서는 강화요법(augmentation therapy)이 권장된다(Hughes et al., 2007). 대부분의 강화요법에서 권장사항은 부프로피온 및 멀타자핀을 포함하는 성인연구 자료에서 추정된 것이다(Trivedi et al., 2006). 만약 여전히 치료에 저항적이라면, 대체 항우울제 단독요법으로 전환하는 것을 고려할 수 있다.

항우울제 치료에 리튬 강화요법은 성인 TRD 치료에 대한 전통적인 전략이다. TRD의 리튬 강화요법에 대한 연구는 이 전략이 양극성 장애의 진단을 받은 환자, 3회 이상의 주요우울삽화가 있는 대상, 혹은 일차 친척에서 주요우울장애나 양극성 장애의 가족력이 있는 경우 더 효과적이라고 제안하였다(Sugawara et al., 2010). 여러 연구에서 리튬이 TRD를 보이는 청소년에서 항우울제에 대한 보조치료제로 유용할 수 있다고 제안하고 있다. 14명의 TCA-불응성 우울증이 있는 청소년에서 리튬 강화요법에 대한 사례보고(Ryan et al., 1988a) 및 청소년 주요우울장애에서 벤라팍신에 리튬 강화요법을 한 사례보고(Walter et al., 1998)는 이 전략이 TRD가 있는 일부 청소년에서는 효과적일 수 있음을 시사한다. 또한 6주 동안의 이미프라민 치료에 반응을 보이지 않았던 24명의 우울증이 있는 청소년에게 리튬 강화요법을 한 개방형 임상시험에서도 좋은 결과가 보고되었다(Strober et al., 1992). 그러나 아직 TRD를 보이는 청소년의 리튬 보조치료에 관해 시험한 RCT 결과는 보고된 적이 없다.

비전형 항정신병 약물을 이용한 강화요법은 성인 우울증 치료에서 유용한 방법이다. 최근한 체계적 문헌 검토와 네트워크 메타분석 연구에서 쿠에티아핀(quetiapine), 아리피프라졸(aripiprazole), 리스페리돈(risperidone)을 포함한 일곱 가지 다른 종류 및 용량의 비전형 항정신병 약물에 대한 16개의 RCTs를 분석하였는데, 그 결과 성인 TRD 환자에게 모든 표준-용량 비전형 항정신병 약물의 강화요법은 우울 증상들을 감소시키는 데 효과적임을 확인하였다(Zhou et al., 2015). 치료 저항성 우울증이 있는 10명의 청소년에게 SSRIs에 쿠에티아핀 강화를 사용한 사례군 보고(case series)에서 70%의 환자가 쿠에티아핀(평균 용량 275mg/일) 보조치료에 긍정적인 반응을 보였다(Pathak et al., 2005). 그러나 아직 TRD를 보이는 청소년에 대한 비전형 항정신병 약물 보조치료에 관해 시험한 RCT 결과는 보고된 적이 없다.

성인에서 TRD를 해결하기 위한 고전적인 전략은 갑상선 체계를 강화하는 것이다. 급성 및 장기 치료 모두에서 약물치료의 다양한 옵션에 대한 효과와 내약성을 연구한 STAR*D (Sequenced Treatment Alternatives to Relieve Depression) 연구에서는 4,042명의 정신병적 증상이 없는 주요우울장애가 있는 성인 외래 환자에서, T_3(triiodothyronine, liothyronine) 강화치료의 관해율은 24.7%로 리튬 강화에 비해 높았고(13.2%), 부작용으로 인해 T_3를 중단한 참가자는 리튬 부작용으로 중단한 경우보다 더 적었다(Rush et al., 2009). 그러나 소아 우울증에서 T_3 강화요법의 효과를 지지하는 연구는 아직 없다.

크레아틴(creatine)은 주로 근육과 뇌에서 삼인산 아데노신과 에너지 항상성의 재순환을 촉진하는 유기산이다. 크레아틴 보조치료에 대한 개방형 임상연구에서 최소 8주 이상의 플루옥세틴 치료에 반응이 불충분한 5명의 여성 청소년을 포함하였다. 크레아틴 일 4mg으로 8주간 치료 이후, 우울점수는 56% 감소하였다(Kondo et al., 2011). 이 그룹의 후속 연구로 위약, 2mg, 4mg, 10mg 용량을 포함하는 용량 연구(dosing study)에서 SSRI 저항성 우울증이 있는 34명의 여성 청소년이 포함되었다. 이 예비 연구에서는 어떤 용량에서도 위약과 차이를 보이지 않았다(Kondo et al., 2016). 이 그룹은 현재 SSRI 저항성 우울증이 있는 여자아이들의 치료로 크레아틴(10mg)을 테스트하는 다음 연구를 수행하고 있다(Renshaw, 2017).

라모트리진은 항경련제로, 성인의 단극성 및 양극성 우울장애에 항우울 효과가 있는 것으로 알려져 있고, 다른 항우울제에 비해 조증 전환을 유발할 위험이 낮다. 단극성 혹은 양극성 우울이 있는 37명의 청소년에 대한 후향적 차트 고찰(chart review)에서 라모트리진은 내약성이 좋았고, 12주에 유의한 임상적 호전과 연관이 있었다(Shon et al., 2014). 그러나 아직 청소년에서 TRD에 대한 라모트리진을 검사한 RCT는 아직 없다.

NMDA(*N*−methyl−D−aspartate) 글루타메이트 수용체 길항제인 케타민(ketamine)은 소아와 성인에서 마취제로 FDA 승인을 받았고, TRD가 있는 성인에서 빠른 항우울 효과에 대한 RCTs가 보고되고 있다(McCloud et al., 2015; Murrough et al., 2013; Singh et al., 2016). 그러나 이 장이 작성된 시점에서는 TRD가 있는 청소년에서 케타민의 효과에 대한 논문은 아직 발표된 것이 없다.

비약물적 신체적 방법 또한 치료 저항성 청소년 우울증에서 고려해 볼 수 있는 방법이다. 배외측 전전두엽(dorsolateral prefrontal cortex)에 반복적 경두개 자기자극술(repetitive transcranial magnetic stimulation, 이하 rTMS)은 성인 TRD 치료에 대해 FDA 승인을 받았고, 그 효과를 보고한 통제된 연구들도 있다(Avery et al., 2006). 아직 소아 청소년에 대한 RCT는 발표되지 않았지만, TRD 청소년에 적용한 rTMS의 효과에 관한 여러 개방형 임상연구 및 사례군 보고 결과가 이용 가능하다. 우선, TRD가 있는 16~18세 청소년 9명을 대상으로 rTMS를 사용한 개방형 임상연구에서, 10회 치료 이후 반응 기준에 만족하는 청소년은 3명이었다(Bloch et al., 2008). 이 연구의 2년 추적 조사에서 이 9명의 청소년 중 8명이 재평가되었는데, 우울 증상의 호전은 유지되었고, 인지기능의 상실은 관찰되지 않았다(Mayer et al., 2012). 사례군 보고에서 TRD가 있는 세 명의 청소년(16~18세) 중 두 명이 rTMS 10회 세션으로 치료받았고, 우울 증상이 39% 및 47% 감소했다(Walter et al., 2001). TMS의 가장 흔한 부작용은 경증 두통이지만, 가장 심각한 위험은 발작이다(약 1%). 지금까지 청소년에서 TMS로 발작이 유발된 사례가 1건 보고되었다(Cullen et al., 2016).

전기경련요법(electroconvulsive therapy: ECT)은 성인 TRD에 대해 명백한 효능이 있는 기본 표준 치료이다(Pagnin et al., 2004). 소아 청소년에서 수행된 RCT는 아직 없지만, 소아 청소년 TRD와 특히 정신병적 우울 증상이 있는 양극성 장애 치료에서 ECT를 고려하는 것을 지지하는 문헌은 몇몇 있다(Bertagnoli & Borchardt, 1990; Zhand et al., 2015). 청소년 TRD 치료의 효과에 대한 몇 가지 관찰연구도 있다. Strober 등(1998)의 개방형 임상연구에서 치료 저항성 양극성 우울증 혹은 TRD가 있는 13~17세 청소년 10명을 대상으로 ECT 이후 60%에서 관해율을 보임을 보고하였다. 이후, TRD 및/혹은 자살 행동이 있는 네덜란드 청소년 코호트에서, Hegeman 등(2008)은 참가자의 1/3에서 Hamilton 우울평가척도(Hamilton Rating Scale for Depression) 또는 Montgomery–Åsberg 우울평가척도(Montgomery–Åsberg Depression Rating Scale)의 60% 이상 호전을 보였다고 보고하였다. 중증 TRD를 앓고 있는 6명의 14~17세 청소년의 ECT 효과에 대한 후향적 사례보고에서, 반응률은 64%였고, ECT 이후 발생한 인지저하는 없었다(Ghaziuddin et al., 2011). 미국 소아 청소년 정신의학회의 질 쟁점에 대한 업무팀(The Work Group on Quality Issues)은 청소년의 ECT 사용에 대한 임상 지침에서 두 개 이상의 적절한 약물치료 시도에 실패한 경우, 혹은 식사나 음료 섭취 거부, 심한 자살성, 조절되지 않는 조증 증상 혹은 심한 정신증(florid psychosis), 심하고 지속적인 우울증 혹은 조증, 분열정동장애, 혹은 덜 흔하지만 조현병 동반 같은 생명을 위협하는 증상이 있는 청소년에서 사용을 고려해 볼 수 있다고 권고하고 있다(Ghaziuddin et al., 2004).

요약하면, TRD가 있는 청소년의 관리는 ① 치료 순응도, 이전 치료의 적절성, 내과적 및 정신의학적 공존질환, 수면의 질 및 정신사회적 스트레스 요인에 대한 지속적이고 철저한 평가, ② 질병 경과와 약물치료의 잠재적 위험 및 이득에 대한 환자 및 가족의 기대치에 최신 정보를 제공하기 위한 지속적인 정신심리교육, ③ 약물 최적화, ④ 약물치료와 개인 및 가족 정신치료의 병합요법, 마지막으로 중요한 것은 ⑤ 지속적이고 끈기 있는 희망이 필요하다. 희망은 목표 달성에 대한 긍정적인 기대로 정의할 수 있다. 거의 50년 전 Karl Menninger는 희망을 “우리의 가르침, 치유, 진단 같은 일상적인 업무에서 기본적이지만, 찾기 어려운 요소”라고 설명했다(Menninger, 1959, p. 481). 그는 정신질환은 희망의 부족을 반영하며, 성공적인 치료에는 그것의 회복이 포함된다고 주장했다(Menninger, 1959). 최근 수십 년 동안 심리치료 연구자들은 희망을 성공적인 치료의 공통적인 요소로 보고 있다(Snyder et al., 1991). 이러한 희망은, 그들의 문제가 해결될 수 있고 미래가 더 나아질 수 있다는 환자의 믿음을 타진하는 것이다(Snyder et al., 1991). 임상의, 환자 및 가족은 회복을 위한 여정이 길고 험난할 수 있지만, TRD가 있는 대부분의 청소년은 결국 연속적인 치료를 통해 호전될 것임을 기억하는 것이 매우 중요하다.

치료반응 달성-이제 무엇을 해야 할까

소아 우울증 치료의 목표는 반응과 관해를 달성하고 향후 우울삽화를 예방하는 것이다(Maalouf & Brent, 2012). 아증후 우울증(subsyndromal depression)은 재발에 더 취약하기 때문에, 치료는 잔여증상을 제거하거나 최소화하는 것을 목표로 해야 한다(Brent et al., 2001). 소아 우울증에 대한 대부분의 연구는 급성기 동안의 치료에 대한 평가이고, 지속기(continuous phase) 치료에 대한 평가는 적다(Emslie et al., 2008). 지속기(주로 4~12개월)에는, 재발 방지를 위한 관해 강화가 목표이다. 1년 이상 지속되는 유지기(maintenance phase)에서의 목표는 재발 방지에 있고, 특히 더 심한, 재발성, 만성 질환의 병력이 있는 경우 그러하다(Birmaher et al., 2000). 우울증이 있는 소아 청소년이 관해 단계에 도달했을 때, 다음 단계로 임상의가 어떻게 해야 할지에 대한 정보는 상대적으로 적은 편이다. 최선의 임상 지침(Best-practice guidelines)은 급성기 치료에 대한 반응을 강화하고 재발을 방지하기 위해, 치료는 6~12개월 동안 지속되어야 한다고 권장했다(Birmaher & Brent, 2007). 지속기(continuation phase) 동안, 항우울제는 심각한 부작용이 없는 한 동일 용량으로 유지되어야 한다. 환자가 약 6~12개월 동안 무증상 상태가 유지되면, 임상의는 유지요법이 필요한지 여부와 치료의 형태 및 기간을 결정해야 한다. 약물 중단은 금단효과를 피하기 위해 점진적으로 (일반적으로 6주 이상) 이루어져야 한다.

두 번 이상의 주요우울삽화 과거력이 있는 환자, 이중 우울증, 심한 자살성 및 삽화 기간 동안 심한 장애가 있는 환자의 경우 유지치료가 권장된다(Birmaher & Brent, 2007). 우울증이 심한 삽화였거나 여러 번의 반성 삽화인 경우 1년 이상의 유지치료가 필요할 수 있다.

결론

소아 청소년 우울증 치료에서 약물치료에 대한 지식은 성인에 비해 뒤떨어져 있지만, 치료 지침이 될 수 있는 자료는 축적되고 있다. 현재 1차 약물치료제의 근거로는 SSRIs를 가장 지지하고, 이 중 특히 플루옥세틴과 에스시탈로프람은 청소년에서 FDA 승인을 받은 약제이다. 정신치료와의 병합치료는 특히 적절한 SSRI 사용 시도에 반응이 없는 경우 권장된다. 다양한 개입에도 반응을 보이지 않는 청소년에 대한 치료 결정과 반응이 달성된 후의 우울증 관리에 대한 지침을 위해 더 많은 연구가 필요하다.

임상적 핵심 요점

- 라포를 형성하고 충분한 임상적 평가가 이루어지며, 증상 표현에 대한 문화적 영향을 확인해서 해결한 이후에만, 약물치료 관리가 최선이다.
- 도움을 찾는 행동과 치료에 대한 수용에 영향을 미칠 수 있는 요인으로 정신질환에 대한 문화적인 믿음, 낙인, 문화적으로 용인되는 증상 표현 및 대처방식 등이 있다.
- 환자와 가족에게 우울증 치료의 다양한 방식(정신치료와 약물 모두)에서 기대할 수 있는 사항을 교육하는 것이 치료 참여와 순응을 보장하게 하는 데 중요하다.
- 선택적 세로토닌 재흡수 억제제는 청소년의 우울증 치료를 위한 1차 약물이다. 에스시탈로프람과 플루옥세틴은 모두 우울증이 있는 청소년에 대한 FDA 승인을 받았고, 플루옥세틴만이 소아 우울증에 대해 FDA 승인을 받았다.
- 부작용을 방지하고 순응도를 높이기 위해 약물은 내약성이 확립될 때까지(1주 이하) 일반적으로 성인 시작 용량의 절반으로 시작한 다음, 내약성을 자주 평가하면서 점차 치료용량으로 증량하도록 한다.

- 임상 반응은 각 투여 용량 단계에서 임상 반응이 나타나는 적절한 때에 정기적으로 평가되어야 한다. 용량은 임상 반응과 내약성에 따라 조절되어야 한다.
- 용량 반응이 불충분한 경우, 다음 약물로 변경하기 전 용량을 증량해야 하는데, 필요한 경우 최대 용량까지 조절한다.
- 일반적으로 약물치료와 함께 정신치료를 사용하는 것이 권장된다.
- 지속적인 정신교육, 가족 지원 및 학교의 참여는 소아 우울증에 대한 성공적인 약물치료 계획에 있어 매우 중요한 부분이다.

참고문헌

Allergan: Efficacy, safety, and tolerability of levomilnacipran ER in pediatric (7–17 years) with major depressive disorder. NCT03569475. July 25, 2018. Available at: https://clinicaltrials.gov/ct2/show/NCT03569475. Accessed September 18, 2018.

Andrade C: The numbers needed to treat and harm (NNT, NNH) statistics: what they tell us and what they do not. J Clin Psychiatry 76(3):e330–e333, 2015 25830454

Andrade C, Sandarsh S, Chethan KB, et al: Serotonin reuptake inhibitor antidepressants and abnormal bleeding: a review for clinicians and a reconsideration of mechanisms. J Clin Psychiatry 71(12):1565–1575, 2010 21190637

Atkinson SD, Prakash A, Zhang Q, et al: A double-blind efficacy and safety study of duloxetine flexible dosing in children and adolescents with major depressive disorder. J Child Adolesc Psychopharmacol 24(4):180–189, 2014 24813026

Atkinson S, Lubaczewski S, Ramaker S, et al: Desvenlafaxine versus placebo in the treatment of children and adolescents with major depressive disorder. J Child Adolesc Psychopharmacol 28(1):55–65, 2018 29185786

Avery DH, Holtzheimer PE III, Fawaz W, et al: A controlled study of repetitive transcranial magnetic stimulation in medication-resistant major depression. Biol Psychiatry 59(2):187–194, 2006 16139808

Bang-Andersen B, Ruhland T, Jorgensen M, et al: Discovery of 1-[2-(2,4-dimethylphenylsulfanyl)phenyl]piperazine (Lu AA21004): a novel multimodal compound for the treatment of major depressive disorder. J Med Chem 54(9):3206-3221, 2011 21486038

Bérard A, Iessa N, Chaabane S, et al: The risk of major cardiac malformations associated with paroxetine use during the first trimester of pregnancy: a systematic review and meta-analysis. Br J Clin Pharmacol 81(4):589-604, 2016 26613360

Bertagnoli MW, Borchardt CM: A review of ECT for children and adolescents. J Am Acad Child Adolesc Psychiatry 29(2):302-307, 1990 2288556

Birmaher B, Brent D: Practice parameter for the assessment and treatment of children and adolescents with depressive disorders. J Am Acad Child Adolesc Psychiatry 46(11):1503-1526, 2007 18049300

Birmaher B, Waterman GS, Ryan ND, et al: Randomized, controlled trial of amitriptyline versus placebo for adolescents with "treatment-resistant" major depression. J Am Acad Child Adolesc Psychiatry 37(5):527-535, 1998 9585655

Birmaher B, Brent DA, Kolko D, et al: Clinical outcome after short-term psychotherapy for adolescents with major depressive disorder. Arch Gen Psychiatry 57(1):29-36, 2000 10632230

Bloch Y, Grisaru N, Harel EV, et al: Repetitive transcranial magnetic stimulation in the treatment of depression in adolescents: an open-label study. J ECT 24(2):156-159, 2008 18580562

Brent DA: Antidepressants and Suicidality. Psychiatr Clin North Am 39(3):503-512, 2016 27514302

Brent DA, Birmaher B, Kolko D, et al: Subsyndromal depression in adolescents after a brief psychotherapy trial: course and outcome. J Affect Disord 63(1-3):51-58, 2001 11246080

Brent D, Emslie G, Clarke G, et al: Switching to another SSRI or to venlafaxine with or without cognitive behavioral therapy for adolescents with SSRI-resistant depression: the TORDIA randomized controlled trial. JAMA 299(8):901-913, 2008 18314433

Brent DA, Emslie GJ, Clarke GN, et al: Predictors of spontaneous and systematically assessed suicidal adverse events in the Treatment of SSRI-Resistant Depression in Adolescents (TORDIA) study. Am J Psychiatry 166(4):418-426, 2009 19223438

Bridge JA, Iyengar S, Salary CB, et al: Clinical response and risk for reported suicidal ideation and suicide attempts in pediatric antidepressant treatment: a meta-analysis of randomized controlled trials. JAMA 297(15):1683-1696, 2007 17440145

Cheung A, Sacks D, Dewa CS, et al: Pediatric prescribing practices and the FDA black-box warning on antidepressants. J Dev Behav Pediatr 29(3):213-215, 2008 18550990

Cipriani A, Zhou X, Del Giovane C, et al: Comparative efficacy and tolerability of antidepressants for major depressive disorder in children and adolescents: a network meta-analysis. Lancet 388(10047):881-890, 2016 27289172

Cullen KR, Jasberg S, Nelson B, et al: Seizure induced by deep transcranial magnetic stimulation in an adolescent with depression. J Child Adolesc Psycho-pharmacol 26(7):637-641, 2016 27447245

Curry J, Rohde P, Simons A, et al; TADS Team: Predictors and moderators of acute outcome in the Treatment for Adolescents with Depression Study (TADS). J Am Acad Child Adolesc Psychiatry 45(12):1427-1439, 2006 17135988

Daviss WB, Bentivoglio P, Racusin R, et al: Bupropion sustained release in adolescents with comorbid attention-deficit/hyperactivity disorder and depression. J Am Acad Child Adolesc Psychiatry 40(3):307-314, 2001 11288772

Durgam S, Chen C, Migliore R, et al: A phase 3, double-blind, randomized, placebo-controlled study of vilazodone in adolescents with major depressive disorder. Paediatr Drugs 20(4):353-363, 2018 29633166

Emslie GJ, Rush AJ, Weinberg WA, et al: A double-blind, randomized, placebo-controlled trial of fluoxetine in children and adolescents with depression. Arch Gen Psychiatry 54(11):1031-1037, 1997 9366660

Emslie GJ, Heiligenstein JH, Wagner KD, et al: Fluoxetine for acute treatment of depression in children and adolescents: a placebo-controlled, randomized clinical trial. J Am Acad Child Adolesc Psychiatry 41(10):1205-1215, 2002 12364842

Emslie GJ, Wagner KD, Kutcher S, et al: Paroxetine treatment in children and adolescents with major depressive disorder: a randomized, multicenter, doubleblind, placebo-controlled trial. J Am Acad Child Adolesc Psychiatry 45(6):709-719, 2006 16721321

Emslie GJ, Findling RL, Yeung PP, et al: Venlafaxine ER for the treatment of pediatric subjects with depression: results of two placebo-controlled trials. J Am Acad Child Adolesc Psychiatry 46(4):479-488, 2007 17420682

Emslie GJ, Kennard BD, Mayes TL, et al: Fluoxetine versus placebo in preventing relapse of major depression in children and adolescents. Am J Psychiatry 165(4):459-467, 2008

18281410

Emslie GJ, Ventura D, Korotzer A, et al: Escitalopram in the treatment of adolescent depression: a randomized placebo-controlled multisite trial. J Am Acad Child Adolesc Psychiatry 48(7):721-729, 2009 19465881

Emslie GJ, Mayes T, Porta G, et al: Treatment of Resistant Depression in Adolescents (TORDIA): week 24 outcomes. Am J Psychiatry 167(7):782-791, 2010 20478877

Emslie GJ, Prakash A, Zhang Q, et al: A double-blind efficacy and safety study of duloxetine fixed doses in children and adolescents with major depressive disorder. J Child Adolesc Psychopharmacol 24(4):170-179, 2014 24815533

Fava M: Diagnosis and definition of treatment-resistant depression. Biol Psychiatry 53(8):649-659, 2003 12706951

Feeny NC, Silva SG, Reinecke MA, et al: An exploratory analysis of the impact of family functioning on treatment for depression in adolescents. J Clin Child Adolesc Psychol 38(6):814-825, 2009 20183665

Findling RL, Groark J, Chiles D, et al: Safety and tolerability of desvenlafaxine in children and adolescents with major depressive disorder. J Child Adolesc Psychopharmacol 24(4):201-209, 2014 24611442

Findling RL, Groark J, Tourian KA, et al: Pharmacokinetics and tolerability of single-ascending doses of desvenlafaxine administered to children and adolescents with major depressive disorder. J Child Adolesc Psychopharmacol 26(10):909-921, 2016 27428303

Findling RL, Robb AS, DelBello M, et al: Pharmacokinetics and safety of vortioxetine in pediatric patients. J Child Adolesc Psychopharmacol 27(6):526-534, 2017 28333546

Findling RL, Robb AS, DelBello MP, et al: A 6-month open-label extension study of vortioxetine in pediatric patients with depressive or anxiety disorders. J Child Adolesc Psychopharmacol 28(1):47-54, 2018 29035574

Forest Laboratories: Safety and efficacy of levomilnacipran ER in adolescent patients with major depressive disorder. NCT02431806. June 6, 2018. Avail able at: https://clinicaltrials.gov/ct2/show/NCT02431806. Accessed September 18, 2018.

Geller B, Cooper TB, Graham DL, et al: Pharmacokinetically designed doubleblind placebo-controlled study of nortriptyline in 6-to 12-year-olds with major depressive disorder. J Am Acad Child Adolesc Psychiatry 31(1):34-44, 1992 1537779 271

Gentile S: Untreated depression during pregnancy: short-and long-term effects in offspring-a systematic review. Neuroscience 342:154-166, 2017 26343292

Ghaziuddin N, Kutcher SP, Knapp P, et al; Work Group on Quality Issues; AACAP: Practice parameter for use of electroconvulsive therapy with adolescents. J Am Acad Child Adolesc Psychiatry 43(12):1521-1539, 2004 15564821

Ghaziuddin N, Dumas S, Hodges E: Use of continuation or maintenance electro-convulsive therapy in adolescents with severe treatment-resistant depression. J ECT 27(2):168-174, 2011 21233763

Gibbons RD, Hur K, Bhaumik DK, et al: The relationship between antidepressant prescription rates and rate of early adolescent suicide. Am J Psychiatry 163(11):1898-1904, 2006 17074941

Gibbons RD, Brown CH, Hur K, et al: Early evidence on the effects of regulators' suicidality warnings on SSRI prescriptions and suicide in children and adolescents. Am J Psychiatry 164(9):1356-1363, 2007 17728420

Glod CA, Lynch A, Flynn E, et al: Open trial of bupropion SR in adolescent major depression. J Child Adolesc Psychiatr Nurs 16(3):123-130, 2003 14603988

Hammad TA, Laughren T, Racoosin J: Suicidality in pediatric patients treated with antidepressant drugs. Arch Gen Psychiatry 63(3):332-339, 2006 16520440

Hazell P, Mirzaie M: Tricyclic drugs for depression in children and adolescents. Cochrane Database Syst Rev (6):CD002317, 2013 23780719

Hegeman JM, Doesborgh SJC, van Niel MC, et al: The efficacy of electroconvulsive therapy in adolescents: a retrospective study [in Dutch]. Tijdschr Psychiatr 50(1):23-31, 2008 18188826

Heiligenstein JH, Hoog SL, Wagner KD, et al: Fluoxetine 40-60mg versus fluoxetine 20mg in the treatment of children and adolescents with a less-than-complete response to nine-week treatment with fluoxetine 10-20mg: a pilot study. J Child Adolesc Psychopharmacol 16(1-2):207-217, 2006 16553541

Hughes CW, Emslie GJ, Crismon ML, et al; Texas Consensus Conference Panel on Medication Treatment of Childhood Major Depressive Disorder: Texas Children's Medication Algorithm Project: update from Texas Consensus Conference Panel on Medication Treatment of Childhood Major Depressive Disorder. J Am Acad Child Adolesc Psychiatry 46(6):667-686, 2007 17513980

Huybrechts KF, Palmsten K, Avorn J, et al: Antidepressant use in pregnancy and the risk of cardiac defects. N Engl J Med 370(25):2397–2407, 2014 24941178

Katz LY, Kozyrskyj AL, Prior HJ, et al: Effect of regulatory warnings on antidepressant prescription rates, use of health services and outcomes among children, adolescents and young adults. CMAJ 178(8):1005–1011, 2008 18390943

Keller MB, Ryan ND, Strober M, et al: Efficacy of paroxetine in the treatment of adolescent major depression: a randomized, controlled trial. J Am Acad Child Adolesc Psychiatry 40(7):762–772, 2001 11437014

Kennard B, Silva S, Vitiello B, et al; TADS Team: Remission and residual symptoms after short-term treatment in the Treatment of Adolescents with Depression Study (TADS). J Am Acad Child Adolesc Psychiatry 45(12):1404–1411, 2006 17135985

Kondo DG, Sung YH, Hellem TL, et al: Open-label adjunctive creatine for female adolescents with SSRI-resistant major depressive disorder: a 31-phosphorus magnetic resonance spectroscopy study. J Affect Disord 135(1–3):354–361, 2011 21831448

Kondo DG, Forrest LN, Shi X, et al: Creatine target engagement with brain bioenergetics: a dose-ranging phosphorus-31 magnetic resonance spectroscopy study of adolescent females with SSRI-resistant depression. Amino Acids 48(8):1941–1954, 2016 26907087

Kratochvil C, Emslie G, Silva S, et al; TADS Team: Acute time to response in the Treatment for Adolescents with Depression Study (TADS). J Am Acad Child Adolesc Psychiatry 45(12):1412–1418, 2006 17135986

Kutcher S, Boulos C, Ward B, et al: Response to desipramine treatment in adolescent depression: a fixed-dose, placebo-controlled trial. J Am Acad Child Adolesc Psychiatry 33(5):686–694, 1994 8056732

Latendresse G, Wong B, Dyer J, et al: Duration of maternal stress and depression: predictors of newborn admission to neonatal intensive care unit and postpartum depression. Nurs Res 64(5):331–341, 2015 26325275

Le Noury J, Nardo JM, Healy D, et al: Restoring Study 329: efficacy and harms of paroxetine and imipramine in treatment of major depression in adolescence. BMJ 351:h4320, 2015 26376805

Lewinsohn PM, Seeley JR, Hibbard J, et al: Cross-sectional and prospective relationships between physical morbidity and depression in older adolescents. J Am Acad Child

Adolesc Psychiatry 35(9):1120–1129, 1996 8824055

Lopez MA, Toprac MG, Crismon ML, et al: A psychoeducational program for children with ADHD or depression and their families: results from the CMAP feasibility study. Community Ment Health J 41(1):51–66, 2005 15932052

Lu CY, Zhang F, Lakoma MD, et al: Changes in antidepressant use by young people and suicidal behavior after FDA warnings and media coverage: quasi-experimental study. BMJ 348:g3596, 2014 24942789

Maalouf FT, Brent DA: Child and adolescent depression intervention overview: what works, for whom and how well?. Child Adolesc Psychiatr Clin N Am 21(2):299–312, viii, 2012 22537728

Maalouf FT, Atwi M, Brent DA: Treatment-resistant depression in adolescents: review and updates on clinical management. Depress Anxiety 28(11):946–954, 2011 21898710

Mandoki MW, Tapia MR, Tapia MA, et al: Venlafaxine in the treatment of children and adolescents with major depression. Psychopharmacol Bull 33(1):149–154, 1997 9133767

March J, Silva S, Petrycki S, et al; Treatment for Adolescents with Depression Study (TADS) Team: Fluoxetine, cognitive-behavioral therapy, and their combination for adolescents with depression: Treatment for Adolescents With Depression Study (TADS) randomized controlled trial. JAMA 292(7):807–820, 2004 15315995

March J, Silva S, Vitiello B; TADS Team: The Treatment for Adolescents with Depression Study (TADS): methods and message at 12 weeks. J Am Acad Child Adolesc Psychiatry 45(12):1393–1403, 2006 17135984

Mayer G, Faivel N, Aviram S, et al: Repetitive transcranial magnetic stimulation in depressed adolescents: experience, knowledge, and attitudes of recipients and their parents. J ECT 28(2):104–107, 2012 22513510

McCloud TL, Caddy C, Jochim J, et al: Ketamine and other glutamate receptor modulators for depression in bipolar disorder in adults. Cochrane Database Syst Rev (9):CD011611, 2015 26415966

Menninger K: The academic lecture: hope. Am J Psychiatry 116:481–491, 1959

Mork A, Pehrson A, Brennum LT, et al: Pharmacological effects of Lu AA21004: a novel multimodal compound for the treatment of major depressive disorder. J Pharmacol Exp Ther 340(3):666–675, 2012 22171087

Murrough JW, Iosifescu DV, Chang LC, et al: Antidepressant efficacy of ketamine in treatment-resistant major depression: a two-site randomized controlled trial. Am J Psychiatry 170(10):1134-1142, 2013 23982301

Olfson M, Shaffer D, Marcus SC, et al: Relationship between antidepressant medication treatment and suicide in adolescents. Arch Gen Psychiatry 60(10):978-982, 2003 14557142

Olfson M, Marcus SC, Shaffer D: Antidepressant drug therapy and suicide in severely depressed children and adults: a case-control study. Arch Gen Psychiatry 63(8):865-872, 2006 16894062

Otuyelu E, Foldvari A, Szabo E, et al: Antidepressant drugs and teenage suicide in Hungary: time trend and seasonality analysis. Int J Psychiatry Clin Pract 19(3):221-225, 2015 26058968

Pagnin D, de Queiroz V, Pini S, et al: Efficacy of ECT in depression: a metaanalytic review. J ECT 20(1):13-20, 2004 15087991

Pathak S, Johns ES, Kowatch RA: Adjunctive quetiapine for treatment-resistant adolescent major depressive disorder: a case series. J Child Adolesc Psychopharmacol 15(4):696-702, 2005 16190801

Puig-Antich J, Perel JM, Lupatkin W, et al: Imipramine in prepubertal major depressive disorders. Arch Gen Psychiatry 44(1):81-89, 1987 3541830

Renoir T: Selective serotonin reuptake inhibitor antidepressant treatment discontinuation syndrome: a review of the clinical evidence and the possible mechanisms involved. Front Pharmacol 4:45, 2013 23596418

Renshaw P: Creatine augmentation for adolescent females with treatment-resistant major depressive disorder. NCT02134808. December 7, 2017. Available at: https://clinicaltrials.gov/ct2/show/NCT02134808. Accessed September 18, 2018.

Rey JM, Walter G: Half a century of ECT use in young people. Am J Psychiatry 154(5):595-602, 1997 9137112

Rush AJ, Warden D, Wisniewski SR, et al: STAR*D: revising conventional wisdom. CNS Drugs 23(8):627-647, 2009 19594193

Ryan ND, Meyer V, Dachille S, et al: Lithium antidepressant augmentation in TCA-refractory depression in adolescents. J Am Acad Child Adolesc Psychiatry 27(3):371-376, 1988a 3379022

Ryan ND, Puig-Antich J, Rabinovich H, et al: MAOIs in adolescent major depres sion unresponsive to tricyclic antidepressants. J Am Acad Child Adolesc Psychiatry 27(6):755-758, 1988b 3198564

Sackeim HA: The definition and meaning of treatment-resistant depression. J Clin Psychiatry 62 (suppl 16):10-17, 2001 11480879

Sanchez C, Asin KE, Artigas F: Vortioxetine, a novel antidepressant with multimodal activity: review of preclinical and clinical data. Pharmacol Ther 145:43-57, 2015 25016186

Shamseddeen W, Clarke G, Keller MB, et al: Adjunctive sleep medications and depression outcome in the treatment of serotonin-selective reuptake inhibitor resistant depression in adolescents study. J Child Adolesc Psychopharmacol 22(1):29-36, 2012 22251024

Shon S-H, Joo Y, Lee J-S, et al: Lamotrigine treatment of adolescents with unipolar and bipolar depression: a retrospective chart review. J Child Adolesc Psychopharmacol 24(5):285-287, 2014 24813210

Simeon JG, Dinicola VF, Ferguson HB, et al: Adolescent depression: a placebo-controlled fluoxetine treatment study and follow-up. Prog Neuropsycho pharmacol Biol Psychiatry 14(5):791-795, 1990 2293257

Singh JB, Fedgchin M, Daly EJ, et al: A double-blind, randomized, placebo-controlled, dose-frequency study of intravenous ketamine in patients with treatment-resistant depression. Am J Psychiatry 173(8):816-826, 2016 27056608

Snyder CR, Harris C, Anderson JR, et al: The will and the ways: development and validation of an individual-differences measure of hope. J Pers Soc Psychol 60(4):570-585, 1991 2037968

Solhkhah R, Wilens TE, Daly J, et al: Bupropion SR for the treatment of sub stance-abusing outpatient adolescents with attention-deficit/hyperactivity disorder and mood disorders. J Child Adolesc Psychopharmacol 15(5):777-786, 2005 16262594

Strober M, Freeman R, Rigali J, et al: The pharmacotherapy of depressive illness in adolescence, II: effects of lithium augmentation in nonresponders to imipramine. J Am Acad Child Adolesc Psychiatry 31(1):16-20, 1992 1537769

Strober M, Rao U, DeAntonio M, et al: Effects of electroconvulsive therapy in adolescents with severe endogenous depression resistant to pharmacotherapy. Biol Psychiatry 43(5):335-338, 1998 9513748

Sugawara H, Sakamoto K, Harada T, et al: Predictors of efficacy in lithium augmentation for treatment-resistant depression. J Affect Disord 125(1-3):165-168, 2010 20089312

Sultan MA, Courtney DB: Adjunctive trazodone and depression outcome in adolescents treated with serotonin re-uptake inhibitors. J Can Acad Child Adolesc Psychiatry 26(3):233-240, 2017 29056986

Trivedi MH, Fava M, Wisniewski SR, et al; STARTD Study Team: Medication augmentation after the failure of SSRIs for depression. N Engl J Med 354(12):1243-1252, 2006 16554526

U.S. Food and Drug Administration: FDA Drug Safety Communication: Selective serotonin reuptake inhibitor (SSRI) antidepressant use during pregnancy and reports of a rare heart and lung condition in newborn babies. December 14, 2011. Available at: https://www.fda.gov/Drugs/DrugSafety/ucm283375.htm#hcp. Accessed February 25, 2019.

U.S. Food and Drug Administration: Pregnancy and Lactation Labeling (Drugs) Final Rule. December 3, 2014. Available at: https://www.fda.gov/drugs/developmentapprovalprocess/developmentresources/labeling/ucm093307.htm. Accessed February 25, 2019.

U.S. Food and Drug Administration: Clarification of dosing and warning recommendations for Celexa. Center for Drug Evaluation and Research, January 5, 2016. Available at: https://www.fda.gov/Drugs/ResourcesForYou/SpecialFeatures/ucm297764.htm. Accessed September 9, 2018.

U.S. Food and Drug Administration: Suicidality in children and adolescents being treated with antidepressant medications. Center for Drug Evaluation and Re search, February 5, 2018. Available at: https://www.fda.gov/drugs/drugsafety/postmarketdrugsafetyinformationforpa tientsandpro viders/ucm161679.htm. Accessed September 9, 2018.

Varigonda AL, Jakubovski E, Taylor MJ, et al: Systematic review and meta-analysis: early treatment responses of selective serotonin reuptake inhibitors in pediatric major depressive disorder. J Am Acad Child Adolesc Psychiatry 54(7):557-564, 2015 26088660

Volpi-Abadie J, Kaye AM, Kaye AD: Serotonin syndrome. Ochsner J 13(4):533-540, 2013 24358002

von Knorring A-L, Olsson GI, Thomsen PH, et al: A randomized, double-blind, placebo-controlled study of citalopram in adolescents with major depressive disorder. J Clin Psychopharmacol 26(3):311-315, 2006 16702897

Wagner KD, Ambrosini P, Rynn M, et al; Sertraline Pediatric Depression Study Group: Efficacy of sertraline in the treatment of children and adolescents with major depressive disorder: two randomized controlled trials. JAMA 290(8):1033–1041, 2003 12941675

Wagner KD, Robb AS, Findling RL, et al: A randomized, placebo-controlled trial of citalopram for the treatment of major depression in children and adolescents. Am J Psychiatry 161(6): 1079–1083, 2004 15169696

Walkup JT: Antidepressant efficacy for depression in children and adolescents: industry-and NIMH-funded studies. Am J Psychiatry 174(5):430–437, 2017 28253735

Walter G, Lyndon B, Kubb R: Lithium augmentation of venlafaxine in adolescent major depression. Aust N Z J Psychiatry 32(3):457–459, 1998 9672738

Walter G, Tormos JM, Israel JA, et al: Transcranial magnetic stimulation in young persons: a review of known cases. J Child Adolesc Psychopharmacol 11(1):69–75, 2001 11322748

Weihs KL, Murphy W, Abbas R, et al: Desvenlafaxine Versus placebo in a fluoxetine-referenced study of children and adolescents with major depressive disorder. J Child Adolesc Psychopharmacol 28(1):36–46, 2018 29189044

Wilkinson P, Dubicka B, Kelvin R, et al: Treated depression in adolescents: predictors of outcome at 28 weeks. Br J Psychiatry 194(4):334–341, 2009 19336785

Zhand N, Courtney DB, Flament MF: Use of electroconvulsive therapy in adolescents with treatment-resistant depressive disorders: a case series. J ECT 31(4):238–245, 2015 25830809

Zhou X, Keitner GI, Qin B, et al: Atypical antipsychotic augmentation for treatment-resistant depression: a systematic review and network meta-analysis. Int J Neuropsychopharmacol 18(11):pyv060, 2015 26012350

제10장

소아 양극성 장애의 약물치료

Luis R. Patino, M.D., M.Sc.
Melissa P. DelBello, M.D., M.S.

소아 양극성 장애는 만성적이며, 심각하고, 재발성일 뿐더러 종종 장애를 초래하는 질환이다(Chang, 2007). 소아 청소년에서 양극성 장애의 정확한 진단은 아주 숙련된 임상의에게도 쉽지 않은데, 특히 이 환자들에게는 다른 정신질환이 흔히 공존하기 때문이다(Joshi & Wilens, 2009). 더욱 복잡한 문제는 현상학적인 표현 및 성인에서 파생된 기준을 소아 청소년에게 적용할 때의 타당성에 대한 논란들이다(Axelson et al., 2006). 성인에서는 종종 우울증과 조증 삽화가 분명하게 나타나는 반면, 소아 청소년 양극성 장애는 종종 혼재성 혹은 과민성과 동반되는 불쾌한 기분이 특징이다(Geller & Tillman, 2005). 또한 소아 청소년은 성인에 비해 증상기가 더 길고, 기분의 급성 순환에 더 취약하다(Geller et al., 2004). 따라서 소아 양극성 장애의 효과적인 치료를 성인에서 유래된 치료에 대한 자료로 추정하게 되면, 충분한 정보를 제공하지 못할 수도 있다. 이 환자들을 위한 진단과 치료는 특히 어려울 수 있지만, 증상 개선과 정신사회적 이환율을 줄이기 위해 신속한 개입이 필요하다. 사실, 조기 발병과 긴 질병 이환 기간은 더 낮은 회복률과 관련되는 경향이 있기 때문에, 조기발견과 치료가 가장 중요하다(Lie et al., 2011). 현재, 소아 양극성 장애의 치료를 위해 이용 가능한 몇 가지 약물학적 개입이 있다. 급성 조증 치료가 대부분의 임상시험에서 주요 치료목표이긴 하지만, 소아 양극성 장애의 우울증에서 약물치료와 유지치료를 위한 약물치료에 대해 좀 더 명확한 설명이 필요하다.

소아 청소년 양극성 장애의 약물학적 개입에 대해 자세히 정리한 문헌 검토 논문들이 있다(Chang, 2009; Correl et al., 2010; Liu et al., 2011; Peruzzolo et al., 2013). 이 장에서 우리는 소아 양극성 장애의 약물학적 개입 효능과 안전성에 대한 조사를 확대하고자 하며, 특히 우울증, 조증, 평상기분/유지상태 각각의 치료된 기분 상태의 차이를 강조하고자 한다. 나아가,

이용 가능한 가장 좋은 근거의 포괄적인 수집품을 제공하기 위해, 각 연구의 질을 2단계의 근거 등급 척도를 사용하여 분류하고 앞서 언급한 기분 상태에 대한 각 약리적 약품의 권고 강도를 결정하였다.

방법

2017년 12월까지 출판된 문헌에 대한 Pubmed와 PsycINFO 웹사이트 검색은 개별과 2×2 검색어('양극성', '조증', '우울증', '유지치료', '소아', '어린이', '청소년', '젊은이', '약물학적')를 사용하여 검색하였고, 각 약물명에 대한 개별 검색도 시행하였다. 우리는 또한 clinicaltrials.gov에서 보고된 결과를 포함하여 약물 임상시험에 대해 검색하였다. 소아 청소년에서 급성 조증의 치료, 양극성 장애의 급성 우울증 치료, 양극성 장애의 유지치료, 내과적 상태 공존 시 치료에 있어 검색 결과와 선택된 정신약물학적 중재 시도에 대해 고찰하였다. 유지치료에서는, 최소 6개월 이상이나 26주 이상 초기 기분 안정화 이후 기분삽화의 유지/혹은 시간에 대해 평가한 임상시험에만 초점을 두었다.

우리는 질환 중심의 결과—특히 임상적 호전을 주요 결과(main outcome)—에 초점을 둔 논문을 선택하였고, 공존 질환의 치료가 일차 결과이거나 임상적 호전 이외 다른 변화가 주요 결과인(예를 들어, 신경 영상, 삶의 질, 치료준수, 학업수행) 논문은 제외하였다. 치료 설계 및 결과에 대한 정보는 선별된 논문에서 추출하였다. 이 고찰에서 보고된 반응률과 관해율은 표준 정의[반응: 기저 상태에 비해 측정된 증상의 50% 이상 감소, 관해: Young 조증 평가 척도(Young Mania Rating Scale: YMRS) 12점 이하, 소아우울평가 척도(Children's Depression Rating Scale: CDRS) 28점 이하]에 따라 발표물에서 추출되었고, 표준 정의 사용이 불가능한 경우 원본에서 표시된 것을 사용했다. 이 비율들에 대한 비교 가능한 효과크기(effect size)를 얻기 위해, Cohen's *h*, 두 비율 혹은 확률 사이의 거리 계산, 그리고 가능하면 위약대조 시험이 포함된 경우 치료에 필요한 수(the number needed to treat: NNT)의 추정치를 계산했다.

이후 선별된 연구들은 GRADE(Grading of Recommendations Assessment, Development and Evaluation)에 따라 순위 체계에 기초하여 근거의 질을 분류하였다(Guyatte et al., 2008). 또한 모든 정보를 평가한 후 치료 진술에 대해 SORT(Strength of Recommendation Taxonomy)를 사용하여 결론 및 권고사항을 기반으로 했다(Ebell et al., 2004)(〈표 10-2〉).

〈표 10-1〉 연구 유형과 관련하여 근거 등급을 지정하는 기준

근거 등급[a]	연구 유형
A	질 높은 RCT[b] 혹은 메타분석
B	질 낮은 RCT[c] 혹은 개방형 임상시험
C	사례군 보고, 후향적 기록지 검토
D	사례 보고, 전문가 의견

주. RCT=무작위 통제 시험(randomized controlled trial).

[a]: 개별 연구의 초기 등급이 결정되면: 연구 날짜가 정확하지 않은 경우, 증거 등급을 낮춘다(−1), 중도 탈락/추적 관찰 분실 >35%(−1), 연구의 심각한 제한점(−2), 치료 목적 분석(intention-to-treat analysis)이 없는 경우(−1), 이중맹검, 위약-대조 임상시험에서 부정적 결과(−3), 비일관적인 결과들(−1). 연구 결과가 다음과 같은 경우 등급을 올린다: 반응 Cohen's $h \geq 0.80$ 혹은 관해 Cohen's $h \geq 0.60$의 큰 효과크기(+1), 두 개 이상의 개방형 임상연구에서 일관된 근거(+1).

[b]: 위약-대조 연구와 적절한 검증력.

[c]: 활성 비교군 혹은 부적절한 검증력.

〈표 10-2〉 권고, 정의, 기준의 수준

	정의	필요한 근거
1단계	질 높은 근거를 기반으로 한 강력한 권고: 추후 연구가 평가된 중재의 신뢰도를 변화시킬 가능성이 낮음	A 등급 근거에 해당하는 2개 이상의 연구에서 일관된 결과를 기반으로 함
2단계	중증도 권고: 추후 연구가 권고의 신뢰도에 중요한 영향을 미칠 가능성이 있음	하나의 A 등급 연구 결과 혹은 2개 이상의 A 등급 연구들에서 일치되지 않는(혼합된) 결과를 기반으로 함
3단계	약한 권고: 추후 연구가 신뢰도에 중요한 영향을 미칠 가능성이 매우 높음	가장 높은 근거 수준이 B인 연구들을 기반으로 함
4단계	개입의 효과가 불확실함	C 등급 이하의 근거를 기반으로 함

결과

이 장에서 선정된 연구들에 대한 간략한 개요는 다음과 같다: ① 조증/경조증의 치료, ② 양극성 장애 우울삽화의 치료, ③ 유지치료. 이 분류 내에서 우리는 연구 설계에 따라 ⓐ 무작위 대조 시험(randomized controlled trials, 이하 RCTs)과 메타분석, ⓑ 개방형 임상시험(open-label: 이하 OL), 후향적 혹은 추적조사로 체계적으로 정리하였다.

소아 청소년 양극성 장애 조증 치료

급성 조증은 대부분의 임상연구에서 일차 치료 목표임이 확인되었다.

■ 무작위 대조 시험과 메타분석

우리는 소아 청소년 양극성 장애에서 급성 조증에 대한 약물학적 개입의 효과에 관한 20개의 무작위 대조 시험, 두 개의 메타분석 그리고 하나의 체계적 문헌 검토를 확인하였다. 이 중 일차 결과가 공존 물질사용장애에 기반이 있거나 조증, 우울 그리고 평상 기분 상태가 혼재한 양극성 장애 청소년에 대한 연구는 제외하였다. 남은 무작위 대조 시험들은 12개의 이중 맹검, 위약 대조 연구(double-blind, placebo-controlled trials, 이하 DBPC 연구), 3개의 이중 맹검, head-to head 비교연구, 3개의 기존 치료에 추가한 약물에 대한 DBPC, 하나의 치료 반응군에서 증상의 재발현을 평가한 DBPC-중단 연구였다. 이 결과의 요약은 〈표 10-3〉에 정리하였다.

아리피프라졸

두 용량의 아리피프라졸(aripiprazole) 단독치료를 비교한 DBPC 연구에서(Findling et al., 2009), 저자들은 두 용량 모두 위약에 비해 유의미한 증상 호전을 보였다고 하였다(10mg=−14.2와 30mg=−16.5 대 위약 −8.2, 모두 $P<0.0001$). 이 연구는 또한 더 높은 반응률(10mg=44.8%와 30mg=63.6% 대 위약 26.1%; Cohen's h 10mg=0.39, NNT 10mg=5.3과 Cohen's h 30mg=0.77, NNT 30mg=2.6)과 관해율(10mg=25%, 30mg=47.5% 대 위약=5.4%; Cohen's h 10mg=0.57, NNT 10mg=5.1, Cohen's h 30mg=1.0, NNT 30mg=2.3)을 보고하였다. 주의력결핍/과잉행동장애가 공존하는 대상으로 시행한 다른 유연 용량 DBPC 연구(Tramontina et al., 2009)에서는 아리피프라졸 단독치료가 위약에 비해 조증 증상을 감소시키는 데 우위에 있고(72% 대 32%; Cohen's h=0.82, NNT=2.5), 유의하게 더 높은 반응률을 보였다(88.9% 대 52%; Cohen's h=0.85, NNT=2.7). 이 연구에서의 주된 이상반응으로 진정, 위장관 불편감, 두통, 운동 증상 등이 보고되었다(Findling et al., 2009; Tramontina et al., 2009).

〈표 10-3〉 소아기 급성 조증 치료 약품에 대한 임상시험들

	참고문헌	연구설계	인원수	나이, 년	기간	YMRS 점수 차이(Cohen's *d*)	반응(NNT)	관해(NNT)
아리피프라졸 (Aripiprazole)	Findling et al., 2009	DBPC 10mg/일	296	10~17	4주	−6(0)	45%(5.3)	25%(5.1)
		DBPC 30mg/일				−8.3(0)	64%(2.6)	48%(2.3)
	Tramontina et al., 2009	DBPC	43	8~17	6주	N/A	89%(2.7)	72%(2.5)
아세나핀 (Asenapine)	Findling et al., 2015b	DBPC 2.5mg BID	403	10~17	3주	−2.7(0.32)	42%(7.4)	N/A
		DBPC 5mg BID				−5.5(0.65)	54%(3.8)	
		DBPC 10mg BID				−6.3(0.78)	52%(4.2)	
세레콕시브 (Celecoxib)	Mousavi et al., 2017	DBPC adjunctive lithium and risperidone	42	12~18	8주	−3.9(0.68)	NS	NS
디발프로엑스 (Divalproex)	DelBello et al., 2006b	HtH quetiapine	50	12~18	4주	NS	<Quetiapine	<Quetiapine
	Pavuluri et al., 2010	HtH risperidone	66	8~18	6주	<Risperidone	<Risperidone	<Risperidone
	Wagner et al., 2009	DBPC	150	10~17	4주	NS	NS	NS
리튬(Lithium)	Findling et al., 2015c	DBPC	81	7~17	8주	−6(0.53)	32%(9.1)	26%(8.3)
올란자핀 (Olanzapine)	Tohen et al., 2007	DBPC	161	13~17	3주	−7.7(0.84)	45%(3.8)	35%(4.2)
오메가-3 (Omega-3)	Gracious et al., 2010	DBPC	51	6~17	16주	NS	NS	NS
	Wozniak et al., 2015	HtH+inositol	28	5~12	12주	<combination	<combination	<combination
옥스카바제핀 (Oxcarbazepine)	Wagner et al., 2006	DBPC	116	7~18	7주	NS	NS	NS

	참고문헌	연구설계	인원수	나이, 년	기간	YMRS 점수 차이(Cohen's *d*)	반응(NNT)	관해(NNT)
쿠에티아핀 (Quetiapine)	Pathak et al., 2013	DBPC 400mg/일	277	10~17	3주	−5.2(0.53)	55%(3.7)	45%(4.5)
		DBPC 600mg/일				−6.6(0.89)	56%(3.6)	52%(3.3)
리스페리돈 (Risperidone)	Haas et al., 2009	DBPC low dose	169	10~17	3주		59%(3.0)	43%(3.7)
		DBPC high dose					63%(2.7)	43%(3.7)
타목시펜 (Tamoxifen)	Fallah et al., 2016	DBPC adjunctive lithium	44	9~20	4주	N/A	100%(2.2)	N/A
지프라시돈 (Ziprasidone)	Findling et al., 2013a	DBPC	237	10~17	4주	−5.2(0.5)	53%(3.2)	26%(9.9)

주. DBPC=randomized, double-blind, placebo-controlled clinical trial; HtH=randomized double-blind, head-to-head controlled clinical trial; N/A=data not available from the study; NNT=number needed to treat; NS=nonsignificant difference; YMRS=Young Mania Rating Scale.

아세나핀

조증에서 세 가지 용량의 아세나핀(asenapine) 단독치료(2.5mg, 5mg, 10mg 각 하루 두 번)를 조사한 대규모(403명)의 3주간 DBPC 연구(Findling et al., 2015b)에서, 아세나핀은 위약[−9.6(7.8) 감소, 반복측정에 대한 전체 혼합모형 $P<0.001$]에 비해 YMRS 점수에서 유의한 감소를 보였다(2.5, 5, 10mg에서 각 −12.3[±9.0], −15.1[9.5], 그리고 −15.9[9.1] 감소). 부가적으로, 반응률은 약물군에서 유의하게 더 높았다(2.5, 5, 10mg에서 각 41.5%, 54%, 그리고 52% 대 위약 28%, Cohen's h 2.5mg=0.28, 5mg=0.53, 10mg=0.5; NNT 2.5mg=7.4, 5mg=3.8, 10mg=4.2). 이 연구에서 환자 보고에 따른 가장 흔히 나타난 부작용(>10%)은 구강 지각감퇴, 피로(10mg에서만), 진정과 졸음이었다.

세레콕시브

리스페리돈과 리튬을 복용 중인 입원 중 청소년에 대한 소규모(42명)의 8주 DBPC 연구에서(Mousavi et al., 2017), 부가적인 세레콕시브(celecoxib)는 위약에 비해 조증 증상을 감소시켰다(YMRS 평균 차이=−3.85, 95% CI=0.15−7.54, $P<0.04$, Cohen's d=0.68). 세레콕시브는 더 큰 반응률(100% 대 90%)과 관해율(85% 대 60%)을 보였으나, 이런 차이는 통계적 유의성에 도달하지는 못했다(각각 P=0.48과 P=0.07). 이상반응의 빈도는 두 군 간에 차이가 없었고 세레콕시브로 인한 크레아티닌(creatinine)과 리튬 수준에는 모두 영향이 없었다.

디발프로엑스

쿠에티아핀과 디발프로엑스(divalproex) 단독치료에 대한 이중맹검, head−to−head 비교 연구에서, 쿠에티아핀군에서 더 큰 반응률(84% 대 56%)과 관해율(60% 대 28%)을 보였다(DelBello et al., 2006b). 두 번째 이중맹검, head−to−head 단독치료 연구(Pavuluri et al., 2010)에서 디발프로엑스에 비해 리스페리돈에서 더 큰 반응을 보였고(78% 대 46%), 더 나은 관해율을 보였다(63% 대 33%). 뿐만 아니라, 서방형 디발프로엑스 단독치료는 위약에 비해 소아 조증 치료의 무작위 비교연구에는 실패하였다(Wagner et al., 2009). 이 검증력 높은 연구에서, YMRS 점수 감소(24% 대 23%)와 관해율(16% 대 19%)에서는 두 군 간 유의한 차이가 없었다. 이 연구에서 흔한 부작용은 위장관 증상, 진정과 체중 증가였다. 췌장염, 간독성, 탈모 및 혈소판 감소증 역시, 비록 덜 흔하긴 하지만 디발프로엑스와 연관되었다(Rena et al., 2005). 전혈구 계산과 임신 검사가 약물 사용 전 및 매 6개월마다 권장된다. 부가적으로, 이 약물이 다낭성 난소증후군과 연관이 있기 때문에, 디발프로엑스를 처방받은 여자 청소년의 경우 생리주기에 대한 주의 깊은 모니터링이 강력히 권고된다(Bilo & Meo, 2008).

리튬

최근 다기관 DBPC 연구에서(Findling et al., 2015c) 리튬(lithium)은 YMRS 점수로 측정한 조증 증상의 감소에 있어 위약에 비해 유의하게 우위에 있었다(P=0.03). 이 연구에서 리튬은 또한 치료 반응(32% 대 21%; Cohen's h=0.25, NNT=9.1)과 관해(26% 대 14%; Cohen's h=0.30, NNT=8.3)에서 더 큰 비율을 보였다. 그러나 그 비율의 차이에서는 통계학적 유의성을 얻지는 못했다. 특히 이 연구에서 리튬 사용군의 30% 환자가 8주 연구를 마치지 못하고 중도탈락하였다. 이전에 리튬에 반응이 있었던 양극성 장애 청소년을 포함하는 한 DBPC 중단 연구에서(Kafantaris et al., 2004), 중단 이후 리튬은 위약과 비교해 중단 후 증상 악화에서 차이는 없었다(위약의 62% 대 리튬의 53%). 리튬과 연관된 주된 이상반응은 오심, 두통, 여드름, 체중 증가, 갑상선 기능 이상, 요붕증과 진전(tremor)이었다. 기본 전혈구 계산, 갑상선 기능검사, 혈액 요소질소, 크레아티닌, 혈청 칼슘, 요분석과 임산 검사를 리튬 사용 전뿐 아니라 3~6개월마다 하도록 권장된다(Findling, 2009).

올란자핀

급성 조증 치료에서 올란자핀(olanzapine)의 효과는 3주–DBPC 연구에서 나타나 있다(Tohen et al., 2007). 이 연구에서, 올란자핀은 조증 증상의 감소(−17.6 대 −9.9, P<0.001), 반응률(44.8% 대 18.5%, Cohen's h=0.56, NNT=3.8), 관해율(35.2% 대 11.1%, Cohen's h=0.58, NNT 4.2)에서 위약에 비해 유의하게 우위에 있었다. 주된 부작용에는 진정, 식욕 증가와 대사 변화가 포함된다(McClellan, 2007). 체중 증가는 특히 이 집단에서 유의성이 증가되었는데, 한 연구에서 성인의 경우 3.2kg 증가인 것에 반해 청소년은 3주간 평균 7.4kg의 체중 증가가 있었다. 이 연구에서 피험자들은 또한 사전/사후 프로락틴, 공복 혈당, 공복 총 콜레스테롤, 요산과 간 효소의 변화를 보였다(Singh et al., 2010).

오메가-3 지방산

우리는 급성 조증, 경조증 혹은 혼재성 증상을 보이는 양극성 장애 환자를 대상으로 오메가-3 lino(Om-3) 지방산의 사용에 대해 평가한 두 개의 RCTs를 확인하였다. 아마기름[오메가 3 알파 리놀렌산(Om-3 alpha-linolenic acid)이 포함된]을 사용한 16주-DBPC 연구에서는 51명의 소아 청소년에서 Om-3와 위약 사이의 일차적인 임상 결과상 유의한 차이는 없었다(Gracious et al., 2010). 다른 이중맹검 연구에서 고비율 에이코사펜타에노익산(eicosapentaenoic acid: EPA)/도코사헥사엔산(docosahexaenoic acid: DHA) Om-3, 이노시톨(inositol), 그리고 Om-3+이노시톨 조합이 28명의 양극성 장애 환자에게 무작위 이중맹검으로 배정되었다. 연구 저자들은 Om−3 단독에서 29% 그리고 Om−3와 이노시톨을 결합했을 때 60%의 반응률을 보인다고 하였다($P<0.05$)(Wozniak et al., 2015).

옥스카바제핀

소아 조증의 치료에서 옥스카바제핀(oxcarbazepine)의 긍정적인 내약성과 그 효과에 대해 암시를 준 초기 사례 보고에도 불구하고(Davanzo et al., 2004; Teitelbaum, 2001), 그 효능은 통제된 연구에서 확인되지 못했다. 한 DBPC 연구에서(Wagner et al., 2006) 어떤 효능 평가에도 위약과 옥스카바제핀 간의 유의한 차이가 확인되지 않았다. 놀라운 점은, 그 연구에서 높은 중도 탈락률(옥스카바제핀 66%와 위약 60%)을 보였다는 것이다. 옥스카바제핀군에서 위약군에 비해 더 많은 빈도로 나타난 부작용은 어지러움, 오심, 졸음, 복시, 피로감 그리고 발진이었다.

쿠에티아핀

한 DBPC에서, 쿠에티아핀(quetiapine)은 조증 증상 감소에 있어 위약에 비해 우위에 있음이 나타났고, 뿐만 아니라 증상 호전에 있어서 치료 첫 1주 동안 위약에 비해 유의하게 차이가 있었다(Pathak et al., 2013). 쿠에티아핀(400mg/일과 600mg/일)은 위약에 비해 더 높은 반응률과 관해율을 보였다(400mg/일: 반응률 55% 대 위약 28%, Cohen's h=0.55, NNT=3.7, 관해율 45% 대 위약 23%, Cohen's h=0.47, NNT=4.5, 600mg: 반응률 56%, Cohen's h=0.58, NNT=3.6, 관해율 52%, Cohen's h=0.63, NNT=3.3). 뿐만 아니라, 쿠에티아핀과 디발프로엑스를 비교한 head−to−head, 무작위 이중맹검 연구에서(Delbello et al., 2006b) 쿠에티아핀은 반응률(84% 대 56%)과 관해율(60% 대 28%) 면에서 디발프로엑스보다 우위에 있었다. 쿠에티아핀/디발프로엑스 병합 요법과 디발프로엑스 단독 요법을 비교한 다른 RCT 연구에서(Delbello et al., 2002) 병합 요법군이 단독 요법군에 비해 반응률이 유의하게 더 높았으나(87% 대 53%), 병합 요법은 또한 체중 증가도 더 심하게 나타났다(4.2kg±3.2 대 2.5kg±2.1). 이 연구에서 흔한 부작용은 진정, 위장관 불편감과 체중 증가(Fraguas et al., 2011)였다. 쿠에티아핀 치료는 2주 동안 평균 1.7kg, 8주 동안 평균 3.4kg의 체중 증가와 관련 있었다. 그러나 이 연구 중 어떤 것에도 대사성 지표의 차이는 없었다.

리스페리돈

급성 조증을 보이는 청소년 집단에서 저용량 리스페리돈(risperidone, 0.5~2.5mg/일)과 고용량 리스페리돈(3.0~6.0mg/일) 단독치료 대 위약을 비교한 한 세 방향 DBPC(three−way

DBPC)에서 두 적극적 치료군은 유의한 조증 증상 감소를 경험하였다(Haas et al., 2009). 반응률은 두 약물 용량, 즉 저용량(59.2%, Cohen's h=0.68, NNT=3.0)과 고용량(63.3%, Cohen's h=0.76, NNT=2.7) 리스페리돈 용량 모두에서 위약(26.3%)에 비해 유의하게 더 크게 나타났다. 관해율은 두 약물 용량 모두에서 관찰되었고, 위약에 비해 유의하게 더 높았다(43% 대 16%, Cohen's h=0.61, NNT=3.7). 전체적으로, 효능에서 용량에 따른 반응의 차이는 없었다는 점은 저용량이 고용량에 비해 효과적일 수 있음을 시사하며, 일반적으로 내약성에서도 더 나은 면이 있다. 또한 리스페리돈과 디발프로엑스(Geller et al., 2012; Pavuluri et al., 2010)나 리튬(Geller et al., 2012)을 비교한 head-to-head 비교에서 리스페리돈이 우위에 있는 결과를 보였다. 젊은이에서 리스페리돈 사용은 피로, 어지러움, 추체외로 부작용, 위장관 증상, 체중 증가와 고프로락틴혈증과 관련이 있다(Correll & Carlson, 2006; dos Santos Júnior et al., 2015; Pappagallo & Silva, 2004). 고프로락틴혈증은 골성장, 여성형 유방으로의 진행, 바람직하지 않은 월경 이상 등에 영향을 줄 수 있으므로, 소아 집단에서는 주의 깊은 모니터링이 필요하다(Pappagallo & Silva, 2004).

타목시펜

급성 조증 증상으로 입원한 청년 대상의 한 소규모(N=44) 4주 DBPC 임상 연구에서, 타목시펜+리튬과 리튬+위약이 비교되었다(Fallah et al., 2016; Findling et al., 2015c). 모든 대상은 리튬으로 시작해서 리튬의 혈청 농도가 0.8~1.1mEq/L가 될 때까지 용량을 적정화하고, 활성군(active arm)에 무작위로 배정된 사람들도 타목시펜(tamoxifen) 투여를 시작하여 40mg/일까지 용량을 조절하였다. 리튬+타목시펜군은 처음부터 조증 증상의 감소가 더 크게 나타났고 마지막까지 그 차이는 유지되었다. 반응률 또한 첫 주부터 유의한 차이를 보였고(45.5% 대 9.1%, P=0.007; Cohen's h=0.87, NNT=2.8), 3주까지 리튬+타목시펜군의 모든 대상에서 임상적 반응을 보였으나 비교군에서는 54.5%에서만 나타났다(P<0.001; Cohen's h>0.9, NNT=2.2). 이 연구에서 관해율에 대한 정보는 없었다. 부작용률은 두 군에서 유의한 차이가 있었는데, 리튬+타목시펜군에 비해 리튬+위약군에서 적어도 하나 이상의 부작용을 보고한 대상이 더 많았다(60% 대 41%, P=0.009). 소아 집단에서 타목시펜 사용과 관련된 부작용은 아직 잘 확립되지 않았다.

사춘기 여성형 유방에서 타목시펜 사용에 대한 한 체계적 문헌 검토(Lapid et al., 2013)에 따르면, 6개 연구에서(총 N=99) 4개월에서 7년간의 연구기간 동안 타목시펜과 관련된 특별한 임상적 부작용은 보고되지 않았다. McCune-Albright 증후군이 있는 소녀를 대상으로 한 소규모(N=28) OL 연구에서, 12개월 치료 동안 유의한 부작용은 보고되지 않았다(Eugster et al., 2003). 그러나 데스모이드 섬유종증(desmoid fibromatosis)에 대한 타목시펜 요법의 12개월 OL 연구에서 여성의 30%가 무증상 난소 낭종으로 발전했다. 참고로 이 연구에 사용된 용량은 훨씬 컸다(300mg/일).

토피라메이트

우리는 청소년에서 소아 조증과 물질 남용(substance abuse) 공존에 대한 토피라메이트(topiramate)의 DBPC 임상연구를 확인하였다. 그러나 이 연구는 조증이 있는 성인을 대상으로 한 토피라메이트 임상연구에서 효능을 보이지 않았기 때문에, 의뢰자에 의해 조기 종료되었다(Delbello et al., 2005). 이 연구만을 기반으로 명확한 결론을 내리는 것은 불가능하다. 소아 집단에서 흔한 부작용은 체중 감소, 상부 호흡기 감염, 감각이상, 인지 속도 저하와 설사였다(Reith et al., 2003).

지프라시돈

한 DBPC 연구에서(Findling et al., 2013a) 4주간 지프라시돈(ziprasidone) 단독치료를 받은 대상은 조증 증상의 더 큰 감소를 보였던 것으로 나타났다(YMRS에서 최소제곱평균변화: −13.83 대 −8.61, P<0.001). 위약과의 차이는 빠르면 1주 이내에 통계적으로 유의하게 나타났다. 반응률은 또한 지프라시돈군에서 위약군에 비해 유의하게 더 컸다(53% 대 22%; Cohen's h=0.65, NNT=3.22). 흥미롭게, 이 연구에서 체중 45kg 미만의 대상은 위약 대조군과 비교해 유의한 증상 호전을 보이지 않았다. 가장 흔히 나타난 부작용은 진정, 졸음, 두통, 피로함, 구역이었다.

메타분석

소아 청소년의 급성 조증 치료제를 연구한 두 메타분석이 확인되었다. 29 OL 연구와 17 RCT(Liu et al., 2011)를 문헌 검토한 한 메타분석에서, 저자들은 2세대 항정신병 약물(second-generation antipsychotics: SGAs)에 대한 더 큰 효과를 나타내는 약물등급별 효과와 함께, 연구 기점부터 종료까지 YMRS 점수의 유의한 평균 변화를 확인하였다. OL 연구에서, 모든 약물(all compounds)의 반응률에 대한 통합추정치(pooled estimate)는 통계적으로 0과 달랐다(50.6%; z=14.10; P<0.001). 연구 간 이질성 검증(test of between-study heterogeneity)은 유의했고, 다른 약물에 대한 반응률에서 유의한 변동성이 있음을 뜻한다. RCT에서 치료에 대한 반응 공산성은 위약에 비해 활성 약물의 경우 2배 더 크게 나타났다[승산비(odds ratio:

OR]=2.21; $P<0.001$]. 위약과의 이런 전반적인 유의한 차이는 SGAs의 매우 유의미한 효과에 의해 주로 설명되었다. 확증적 분석을 통해 다른 약물들에 비해 SGAs의 우월성을 입증되었다.

청년에서 항조증 약물을 사용한 DBPC 임상연구의 다른 메타분석(Correll et al., 2010)에서 SGAs[효과크기(effect size: ES=0.65)]는 기분 안정제들(ES=0.24)에 비해 더 유의한 YMSR 증상 호전을 보였다. 그러나 분석은 또한 더 큰 체중 증가(ES=0.53 대 0.10)와 졸음(NNH=4.7 대 9.5)이 있음을 나타냈다. 비용 편익 비율을 평가하는 것은 조증에 대한 치료 옵션을 결정할 때 필수적이다.

■ 개방형 임상연구

아리피프라졸

급성 조증 증상 치료에서 아리피프라졸(aripiprazole) 단독치료에 대한 세 개의 OL 연구가 확인되었다(Biederman et al., 2007a; Findling et al., 2011b; Tramontina et al., 2007). 19명의 양극성 장애 청소년에 대한 8주 OL 임상연구에서, 반응률은 68%였다(Biederman et al., 2007a). 96명의 급성 조증 아동을 대상으로 시행한 16주 OL은 피험자의 62.5%가 최종 증상 반응 기준을 충족하였다(Findling et al., 2011b). 10명의 급성 조증과 ADHD 공존 질환이 있는 청소년의 6주 OL에서 아리피프라졸 단독치료는 전반적 기능 점수($F=3.17$; $P=0.01$; ES=0.55), 조증 증상($F=5.63$; $P<.01$; ES=0.93), 그리고 ADHD 증상($t=3.42$; $P<0.01$; ES=1.05)에서 유의미한 호전을 보이는 것으로 나타났다.

카바마제핀

급성 조증이 있는 청소년 환자의 6주간 단독치료 OL 임상시험에서(Kowatch et al., 2000), 연구자들은 카바마제핀(carbamazepine)의 낮은 반응률을 확인하였다(38%). 유사하게, 젊은 참가자들에서 단독치료로서의 카바마제핀 서방정에 대한 한 OL 임상시험은 44%의 반응률을 얻었다(Joshi et al., 2010). 현재까지 소아 양극성 장애 치료를 위한 카바마제핀 사용에 대해 연구한 DBPC 임상연구는 없다. 카바마제핀과 관련된 가장 흔한 부작용은 구역과 진정이었다(Joshi et al., 2010). 또한 카바마제핀은 무과립구증(agranulocytosis)과 재생불량빈혈(aplastic anemia)과 연관성이 있었다. 따라서 이 환자들에서 혈액검사를 모니터링해야 한다(Evans et al., 1987). 뿐만 아니라 카바마제핀은 아시아 혈통의 환자에서는 Stevens-Johnson 증후군 발생의 위험 증가와도 연관성이 있다(Chong et al., 2014).

디발프로엑스

우리 조사에서 디발프로엑스(divalproex)를 사용한 네 개의 OL 연구가 확인되었다. 6개월 추적조사에서, 연구자들은 디발프로엑스에 대해 73.5%의 반응률과 52.9%의 관해율을 확인하였다(Pavuluri et al., 2005). 6주간 OL 무작위 배정 연구에서는 53%의 증상 반응률을 보고하였다(Kowatch et al., 2000). 6개월 전향적 OL 임상연구에서(Pavuluri et al., 2004), 40명의 피험자는 리스페리돈과 리튬 또는 리스페리돈과 디발프로엑스의 병합치료에 순차적으로 배정되었다. 리스페리돈+디발프로엑스군에 배정된 20명의 대상에서, 80%는 증상적 반응을 보였고, 60%는 관해 기준을 만족하였다(리스페리돈+리튬 사용군에 대한 결과는 뒤에 논의하겠다).

라모트리진

14주 OL 연구에서, 46명의 소아(6~17세)가 8주간 서서히 용량을 적정한 라모트리진(lamotrigine)을 복용하였다(Biederman et al., 2010). 이 연구에서 라모트리진은 소아 양극성 장애에서 72%의 반응률과 56%의 관해율을 보이며 조증 증상의 증상 조절 유지에 효과적인 것으로 나타났다. 양극성 장애와 급성 조증 증상이 있는 39명의 소아환자에서 12주간 라모트리진 단독치료의 다른 OL 연구에서, 66%의 반응률과 36%의 관해율이 확인되었다(Pavuluri et al., 2009). 라모트리진의 흔한 부작용은 위장관 증상, 어지러움, 운동실조, 진전, 두통, 그리고 피부발진이었다(Messenheimer et al., 2000). 라모트리진 제품 설명에 따르면(http://www.accessdata.fda.gov/drugsatfda_doc/label/2009/020241s037s038,020764s030s031lbl.pdf), Stevens-Johnson 증후군을 포함한 심각한 발진의 발생률은 뇌전증 치료를 위해 라모트리진을 복용한 소아의 약 0.8%, 성인 양극성 장애 환자에서 라모트리진 단독치료 시 0.08%, 성인 양극성 장애의 부가요법에서 0.13%로 나타났다.

리튬

우리는 급성 소아 조증에서 리튬(lithium) 사용을 평가한 5개의 OL 연구를 확인했다. 이 연구 중 가장 큰 연구는 100명의 환자를 4개월 추적 조사한 것으로, 반응률 55%와 관해율 26%를 보고했다. 그러나 이 연구에서는 46%의 대상에서 SGAs를 병용하였다(Kafantaris et al., 2003). 8주간의 OL 증량 임상연구에서는 급성 조증 증상에서 리튬을 투여받은 61명의 소아 환자 중 62%에서 증상적 반응을 보였고, 28.3%에서 관해를 획득하였다(Findling et al., 2011a). 6주 무작위 배정, OL 전향적 연구에서는 리튬을 투여받은 14명 중 38%가 증상적 반응을 보였고, 46%는 전반적 임상 인상(clinical global impression) 척도에서 '아주 많은 호전' 혹은 '많은 호전'으로 보고하였다(Kowatch et al., 2000). 부가적인 두 개의 OL 연구는 리스페리돈과 병용 시 리튬의 효과를 6개월 추적(Pavuluri et al., 2004)과 12개월 추적(Pavuluri et al., 2006)한 연구로, 각 82.4% 및 85.7%의 반응률과 64.7% 및 57.1%의 관해율을 보였다.

올란자핀

네 개의 OL 연구에서는 급성 조증 증상이 있는 소아 환자의 치료에서 올란자핀(olanzapine) 사용에 대해 평가하였다(Biederman et al., 2005a; Delbello et al., 2006a; Frazier et al., 2001; Wozniak et al., 2009). 급성 조증을 보이는 23명의 소아 청소년에 대한 8주간 OL 임상연구에서 61%는 증상 반응을 보였던 반면(Frazier et al., 2001), 20명의 청소년 환자에 대한 4주간 OL 임상연구에서는 74%의 반응률과 54%의 관해율을 보였다(DelBello et al., 2006a). 어린 소아의 급성 조증 치료를 위한 올란자핀과 리스페리돈을 비교한 OL에서(Biederman et al., 2005a), 올란자핀에 대해 33%의 반응률을 보였다(리스페리돈에 대한 결과는 다음 부분에서 논의하겠다). 또한 올란자핀은 올란자핀 단독치료와 올란자핀+토피라메이트 병용을 비교한 8주간 OL 임상연구에서 연구되었다. 연구 저자는 단독치료에서 47% 및 병용치료군에서 60%의 반응률을 확인했으나, 이 차이는 통계적 유의성은 없었다(Wozniak et al., 2009).

오메가-3 지방산

양극성 스펙트럼 장애가 있는 20명의 소아 환자에 대한 8주간 OL 연구에서, 오메가-3 단독치료는 35%의 반응과 10%의 관해를 일으켰다(Wozniak et al., 2007). 두 번째 6주간 OL 연구는 양극성 스펙트럼 장애와 경도의 조증 증상이 있는 18명의 소아 청소년 환자에서 전형적인 약물치료에 병용하여 오메가-3 사용에 대해 평가하였다(Clayton et al., 2009). 이 연구에서 오메가-3는 기저에서 최종 시점까지 유의하게 YMSR 증상 감소를 보였으나, YMSR 점수의 50% 초과 감소를 보인 환자는 아무도 없었다.

팔리페리돈

팔리페리돈(paliperidone) 단독치료의 소규모(*N*=41) OL 연구에서, 치료는 60%의 반응률 및 40%의 관해율과 연관이 있었다(Joshi et al., 2013). 그러나 이 연구에서 40%의 환자는 8주 이후 임상적으로 유의한 체중 증가(7% 이상 증가)를 보였다.

쿠에티아핀

양극성 스펙트럼 장애와 급성 조증 증상을 보이는 학령전기와 학령기 소아에 대한 8주간 OL 연구에서, 쿠에티아핀(quetiapine) 단독치료는 학령전기 소아의 46% 및 학령기 소아의

42%에서 반응률을 보였고, 두 연령군 모두에서 26%의 관해율을 보였다(Joshi et al., 2012).

리스페리돈

우리는 한 개의 리스페리돈(risperidone) 단독치료에 대한 OL 연구, 한 개의 OL 비교연구, 그리고 두 개의 OL 병합치료 연구를 확인했다. 단독치료 연구에서는 30명의 환자에게 리스페리돈으로 8주간 치료하였고, 50%의 반응률을 유발했다(Biederman et al., 2005b). 리스페리돈과 올란자핀을 head-to-head로 비교한 OL 연구에서, 8주 뒤 리스페리돈군에서 대상의 69%가 연구 기준에 따른 임상적 반응을 얻었다(Biederman et al., 2005a). 병합치료 OL 임상연구에서, 리튬 혹은 디발프로엑스와 병용한 리스페리돈은 각 85.7%와 80%의 반응을 유발하였다(Pavuluri et al., 2004, 2006).

비타민 D_3

8주간의 소규모(*N*=16) OL 연구에서 조증 증상을 보이는 양극성 스펙트럼 장애가 있는 청소년에서 부가적인 비타민 D 사용 효과를 평가하였다(Sikoglu et al., 2015). 이 연구에서는 비타민 D_3 보충제(2,000 IU)가 기저의 조증 증상(YMRS 변화=−8.6, *P*=0.002)과 우울 증상(CDRS 변화=−7.9, *P*=0.01)을 감소시켰다.

지프라시돈

8주간의 OL 연구에서, 지프라시돈(ziprasidone)은 양극성 스펙트럼 진단(17명은 급성 조증)을 받은 21명 환자(6~17세)에게 단독치료로 평가되었다. 이 연구에서 지프라시돈은 70%의 반응률을 보였다(Biederman et al., 2007b). 63명 환자(이 중 급성 조증삽화는 46명)에서 지프라시돈 용량을 증량한 OL 임상연구에서, 지프라시돈 단독치료는 63%의 반응률로 임상적으로 의미 있는 증상 호전을 보였다(DelBello et al., 2008).

소아 청소년에서 양극성 우울증 치료

소아 청소년 정신건강의학과에서 양극성 우울증에 대한 연구는 현저히 부족하다. 우리의 검색에서 네 개의 무작위 배정 임상시험, 다섯 개의 OL 연구, 그리고 하나의 후향적 기록지 검토(chart review)를 찾았다.

■ 무작위 배정 임상시험

루라시돈

급성 양극성 우울증이 있는 소아 청소년(10~17세) 환자를 대상으로 한 6주 DBPC 임상시험(N=374)에서 루라시돈(lurasidone)은 위약에 비해 우위를 보였다(DelBello et al., 2017). 루라시돈의 유연 용량(flexible dose, 20~80mg/일)으로 치료한 대상은 위약에 비해 우울 증상 점수에서 더 큰 감소를 보였고(두 군 간의 CDRS 평균 차이=−5.7; Cohen's d=0.45), 반응을 보일 가능성이 더 높았다(59.5% 대 36.5%; P<0.0001; Cohen's h=0.52; NNT=5). 관해율 또한 루라시돈군에서 더 높았으나, 통계적 유의성에 도달하지는 못했다(26% 대 19%; P=0.08, Cohen's h=0.3; NNT=14). 참고로 관해는 엄격한 기준을 사용하여 결정되었다[개정된 CDRS 점수<28, YMRS 점수<8, 전반적 임상적 인상(Clinical Global Impression−Severity)−양극성 우울점수의 심각도<3]. 루라시돈군에서 위약군에 비해 적어도 하나 이상의 부작용을 보고한 군이 더 많았다(65% 대 51%). 루라시돈에서 보고된 가장 많은 부작용은 구역과 졸음이었다. 2018년 3월, 루라시돈은 소아 청소년 양극성 우울장애 치료에서 이차 약제로 유일하게 FDA 승인을 받았다.

올란자핀−플루옥세틴 병용

올란자핀−플루옥세틴 병용(olanzapine−fluoxetine combination, 이하 OFC)을 평가한 8주간 DBPC 임상연구(Detke et al., 2015)에서, 급성 치료한 환자는 우울 점수에 있어 유의하게 더 큰 감소를 보였다(YMRS 최소제곱 차이: −28 대 −23; P=0.003). 위약에 비해 OFC를 받은 환자에서 더 많은 관해(59% 대 43%, Cohen's h=0.32, NNT=6.2) 또는 반응(78% 대 59%; Cohen's h=0.41, NNT=5.3)을 보였다. 이 연구에서 치료로 인한 자살 사고나 행동 혹은 조증 증상의 악화는 OFC군과 위약군에서 차이가 없었다. 이 연구 동안, OFC군에서 가장 흔한 치료로 인한 부작용은 체중 증가, 식욕 증가 그리고 졸음이었다. 치료로 인한 고지혈증은 OFC−치료 환자에서 매우 흔히 나타났다.

쿠에티아핀

21명의 청소년 양극성 우울 환자를 포함한 한 DBPC 임상연구(DelBello et al., 2009)에서 쿠에티아핀 단독치료는 반응률(쿠에티아핀 71% 대 위약 67%)과 관해율(쿠에티아핀 35% 대 위약 40%)에서 위약과 차이를 보이지 못했다. 약 200명의 청소년을 대상으로 한 더 큰 규모의 8주간 DBPC 임상연구(Findling et al., 2014)에서 유사한 결과로 쿠에티아핀 단독치료는 위약에 비해 우울 증상의 감소에서 유의한 차이를 보이지 못했다(반응: 쿠에티아핀 63% 대 위약 55%, 관해: 쿠에티아핀 45.7% 대 위약 34%).

■ 개방형 임상연구

항우울제

양극성 우울 청소년에서 항우울제(antidepressants) 사용에 대한 두 개의 후향적 기록지 검토(retrospective chart reviews)가 있었다. 59명을 대상으로 한 후향적 기록지 검토에서(Biederman et al., 2000) 항우울제 사용은 우울 증상을 감소시킬 수 있다고 하였다. 그럼에도 항우울제로 치료한 양극성 청소년은 치료가 긴급한 조증 증상이 발생할 위험을 3배 더 증가시켰다(OR=3.0; 95% CI=1.2−7.8). 항우울제로 치료한 25명의 소아 청소년 양극성 우울증 환자에 대한 다른 후향적 기록지 검토에 따르면, 이들 중 36%에서 항우울제에 의한 기분 변화(mood switch)가 나타났다(Park et al., 2014).

라모트리진

소아 양극성 우울장애의 라모트리진(lamotrigine) 사용에 관한 OL 연구와 후향적 평가는 다양한 성공적인 결과를 보였다. 후향적 기록지 검토에서(Shon et al., 2014) 43%만의 반응률을 보인 반면, 다른 연구에서는 라모트리진과 SGA를 사용한 환자 대다수(82%)에서 혼합형 우울 증상의 유의한 감소를 보였다(Pavuluri et al., 2009). 다른 OL 연구에서 라모트리진은 단독치료 혹은 보조치료에서 63%의 반응률과 58%의 관해율을 보였다(Chang et al., 2006).

리튬

청소년 양극성 우울의 리튬(lithium)에 대한 유일하게 발표된 OL 연구로(Patel et al., 2006), 소규모 대상(N=27)의 단독치료가 있었다. 연구 저자는 큰 효과(Cohen's d=1.7)와 높은 반응률(48%) 및 관해율(30%)을 확인하였다.

우리딘

피리미딘 뉴클레오사이드 우리딘(pyrimidine nucleoside uridine)은 양극성 장애 성인에서 인지질 대사(phospholipid metabolism), 카테콜아민 합성(catecholamine synthesis)과 사립체 기능(mitochondrial function)의 향상에 있어서 그 역할에 대해 연구되었다. 7명의 청소년 양극성 우울 환자 대상으로 우리딘 500mg 하루 두 번 사용한 소규모 6주 OL, 전향적 연구에서 CDRS 점수는 평균 −38.4점 감소하였고 반응률은 54%였다(Kondo et al., 2011).

소아 청소년에서 양극성 장애를 위한 유지치료

우리의 문헌 검색에서 소아 청소년 양극성 장애를 위한 유지치료 RCTs 3개와 장기 치료/유지치료 OL 연구 11개를 확인하였다. 참고로, 대부분의 연구는 충분한 치료 반응을 보인 대상(예: 환자는 이전에 해당 약물로 안정화되었다)으로 이루어졌다.

■ 무작위 배정 임상시험

아리피프라졸

72주 DBPC 유지연구(Findling et al., 2012)에 따르면, 아리피프라졸(aripiprazole) 단독요법을 받은 환자에서 위약에 비해 기분삽화로 인한 약물 중단 시점이 더 길었다(중간값 6.14주 대 2.29주). 그러나 위약군에서 상당수의 환자(90%)가 중도탈락되었기 때문에 결과를 일반화하기에는 한계가 있다. 다른 DBPC 연구는 두 용량의 아리피프라졸 단독치료에서 장기 치료(30주) 효과를 탐색하였다(Findling et al., 2013b). 이 연구에서 아리피프라졸은 위약에 비해 우위를 보였으며, 10mg군(59%)과 30mg군(65%) 모두에서 위약군(30%)에 비해 더 큰 증상 감소를 보였다. 이 DBPC 연구가 장기 추적조사 결과를 제공하고 있긴 하지만, 아리피프라졸 투여 이후 관해를 얻은 환자에 대한 재발 그리고/혹은 지속적인 반응을 평가한 것은 아니므로, 엄밀히 말해 유지치료에 대한 임상연구를 대표한다고 할 수는 없다.

라모트리진

18주간의 OL 이후 36주 DBPC 유지 임상연구에서(Findling et al., 2015a), 환자의 기존 약물에 라모트리진(lamotrigine) 부가요법 시 기분삽화의 발생까지 시간을 연장하는 데 효과가 있었다. 우울증[155일(±14.7) 대 50일(±3.8)]; 조증/경조증[163일(±12.2) 대 120일(±12.2)]; 혼합형 기분삽화[136일(±15.4) 대 107일(±13.8)]. 이 중재는 10~12세에 비해 13~17세에서 더 효과적인 것으로 보였다.

리튬 또는 디발프로엑스

리튬과 디발프로엑스(lithium or divalproex) 병합요법으로 이전에 안정화된 환자에서 두 약물을 비교한 18개월 이중맹검 RCT 연구에서 두 약은 비슷한 재발률과 재발까지의 시간을 보였다. 이 연구에서 리튬으로 치료한 환자의 60%와 디발프로엑스로 치료한 환자의 66.7%가 18개월 추적조사 재발을 경험하였고, 재발까지의 평균 시간은 각 16.3±8.2주와 16±8주였다(Findling et al., 2005).

■ 개방형 임상연구

아세나핀

소아 조증에 대한 3주간 DBPC 임상연구 이후 50주 OL 연장연구에서(Findling et al., 2016), DBPC 단계 이후 유지기로 계속 아세나핀(asenapine)을 받은 241명의 청소년(As/As)과 DBPC 단계에 위약을 받은 81명(PB/As)이 OL 연구에 포함되었다. As/As군은 YMRS 점수의 감소가 유지되었고[−6.5(±10.5)], 반면 일 년간 연구 종료 시점에 PB/As군은 평균 YMRS 점수가 15.2점(±5.8) 감소하였다. 이 논문에서는 치료에 의한 부작용에 초점을 맞추었다. 참고로, 56.4%의 환자가 중도탈락되었는데, 이들 중 26%는 치료에 의한 부작용으로, 9%는 치료 실패로, 10%는 비순응도로 중도탈락되었다. 부작용 측면에서, 42%는 진정/졸음을 경험하였고, 6%는 추체외로 증상이 나타났으며, 3%는 좌불안석이 나타났다. 또한 35%는 임상적으로 유의한 체중 증가(6%에 해당하는 z-체질량지수 증가)가 나타났다. 급성기 3주 DBPC 임상연구와 연속적인 OL 연장연구에서 반응 기준에 도달한 환자 중 33%는 26주 후 조증 증상에 대한 반응을 유지하는 데 실패하였다. 치료로 인한 우울증 비율에 대한 보고는 제공되지 않았다.

디발프로엑스

소아 양극성 장애의 디발프로엑스(divalproex) 장기 치료에 대한 두 개의 OL 연구가 확인되었다. 6개월 전향적 임상연구에서(Pavuluri et al., 2005), 34명이 디발프로엑스를 투여받았고 조증 증상과 우울 증상 모두에서 지속적인 감소를 보였다. 이 소규모 표본에서, 연구 저자는 느슨한 정의(lax definition)에 근거하여(YMRS 기준 점수의 50% 이상 변화, 개정된 CDRS 점수의 40점 이하, 양극성 장애 호전에 대한 전반적 임상적 인상 점수 2점 이하, 그리고 소아 전반적 평가 척도 51점 이상) 53%의 환자에서 관해를 보였다고 하였다. 그러나 연구 저자는 이 소규모 표본에서 재발까지의 시간이나 재발률, 관해율은 보고하지 않았다. 반면, 급성 조증환자에서 서방형 디발프로엑스 단독치료와 위약의 차이를 확인하지 못했던 BDPC 임상시험에 대한 확장연구(extension study)에서, 피험자들은 기준점 대비 YMRS 점수에서 약간의 변화만 있을 뿐, 어떤 유의한 증상 감소도 경험하지 못했다(Redden et al., 2009).

리튬

이전 부문에서 언급한 리튬 비반응군에 대한 리스페리돈 부가요법의 12개월 OL 연구에서

(Pavuluri et al., 2006), 저자는 리튬(lithium) 단독요법 반응군(n=38)의 45%에서 추적기간동안 효과가 지속되었다고 보고하였다. 리튬 단독치료를 유지한 환자를 대상으로 한 18개월 유지 임상연구에서는 단 37.5%만이 재발을 경험하였고, 리튬을 중단한 환자의 92%가 재발을 경험하였다(Strober et al., 1990).

쿠에티아핀

한 소규모(N=21) OL 유지 임상연구에서는 72%의 연구대상에서 48주 연구기간 동안 안정상태를 유지하였다고 보고되었고, 이는 쿠에티아핀(quetiapine) 단독치료가 소아 양극성 장애 유지치료의 가능한 선택지일 수 있음을 제안한다(Duffy et al., 2009).

지프라시돈

이 장의 앞에서 논의한 지프라시돈(ziprasidone) 단독요법 DBPC 임상연구의 26주 OL 연장단계에서, 저자는 시간이 지남에 따라 YMRS 점수의 지속적인 감소를 확인하였다(Findling et al., 2013a). 관해를 보인 환자의 재발에 대한 정보는 이 연구에서 보고되지 않았다.

토론

최근 몇 년 동안 소아 청소년 양극성 장애 환자의 치료에 대한 연구가 증가하고 있긴 하지만, 많은 불확실성이 남아 있다. 전체적으로 성인에 비해 약물적 중재의 효과에 대한 자료의 양이 부족하다. 또한 조증삽화의 치료에 대한 연구가 우울증이나 평상 기분 상태의 유지치료를 위해 고안된 연구에 비해 더 많았다. 이 글을 쓰는 시점까지, FDA는 다음 약물을 소아 조증 환자의 치료에 대해 승인하였다: 리튬(서방형은 12세 이상, 속효성은 7세 이상), 아리피프라졸(10세 이상), 아세나핀(10세 이상), 올란자핀(13세 이상), 쿠에티아핀(10세 이상), 그리고 리스페리돈(10세 이상).

양극성 장애가 있는 청소년은 전체 삽화를 경험하거나, 거의 40%의 기간 동안 우울증의 준임상증상을 경험한다. 게다가 전향적 연구에서 소아 청소년은 조증의 관해 이후에 경조증, 조증 혹은 혼합형 삽화에 비해 주요우울삽화로 재발하는 경향이 더 많다. 불행히도, 양극성 장애 청소년 중 우울증에 관한 약물치료에 있어 통제된 자료는 거의 없다. 이 글을 쓰는 시점까지, OFC와 루라시돈만이 소아 청소년에서 양극성 우울 치료에 대한 FDA 승인을 받았다. 하지만 임상시험 등록을 조사한 결과 양극성 우울증 치료를 위한 다양한 약물을 평가하기 위해 여러 연구가 수행되고 있음이 밝혀졌다. 이 연구의 결과를 통해 소아 청소년 양극성 우울증에 대한 사용 가능한 경험적 자료가 추가되고 권고사항의 구조와 내용이 수정될 것이다.

양극성 장애 환자의 치료에서 핵심적인 측면은 장기유지치료임에도 불구하고, 재발방지에 대한 정보를 제공하는 연구는 네 개뿐이다.

이 문헌 검토에서, 소아 양극성 장애 환자의 약물학적 그리고 비약물학적 치료에 대한 추가적인 근거가 필요하다는 것은 분명하다. 또한 양극성 장애가 있는 청소년에서 어떤 약물도 전체적으로 효과적일 가능성은 매우 낮기 때문에, 치료 반응의 적절한 예측 인자를 찾기 위한 연구가 개별화된 치료 전략을 달성하는 데 있어 대단히 중요하다. 이런 예측 인자들은 임상적 혹은 생물학적 요인일 수 있고, 인구학적 특징, 증상군, 가족력, 약물유전적 표지자, 그리고 인지적 결함에서 신경영상적 특징까지 다양할 수 있다. 게다가 치료 반응을 예측하는 데 있어 충분한 통계적 검정력을 가진 연구는 아직 없기 때문에, 이러한 예측 인자를 총체적으로 검색할 수 있는 데이터 풀(pool of data)을 확보하기 위해 노력해야 한다. 체계적 자료 모집, 유사한 자료 설계, 그리고 균일한 평가자 신뢰도가 이 노력의 초기 단계가 되어야 한다. 이런 점과 기타 질문을 해결하기 위한 적극적이고 단합된 노력은 향후 몇 년 동안 소아 양극성 장애의 치료에 있어 발전의 추진력이 수년간 유지되도록 할 것이다. 근거의 질과 권고의 강도에 대한 우리 체계하에 이 장에서 고려된 주어진 자료와 지침에 따라, 우리는 문헌 검토에 대한 전문가 의견을 제시하고자 한다.

전문가 의견

소아 청소년에서 급성 조증 치료에 대한 제언

1. **급성 조증 증상이 있는 소아 청소년에서 SGAs가 첫 번째 치료로 고려되어야 한다**(Level 1). 우리는 현재까지 급성 조증 치료에서 SGAs가 리튬과 다른 기분 안정제보다 더 효과적이라는 수렴된 근거를 확인하였다. 연구에 대한 우리의 문헌 검토에서, SGAs는 더 큰 효과크기를 보여 주고 연구 전반에 걸쳐 더 많은 일관성을 나타내며, 전반적으로 더 높은 수준의 근거가 뒷받침되었다. 현재 사용 가능한 SGAs군 내에서, 아리피프라졸이 가장 높은 권고 등급을 보였다(Level 1). 두 번째 높은 권고 등급(Level 2)은 루라시돈,

쿠에티아핀, 리스페리돈이었다. 올란자핀은 반응과 관해에서 중증도의 효과크기와 좋은 질의 자료에 의해 뒷받침되었다. 그러나 다른 SGAs에 비해 더 많은 부작용인 대사성 부작용에 대한 중요한 우려 때문에 권고 강도는 중증도(Level 3)로 내려갔다. 유사하게, 큰 효과크기에도 불구하고 자료의 질에 대한 우려 때문에 지프라시돈의 권고 강도가 격하되었다(Level 3). 이 장을 쓰는 시점에, 소아 청소년의 급성 조증 치료에서 지프라시돈에 대한 다른 DBPC 연구가 수행되고 있었고, 이 연구 결과가 보고될 때에는 권고 수준이 올라가거나 떨어질 수 있다. 좋은 질의 자료가 부족하기 때문에, 팔리페리돈은 SGAs 중 가장 낮은 권고를 받았다(Level 4). 잘 평가된 체중 증가와 대사성 부작용이 대부분의 SGAs와 연관 있기 때문에, 적극적인 감시와 관찰이 특히 필요하다. 청소년이 이런 약물을 성인기까지 복용했을 때 질병 이환과 사망의 측면에서 부작용의 장기적인 결과에 관해서는 대부분 알려져 있지 않다. 최근, 이런 대사성 부작용 관리의 치료 선택을 탐구하는 연구들이 증가하고 있으며, 임상의는 그러한 개입에 익숙해져야 한다. 불행히도, 이런 중재에 대한 근거를 체계적으로 검토하는 것은 이 고찰의 범주에서 벗어나 있다.

2. **소아 청소년의 급성 조증 치료를 위해, SGAs 사용 금기이거나 기대하는 반응이나 관해를 달성하는 데 실패한 경우, 이차 치료제로 리튬 단독치료**(Level 3) **혹은 SGA와 병합**(Level 2)**을 고려해야 한다.** 리튬 단독치료는 중증도의 효과크기와 중간 정도의 질적 자료(quality data)를 보였으나 RCT와 여러 OL 연구에서 일관성을 보였다. SGAs와의 병합으로 리튬 사용에 대한 DBPC 연구는 없었지만, OL 연구들에서 큰 효과크기와 일관된 결과들을 근거로 이 옵션을 중증도 권고로 제시하였다. 뿐만 아니라, 예비자료에서 리튬 반응이 가족 내에서 이루어질 수 있고, 이는 리튬 반응에서의 유전적 결정요인(genetic determinants)에 대한 가능성을 나타낸다(Grof et al., 2002). 또한 성인에서의 자료는 '초반응자(super responders)'인 환자의 부분집합(subset)을 가리키고 있으며, 리튬은 자살 행동의 위험을 감소시키는 데 있어 강력하고 일관된 근거를 보인다는 점이 이 권고를 결정할 때 고려되었다. 양극성 장애 환자의 보조치료로서 세레콕시브는 소규모 DBPC 임상연구에서 위약에 비해 우위에 있는 것으로 나타났다. 그러나 위약과의 차이는 단지 8주 치료 이후에 달성되었다.
3. **소아 청소년의 급성 조증 치료에서 디발프로엑스와 라모트리진이 삼차 치료제로 고려되어야 한다**(Level 4). SGAs(리스페리돈과 쿠에티아핀)에 비해 효과성에 있어서 열등하다고 나타난 DBPC 연구 결과를 근거로 디발프로엑스가 가장 낮은 권고로 제시되었다

(Level 4). 급성 조증 치료를 위한 디발프로엑스 사용은 이미 SGA나 리튬 단독치료 혹은 리튬과 SGA 병합요법에서 반응에 실패한 환자에서는 제한적이어야 한다. 쿠에티아핀과 병합한 디발프로엑스 사용은 큰 반응과 관해를 보였고, 특정 환자에서는 고려될 수 있다. 급성 조증에 대한 라모트리진은 긴 용량 조절 기간이 필요하기 때문에 실용적인 사용 목적으로는 제한적이다. 라모트리진은 또한 급성 조증에서 사용을 지지하는 근거도 제한적이다. 그러므로 그 사용에 대한 제안은 낮게 제시하였다(Level 4).

4. **ⓐ 리튬과 리스페리돈 병용치료에 세레콕시브 보조치료와 ⓑ 리튬 치료에 타목시펜 보조치료에 대한 전체적인 효과와 안전성을 평가하는 추후 연구가 필요하다**(Level 3). DBPC 임상연구 결과 타목시펜과 세레콕시브 부가요법에서 강력한 효과크기가 제시되었으나, 이 연구에서 표본 수가 적고 전체적인 안전성이 잘 평가되지 못했다. 자료의 질과 효과에 대한 근거 부족으로 급성 조증 치료에서 다른 약물치료(예: 옥스카바제핀, 팔리페리돈, 오메가-3 지방산, 비타민 D_3)에 대한 언급은 할 수가 없다.

소아 청소년에서 양극성 우울증의 치료에 대한 제언

1. **임상의가 소아 청소년의 양극성 우울증 치료를 위한 약물학적 중재 사용을 결정할 때, 일차약제로서 루라시돈을 고려해야 한다**(Level 2). 루라시돈은 소아 양극성 우울증에서 사용으로(10세 이상 소아) FDA 승인을 받았다. 루라시돈의 반응 면에서 효과크기는 중증도로 보고되었으나, 약물은 관해율에서 위약에 비해 차이를 보이지는 않았다. 더구나 소아 양극성 우울증에서 큰 위약 반응이 특히 흔하다는 점을 고려할 때, 경도에서 중증도 사례에서는 심리사회적 중재가 초기 치료로서 효과적일 가능성을 제시한다.
2. **양극성 우울증에서 올란자핀-플루옥세틴 병합(OFC)이 이차 약제로 고려되어야 한다** (Level 2). OFC는 소아 청소년의 양극성 우울증 치료에 대한 대규모 DBPC 연구에서 양성 결과를 보였다. 그러나 반응과 관해 면에서 효과크기는 중증도이고, 올란자핀 사용과 관련된 대사상 부작용과 체중 증가에 대한 염려가 알려져 있다. 이런 이유에서 OFC는 양극성 우울증 청소년 치료에서 이차 약제, 특히 정신사회적 중재나 루라시돈 치료에 반응이 없는 경우 고려되어야 한다.
3. **양극성 우울증에서 리튬과 라모트리진이 삼차 약제로 고려되어야 한다**(Level 3). 리튬은 성인 양극성 장애와 치료 저항성 단극성 우울에서 효능이 입증되었다. 또한 연구들은 리튬이 성인에서 자살행동을 예방하는 데 특히 효과적일 수 있고, 이는 근거 있는

치료 선택으로 고려하게 하였다. 그러나 소아 양극성 우울증에서의 그 효과에 대한 근거는 아직 거의 없다. 청소년 양극성 우울증에 대한 유일한 항경련제 약물인 라모트리진 부가요법은 OL 연구에서 양성 결과를 보여 주었으나, 긴 증량 기간과 심각한 부작용 가능성 때문에 특별한 경우에 사용하도록 제한되어 있다.

4. **부가요법 혹은 단독치료로 항우울제 사용은 알려진 위험의 가능성이 있는 환자들에서는 제한적이어야 한다**(Level 4). 항우울제는 소아 청소년의 단극성 우울증 치료에서 효과적이며 내약성도 좋다. 그러나 양극성 우울증에서의 효과는 아직 자세히 조사되지 못했다. 치료적 이점의 가능성을 평가할 때, 조증 유발의 잠재적 위험성과 심한 우울에 종종 동반되는 자살 위험에 대해 가중치를 두어야 한다.

중요한 주의사항: 소아 우울증 연구에서 높은 위약 반응이 흔하다는 점은 양극성 우울증 청소년에 대한 추후 다른 연구 설계를 가진 임상연구가 필요하다는 것을 제안한다. 사용 가능한 자료가 거의 없으므로 양극성 장애가 있는 우울한 소아 청소년에 대한 치료 선택에서 임상의는 주의할 필요가 있다. 또한 임상의는 양극성 우울증에서 정신치료적 중재의 효과를 평가해야 하고 임상적으로 적절한 경우 초기 선택으로 이에 가중치를 두어야 한다(자세한 고찰은 Vallarino et al., 2015를 참고).

소아 청소년에서 양극성 장애의 약물학적 유지치료에 대한 제언

1. **평상 기분 상태의 유지를 위한 치료제를 선택할 때, 임상의는 아리피프라졸 단독치료 혹은 부가요법으로서의 라모트리진을 일차 선택으로 고려해야 한다**(Level 2). 아리피프라졸은 기분삽화의 발현까지 시간을 연장하는 데 있어 위약에 비해 우월한 것으로 밝혀졌고, 확장연구에서 시간이 지남에 따라 그 효과를 유지할 수 있음을 보여 주었다. 라모트리진은 단독치료와 부가치료 모두에서 유지치료제로서의 사용 근거가 있으며, 더 높은 근거가 부가치료로서의 사용을 지지한다. 이런 연구의 결과는 이 약제가 특히 우울 재발을 예방하는 데 사용 가능함을 보여 준다.
2. **특정 약물로 안정기에 들어간 이후에는, 동일 약물로 유지하는 것이 합리적이다**(Level 3). 아리피프라졸, 아세나핀, 쿠에티아핀, 지프라시돈에 대한 확장연구는 이 약물들을 유지하는 것이 반응 유지를 가져온다는 점을 보여 주지만, 각 하나의 장기간 연구에서만 평가가 되어 반복 연구의 부족으로 그 가능성이 감소되었다. 양극성 장애가 있는 소

아 환자의 장기간 증상 감소와 재발 방지를 위한 리튬의 효능을 평가한 연구들은 급성기 치료 동안 반응과 관해 달성에서 중증도의 성공을 보였다.

중요한 주의사항: 양극성 장애 유지치료가 제한적인 수준에서 평가되어 추가적인 권고를 제공하기는 힘들었다. 더구나 이 유지 연구의 설계 종류는 연구 표본이 표적약물에 대해(모든 확장연구의 경우에서 동일) 알려진 반응을 보이는 환자로 구성되어 있어, 선택 편향의 형태로 심각한 우려가 있다. 소아 청소년 양극성 장애의 장기 치료에 대한 일차 약물치료 전략 선택을 평가하기 위한 부가적인 연구가 필요하다. 현재 약물들은 여전히 높은 반응률과 연관되나 잔존 증상이 흔하고, 또한 언급했듯이 장기적인 안전 및 내약성 문제를 고려해야 한다. 임상의는 이용 가능한 경험적 근거, 개별 임상 특성 및 안전성 우려 등을 기반으로 각 환자의 유지요법을 위한 치료법을 선택해야 한다.

이 문헌 검토의 한계점

이 문헌 검토는 광범위하긴 하지만, 연구를 체계적으로 분석하지 않았고, 자료에 대한 메타분석 요약을 포함하지 않은 것에 주의해야 한다. 우리는 문헌 검토에서 기존 의학 근거중심의 의학 체계에 기초하여 근거와 제언의 강도에 대한 질적 등급을 평가함에 있어 단순함과 분명함 사이의 균형을 찾으려고 하였다. 우리는 근거의 질이 연속선상에 있고, 따라서 각각의 범주는 어느 정도는 임의적인 분류임을 이해한다. 그럼에도 우리는 단순함과 투명성의 이점이 이런 한계를 넘어선다고 믿고 있다. 그러나 체계가 얼마나 단순 혹은 복잡하든지, 항상 판단하는 것이 요구된다. 비록 우리의 체계가 자료에 대한 구조적인 측면을 반영하기 위한 틀을 제공하긴 하지만, 우리의 제언을 결정하는 자료의 질과 근거의 수준을 분류할 때 판단의 필요를 배제하지는 않았다.

임상적 핵심 요점

- 임상의가 양극성 장애가 있는 청소년에 대한 약물치료를 선택할 때, 환자의 현재 정신상태를 적절하게 확인하는 것(예: 치료의 어떤 단계가 가장 적절할지)과 어떤 공존 질환이 있는지를 결정하는 것이 중요하다.

- 기분 상태 혹은 치료 단계와 관계없이, 치료 반응에 대한 주의 깊은 평가와 부작용 발생에 대한 추적 관찰을 정기적으로 수행해야 하며, 치료 순응에 대해 특별한 고려가 이루어져야 한다.
- 환자에게 적절한 용량을 처방했는지 혹은 공존 질환이나 동시에 복용 중인 약물이 상황을 복잡하게 만들고 있는 것은 아닌지 평가하는 것이 필요하다.
- 정신교육(psychoeducation)과 다른 정신치료적 치료가 환자와 그 가족들의 치료에 핵심이다.
- 현재까지, 소아 청소년의 조증 상태에 대한 치료는 광범위하게 연구되고 있다. SGAs가 리튬이나 기분 안정제보다 우세하다는 것을 나타내는 분명한 패턴이 드러나고 있다. 그러나 비교효능(comparative efficacy)을 평가하기 위한 지속적인 head-to-head와 위약-대조 임상연구, 특히 병합치료와 관련한 연구가 필요하다.
- 양극성 장애가 있는 아동 · 청소년의 우울 상태에 대한 치료에 관한 자료는 아직 부족하며, 이 질환의 치료가 추후 연구 초점이 되는 영역이어야 한다.
- 큰 위약 반응이 이 집단에서는 종종 나타나지만, 주어진 치료가 위약을 능가하는 정도를 확인하는 것이 필수적이다.
- 현재까지 이 영역에서 2/3의 위약 대조 임상시험 시, 위약에 비해 유의한 치료 반응을 보이는 약물을 찾는 데 실패했다. 게다가 어떤 환자는 정신사회적 중재 단독으로도 충분한 치료적 이점을 경험하기도 하였다. 대안적인 실험적 설계가 필요함이 분명하다.
- 좀 더 최근에는, 소아 청소년 양극성 장애에서 평상 기분 상태의 유지치료가 치료에 대한 연구의 초점이 되고 있다. 특히 관심을 끄는 것은 양극성 기분삽화까지 더 긴 시간을 나타내는 라모트리진에 대한 최근 완료된 연구의 자료이다. 라모트리진 및 기타 유지치료 가능성이 있는 방법들에 대한 지속적인 연구가 필요하다.
- 지난 몇 년 동안, 소아 양극성에 대한 인식은 점점 더 커지고 있다. 추후 연구 시도는 반응과 내약성에 대한 표지자를 기반으로 하는 것을 포함하여, 개별화된 치료 전략을 허용하는 연구들이 포함되어야 한다.

참고문헌

Axelson D, Birmaher B, Strober M, et al: Phenomenology of children and adolescents with bipolar spectrum disorders. Arch Gen Psychiatry 63(10):1139–1148, 2006 17015816

Biederman J, Mick E, Spencer TJ, et al: Therapeutic dilemmas in the pharmaco-therapy of bipolar depression in the young. J Child Adolesc Psychopharmacol 10(3):185–192, 2000 11052408

Biederman J, Mick E, Hammerness P, et al: Open–label, 8–week trial of olanzapine and risperidone for the treatment of bipolar disorder in preschool–age children. Biol Psychiatry 58(7):589–594, 2005a 16239162

Biederman J, Mick E, Wozniak J, et al: An open–label trial of risperidone in children and adolescents with bipolar disorder. J Child Adolesc Psychopharmacol 15(2):311–317, 2005b 15910215305

Biederman J, Mick E, Spencer T, et al: An open–label trial of aripiprazole mono therapy in children and adolescents with bipolar disorder. CNS Spectr 12(9):683–689, 2007a 17805214

Biederman J, Mick E, Spencer T, et al: A prospective open–label treatment trial of ziprasidone monotherapy in children and adolescents with bipolar disorder. Bipolar Disord 9(8):888–894, 2007b 18076539

Biederman J, Joshi G, Mick E, et al: A prospective open–label trial of lamotrigine monotherapy in children and adolescents with bipolar disorder. CNS Neurosci Ther 16(2):91–102, 2010 20415838

Bilo L, Meo R: Polycystic ovary syndrome in women using valproate: a review. Gynecol Endocrinol 24(10):562–570, 2008 19012099

Chang K: Adult bipolar disorder is continuous with pediatric bipolar disorder. Can J Psychiatry 52(7):418–425, 2007 17688005

Chang K: Challenges in the diagnosis and treatment of pediatric bipolar depression. Dialogues Clin Neurosci 11(1):73–80, 2009 19432389

Chang K, Saxena K, Howe M: An open–label study of lamotrigine adjunct or monotherapy for the treatment of adolescents with bipolar depression. J Am Acad Child Adolesc Psychiatry 45(3):298–304, 2006 16540814

Chong KW, Chan DW, Cheung YB, et al: Association of carbamazepine–induced severe cutaneous drug reactions and HLA–B*1502 allele status, and dose and treatment duration in paediatric neurology patients in Singapore. Arch Dis Child 99(6):581–584, 2014 24225276

Clayton EH, Hanstock TL, Hirneth SJ, et al: Reduced mania and depression in juvenile bipolar disorder associated with long–chain omega–3 polyunsaturated fatty acid supplementation. Eur J Clin Nutr 63(8):1037–1040, 2009 19156158

Correll CU, Carlson HE: Endocrine and metabolic adverse effects of psychotropic medications in children and adolescents. J Am Acad Child Adolesc Psychiatry 45(7):771-791, 2006 16832314

Correll CU, Sheridan EM, DelBello MP: Antipsychotic and mood stabilizer efficacy and tolerability in pediatric and adult patients with bipolar I mania: a comparative analysis of acute, randomized, placebo-controlled trials. Bipolar Disord 12(2):116-141, 2010 20402706

Davanzo P, Nikore V, Yehya N, et al: Oxcarbazepine treatment of juvenile-onset bipolar disorder. J Child Adolesc Psychopharmacol 14(3):344-345, 2004 15650489

Delbello MP, Schwiers ML, Rosenberg HL, et al: A double-blind, randomized, placebo-controlled study of quetiapine as adjunctive treatment for adolescent mania. J Am Acad Child Adolesc Psychiatry 41(10):1216-1223, 2002 12364843

Delbello MP, Findling RL, Kushner S, et al: A pilot controlled trial of topiramate for mania in children and adolescents with bipolar disorder. J Am Acad Child Adolesc Psychiatry 44(6):539-547, 2005 15908836

DelBello MP, Cecil KM, Adler CM, et al: Neurochemical effects of olanzapine in first-hospitalization manic adolescents: a proton magnetic resonance spectroscopy study. Neuropsychopharmacology 31(6):1264-1273, 2006a 16292323

DelBello MP, Kowatch RA, Adler CM, et al: A double-blind randomized pilot study comparing quetiapine and divalproex for adolescent mania. J Am Acad Child Adolcsc Psychiatry 45(3):305-313, 2006b 16540815

DelBello MP, Versavel M, Ice K, et al: Tolerability of oral ziprasidone in children and adolescents with bipolar mania, schizophrenia, or schizoaffective disorder. J Child Adolesc Psychopharmacol 18(5):491-499, 2008 18928413

DelBello MP, Chang K, Welge JA, et al: A double-blind, placebo-controlled pilot study of quetiapine for depressed adolescents with bipolar disorder. Bipolar Disord 11(5):483-493, 2009 19624387

DelBello MP, Goldman R, Phillips D, et al: Efficacy and safety of lurasidone in children and adolescents with bipolar I depression: a double-blind, placebo-controlled study. J Am Acad Child Adolesc Psychiatry 56(12):1015-1025, 2017 29173735

Detke HC, DelBello MP, Landry J, et al: Olanzapine/Fluoxetine combination in children and adolescents with bipolar I depression: a randomized, double blind, placebo-controlled trial. J Am Acad Child Adolesc Psychiatry 54(3):217–224, 2015 25721187

dos Santos Júnior A, Henriques TB, de Mello MP, et al: Hyperprolactinemia in children and adolescents with use of risperidone: clinical and molecular genetics aspects. J Child Adolesc Psychopharmacol 25(10):738–748, 2015 26682995

Duffy A, Milin R, Grof P: Maintenance treatment of adolescent bipolar disorder: open study of the effectiveness and tolerability of quetiapine. BMC Psychiatry 9:4, 2009 19200370

Ebell MH, Siwek J, Weiss BD, et al: Strength of Recommendation Taxonomy (SORT): a patient-centered approach to grading evidence in the medical literature. Am Fam Physician 69(3):548–556, 2004 14971837

Eugster EA, Rubin SD, Reiter EO, et al; McCune-Albright Study Group: Tamoxifen treatment for precocious puberty in McCune-Albright syndrome: a multicenter trial. J Pediatr 143(1):60–66, 2003 12915825

Evans RW, Clay TH, Gualtieri CT: Carbamazepine in pediatric psychiatry. J Am Acad Child Adolesc Psychiatry 26(1):2–8, 1987 3583995

Fallah E, Arman S, Najafi M, et al: Effect of tamoxifen and lithium on treatment of acute mania symptoms in children and adolescents. Iran J Child Neurol 10(2):16–25, 2016 27247580

Findling RL: Safety and tolerability of bipolar disorder treatment in youth. J Clin Psychiatry 70(11):e44, 2009 20031092

Findling RL, McNamara NK, Youngstrom EA, et al: Double-blind 18-month trial of lithium versus divalproex maintenance treatment in pediatric bipolar disorder. J Am Acad Child Adolesc Psychiatry 44(5):409–417, 2005 15843762307

Findling RL, Nyilas M, Forbes RA, et al: Acute treatment of pediatric bipolar I disorder, manic or mixed episode, with aripiprazole: a randomized, double blind, placebo-controlled study. J Clin Psychiatry 70(10):1441–1451, 2009 19906348

Findling RL, Kafantaris V, Pavuluri M, et al: Dosing strategies for lithium monotherapy in children and adolescents with bipolar I disorder. J Child Adolesc Psychopharmacol 21(3):195–205, 2011a 21663422

Findling RL, McNamara NK, Youngstrom EA, et al: An open-label study of aripiprazole in children with a bipolar disorder. J Child Adolesc Psychopharmacol 21(4):345–351, 2011b 21823912

Findling RL, Youngstrom EA, McNamara NK, et al: Double-blind, randomized, placebo-controlled long-term maintenance study of aripiprazole in children with bipolar disorder. J Clin Psychiatry 73(1):57–63, 2012 22152402

Findling RL, Cavus I, Pappadopulos E, et al: Efficacy, long-term safety, and toler ability of ziprasidone in children and adolescents with bipolar disorder. J Child Adolesc Psychopharmacol 23(8):545–557, 2013a 24111980

Findling RL, Correll CU, Nyilas M, et al: Aripiprazole for the treatment of pediatric bipolar I disorder: a 30-week, randomized, placebo-controlled study. Bipolar Disord 15(2):138–149, 2013b 23437959

Findling RL, Pathak S, Earley WR, et al: Efficacy and safety of extended-release quetiapine fumarate in youth with bipolar depression: an 8 week, double blind, placebo-controlled trial. J Child Adolesc Psychopharmacol 24(6):325–335, 2014 24956042

Findling RL, Chang K, Robb A, et al: Adjunctive maintenance lamotrigine for pediatric bipolar I disorder: a placebo-controlled, randomized withdrawal study. J Am Acad Child Adolesc Psychiatry 54(12):1020.e3–1031.e3, 2015a 26598477

Findling RL, Landbloom RL, Szegedi A, et al: Asenapine for the acute treatment of pediatric manic or mixed episode of bipolar I disorder. J Am Acad Child Adolesc Psychiatry 54(12):1032–1041, 2015b 26598478

Findling RL, Robb A, McNamara NK, et al: Lithium in the acute treatment of bipolar I disorder: a double-blind, placebo-controlled study. Pediatrics 136(5):885–894, 2015c 26459650

Findling RL, Landbloom RL, Mackie M, et al: Long-term safety of asenapine in pediatric patients diagnosed with bipolar I disorder: a 50-week open-label, flexible-dose trial. Paediatr Drugs 18(5):367–378, 2016 27461426

Fraguas D, Correll CU, Merchan-Naranjo J, et al: Efficacy and safety of second-generation antipsychotics in children and adolescents with psychotic and bipolar spectrum disorders: comprehensive review of prospective head-to-head and placebo-controlled comparisons. Eur Neuropsychopharmacol 21(8):621–645, 2011 20702068

Frazier JA, Biederman J, Tohen M, et al: A prospective open-label treatment trial of olanzapine monotherapy in children and adolescents with bipolar disorder. J Child Adolesc Psychopharmacol 11(3):239–250, 2001 11642474

Geller B, Tillman R: Prepubertal and early adolescent bipolar I disorder: review of diagnostic validation by Robins and Guze criteria. J Clin Psychiatry 66 (suppl 7):21–28, 2005 16124838

Geller B, Tillman R, Craney JL, et al: Four-year prospective outcome and natural history of mania in children with a prepubertal and early adolescent bipolar disorder phenotype. Arch Gen Psychiatry 61(5):459–467, 2004 15123490

Geller B, Luby JL, Joshi P, et al: A randomized controlled trial of risperidone, lithium, or divalproex sodium for initial treatment of bipolar I disorder, manic or mixed phase, in children and adolescents. Arch Gen Psychiatry 69(5):515–528, 2012 22213771

Gracious BL, Chirieac MC, Costescu S, et al: Randomized, placebo-controlled trial of flax oil in pediatric bipolar disorder. Bipolar Disord 12(2):142–154, 2010 20402707

Grof P, Duffy A, Cavazzoni P, et al: Is response to prophylactic lithium a familial trait? J Clin Psychiatry 63(10):942–947, 2002 12416605

Guyatt GH, Oxman AD, Vist GE, et al; GRADE Working Group: GRADE: an emerging consensus on rating quality of evidence and strength of recommendations. BMJ 336(7650):924–926, 2008 18436948

Haas M, Delbello MP, Pandina G, et al: Risperidone for the treatment of acute mania in children and adolescents with bipolar disorder: a randomized, double-blind, placebo-controlled study. Bipolar Disord 11(7):687–700, 2009 19839994

Joshi G, Wilens T: Comorbidity in pediatric bipolar disorder. Child Adolesc Psychiatr Clin N Am 18(2):291–319, vii–viii, 2009 19264265

Joshi G, Wozniak J, Mick E, et al: A prospective open-label trial of extended-release carbamazepine monotherapy in children with bipolar disorder. J Child Adolesc Psychopharmacol 20(1):7–14, 2010 20166791

Joshi G, Petty C, Wozniak J, et al: A prospective open-label trial of quetiapine monotherapy in preschool and school age children with bipolar spectrum disorder. J Affect Disord 136(3):1143–1153, 2012 22035648

Joshi G, Petty C, Wozniak J, et al: A prospective open-label trial of paliperidone monotherapy for the treatment of bipolar spectrum disorders in children and adolescents. Psychopharmacology (Berl) 227(3):449–458, 2013 23397049

Kafantaris V, Coletti D, Dicker R, et al: Lithium treatment of acute mania in adolescents: a large open trial. J Am Acad Child Adolesc Psychiatry 42(9):1038–1045, 2003 12960703

Kafantaris V, Coletti DJ, Dicker R, et al: Lithium treatment of acute mania in adolescents: a placebo-controlled discontinuation study. J Am Acad Child Adolesc Psychiatry 43(8):984–

993, 2004 15266193

Kondo DG, Sung YH, Hellem TL, et al: Open-label uridine for treatment of depressed adolescents with bipolar disorder. J Child Adolesc Psychopharmacol 21(2):171-175, 2011 21486171

Kowatch RA, Suppes T, Carmody TJ, et al: Effect size of lithium, divalproex sodium, and carbamazepine in children and adolescents with bipolar disorder. J Am Acad Child Adolesc Psychiatry 39(6):713-720, 2000 10846305

Lapid O, van Wingerden JJ, Perlemuter L: Tamoxifen therapy for the management of pubertal gynecomastia: a systematic review. J Pediatr Endocrinol Metab 26(9-10):803-807, 2013 23729603

Liu HY, Potter MP, Woodworth KY, et al: Pharmacologic treatments for pediatric bipolar disorder: a review and meta-analysis. J Am Acad Child Adolesc Psychiatry 50(8):749.e39-762.e39, 2011 21784295

McClellan JM: Olanzapine and pediatric bipolar disorder: evidence for efficacy and safety concerns. Am J Psychiatry 164(10):1462-1464, 2007 17898331 Messenheimer JA, Giorgi L, Risner ME: The tolerability of lamotrigine in children. Drug Saf 22(4):303-312, 2000 10789824

Mousavi SY, Khezri R, Karkhaneh-Yousefi MA, et al: A randomized, doubleblind placebo-controlled trial on effectiveness and safety of celecoxib adjunctive therapy in adolescents with acute bipolar mania. J Child Adolesc Psycho-pharmacol 27(6):494-500, 2017 28409660

Pappagallo M, Silva R: The effect of atypical antipsychotic agents on prolactin levels in children and adolescents. J Child Adolesc Psychopharmacol 14(3):359-371, 2004 15650493

Park KJ, Shon S, Lee HJ, et al: Antidepressant-emergent mood switch in Korean adolescents with mood disorder. Clin Neuropharmacol 37(6):177-185, 2014 25384075

Patel NC, DelBello MP, Bryan HS, et al: Open-label lithium for the treatment of adolescents with bipolar depression. J Am Acad Child Adolesc Psychiatry 45(3):289-297, 2006 16540813

Pathak S, Findling RL, Earley WR, et al: Efficacy and safety of quetiapine in children and adolescents with mania associated with bipolar I disorder: a 3-309week, double-blind, placebo-controlled trial. J Clin Psychiatry 74(1):e100-e109, 2013 23419231

Pavuluri MN, Henry DB, Carbray JA, et al: Open-label prospective trial of risperidone in combination with lithium or divalproex sodium in pediatric mania. J Affect Disord 82 (suppl 1):S103-S111, 2004 15571784

Pavuluri MN, Henry DB, Carbray JA, et al: Divalproex sodium for pediatric mixed mania: a 6-month prospective trial. Bipolar Disord 7(3):266-273, 2005 15898964

Pavuluri MN, Henry DB, Carbray JA, et al: A one-year open-label trial of risperidone augmentation in lithium nonresponder youth with preschool-onset bipolar dis order. J Child Adolesc Psychopharmacol 16(3):336-350, 2006 16768641

Pavuluri MN, Henry DB, Moss M, et al: Effectiveness of lamotrigine in maintaining symptom control in pediatric bipolar disorder. J Child Adolesc Psychopharmacol 19(1):75-82, 2009 19232025

Pavuluri MN, Henry DB, Findling RL, et al: Double-blind randomized trial of risperidone versus divalproex in pediatric bipolar disorder. Bipolar Disord 12(6):593-605, 2010 20868458

Peruzzolo TL, Tramontina S, Rohde LA, et al: Pharmacotherapy of bipolar disorder in children and adolescents: an update. Braz J Psychiatry 35(4):393-405, 2013 24402215

Rana M, Khanzode L, Karnik N, et al: Divalproex sodium in the treatment of pediatric psychiatric disorders. Expert Rev Neurother 5(2):165-176, 2005 15853487

Redden L, DelBello M, Wagner KD, et al; Depakote ER Pediatric Mania Group: Long-term safety of divalproex sodium extended-release in children and adolescents with bipolar I disorder. J Child Adolesc Psychopharmacol 19(1):83-89, 2009 19232026

Reith D, Burke C, Appleton DB, et al: Tolerability of topiramate in children and adolescents. J Paediatr Child Health 39(6):416-419, 2003 12919493

Shon SH, Joo Y, Lee JS, et al: Lamotrigine treatment of adolescents with unipolar and bipolar depression: a retrospective chart review. J Child Adolesc Psycho pharmacol 24(5):285-287, 2014 24813210

Sikoglu EM, Navarro AA, Starr D, et al: Vitamin D3 supplemental treatment for mania in youth with bipolar spectrum disorders. J Child Adolesc Psychopharmacol 25(5):415-424, 2015 26091195

Singh MK, Ketter TA, Chang KD: Atypical antipsychotics for acute manic and mixed episodes in children and adolescents with bipolar disorder: efficacy and tolerability. Drugs

70(4):433-442, 2010 20205485

Strober M, Morrell W, Lampert C, et al: Relapse following discontinuation of lithium maintenance therapy in adolescents with bipolar I illness: a naturalistic study. Am J Psychiatry 147(4):457-461, 1990 2107763

Teitelbaum M: Oxcarbazepine in bipolar disorder. J Am Acad Child Adolesc Psychiatry 40(9):993-994, 2001 11556642

Tohen M, Kryzhanovskaya L, Carlson G, et al: Olanzapine versus placebo in the treatment of adolescents with bipolar mania. Am J Psychiatry 164(10):1547-1556, 2007 17898346

Tramontina S, Zeni CP, Pheula GF, et al: Aripiprazole in juvenile bipolar disorder comorbid with attention-deficit/hyperactivity disorder: an open clinical trial. CNS Spectr 12(10):758-762, 2007 17934380

Tramontina S, Zeni CP, Ketzer CR, et al: Aripiprazole in children and adolescents with bipolar disorder comorbid with attention-deficit/hyperactivity disorder: a pilot randomized clinical trial. J Clin Psychiatry 70(5):756-764, 2009 19389329

Vallarino M, Henry C, Etain B, et al: An evidence map of psychosocial interventions for the earliest stages of bipolar disorder. Lancet Psychiatry 2(6):548-563, 2015 26360451

Wagner KD, Weller EB, Carlson GA, et al: An open-label trial of divalproex in children and adolescents with bipolar disorder. J Am Acad Child Adolesc Psychiatry 41(10):1224-1230, 2002 12364844311

Wagner KD, Kowatch RA, Emslie GJ, et al: A double-blind, randomized, placebo-controlled trial of oxcarbazepine in the treatment of bipolar disorder in children and adolescents. Am J Psychiatry 163(7):1179-1186, 2006 16816222

Wagner KD, Redden L, Kowatch RA, et al: A double-blind, randomized, placebo-controlled trial of divalproex extended-release in the treatment of bipolar disorder in children and adolescents. J Am Acad Child Adolesc Psychiatry 48(5):519-532, 2009 19325497

Wozniak J, Biederman J, Mick E, et al: Omega-3 fatty acid monotherapy for pediatric bipolar disorder: a prospective open-label trial. Eur Neuropsychopharmacol 17(6-7):440-447, 2007 17258897

Wozniak J, Mick E, Waxmonsky J, et al: Comparison of open-label, 8-week trials of olanzapine monotherapy and topiramate augmentation of olanzapine for the treatment of pediatric bipolar disorder. J Child Adolesc Psychopharmacol 19(5):539-545, 2009 19877978

Wozniak J, Faraone SV, Chan J, et al: A randomized clinical trial of high eicosapentaenoic acid omega-3 fatty acids and inositol as monotherapy and in combination in the treatment of pediatric bipolar spectrum disorders: a pilot study. J Clin Psychiatry 76(11):1548-1555, 2015 26646031

제11장

아동·청소년 기분장애의 장기적인 관리

Rasim Somer Diler, M.D.
Boris Birmaher, M.D.

이 장에서는 먼저 한 사례를 논의한 뒤 단극성 우울증, 양극성 우울증과 조증의 재발 및 만성화에 기여하는 요인, 기분삽화의 관해기 중 재발(relapse)과 회복기 중 재발병(recurrence)을 예방하기 위한 지속 및 유지치료에 대해 검토하고자 한다. 치료 성과를 보고하기 위한 역치 기준은 여러 연구에서 다르게 정의되어 왔지만, 일반적으로 '재발'이란 관해기(기분 증상이 아예 없거나 적으며 기저선 기능 수준에 가깝게 돌아온 상태) 동안의 기분삽화를 가리키고, '재발병'은 회복기(뚜렷한 기분삽화가 2개월 이상 부재한 상태) 동안 기분삽화가 나타나는 것을 말한다(Birmaher et al., 2007; Diler & Birmaher, 2012).

아동을 대상으로 한 연구가 매우 적기 때문에 이 장에서 검토한 대부분의 연구가 청소년을 포함했다는 점을 강조하는 것이 중요하다. 또한 이 장에서는 별도의 언급이 없을 경우, 아동과 청소년을 모두 가리키는 말로 '아동 · 청소년(youth)'이라는 단어를 사용할 것이다.

사례 양극성 장애 아동 · 청소년에서 재발하는 기분삽화: 추적 관찰 기간 동안 장기적 관리의 어려움

제I형 양극성 장애를 지닌 17세 청소년 존은 심리치료와 리튬(lithium)(1,200mg/일; 혈중 수치=0.8mEq/L), 리스페리돈(risperidone)(3mg/일)의 병합치료를 위해 지난 6개월 동안 꾸준히 센터에 방문해 왔다. 그는 현재 관해기에 있으며, 어떠한 기분전환용 약물(recreational drug)도 사용하고 있지 않다. 그는 보디빌딩과 밴드에서 기타 연주하는 것을 즐긴다. 그는 두 약물을 얼마나 더 오래 복용해야 할지 궁금해하고 있으나, 그의 어머니는 치료에 대한 낮은 순응도가 재발과 관련이 있다는 것을 배웠기 때문에 어떠한 변화도 두려워하고 있다.

존은 정신병적 양상과 신체적 공격성을 동반한 조증삽화의 급작스러운 발병으로 2년 전, 처음으로 정신병원에 입원했다. 그는 리스페리돈(3mg/일)이 병합된 행동주의 치료에 아주 잘 반응했다. 그러나 퇴원한 후, 역시 양극성 장애 환자인 그의 아버지가 존에게 "너는 남자답게 행동해야 하고 어떤 정신과 약물도 사용하지 않아야 한다."고 말한 것으로 인하여 리스페리돈 복용과 치료 참여를 중단하였다. 보고에 의하면 존의 아버지는 리튬에 좋은 반응을 보인 과거력이 있으나, 현재는 복용을 거부하고 있다고 한다.

치료를 중단한 지 약 3개월 후, 존은 입원이 필요한 수준의 정신병적 양상을 동반한 재발성 조증삽화를 경험했다. 리스페리돈과 다른 2세대 항정신병 약물(second-generation antipsychotics, 이하 SGAs)을 거부하면서 리튬을 복용하기 시작했으나, 이후 기분 증상이 일부 호전되었을 때는 리스페리돈을 추가하는 데 동의했다. 하지만 정신병적 증상은 지속되었다. 그는 리스페리돈(3mg/일)과 리튬(1,350mg/일, 혈중 수치=0.9mEq/L)의 조합에 잘 반응했다. 그는 퇴원 후에도 약을 복용하면서 양호한 수준의 삽화 간 회복과 내약성(good tolerance)을 보였지만, 치료에 대한 순응도는 좋지 않았다. 일주일에 한 번에서 세 번 정도 약을 복용하지 않았고 종종 치료에 나타나지 않았다. 그는 또한 일주일에 몇 차례 대마를 피우고 술을 마시기 시작했다. 그 결과, 입원이 필요한 수준의 우울 및 정신병적 증상이 혼재된 조증삽화를 경험하였다. 그는 다시 리튬과 리스페리돈으로 빠르게 안정되었고, 이후 외래 환자로 꾸준히 내원하였다. 존은 자살 시도, 자해 행위, 정신적 외상에 대한 과거력이 없었다. 두 번째와 세 번째 입원 사이 그는 높은 불안감을 동반한 중등도에서 고도 수준의 자살 사고를 경험했다.

논의점 기분 증상의 재발병을 막기 위해 존에게 하나 또는 두 가지 약물이 필요한가

다음과 같은 특성으로 인해 존은 장기 리튬 치료의 좋은 후보자이다. 그는 정신과적 병력이 없고 병전 기능 수준이 좋으며, 갑작스러운 발병 당시 첫 삽화가 조증삽화였고, 삽화 사이 양호한 회복 정도 및 리튬에 대한 좋은 반응과 내약성을 보였으며, 리튬에 긍정적인 반응을 보인 가족력도 갖고 있다(Berk et al., 2017a; Goldstein, 2012). 또한 리튬은 자살 예방에 도움이 될 수 있으며, 비록 증거가 제한적이지만 물질사용에 대한 치료에도 사용될 수 있다(Diler & Birmaher, 2012; Duffy & Grof, 2018; Geller et al., 1998). 따라서 리튬이 존의 일차적인 기분 안정제로 고려될 수 있다. 게다가 그는 이미 심각한 조증삽화를 몇 차례 겪었기 때문에, (물론 그가 허락하고 어떠한 의학적 합병증도 일어나지 않는 한) 리튬을 사용한 장기 유지치료가 필요할지도 모른다. 존과 그의 가족은 단기 및 장기 치료계획, 약물 유지와 약물 처방용량 및 종류 변경에 대한 위험-이익 평가의 모든 결정 과정에 적극적으로 참여하였다. 만약 존과 그의 가족이 잠재적 위험, 이익 및 대안을 알고 있음에도 불구하고 투약 중단을 요구한다면, 임상의는 그들과 협력하여 한번에 한 가지 약물(예: 리튬 이전에 리스페리돈부터 줄이기)을 작은 단위의 용량씩 줄이도록 할 것이다.

존이 보인 증상들의 급성기 치료에 리스페리돈이 권장된다는 점을 시사하는 여러 요인이 존재한다. 그의 첫 조증삽화는 공격성을 동반했고, SGAs는 조증삽화의 급성 안정화에 대해 리튬보다 더 빠른 효과를 낼 수 있다(Berk et al., 2017a; Diler & Birmaher, 2012). 게다가 존은 세 번의 입원 기간 동안 정신병적 양상을 보였고, SGAs는 이러한 증상들에 대해 사용할 수 있는 선택지 중 하나이다. 리스페리돈의 향후 삽화 예방 효과와 대사 관련 부작용의 위험성에 대한 자료가 제한적임을 고려할 때, 정신병적 증상이나 혼재된 증상 없이 6~12개월의 안정기 이후 리스페리돈 용량을 천천히 감소시켜 리튬만을 유지하는 것이 바람직할 것이다(Findling et al., 2013b). 이 기간에 존과 그의 가족에게 '위험 신호(red flag)', 즉 재발병의 신호일 수 있는 증상의 종류를 교육할 수도 있을 것이다. 자주 외래 진료를 받고 전화 연락을 하는 것 또한 권장된다.

임상의는 장기적인 치료 결정을 내릴 때 가족의 기대와 아동 · 청소년의 자율성을 균형 있게 고려하고, 아동 · 청소년이 성인기로의 전환에서 겪는 어려움에 주목해야 한다. 치료적 동맹 관계를 확립하고 매일 관찰과 도표 기록을 통한 '임상적 그리고 진단기준에 미치지 못하는 아증후군적(subsyndromal)' 기분 증상의 조기 식별, 건강한 생활 방식(예: 수면위생, 정기적인 운동, 식단 선택), 처방전 없이 살 수 있는 보충제에 대한 심리교육(예: 스테로이드를 피할 것, 오메가-3 복용을 고려할 것)을 제공하는 것이 성공적으로 장기적인 유지관리를 위해 중요하다. 약물치료 준수 및 동반이환(예: 물질사용 및 불안)도 장기 치료의 초점이 되어야 한다(Diler & Birmaher, 2012). 조증(및 우울증)에 대한 지속 및 유지관리 치료는 이 장 뒷부분의 '우울증과 조증의 지속과 유지치료' 부분에 자세히 설명되어 있다.

단극성 우울증의 재발 및 만성화의 위험 요인

전 세계적으로 우울증은 주요 질병 원인이며(Lépine & Briley, 2011) 주로 청소년기에 발병한다(Thapar et al., 2012). 청소년의 약 20%가 심리 · 사회적 발달, 학교 성적, 또래 및 가족 관계에 부정적인 영향을 주는 우울증을 보인다(Brent & Birmaher, 2006). 또한 우울증은 불안, 물질사용, 법적 문제, 임신, 그리고 청소년기의 세 번째 주요 사망 원인인 자살의 위험을 크게 증가시킨다(Brent & Birmaher, 2006; Spirito & Esposito-Smythers, 2006). 청소년 우울증의 병인학을 규명하고 진단과 치료를 개선하기 위해 지난 25년 동안 축적된 연구들에 따르면, 우울증은 아형이나 예후 예측 인자들에 대한 근거가 적은 이질적인(heterogeneous) 장애이다(Andersen & Teicher, 2008; Emslie et al., 2010; Hamdan et al., 2012; McMakin et al., 2012;

Sakolsky & Birmaher, 2012; Vitiello et al., 2011). 발달 단계가 증상의 발현과 치료 반응에 영향(예: 성인보다 청소년에서 항우울제에 대한 위약 반응률 및 자살 위험이 더 높음)을 미칠 수도 있다(Sakolsky et al., 2012; Thapar et al., 2012). 그러나 아동 · 청소년 우울증의 진단기준은 본질적으로 성인의 기준과 동일하며(아동에서 과민성은 제외), 범주적 분류법은 치료에 대한 서로 다른 경과와 반응을 설명하는 다양한 병인론에 대해 충분한 정보를 주지 못한다(Aggen et al., 2005; American Psychiatric Association, 2000; Thapar et al., 2012). 이러한 범주적 접근법의 한계에도 불구하고, 만성적인 우울증을 더욱 잘 구별하고자 DSM-5(American Psychiatric Association, 2000, 2013)는 DSM-IV에서 정의된 만성 주요우울장애와 기분부전장애(성인에서 2년, 아동에서 1년 지속됨)를 지속성 우울장애로 통합시켰다.

단극성 우울장애

단극성 우울증을 지닌 청소년의 상당수가 초기 단계에는 약물 또는 심리치료 개입에 잘 반응하지 않으며, 잘 반응하는 사람들도 계속 치료를 받고 있음에도 재발과 재발병을 보일 위험이 높다(Emslie et al., 2010; Maalouf & Brent, 2012; Sakolsky & Birmaher, 2012; Vitiello et al., 2011). 따라서 최근에는 보다 집중적인 치료(예: 장기 유지치료)가 유익할 고위험 환자들을 식별하는 데 도움을 줄 수 있는 우울증의 재발병 및 만성화 예측 인자를 확인하는 것에 대한 관심이 커지고 있다.

성인에서 만성 우울증의 12개월 유병률은 주요우울증의 경우 1.5%, 기분부전증의 경우 0.5%로 보고되었으며(Blanco et al., 2010), DSM-5는 질병 발달, 경과 또는 가족력에서 DSM-IV의 기분부전장애와 만성 주요우울장애 간 명확한 차이가 없음을 제안한다. 최근 성인을 대상으로 한 대규모 지역사회 연구에 따르면, 6년 동안 만성 우울증을 경험한 환자는 12%로 나타났으며, 우울증이 관해된 환자의 누적 재발률은 5년 동안 4.3%, 10년 동안 13.4%, 20년 동안 27.1%이었다(Ten Have et al., 2018). 또한 이 연구에서는 기능 수준, 우울증의 임상적 특성(과거 삽화, 심각도, 약물 사용), 정신과적 동반이환, 정신건강 서비스 이용이 우울증의 만성화와 재발병 모두를 예측하는 것으로 나타났다. 나아가, 취약성(아동학대, 부정적인 생활사건, 부모의 정신병리)과 신체적 건강도 재발병을 예측했다. 세계정신건강 설문조사(World Mental Health Surveys)를 활용해 16개국의 성인을 대상으로 한 또 다른 대규모 연구는 우울증의 지표 삽화(index episode) 동안 조기 발병, 자살 성향, 심각한 불쾌감, 불안(과민성, 공황, 긴장감-걱정-불안)이 만성화 및 재발병 모두를 예측했다고 보고했다(van Loo et al.,

2014).

아동 · 청소년에 대한 연구들에 따르면, 치료 시작 1년 후 회복률은 81%에서 98% 사이인 것에 반해, 외래 환자의 경우 3년 후 재발률이 54%에서 60% 사이, 입원치료 1년 후 재발률은 60% 이상으로 나타났다(Emslie et al., 1997; Kovacs, 1996). 우울증에 대한 대규모 통제 연구를 포함한 여러 연구에서 관해기(예: 8주가량 증상으로부터 회복된 상태) 이후 이뤄진 효과적인 치료들도, 물론 치료를 받지 않을 때의 재발률이 가장 높았지만, 1~2년 내 30~40%의 재발률을 보이는 것으로 나타났다(Birmaher et al., 2000; Curry et al., 2011; Vitiello et al., 2011). 청소년에서 저항성 우울증의 치료(Treatment of SSRI Resistant Depression in Adolescents, 이하 TORDIA) 연구에 따르면, 치료의 첫 6주 동안 관해기에 이른 참가자와 관해기에 이르지 못한 참가자의 우울 증상 경과에 유의미한 차이가 있었는데, 이는 치료 과정 초기에 우울증의 만성적 경과를 식별할 가능성이 있음을 시사한다. 이러한 연구들은 어린 나이, 낮은 가계 소득, 소수 민족, 우울증의 심각도, 더욱 긴 지표 삽화 기간, 좋지 않은 전반적 기능 수준, 자살 사고, 무망감, 멜랑콜리아 양상, 인지 왜곡의 존재 여부, 동반되는 불안장애와 알코올 및 물질사용, 많은 수의 동반이환, 심한 부모-자녀 갈등, 호전에 대한 낮은 기대감(Curry et al., 2011)을 포함하는 여러 개의 재발병에 대한 예측 인자를 제안했다. 흥미롭게도, TORDIA 연구에서 과체중이나 비만은 치료 결과 또는 향후 체질량지수 변화에 대한 예측 인자도, 조절 변인도 아닌 것으로 나타났다(Mansoor et al., 2013). 비만과 우울증이 아동 · 청소년기에 공존할 수 있고, 이것이 치료 저항성을 잠재적으로 높일 수 있으며(Quek et al., 2017; Schubert et al., 2017), 우울증이 청소년기 비만의 발생과 지속에 대한 위험성을 높인다(Goodman & Whitaker, 2002)는 상반된 연구 결과들을 고려하는 것도 중요하다. 이러한 연구들은 우울한 청소년의 체중(식단 및 운동 포함)을 주의 깊게 관찰하는 것이 필요함을 시사한다.

단극성 우울삽화 중 진단기준에 미치지 못하는 아증후군적 조증 증상

단극성 우울증을 앓고 있는 아동 · 청소년에게서 진단기준에 미치지 못하는 아증후군적 조증 증상(subsyndromal manic symptoms)을 식별하는 것은 어렵지만 임상적으로 중요한 일이다. 연구에 따르면 우울한 성인(Angst et al., 2010; Chengappa et al., 2003)과 청소년(Diler et al., 2017b; Scott et al., 2013) 중 최대 40%가 상당 부분 조증 증상을 함께 보이는 것으로 알려졌다. 단극성 우울증에서 나타나는 조증 증상을 식별하는 것은 매우 중요한데, 이는 혼재된 조증 증상을 함께 보이는 양극성이 아닌 우울증 환자 집단이 조증 증상을 보이지 않는 우울증 환자에 비해 이용 가능한 치료의 경과와 반응이 더 좋지 않은 경향을 보이기 때문이다(Maalouf et al., 2012; Regeer et al., 2006).

DSM-IV 분류 체계에서 혼재된 삽화(즉, 조증과 우울증의 증상이 동시에 비슷한 정도로 혼합되어 나타나는 것)가 양극성 장애 분류의 일부로 포함되었지만, 이러한 협소한 정의는 오진단(Berk et al., 2005)과 자주 관련되었고 혼재된 조증 증상을 동반한 우울증 스펙트럼을 포착하지 못했다. 따라서 비록 조증이 양극성 장애의 대표적인 특징이지만, DSM-5의 최근 권고안에는 우울장애의 치료와 경과에서 아증후군적 조증 증상이 함께 발생하는 것의 중요성을 강조하고자 '우울장애의 조증 명시자'를 추가하도록 하는 중요한 수정안이 포함되어 있다. 그러나 현재까지의 우울증 연구에서 조증 증상에 대한 평가는 별다른 정보를 주지 못했고, 평가에 포함된 것은 조증삽화에 대한 몇 가지 선별 질문이 전부였다. 결과적으로, 우울한 아동과 청소년에서 조증 발현과 관련된 인자들은 거의 탐구되지 않았다.

나아가, 임상가는 진단기준에 미치지 못하는 아증후군적 조증 증상의 발달적 진행을 고려해야 한다. ① 많은 청소년은 조증의 발현 전에 우울증을 먼저 경험하고(Axelson et al., 2011; Chang, 2009), ② 아증후군적 조증 증상의 발현은 우울한 청소년의 40%에서 1.5년 이내 조증삽화(예: 양극성 장애)가 나타날 위험을 크게 증가시키는 것으로 나타났다(Nadkarni & Fristad, 2010). 그리고 ③ 만약 조증의 측면을 고려하지 않거나 잘못 진단할 경우 점진적으로 더 심각하고 치료하기 힘든 우울증과 조증삽화가 재발하는 경과를 보일 가능성이 커진다(Geller & Luby, 1997). 또한 임상 장면에서 조증의 정확한 식별은 7~10년가량 지연되는데, 이는 아마도 표준 임상 평가도구(예: 공병하는 증상들과 청소년에게서 정상적인 행동과 비정상적인 기분을 구별하는 것의 어려움으로 인해)만으로 조증을 확증하는 것이 복잡하기 때문일 것이다(Bolge et al., 2008; Egeland et al., 2003; Leverich et al., 2007). 이러한 지연으로 인해 많은 청소년이 장기간 항우울제만을 사용한 단일 치료를 받을 수 있으며, 이는 기분 악화, 손상된 심리 · 사회적 발달, 자살 경향성의 증가(Chang, 2009)를 동반할 수 있다. 따라서 우울한 청소년의 조증 증상들을 정확하게 조기에 식별하는 것은 개인의 정상적 발달 역량을 최대화하고(Birmaher & Axelson, 2006), 공병과 관련된 질병률과 사망률을 감소시키기 위한 정밀 의학을 향한 핵심 목표이다(National Research Council of National Academies, 2011).

조증과 경조증의 재발 및 만성화의 위험 요인

세계보건기구(World Health Organization)는 양극성 장애가 전 세계적으로 주요 장애의 원인 6위에 해당된다고 밝혔다(Gore et al., 2011). 아동 · 청소년기의 양극성 장애는 점점 더 가족과 또래관계의 손상, 학업성취도 저하, 만성적인 기분 증상과 혼재된 양상의 높은 비율, 정신증, 파괴적 행동장애, 불안장애, 물질사용장애, 입원, 내과적 문제(예: 비만, 갑상선 문제, 당뇨), 자살 시도 및 완수와 관련된 중요한 공중보건문제로 인식되고 있다(Diler, 2007; Diler & Birmaher, 2012). 아동기 조증의 현상학, 감별 진단, 질병 경과, 치료 및 신경생물학에 대한 미국 및 여러 나라의 연구가 상당히 축적되어 있다(Diler, 2007; Goldstein et al., 2017; Van Meter et al., 2011). 우울증과 유사하게, 조증의 유병률, 연관성, 재발 및 만성화의 예측 인자를 확인하는 것은 좀 더 집중적인 치료(예: 기분 증상, 동반 증상, 치료 반응 및 안전을 모니터링하기 위한 더 잦은 방문), 심리교육과 기술 습득, 치료 준수를 목표로 하는 더욱 빈번한 치료와 가족 개입, 또는 잠재적으로 더 높은 강도의 치료(예: 외래 집중 치료, 부분적인 입원, 또는 입원치료)가 도움이 될 만한 환자를 식별하는 데 도움이 될 수 있다.

조증과 경조증

양극성 장애가 있는 성인을 대상으로 질병의 경과를 본 연구들은 2년간의 추적 관찰 동안 약 60%의 회복과 약 48%의 재발병이 일어나는 기복을 보고했다(Perlis et al., 2006). 또한 회복기에도 잔존하는 지속성 우울증 또는 조증 증상과 전년도에 우울증, 조증 또는 불안 증상이 나타난 날들의 비율이 더욱 빠른 재발병과 유의미한 상관을 보였다. 아동 · 청소년기에 대한 초기 연구들은 6개월 후 14.3%의 회복과 같은 조증의 높은 만성화 비율(Geller et al., 2000), 삽화 간 회복이 거의 없는 급속 순환의 높은 비율(Findling et al., 2001), 그리고 양극성 장애와 주의력결핍/과잉행동장애 환자에게서 4년 동안 오직 20%의 기능적 회복(Biederman et al., 2004)을 보고했다. 그러나 지금은 아동 · 청소년기 양극성 장애가 회복과 재발을 반복하는 종단적 질병 경과로 특징지어진다는 데 동의하고 있다. 이러한 전향적인 자연주의적 연구들은, 양극성 장애가 있는 아동 · 청소년의 70~100%가 지표 삽화에서 회복(예: 2개월 동안 별다른 증상이 없음)하지만, 최대 80%가 2~5년 동안 한 번 이상의 재발병을 경험할 것이라고 제시했다(Birmaher, 2007; Birmaher et al., 2009, 2014).

발병 연령은 기분 증상의 지속성에 대한 중요한 예측 인자이며, 양극성 장애를 지닌 아동 · 청소년의 좋지 않은 치료 결과와도 관련이 있는 것으로 일관되게 보고되었다. 사춘기 전에 양극성 장애가 발병한 아동은 사춘기 후에 발병한 양극성 장애 환자보다 회복될 가능성이 약 2배 낮은 것으로 나타났다. 또한 사춘기 전에 발병한 양극성 장애 환자는 만성 증상이 더 많았고, 진단기준에 미치지 못하는 아증후군적 기분 증상으로 인해 더 오랜 추적 관찰을 필요로 했으며, 사춘기 후 발병한 양극성 장애 환자들보다 연간 극성 변화(polarity change)가 더 잦았다(Birmaher et al., 2009; Diler, 2007). 이른 발병 시 연령 외에도, 조증이 아닌 우울 지표 삽화, 혼재된 또는 급속 순환 삽화, 장시간 지속되는 기분 증상, 정신증, 진단기준에 미치지 못하는 아증후군적 기분 증상, 동반이환, 부정적인 생활 사건에의 노출, 높은 표출정서(high expressed emotion), 낮은 사회경제적 지위, 정신병리의 가족력 등이 치료에도 불구하고 더 좋지 않은 경과 및 치료 결과를 보이는 것과 관련 있었다(Birmaher et al., 2009, 2014; DelBello et al., 2007; Diler & Birmaher, 2012; Geller et al., 2008; Strober et al., 1995). 한 번도 치료에 의뢰된 적 없는 양극성 장애 청소년에서도 유사한 결과가 발견되었기 때문에, 연구들에서 보고된 심리 · 사회적 기능의 손상이 임상 장면에서의 표본이나 치료에 국한된 것이 아니라는 점도 중요한 고려사항이다.

진단기준에 미치지 못하는 아증후군적 증상들이 질병의 경과 동안 기능 수준에 영향을 미치기 때문에 오직 삽화의 회복과 재발병에만 초점을 맞추는 것은 아동 · 청소년기 양극성 장애의 만성화에 대한 더 넓은 시각을 갖지 못하게 할 수 있다(Birmaher et al., 2009; DelBello et al., 2007; Geller et al., 2008). 아동 · 청소년기 양극성 장애 환자들은 증후군적(syndromal) 및 아증후군적(subsyndromal) 양극성 증상을 보이는데, 특히 우울 및 혼재된 증상이 추적 관찰 기간과 매 삽화에서 약 60%를 차지하였고, 아동 · 청소년은 양극성 장애를 지닌 성인보다 더 잦은 기분 변화를 보이는 것으로 나타났다(Birmaher et al., 2009). 최근의 연구에서, Birmaher 등(2014)은 잠재계층 성장분석(latent class growth analyses)을 사용하여 보다 개별화된 질병 경과를 9년 동안 평가했고, ① '대부분 평상 기분'인 경과(24.0%), ② '적당히 평상 기분'인 경과(34.6%), ③ '불쾌하지만 개선되는' 경과(19.1%), ④ '대체로 불쾌한 기분의' 경과(22.3%)의 네 가지 종단적 기분 궤적(longitudinal mood trajectory)을 확인했다. 각 집단에서 아동 · 청소년은 평균적으로 추적 관찰 기간의 84.4%, 47.3%, 42.8%, 11.5% 동안 평상 기분(euthymic)을 보였다. 기분 증상이 더 늦은 나이에 발병하는 것, 양극성 장애와 물질 남용의 평생 가족력이 더 적은 것, 그리고 기저선의 심한 우울증, 조증 증상, 자살 경향성, 아증후군적 기분삽화, 성적 학대 경험이 더 적은 경우가, 더 나은 경과와 관련 있었다(Birmaher et al., 2014). 네 집단 모두에서 지속적인 증후군적 및 아증후군적 기분 증상이 나타난 것은 치료 최적화의 필요성을 강조한다. 치료의 최적화에 대한 내용은 이 장 뒷부분의 '장기 치료에서 치료 순응도 증진(단극성 우울증, 양극성 조증 또는 경조증, 양극성 우울증)'에 설명되어 있으며, 아동 · 청소년과 가족의 장기적 기대, 임상적 경과 및 기능 수준에 맞춰 약물과 심리치료적 개입을 조정하는 것(즉, 급성 개입에 SGAs를 사용하는 것과 두 번째 약물을 추가하기 전에 첫 약물을 최대 허용 용량으로 사용해 지속적인 증상이 존재할 때 약물의 최대 용량을 결정하는 것)을 포함한다.

아증후군적 조증 및 경조증(달리 분류되지 않는 양극성 장애)과 발달적 경과

진단기준에 미치지 못하는 아증후군적 증상 표현과 발달적 경과에 주목하는 것이 매우 중요한데, 이는 잠재적으로 발생할 수 있는 '이러한 기분 증상의 만성화'와 다른 비특이적인 임상적 표현에 대한 지침을 제공할 수 있기 때문이다. 연구에 따르면, 비특이적인 수면과 불안 문제(Duffy et al., 2010), 그리고 역치하의 조증 및 우울 증상을 포함하는 상대적으로 길고, 대체로 느리게 발병하는 조증 전구증상이 조증삽화의 시작 전에 흔히 나타나는 것으로 보인다(Correll et al., 2014). 조증의 경우 7일, 경조증의 경우 4일간 상태가 지속되어야 한다는 DSM-IV와 DSM-5의 요건을 충족하지 못하기 때문에 많은 경우의 아동 · 청소년이 진단기준에 미치지 못하는 조증 또는 경조증 증상을 보인다(Axelson et al., 2006). 이러한 군집화되고 삽화적인 특성을 지닌 현저한 조증 증상을 보이는 아동 · 청소년은 대개 DSM-IV 체계상 '달리 분류되지 않는 양극성 장애' 또는 DSM-5 체계상 '달리 명시된 또는 명시되지 않은 양극성 및 관련 장애'를 진단받는다. 진단기준에 미치지 못하며 달리 분류되지 않는 양극성 장애를 진단받은 아동 · 청소년은 현상학적으로 제I형 양극성 장애의 연속선에 있는 것으로 여겨졌으나(예: 비슷한 심리 · 사회적 장애, 물질 남용과 자살 행동을 보일 위험성, 공병률, 기분장애에 대한 가족력), 제I형 양극성 장애와 비교했을 때 발병 연령이 더 어리고, 더 만성적인 질병 경과를 보이며, 더 과민하고, 다행감이 덜한 조증이 동반된 혼재된 표현을 보였다(Axelson et al., 2011; Birmaher et al., 2009; Hirneth et al., 2015). 나아가, 달리 명시된 양극성 및 관련 장애를 진단받은 아동 · 청소년의 50% 정도가 약 5년 동안의 전향적인 추적 관찰에서 제I형 또는 제II형 양극성 장애로 전환되었다(Axelson et al., 2011). 전환의 가장 주요한 예측 인자는 일차 또는 이차 친척에서의 조증 가족력 존재 여부였다. 다른 연구에서는, 부모가 기분 가변성, 우울증 또는 불안, 아증후군적 조증 증상, 조기 발병 양극성 장애가 있는 경우, 자녀들의 양극성 장애 발병 위험성이 50%인 것으로 나타났다(Hafeman et al., 2016).

양극성 장애나 이에 대한 위험이 있는 아동 · 청소년의 우울증

성인을 대상으로 한 후향적 연구에 따르면 최대 60%가 20세 이전에, 10~20%가 10세 이전에 양극성 장애의 발병을 경험한다고 보고되었다(Pavuluri et al., 2005). 아동 · 청소년기의 우울증이 양극성 장애로 전환될 위험성 또한 20~40%로 높은 편이다(Pavuluri et al., 2005). 양극성 장애의 종단적 경과에서 우울삽화 및 증상이 주를 이룬다는 결과와 대부분의 자살 관련 행동이 우울증 중에 나타난다는 결과에도 불구하고, 성인을 대상으로 한 연구에서도 아동의 경우와 마찬가지로, 양극성 우울증이 조증삽화에 비해 덜 인식되고 덜 치료되는 것으로 나타났다(Judd & Akiskal, 2003; Thase, 2005). 나아가, 성인의 양극성 우울증 삽화는 더 빈번하고, 지속기간이 길며, 표준 치료에 대한 반응성이 적은 것으로 보고되었으며, 심리사회적 기능 손상은 과거 조증삽화의 횟수보다는 과거 우울증 삽화의 횟수로 더 강하게 예측되었다(MacQueen et al., 2000). 양극성 장애 아동은 자살 위험성, 무쾌감증, 무망감을 동반한 심각한 우울증을 보일 확률이 높았고, 단극성 우울증 아동에 비해 파괴적 행동장애, 불안장애, 물질사용장애의 동반이환율이 더 높았다(Wozniak et al., 2004). 또한 양극성 우울증 아동 · 청소년에서 전반적 기능 평가 척도(Global Assessment of Functioning Scale) 점수가 더 낮았고 입원 횟수와 일차 친척에서 정신과적 질환의 존재 비율이 더 높았다(Wozniak et al., 2004). 우울장애를 지닌 다른 청소년과 비교했을 때 양극성 우울증 청소년에서 자살 행동(예: 양극성에서 60%, 단극성 주요우울증에서 30%)이 더 빈번했으며, 더 심한 수준의 기능 손상을 보였다(Karlsson et al., 2007). 또한 단극성 우울증 아동 · 청소년과 비교했을 때 양극성 장애를 지닌 우울한 청소년은 '아동용 정동장애와 조현병 스케줄-현재형(Schedule for Affective Disorders and Schizophrenia for Children-Present Version, 이하 SADS; Axelson et al., 2003; Kaufman et al., 1997)'에서 추출한 우울증과 조증 평가척도상 여러 우울 증상과 (목표지향적 행동의 증가를 제외한) 모든 진단기준에 미치지 못하는 아증후군적 조증 증상에 있어 유의미하게 더 높은 점수를 기록했다(Diler et al., 2017b). (과거 조증삽화 경험이 없는) 양극성 장애에 대한 높은 위험성만으로도 기분 증상과 재발병에 차이가 있음을 나타내 주었다. 우울한 부모를 둔 대조군과 비교했을 때, 양극성 부모를 둔 우울한 자녀들은 과거 우울증 삽화를 더 많이 보였고, 우울 증상이 더 심각했으며, 그들의 자녀가 심각한 우울 증상(특히 비전형적 우울 양상)을 보일 비율이 더 높았고, 아증후군적 조증 증상을 보일 확률도 더 높았다(Diler et al., 2017a).

우울증과 조증의 지속 및 유지치료

임상적 고려사항

기분장애를 장기적으로 관리하기 위한 합의된 지침에 대해 이용 가능한 근거는 다양하다(Parker et al., 2017). 기분장애의 관리에 관한 정보는 대부분 성인을 대상으로 한 문헌에 근거한 것인데, 중요한 것은 성인에게 효과가 있는 것처럼 보이거나 성인에게 잘 용인되는 모든 치료법이 아동 · 청소년에게도 적절한 것은 아니라는 점이다.

우울증, 조증, 경조증의 급성 치료 직후 재발 방지를 위해 이뤄지는 치료의 지속 단계에서는 부작용이 발생하지 않는 한, 대개 급성기 기분 증상에 도움이 된 효과적인 치료 개입을 유지한다. 기분삽화의 급성 치료 이후, 임상의는 증후군적 및 아증후군적 증상 치료에 집중해야 하는데, 이는 이러한 증상들이 재발의 위험을 증가시키기 때문이다. 치료 계획은 또한 ADHD, 불안장애, 외상후 스트레스 장애, 물질사용, 그리고 수면장애와 같은 잠재적인 동반이환에 대한 대비를 포함해야 한다. 임상의는 아동 · 청소년 및 그의 가족과 함께 치료 지속 단계 동안 치료 반응을 더욱 개선해야 하며(예: 치료적 접근 추가 또는 강화, 아증후군적 증상을 목표로 삼는 것, 약물 복용 준수에 대한 강조, 좋은 수면위생, 운동 및 적절한 영양, 명상 및 요가와 같은 건강한 생활습관 변화를 격려하는 것), 재발 예방에 초점을 둔 후속 유지치료 단계에 그들을 대비시켜야 한다. 심리치료와 심리교육 회기를 계속 이어 가는 것은 우울증과 조증을 위한 모든 장기적 개입에 포함되어야 한다.

소아 기분장애의 심리 · 사회적 치료에서 최적의 지속 기간은 아직 확립되지 않은 상태이다. 그러나 진단기준에 미치지 못하는 증상들에 대한 심리 · 사회적 개입을 지속하는 것은 치료의 급성 및 지속 단계를 넘어서도 도움이 될 수 있다(Gruber et al., 2011; Miklowitz et al., 2011). 모든 치료 단계에서 그것이 우발적이든 의도적이든, 약물 과다복용을 포함한 여러 자살 위험을 지속적으로 평가하는 것도 중요하다. 또한 위기관리 및 추후 치료 회기를 적절히 제공하는 것도 합리적이다.

단극성 우울장애

■ 결과에 대한 개관

우울증에 관한 연구에 따르면, 지속적인 치료에도 불구하고 재발과 재발병은 매우 흔하게 일어난다. 하지만 두 유형의 심리치료[예: 인지행동치료(CBT), 체계적 행동가족치료 또는 비지시적 지지치료], 심리치료와 약물치료[플루옥세틴(fluoxetine), CBT, 플루옥세틴+CBT, 또는 위약], 두 가지 약물치료(SSRI 대 세로토닌-노르에피네프린 재흡수 억제제)를 비교했을 때 어떠한 치료법도 우울증의 재발병을 방지하는 데 우위를 보이지 못하였다.

플루옥세틴과 에스시탈로프람은 급성 치료에서 위약보다 우위를 보였으며, 아동 · 청소년(플루옥세틴 연구에서는 8~17세, 에스시탈로프람 연구에서는 12~17세)에서 성공적으로 재발을 방지하는 것으로 나타났다(Emslie et al., 2004, 2008; Findling et al., 2013c). 특히 51주 동안 이중맹검법을 사용한 소규모의 다기관 위약-대조군 플루옥세틴 연구에서는 환자들을 32주 재발-방지 단계 동안 플루옥세틴 지속 집단과 위약 집단에 나누어 할당하였다(Emslie et al., 2004)(〈표 11-1〉). 플루옥세틴 집단의 34%와 위약 집단의 60%에서 우울증이 재발했으며, 플루옥세틴 집단에서 재발까지의 평균 기간이 유의미하게 더 길었다. 6개월간 이루어진 보다 큰 규모의 무선 플루옥세틴 연구에서는 12주간 플루옥세틴에 충분한 반응을 보인 환자들을 플루옥세틴 집단 또는 위약 집단에 할당했는데, 6개월이 지난 시점에서 플루옥세틴 집단의 아동 · 청소년(42%)이 위약 집단의 청소년(69%)에 비해 유의미하게 적은 재발을 보였고, 위약 집단에서는 재발까지의 기간이 짧은 것으로 나타났다. 플루옥세틴 집단 중 한 명의 자료는 자살 시도 후 제외되었다.

같은 연구자들은 6주 동안 플루옥세틴에 반응한 우울증 아동 · 청소년을 약물관리 집단 또는 CBT+약물관리 집단으로 무선 할당하는 후속 연구를 진행하였다(Emslie et al., 2015). 비록 관해기까지의 소요 시간에서는 약물관리 집단과 약물관리+심리치료 집단 간에 유의미한 차이가 없었으나(14.3주 대 18.3주), 약물관리 집단은 병합치료를 받은 집단에 비해 78주 동안의 추적 관찰 기간 동안 재발 위험이 유의미하게 높았다(추정된 관해 확률은 96% 대 92%). 에스시탈로프람으로 확장한 연구에 따르면, 24주 차 시점에서 관해율은 에스시탈로프람 집단에서 50.6%, 위약 집단에서 35.7%였으며, 에스시탈로프람 집단이 24주의 치료 기간 동안 중간 정도의 호전을 보인 것에 비해 위약 집단에서는 지속적인 개선이 나타나지 않았다(Findling et al., 2013c). 자해를 시사하는 유해효과는 위약 집단과 에스시탈로프람 집단에서 각각 5.7%, 7.1%의 확률로 발생했으며, 자살 행동 및 자살 사고의 발생 확률은 위약 집단에서 10.9%, 에스시탈로프람 집단에서 14.5%였다.

〈표 11-1〉 아동 · 청소년기 주요우울장애 및 양극성 장애에 대한 무작위 연구 및 종단적 치료

치료(연구)	설계	표본	주요 결과
플루옥세틴(Emslie et al., 2004)	51주 이중맹검, 다기관, 위약 대조군 플루옥세틴 연구	주요우울장애를 지닌 8~17세 아동 · 청소년(N=40) 환자들은 32주 재발-예방 단계에서 플루옥세틴을 유지하거나 위약으로 전환되었음	재발률: 플루옥세틴 집단 34% 대 위약 집단 60% 플루옥세틴 집단에서 재발까지의 시간이 유의하게 길었음
플루옥세틴(Emslie et al., 2008)	6개월 무작위 플루옥세틴 연구	주요우울장애를 지닌 8~17세 아동 · 청소년(N=102) 12주 동안 플루옥세틴에 충분한 반응을 보인 환자들은 무작위로 플루옥세틴 또는 위약에 배정됨	재발률: 플루옥세틴 집단 42% 대 위약 집단 69% 플루옥세틴 집단에서 재발까지의 시간이 유의하게 길었음
플루옥세틴(Emslie et al., 2015)	6개월 플루옥세틴 또는 CBT+플루옥세틴을 포함한 무작위 연구, 52주 차 및 78주 차에 장기 추적 관찰 평가	주요우울장애를 지닌 8~17세 아동 · 청소년(N=96) 6주 동안 플루옥세틴에 충분한 반응을 보인 환자들은 무작위로 배정됨	재발률: 플루옥세틴 집단 62% 대 병합치료 집단 36% 30주 치료 기간 동안 대부분 관해되었고, 추가적으로 6명의 환자만이 장기 추적 관찰 동안 관해되었음 약물 단일요법 집단과 약물치료+심리치료 집단 사이에서 관해까지 걸린 시간에 차이가 없었음
에스시탈로프람(Findling et al., 2013c)	무작위 에스시탈로프람의 16~24주 다기관 확장 시험	주요우울장애를 지닌 12~17세 아동 · 청소년(N=157) 급성 처치(에스시탈로프람 또는 위약) 8주 이후에도 환자들은 같은 도입부에 무선 할당(lead-in randomization)되었음	관해율: 에스시탈로프람 50.6% 대 위약 35.7%

치료(연구)	설계	표본	주요 결과
SSRI 대 (SSRI) 저항성을 보이는 우울한 청소년에 대한 CBT 치료를 결합하거나 결합하지 않은 벤라팍신(venlafaxine) 연구(TORDIA)(Maalouf et al., 2012; Vitiello et al., 2011)	환자들이 SSRI 대안 또는 12주의 보조 CBT를 병행하거나 병행하지 않는 벤라팍신을 무작위로 배정받은 후 72주 추적 관찰 연구	주요우울장애를 지닌 12~18세 아동 · 청소년 중 SSRI의 적절한 경과에 반응하지 않은 집단(*N*=334)	관해율: 61.1%, 그러나 배정받은 치료(첫 12주 동안)는 관해율이나 관해까지의 시간에 영향을 주지 않았음 SSRI(대 벤라팍신)에 배정받은 집단은 자기보고된 우울 증상과 자살 사고의 더 급격한 감소세를 보임 세 개의 궤적이 확인됨: ① 증상적 수준에 미미한 변화 24.9%, ② 느린, 꾸준한 개선 47.9%, ③ 급속 증상 반응 27.2%
우울증을 지닌 청소년을 위한 플루옥세틴, CBT, 또는 병용치료(TADS)(Curry et al., 2011)	플루옥세틴, CBT, 병합치료(CBT+플루옥세틴), 위약 집단을 비교하는 급성기 치료 이후 개방 단계에서 5년 종적 추적 관찰	주요우울장애를 지닌 12~17세 아동 · 청소년(*N*=196)	96.4%가 지표 우울삽화로부터 회복됨 46.6%가 관해 이후 재발 급성기 치료 반응과 초기 병합치료는 재발과 관련 없었음
리튬 대 디발프로엑스(Findling et al., 2005)	리튬과 디발프로엑스 단일요법을 비교하는 76주 이중맹검 연구	제I형 또는 제II형 양극성 장애를 지닌 5~17세 아동 · 청소년(*N*=60) 이전에 리튬과 디발프로엑스 병합치료 동안 관해기에 접어든 환자들은 각 약물의 단일요법에 무작위로 배정됨	리튬과 디발프로엑스 치료 집단은 재발 증상이 발현되거나 어떠한 이유로든 중단하기까지의 시간에 차이가 나지 않았음
아리피프라졸(Findling et al., 2013a)	아리피프라졸을 이용한 26주 이중맹검 확장 연구	제I형 양극성 장애(조증 또는 혼합)를 지닌 10~17세 아동 · 청소년(*N*=296) 4주 급성기 단계를 완료한 환자가 확장 단계에 참여함	반응률: 아리피프라졸 10mg 집단에서 58.7%, 아리피프라졸 30mg 집단에서 64.8%, 위약 집단에서 29.7% 위약과 비교해서, 아리피프라졸 집단에서 전반적 기능 수준이 더 크게 개선되었고 양극성 심각도가 더 많이 감소함

치료(연구)	설계	표본	주요 결과
아리피프라졸(Findling et al., 2012)	72주 이중맹검 효과성 연구	양극성 스펙트럼 장애(제I형 또는 제II형 양극성 장애, 달리 명시되지 않은 양극성 장애 또는 순환성 장애)를 지닌 4~9세 아동(*N*=60) 아리피프라졸을 사용한 16주 공개치료에서 증상이 관해된 환자들이 장기 연구에 참여함	재발: 아리피프라졸 집단은 평균 6.14주, 위약 집단은 평균 2.29주
아세나핀(Findling et al., 2016)	3주 무작위 위약 대조군 시험 이후 50주 종적 확장 연구	제I형 양극성 장애(조증 또는 혼합)를 지닌 10~17세 아동 · 청소년(*N*=321) 급성기 치료 단계(아세나핀 대 위약)를 완료한 환자들은 확장 단계 동안 아세나핀을 받음	반응률: 79.2% 재발률: 31.1% 아세나핀/아세나핀 집단(첫 3주 및 유지 기간 동안 아세나핀)과 비교했을 때, 위약/아세나핀 집단에서(첫 3주 동안 위약과 유지 기간 동안 아세나핀) 50주 차에 조증 증상의 평균 변화가 유의하게 더 좋았음
리튬 대 쿠에티아핀(Berk et al., 2017b)	리튬 대 쿠에티아핀에 대한 12개월 무작위 확장 연구	첫 조증삽화(제I형 양극성 장애를 지닌 경우, *n*=37)와 조현정동장애(*n*=2)를 지닌 15~25세 개인 첫 조증삽화 후 2~3개월 동안 안정화된 환자들은 리튬 또는 쿠에티아핀 단일요법에 무작위로 배정됨	12개월 후 리튬은 쿠에티아핀보다 백질 부피 감소의 진행을 늦추는 데 우월했음
루라시돈(DelBello et al., 2018)	2년 위약-대조군, 무작위 시험 이후 루라시돈 유지를 위한 공개 치료 확장 연구	제I형 양극성 장애의 급성 우울삽화가 나타난 10~17세 아동 · 청소년(*N*=347) 제I형 양극성 장애의 우울증에 대한 6주 급성기 무작위 연구를 완료한 환자들은 2년 공개치료 확장 연구에서 루라시돈 투여가 유지됨	관해율: 12주 차에 45.7%, 28주 차에 57.8%, 52주 차에 71.6%

주. CBT=cognitive-behavioral therapy, DVPX=divalproex.

몇몇 대규모 연구는 여러 다른 치료적 개입의 비교를 통해 소아 우울증의 유지치료에 관한 중요한 정보를 제공했다. TORDIA 연구에서는 SSRI 약물의 적절한 경과에 반응하지 않는 주요우울장애를 지닌 12~18세의 아동 · 청소년 334명을 다른 대안적인 SSRI 또는 벤라팍신을 처방받는 집단과 약물 처방과 함께 12주 동안의 CBT를 받는 집단에 무선 할당했다(Brent et al., 2008; Vitiello et al., 2011). 12주 후, CBT+약물치료를 받은 참가자(54.8%)가 약물치료만을 받은 참가자(40.5%)보다 반응률에서 우위를 보였고 두 약물치료 전략에는 차이가 없었다. 24주 시점에서 누적 관해율은 38.9%였는데, 관해가 나타나지 않는 것에 대한 가장 강력한 예측 인자는 첫 6주 동안의 더 낮은 반응률, 기분부전증의 진단, 기저선에서의 높은 우울증, 가족 갈등, 그리고 급성 치료 종료 시점에서 높은 빈도의 약물 및 알코올 사용이었다(Emslie et al., 2010). 또한 첫 12주 동안 기분 안정제와 함께 항우울제를 증량하는 것 또는 심리치료를 병행하는 것이 12주 차 시점에서 약물 비-반응 집단의 향후 관해기를 예측하는 변인이었다. 72주 시점에서는 아동 · 청소년의 약 61.1%가 관해기에 도달하였다. 첫 12주 동안 무선 할당된 치료의 종류가 관해율이나 관해까지의 시간에 영향을 미치지 않았으나, 벤라팍신에 배정된 집단보다 SSRI에 배정된 집단에서 스스로 보고한 우울 증상과 자살 사고가 더 빠르게 감소하는 것으로 나타났다(Vitiello et al., 2011).

TORDIA 자료에 대한 이차적 분석에서는 잠재계층 성장분석을 이용해 투약 후 72주 동안의 우울증 점수를 세 계층으로 나누었다: ① 증상 상태에 변화가 거의 없음: 참여자의 24.9%, 72주 시점에서의 관해율이 25.3%, ② 느리고 꾸준한 호전: 참여자의 47.9%, 60.0%의 관해율, 그리고 ③ 신속한 증상 반응: 참여자의 27.2%, 85.7%의 관해율. 우울증의 기저선 점수와 조증의 기저선 점수가 더 높은 것이 느린 반응과 신속한 반응을 보인 참여자들을 가장 강력하게 변별해 주는 변인이었다. 또한 추적 기간 동안의 더 나은 기저선 기능 수준, 낮은 무망감, 낮은 가족 갈등 및 낮은 조증 증상들이 신속한 반응을 보인 집단과 다른 두 집단을 변별해 주는 변인으로 나타났다(Maalouf et al., 2012).

우울증이 있는 청소년들의 치료에 대한 연구(Treatment for Adolescents with Depression Study, 이하 TADS)에 따르면 병합치료(플루옥세틴+CBT)는 플루옥세틴, CBT, 위약 조건과 비교했을 때 가장 효과적인 급성 치료법인 것으로 드러났다(March et al., 2004). 참가자들은 급성 치료 이후에 공개치료 단계에서 추적 관찰되었다. 병합치료는 급성기 동안 관해를 유도하고, 기능 수준을 회복시키며 자살 충동을 줄이는 데 효과적이었으며, 추적 관찰 기간의 초기에 더 높은 관해율(위약 집단에 배정된 집단의 관해율 48% 대 플루옥세틴과 병합치료 조건에 9개월 동안 할당된 집단의 관해율 55~60%)을 보였다(Kennard et al., 2009b). 비록 대부분의 아동 · 청소년이 유의미한 호전을 보였지만, 9개월간의 치료 후에도 TADS 참여자의 40%가 잔존 증상을 보였다. 또한 5년의 추적 관찰 결과, 46.6%에서 관해 후 재발병이 나타났고(남성보다 여성이 더 많았다), 급성 치료에 대한 반응 또는 초창기 병합치료가 재발을 예측한다는 것을 확증하지 못했다(Curry et al., 2011).

요약하자면, 재발(relapse)과 재발병(recurrence)은 진행 중인 치료에도 불구하고 매우 흔히 나타나지만, 위약과 비교해서 SSRI는 재발을 방지하고 지연시키는 데 도움이 되었다(Emslie et al., 2004, 2008; Findling et al., 2013c). 심리치료와 약물치료를 병행하는 것이 관해기에 도달하고 재발을 예방하는 데 도움이 될 수 있다는 점도 시사되었다(Kennard et al., 2009b; Vitiello et al., 2011). 그러나 무선으로 할당된 치료 개입(약물치료 대 약물치료, 심리치료 대 심리치료, 심리치료 대 약물치료)은 장기 관해율에 있어 차이를 보이지 않았다.

■ 단극성 우울증의 장기 치료 중 병합치료와 안전에 대한 고려사항

치료는 우울증의 수준, 환자 및 가족의 선호, 환자의 발달적 수준, 서비스 이용 가능성, 그리고 안전 문제를 포함한 관련된 위험 요인(예: 청소년 및 성인 초기에 항우울제와 자살 위험에 대한 블랙박스 경고)에 부합해야 한다(Clark et al., 2012). 급성 그리고 유지치료 전에는 환자 및 가족에게 치료 선택지에 따른 위험과 이익, 환자 모니터링에 대한 기대, 추적 관찰에 대한 교육이 제공되어야 한다.

TADS에서 자살 사고는 첫 12주 동안 4개의 치료 집단 모두에서 감소했지만, 병합치료 또는 CBT 집단보다 플루옥세틴 집단에서 덜 감소했다(March et al., 2004). 36주 동안의 치료 이후, 각 치료법 간 호전 정도에는 차이가 없었지만, CBT 단독치료 집단보다 약물 단독치료 집단에서 더 많은 자살 관련 사건이 발생했다(Vitiello et al., 2009). 연구자들은 약물치료에 CBT를 추가하는 것이 플루옥세틴의 안전성을 증진할 수 있다고 제안했다. 하지만 다른 연구자들은 TADS의 급성기 치료 단계에서 CBT의 이러한 추가적 안전성 효과에 대해 반박하였다(Apter et al., 2005). TADS에서 대부분의 자살 관련 사건은 지속적 우울증과 불충분한 호전이라는 맥락 내에서 발생했으며, 전조로서 약물로 유발된 행동활성화의 근거는 없었고, 약물치료를 받은 환자들과 받지 않은 환자들 간에 자살 사건 발생 시기(0.4주에서 31.1주 사이)에서 또한 차이가 없었다. 자가평정된 자살 사고와 우울 증상의 심각도는 치료 기간 동안 자살 위험성의 발생을 예측했으며, 이는 추적 관찰 기간 동안 자살 위험성을 주의 깊게 관찰해야 할 필요성을 시사한다(Vitiello et al., 2009).

대조적으로, 영국의 청소년 우울증 및 심리치료 연구에서는 약물치료만 받은 환자 집단과 병합치료(약물치료+심리치료)를 받은 환자 집단이 증상 감소, 관해, 그리고 자살 관련 행동에 있어서 지역사회 치료군 간에 차이가 없다고 보고했다(SSRI와 함께 16주 동안의 추가적인 CBT를 받은 경우 대 12주 동안의 급성 치료 이후 SSRI를 계속 복용한 경우)(Goodyer et al., 2007).

TORDIA 연구에서는 심리치료 회기의 수와 심리치료의 주요 구성요소가 치료 반응과 관련된 중요한 변수로 보고되었다. TORDIA 연구의 이차적 분석에 따르면, CBT 회기가 9회 이상인 참가자는 9회 이하인 참가자보다 충분한 치료 반응을 보일 가능성이 2.5배 더 높았다. 회기의 수와 다른 혼재 변수를 통제한 경우에도, 문제해결과 사회 기술 치료를 받은 CBT 참가자는 치료에 긍정적으로 반응할 가능성이 각각 2.3배, 2.6배 더 높은 것으로 나타났다(Kennard et al., 2009a). 또한 TORDIA 연구에서 72주 동안의 연구 기간 동안 자살 사고의 전반적인 감소가 나타났음에도 네 명의 참가자가 48주 기간 중 자살을 시도했으며, SSRI를 복용한 사람들에 비해 벤라팍신을 복용하는 사람들의 자살 점수가 높았는데, 이는 우울증을 지닌 아동 · 청소년의 자살 위험에 대한 주의 깊은 장기 관찰이 필요하다는 것을 시사한다(Vitiello et al., 2011).

요약하자면, 비록 약물-단독치료가 비용-효과적인 선택지가 될 수도 있지만(Yu et al., 2010), 병합치료의 우월성을 지지하는 명백한 근거는 없다. 특히 TADS, TORDIA 이 두 개의 대규모 통제 시험연구에서 병합치료가 청소년 우울증에서 단일요법보다 더 좋은 위험-이득 균형을 보이는 것으로 나타났다(Vitiello, 2009). 어떠한 개인과 어떠한 임상적 환경에서 병합치료가 가장 유리한 치료일지는 치료를 진행하는 임상의의 결정에 달려 있다.

양극성 장애

단극성 우울증의 치료에 비해 아동 · 청소년기 양극성 장애의 지속 및 유지치료를 조사한 연구는 상대적으로 적으며, 12개월 이상 진행된 치료에 관한 자료는 특히 드물다(Goldstein et al., 2012). 단극성 우울증에 대한 연구와 유사하게, 조증(조증 또는 경조증 및 우울증)에 대한 연구 결과 역시 지속적인 치료에도 불구하고 재발과 재발병이 매우 흔하다는 것을 시사한다(Birmaher et al., 2009; Diler & Birmaher, 2012). 양극성 아동 · 청소년의 경과와 결과 연구에서는 자연주의적 추적 관찰 기간 동안 모든 양극성 아형에 걸쳐 지표 삽화 후 대부분의 증후군적 재발이 주요우울삽화(59.5%)였으며, 경조증(20.9%), 조증(14.8%), 그리고 혼합(4.8%) 삽화가 뒤따르는 것으로 나타났다(Birmaher et al., 2009). 그러나 대부분의 치료 연구는 우울증과 조증에 특징적인 재발과 재발병의 차이를 확인하지 않았고, 양극성 장애를 지닌 아동 · 청소년에서 우울증에 대한 장기 관리에 초점을 둔 연구들은 거의 없었다.

■ 조증 및 경조증

양극성 장애의 기분삽화 재발을 방지하는 데에는 리튬과 같은 기분 안정제가 권장되는데, 특히 이는 급성 기분 안정 이후 6개월 시점에서 SGA와 비교했을 때 더 뚜렷한 효과성을 보이는 것으로 나타났다(Berk et al., 2017a; Diler, 2007; Duffy & Grof, 2018; Parker et al., 2017; Yatham et al., 2016). 입원 기간 이후 리튬을 중단한 환자에서 기분삽화 재발률은 18개월 동안 리튬 복용을 유지해 온 환자보다 3배 더 높았다(92.3% 대 37.5%; Strober et al., 1990). 또 다른 연구에서는 리튬과 디발프로엑스(divalproex) 병용치료 중 관해기에 접어든 제I형 또는 제II형 양극성 장애 아동·청소년 60명을 리튬 또는 디발프로엑스 단일요법 집단에 무선 할당하였다. 치료는 최대 76주까지 이중맹검 방식으로 진행되었는데 두 집단에서 재발병까지의 시간은 유사한 것으로 나타났다(리튬의 경우 114±57일, 디발프로엑스의 경우 112±56일)(Findling et al., 2005). 이 연구에서 18개월 시점에서 단지 참가자의 10%만이 각 군에 남았는데, 참여 중단의 이유는 주로 효과성의 부족이었다.

지속 연구에서는 조증 또는 혼합 삽화 이후 양극성 장애를 지닌 아동·청소년에게 디발프로엑스 서방정을 투여했는데, 추적 관찰 기간 동안 조증 점수가 12.4점 더 감소하는 것으로 나타났다(Redden et al., 2009). 1.4±1.5년 동안 자연주의적으로 디발프로엑스를 투여받은 양극성 장애 청소년에 대한 소규모 의무기록 검토 연구에서 53%가 치료에 반응했지만, 3분의 1은 체중 증가와 같은 부작용으로 약물치료를 중단한 것으로 나타났다(Henry et al., 2003).

성인을 대상으로 한 연구는 좋은 효과를 보인 SGA를 급성 치료 이후에도 계속 사용해야 한다고 제안하지만, 아동·청소년을 대상으로 SGA를 사용한 장기 연구는 거의 없는 상황이다(Parker et al., 2017). 한 위약–대조군 연구(Findling et al., 2013a)에서는 혼재성 및 조증삽화의 4주간 급성기 치료에 아리피프라졸(aripiprazole) 10mg 또는 30mg을 사용한 후 이중맹검 조건하에서 26주 동안 참가자를 추적했다(〈표 11–1〉). 위약 조건에 비해 두 용량에서 모두 조증 증상의 감소가 더 컸으며, 어떤 이유로든 치료를 중단하기까지 걸린 시간도 두 가지 용량조건에서 더 길었다. 또한 아리피프라졸 10mg(58.7%)과 30mg(64.8%)은 30주 차에 위약(29.7%)보다 훨씬 더 높은 반응률을 보였다. 위약과 비교했을 때, 각 아리피프라졸 집단에서 전반적 기능 수준이 더 크게 개선되고 임상적인 전반적 인상 양극성 심각도 역시 크게 감소했다. 중요한 것은 참가자의 32.4%가 연구에 끝까지 참여했다는 점이다.

또 다른 아리피프라졸 위약–대조군 지속 연구에서는 공개치료 조건에서 아리피프라졸에 반응한 양극성 스펙트럼 장애(제I형 및 제II형 양극성 장애, 달리 분류되지 않는 양극성 장애, 순환성 장애)를 지닌 4~9세의 어린 아동을 72주간 추적 관찰했다(Findling et al., 2012). 첫 4주 이내 높은 탈락률(약물 및 위약 그룹의 경우 각각 50%와 90%)로 인해 연구에 다소 제약이 있었지만 평균 참여 기간은 아리피프라졸의 경우 25.9주, 위약의 경우 3주였다. 또한 기분 사건(mood event)으로 인해 치료를 중단하기까지의 시간에서 치료군 간 유의미한 차이가 나타났다(아리피프라졸: 평균 25.93±5.81주 대 위약: 평균 3.10±0.58주).

제I형 양극성 장애를 지닌 아동 · 청소년을 대상으로 공개치료, 가변용량 아세나핀(asenapine) 확대 연구에서는 50주간의 추적 관찰 종료 시점에서 조증 점수의 개선이 나타났다(Findling et al., 2016). 3주 차에 아세나핀 2.5mg, 5mg, 10mg을 1일 2회 투여했을 때 조증 점수가 각각 3.2점, 5.3점, 6.2점 감소했으며 반응률은 42~54%였다. 이에 반해 50주 차에는 반응률 79.2%, 평균 9.2점의 점수 감소가 나타났다.

최근 이뤄진 RCT 연구에서는 첫 조증삽화 이후 리튬과 쿠에티아핀(quetiapine) 병용치료로 안정화된 후 12개월 동안 리튬 또는 쿠에티아핀을 투여받도록 무선 할당된 15~25세 양극성 장애 환자의 유지치료에 대해 알아보았다(Berk et al., 2017a). 쿠에티아핀의 경우 6개월 이후 악화가 발생했으며, 기분, 정신증, 기능적 결과, 그리고 삶의 질 측정치는 쿠에티아핀(평균 용량, 447mg/일)보다 리튬(0.6~0.8mEq/L)의 경우에서 더 좋았다. 또한 기저선과 비교했을 때 리튬은 12개월 후 백질 부피 감소의 진행을 늦추는 데 쿠에티아핀보다 더 효과적이었는데, 이는 첫 번째 조증삽화 이후 리튬의 신경보호 효과를 시사한다(Berk et al., 2017b).

■ 양극성 우울증

아동과 청소년의 양극성 장애에 대한 치료 지침을 보면 성인과 마찬가지로, 양극성 아동에 대한 항우울제 단독요법 시행은 권장되지 않으며, 기분 안정제 다음으로 SSRI 또는 부프로피온(bupropion)을 고려하고(Kowatch et al., 2005), 우울증이 관해된 후에는 단계적으로 용량을 줄일 수 있다. 진단기준에 미치지 못하는 아증후군적 조증 증상을 가진 우울한 아동 · 청소년의 경우에는 치료적 개입에 대한 반응과 향후 조증 발생 위험성을 세심하게 그리고 자주 모니터링해야 한다.

성인을 대상으로 한 연구들은 라모트리진(lamotrigine)이 양극성 장애에서 우울삽화를 예방하는 데 성공적임을 시사해 주었다(Goldstein et al., 2012; Parker et al., 2017). 조증 또는 경조증이 있는 아동 · 청소년을 대상으로 14주간 이뤄진 공개 라모트리진 지속 연구에서는 SGA를 사용해 급성 증상을 안정화하는 동안 8주에 걸쳐 라모트리진을 천천히 치료 용량 수준으로 증량한 뒤, 6주간 라모트리진만을 단독요법으로 사용하였다(Pavuluri et al., 2009). 14주 차 시점에서 관해율은 56%였으며, 라모트리진 유지 단계에서 우울 증상이 더욱 감소한 것으로 나타났다. 8주 차 시점에 관해기에 이른 환자 중 약 23%는 14주 차 이내에 재발을 경험했다. 제I형 양극성 장애 아동 · 청소년에 대한 또 다른 대규모 연구는 복합 약물을 사용해 최소 6주 동안 급성 기분 증상을 안정화한 뒤, 참가자들을 36주간 라모트리진 또는 위약 조건에 무선 할당하였다(Findling et al., 2015). 13~17세 환자 집단에서는 라모트리진 지속 치료가 위약 조건보다 우월했지만, 10~12세 환자에서는 그렇지 않았으며(위험 비율=0.46 대 0.94), 주요한 분석에서도 차이가 유의미하지 않았다.

무작위 위약-대조군 연구들에 따르면 급성 우울삽화를 보이는 제I형 양극성 장애 아동 · 청소년에게 올란자핀(olanzapine)-플루옥세틴 조합 및 루라시돈(lurasidone)을 사용한 치료가 효과적인 것으로 나타났다(DelBello et al., 2017; Detke et al., 2015). 그러나 부작용(예: 대사증후군)의 가능성과 낮은 장기적인 치료 순응도(Brown et al., 2009; Miller et al., 2018)로 인해 이러한 치료를 장기간 유지하는 것에는 제한이 있으며, 아동 · 청소년에 대한 SGA의 장기적 효과에 대한 자료는 현재 부족한 상황이다. 최근 이뤄진 확장 연구에 따르면 급성 우울증 치료 이후 이뤄지는 10~17세 아동 · 청소년에 대한 제I형 양극성 장애 유지치료에 루라시돈을 사용할 수 있는 것으로 나타났다(DelBello et al., 2018). 이 연구에서는 루라시돈으로 12주간 급성 우울증 치료를 마친 155명의 제I형 양극성 장애 환자 중 95명을 확장 단계에서 추적하였는데, 12주 차, 28주 차, 52주 차에서 우울증 점수의 평균 변화는 각각 −6.2점, −10.0점, −10.7점이었다. 또한 12주, 28주, 52주 차 시점에서의 관해율은 각각 45.7%, 57.8%, 71.6%였다(DelBello et al., 2018). 제II형 양극성 장애, 그리고 달리 명시된 양극성 및 관련 장애를 가진 아동 · 청소년에서 루라시돈을 사용한 단일요법 및 보조 유지요법의 효과에 대해서는 더 많은 연구가 필요하다.

마지막으로, 제I형 양극성 장애 아동 · 청소년을 대상으로 한 공개 지속 연구에서는 단일요법을 먼저 시도한 후에 약물을 병용하는 것이 도움이 될 수 있다고 제안했다(Kowatch et al., 2003). 이 공개 연구에서는 한 가지 기분 안정제[리튬, 디발프로엑스 또는 카르바마제핀(carbamazepine)]로 6~8주간 급성 치료를 받은 35명의 아동 · 청소년 참가자(평균 연령, 11세)에게 16주의 확장 단계 치료를 제공하였다. 반응을 보였던 18명은 계속해서 반응을 보였고, 반응을 보이지 않았던 17명 중 12명이 연구시행 종료 시점에서 병용치료에 반응한 것으로 나타났다(Kowatch et al., 2003). 참가자 35명 중 20명(57%)은 하나 또는 두 가지의 기분 안정제와 각성제, SGA, 항우울제 중 하나를 병용하는 것이 필요했다. 병용치료에 대한 반응률은 매우 좋았으며, 기분 안정제 단독요법에 반응하지 않은 환자의 80%가 두 가지 기분 안정제를 사용한 병용요법에 반응했다. 두 명의 환자에게는 주요우울삽화의 치료를 위해 항우울제를 추가해야 했다. 두 경우 모두 환자가 복용하고 있던 단일 기분 안정제(한 환자의 경우 리튬, 다른 환자의 경우 디발프로엑스)에 SSRI가 추가되었고, 환자들은 항우울제에 좋은 반응을 보였다. 이 연구에서 낮은 비율의 주요우울증은 모든 환자에게 하나 또는 두 가지의 기분 안정제를 사용한 적극적인 치료의 결과였을 수도 있다(Kowatch et al., 2003).

■ 양극성 장애(조증 또는 경조증과 우울증)에서 병용치료에 대한 고려사항

약물-단독치료가 비용 대비 효과적일 수 있음에도 심리치료와 약물치료를 병행한 병합치료가 단독치료보다 더 좋은 위험-이익 균형을 보일 수 있는데, 이는 청소년 우울증뿐만 아니라(인지행동과 대인관계치료들) 양극성 장애를 지녔거나 양극성 장애 위험을 지닌 아동 · 청소년[가족-중심 치료(family-focused therapy, 이하 FFT), 변증법적 행동치료, 대인관계 및 사회적 일주기 리듬 치료(interpersonal and social rhythm therapy)]에도 해당한다(Goldstein et al., 2015, 2018; Miklowitz et al., 2011). 2년의 추적 관찰 기간 동안, FFT를 받은 양극성 장애 아동 · 청소년은 대조군 환자보다 기저선 우울 증상으로부터 더 빨리 회복되었고, 우울삽화 지속 기간이 더 짧았으며, 우울 증상의 경과가 더 좋았다(Miklowitz et al., 2008). 이와 유사하게, 1년의 추적 관찰 기간 동안 변증법적 행동치료(dialectical behavioral therapy, 이하 DBT)를 받은 양극성 장애 청소년의 심각한 우울 증상이 현저히 감소했다(Goldstein et al., 2015). 또한 같은 연구에서 DBT를 받은 집단은 대조군보다 자살 사고의 호전을 보일 가능성이 약 3배 더 높았다. 게다가 심리치료 연구들은 FFT와 대인관계 및 사회적 일주기 리듬 치료가 양극성 장애를 보일 위험이 있는 가족력을 지닌 사람들의 기분삽화를 예방하는 데 있어서 유망한 결과를 제공해 주었다(Goldstein et al., 2018; Miklowitz et al., 2017). 어떠한 개인에게 어떠한 임상적 환경에서 병합치료가 가장 유리한 치료일지는 치료하는 임상의의 결정에 달려 있다.

■ 양극성 우울증과 조증 치료의 지속 기간

치료 기간은 일반적으로 질병의 기간과 심각도, 스트레스에의 노출, 심한 감정 기복의 원인이 되는 장애들, 가정과 학교에서 심리 · 사회적 개입의 이용 가능성, 부모의 정신병리, 사회적 지지 체계와 기타 가족 및 사회적 조건(Diler & Birmaher, 2012)에 따라 달라진다. 항우울제를 사용하는 우울삽화 치료를 증상 회복 후 6~12개월 동안 유지할 수도 있지만, 양극성 장애는 일반적으로 평생 지속되는 질환으로 간주되기 때문에 관해 후 곧바로 약물 사용을 중단해서는 안 된다. 그러나 일부 양극성 아동 · 청소년은 대체로 평상 기분을 보이는 질병 경과를 보이기 때문에(Birmaher et al., 2014), 특히 첫 삽화일 경우, 혹은 경도, 단기 삽화이거나 또는 진단이 의심스러운 상황이라면, 평상 기분을 보이는 기간으로부터 12~24개월 후 약을 단계적으로 천천히 감량하도록 한다. 한 가지 이상의 약을 복용하는 아동의 경우에는 한번에 한 가지 약만 단계적으로 감량해야 하며, 부작용(예: SGA의 대사성 증상들)을 유발할 수 있거나 효과가 없어 보이는 약물부터 감량을 시작해야 한다.

아동 · 청소년기에서 기분 안정제의 사용 중단에 관한 근거는 제한적이다. 리튬에 대한 중단 연구에서는 40명의 양극성 청소년을 대상으로 최소 4주 동안 치료 혈청 수준(0.99mEq/L)의 리튬 공개치료를 제공한 후, 그중 반응을 보인 참가자를 2주 동안 이중맹검, 위약-대조군 단계에서 리튬을 지속하는 집단과 중단한 집단에 무선 할당하였다(Kafantaris et al., 2004). 공개 리튬 치료 후에 평균 우울증 점수(58.9% 변화)와 자살 문항에 응답한 정도(95.6% 변화)가 크게 감소하였다. 이후 리튬 치료를 유지한 집단(52.6%)은 위약으로 전환한 집단(61.9%)에 비해 약간 더 낮은 악화율을 보였으나 이는 통계적으로 유의하지 않았다. 그러나 리튬 중지 조건은 3일에 걸쳐 진행되었는데, 연구자들은 유지치료에서 약물-위약 조건의 차이를 보이기에 2주라는 치료 기간이 충분하지 않을 것이라고 제안했다(DelBello & Kowatch, 2006).

성인을 대상으로 한 최근 중단 연구에서는 유지치료 단계에서 리스페리돈 또는 올란자핀과 같은 SGA를 리튬이나 디발프로엑스와 6개월간 병용한 뒤 리스페리돈 또는 올란자핀을 유지하는 것의 어떠한 이점도 발견하지 못하였다(Yatham et al., 2016). 재발 또는 재발병이 약물 부족의 결과가 아니라 약물 비순응, 물질사용, 부정적인 생활 사건, 또는 정신과적 동반이환(예: ADHD 또는 불안장애)의 발병 또는 악화, 다른 의학적 상태로 인한 것일 수 있기 때문에 증상이 다시 나타난다면 환자의 상황을 재평가해야 한다(Diler & Birmaher, 2012; Goldstein et al., 2012). 우울 또는 조증삽화가 심각하거나 긴 경우, 또는 청소년이 3회 이상의 조증삽화를 경험했을 경우, 장기간 혹은 심지어 평생에 걸친 치료가 필요할 수도 있다. 이 경우에는 뇌전증이나 당뇨병과 같은 다른 만성질환과 마찬가지로, 만성질환 관리 개념을 받아들이는 데 도움을 주기 위해 심리치료적 접근을 활용할 수 있다(Diler & Birmaher, 2012; Miklowitz, 2016; Miklowitz & Chung, 2016).

장기 치료에서 치료 순응도 증진(단극성 우울증, 양극성 조증 또는 경조증, 양극성 우울증)

어떠한 상태가 치료에 저항을 보이는 상태라고 결론을 내리기 전에 고려해야 할 몇 가지 요인이 있다. 여기에는 현재 진단이 정확한지, 그 진단에 대한 약물치료가 가장 적절한 것인지, 약물이 충분한 기간 동안 투여되었는지, 아동 · 청소년이 치료에 순응적이었는지의 여부가 포함된다(Diler & Birmaher, 2012). 우울증과 조증을 지닌 아동 · 청소년이 치료를 준수하지 않는 일은 매우 흔하며, 양극성 장애를 지닌 아동 · 청소년을 대상으로 한 최근 연구에 따르면 평균 3개월의 추적 관찰 기간 동안 투여량의 41.5%(일수의 58.6%)가 처방대로 복용되지 않았고, 복용량 손실에 대한 가장 확실한 예측 인자는 전반적인 질병의 심각도로 나타났다(Goldstein et al., 2016). 중요한 것은 청소년기 우울증과 양극성 장애가 장기간 관해기를 유지할 가능성이 치료 순응도에 따라 유의하게 향상될 수 있다는 점이다(Coletti et al., 2005; Goldstein et al., 2016; Staton, 2010). 치료를 준수하는 데 있어 발생하는 어려움은 여러 수준에서 존재하며, 일부 수정 가능한 요인으로는 낮은 동기와 병식의 부족, 잘못된 믿음과 두려움, 질병의 심각도, 더 많은 동반이환, 좋지 않은 임상의–환자 관계, 가족 및 사회적 지지의 부족 등이 있고, 수정이 불가능한 다른 요인으로는 건강보험 및 불리한 경제적 여건 등이 있다(Staton, 2010). 치료 순응도를 증진하기 위한 개입에는 효과적인 치료 동맹의 수립, 효과적인 환자 및 가족 교육, 효과적인 치료 제공, 치료 불순응과 관련된 요인에 대한 주의가 포함된다.

치료가 불필요하거나 비효과적인 것으로 여겨지거나, 자신의 자율성 또는 일상생활을 침해한다고 생각될 때 아동 · 청소년은 치료에 순응하지 않을 가능성이 높다. 치료를 결정하는 과정에 아동 · 청소년과 가족을 적극적인 협조자로 참여시키고 건강 및 가능한 치료 선택지에 대한 개인적/문화적 관점을 고려해야 한다. 개인적/문화적 신념(예: 리튬으로 인한 여드름, 아리피프라졸로 인한 정좌불능증 또는 SSRI로 인한 성적인 부작용과 같이 치료 순응도를 현저히 감소시킬 수 있는)과 부작용 경험, 임상적으로 중요한 부작용(예: 대사 문제, 신부전)을 포함하여 치료에 순응(예: 동기부여 면담 기술 사용)과 순응을 방해하는 장벽에 대한 지속적인 평가가 이루어져야 한다(Diler & Birmaher, 2012; Staton, 2010).

임상의는 치료 순응도를 향상하도록 돕기 위해 최적화된 약물치료를 제공해야 한다. 어떤 처방 약물이든 우울증이나 조증을 가진 모든 아동 · 청소년에게 효과적일 가능성은 낮으며, 많은 아동 · 청소년이 급성 치료에 좋은 반응을 보인 후에도 여전히 재발과 재발병을 겪기 때문에 치료를 따르지 않은 것을 신속하게 확인하고 개별화되고 최적화된 약물을 제공하는 것이 필요하다. 치료 반응에 대한 가족력을 조사하는 것도 그러한 전략 중 하나일 수 있으나, 아동 · 청소년의 임상 치료 결정과 관련해서 그에 대한 연구가 잘 진행되지 않았다(Goldstein et al., 2012). 우울증이나 조증의 치료에서는 부작용을 최소화하고 치료 순응도를 증진하기 위해 부작용이 가장 적은 약물을 임상적으로 유효한 최소 용량으로 사용해야 한다. 약물에 대한 현저한 부작용이 있지 않는 한, 청소년에게 안전하다고 확인된 최대 허용용량은 현재 보이는 증상에서 약물의 최대 효능을 결정하기 위해 사용되어야 한다. 이러한 용량 최적화 과정은 다른 약물을 추가하기 전에 이뤄져야 한다(Diler & Birmaher, 2012).

초기 단일요법에 부분적으로 반응하거나 전혀 반응을 보이지 않는, 또는 감내하기 어려운 부작용을 보이는 아동 · 청소년의 경우, 부작용을 예방하고 치료 순응도를 증진하기 위해 다른 약제를 사용하는 단일요법이 권장된다. 응급 상황은 예외지만, 만약 다중약물 요법이 필요하다면, 각 약물에 대한 반응을 효과적으로 평가하기 위해 한번에 하나의 약물만을 도입하는 것이 중요하다. 영양학적 개입(예: 오메가-3, 비타민 D 또는 C), 광선 요법, 건강한 생활양식 접근(특히 수면위생 및 운동)을 포함한 증강요법(augmentation) 전략은 각 개인의 임상적 조건에 맞게 신중하게 조정되어야 한다(Diler & Birmaher, 2012, Goldstein et al., 2017).

아동 · 청소년의 나이와 관계없이 필요한 경우라면 보호 책임이 있는 성인이 약물 복용을 감독해야 하는데, 특히 리튬을 복용하고 있고 과거 자살 시도 경험, 자해 행동, 자살에 대한 가족력, 최근 입원 경험, 혼재된 기분 양상, 정신병적 증상 등으로 자살 위험성이 더 높은 아동 · 청소년의 경우에 더욱 감독이 필요하다. 또한 약물의 전환[예: 각성제 및 벤조디아제핀(benzodiazepine)]이 문제가 될 때에도 이러한 감독이 필요하다. 이 경우에는 제한된 양의 의약품만을 제공하거나, 다른 약제로 변경하거나, 남은 수량을 모니터링할 수 있는 의약품 상자를 사용해야 할 수도 있다(Diler & Birmaher, 2012). 기분 시각표(mood timeline)나 일기는 자살 사고와 행동뿐 아니라 기분 증상을 평가하고 모니터링하는 데 매우 유용하다. 이러한 도구들은 아동 · 청소년의 기분 경과를 시각화하거나 기분 증상과 수면장애를 유발할 수 있는 사건을 확인하고, 치료와 반응 사이의 관계를 파악하는 데 도움을 줄 수 있다. 이러한 도구는 대부분 색상 또는 0에서 10까지의 척도를 사용하여 기분 변화와 이에 상응하는 주요 스트레스 요인, 질병 및 치료법을 함께 도표에 표시하도록 한다(예: Diler, 2013 참고).

아동 · 청소년 우울증과 조증의 유지치료에 대한 연구가 축적되고 있음에도 불구하고, 관해 및 재발병과 관련된 임상적 혹은 준임상적이고 생물학적인 관련 인자들뿐만 아니라 (자연주의적이든 통제된 실험이든) 장기적인 치료 반응과 치료 순응도를 전향적으로 모니터링하기 위해서는 여전히 청소년을 대상으로 합의된 지침과 (청소년이 아닌) 아동을 대상으로 한 추후 연구가 필요하다.

임상적 핵심 요점

- 단극성 우울증, 양극성 우울증 또는 조증을 지닌 아동 · 청소년의 상당수가 초기에 약물 및 심리치료에 반응하지 않으며, 반응하는 이들도 지속적인 치료에 불구하고 높은 재발 및 재발병의 위험을 지닌다.
- 재발 및 재발병에 관한 염려스러운 통계에도 불구하고, 단극성 우울증이나 조증을 지닌 아동 · 청소년의 대부분이 결국 치료에 반응하지만, 연구 결과에 따르면 아동과 가족의 필요와 기대, 기저선에서의 임상적 표현, 추적 관찰 기간 동안의 경과, 이용 가능한 자원에 따라 유지치료 선택지를 개별화하고 최적화할 필요가 있다.
- 6주 차에 이르면 기저선에서 임상적 양상의 심각도와 반응 정도에 따라 추적 관찰 중 더 좋지 않은 치료 반응을 보일 단극성 우울증 아동 · 청소년을 식별하는 것이 가능해진다.
- 단극성 우울증에서 좋지 않은 임상적 경과를 시사하는 기저선 특징들에는 더 어린 연령, 낮은 가구 소득, 소수 민족, 우울증의 심각도, 더욱 긴 지표 삽화 지속 기간, 더 낮은 전반적 기능 수준, 자살 사고, 무망감, 멜랑콜리아 양상 및 인지 왜곡의 존재, 불안장애 또는 알코올 및 물질사용장애의 동반이환, 더 많은 수의 동반이환, 더 심한 부모-자녀 갈등, 호전에 대한 낮은 기대, 그리고 진단기준에 미치지 못하는 아증후군적 조증 증상들이 포함된다.
- 조증에서 좋지 않은 임상적 경과를 시사하는 기저선 특징들에는 발병 시 어린 나이, 조증이 아닌 우울삽화가 첫 번째 기분삽화인 경우, 혼재성 또는 급속 순환 삽화, 장기간 지속되는 기분 증상, 정신증, 진단기준에 미치지 못하는 아증후군적 기분 증상, 동반이환, 부정적인 생활 사건에 대한 노출, 높은 표출정서, 낮은 사회경제적 지위, 그리고 정신병리에 대한 가족력이 포함된다.
- 임상의는 진단기준에 미치지 못하는 아증후군적 증상 표현으로부터 양극성 장애의 발달적 진행과 특히 우울삽화를 동반하거나 동반하지 않은 조증 증상을 주의 깊게 평가하고 관찰해야 한다.
- 기분삽화의 급성 치료 직후에 시작되는 유지치료 동안에는 일반적으로 급성 기분삽화에 효과를 보인 치료법들을 유지한다.
- 치료의 모든 단계에서 잠재적인 부작용과 동반이환의 발병 또는 악화와 함께 자살 위험성을 지속적으로 평가하는 것이 중요하다.
- 약물이 필요한 경우, 약물의 병용이 도움을 줄 수 있지만 그 전에 먼저 단일요법을 시도하고 이를 최적화해야 한다. 약물에 대한 현저한 부작용이 있지 않는 한, 청소년에게 안전하다고 확인된 최대 허용용량을 사용하여 현재 보이는 증상에서 약물의 최대 효능을 결정해야 한다.

- 심리치료 개입은 단극성 우울증의 급성 치료 동안 반응을 개선하는 데 도움을 줄 수 있지만, 장기 추적 관찰 중 재발 예방에 약물 또는 병합치료(약물치료, 심리치료 또는 병합치료) 중에 어떠한 치료가 더 우수한지 아직 입증되지 않았다.
- 리튬과 같은 기분 안정제는 양극성 장애에서 우울증과 조증의 재발을 방지하는 데 권장되며, 급성 기분 안정화 6개월 후 2세대 항우울제에 비해 더 뚜렷한 효과를 보였다.
- 임상의는 장기적 치료 반응(예: 치료 접근법의 추가 또는 강화하는 것, 진단기준에 미치지 못하는 아증후군적 증상의 표현 및 동반이환을 목표로 삼는 것, 약물치료 준수를 강조하는 것, 건강한 생활습관을 권장하는 것) 및 치료 순응도(예: 치료적 관계 확립하기, 아동 · 청소년과 가족을 의사결정 파트너로 참여시키기, 치료 순응도에 대한 주의 깊은 모니터링, 치료 순응도를 방해하는 수정 가능한 변수에 대해 초점을 두는 것)를 증진하기 위해 아동 · 청소년 및 가족과 협력해야 한다.

참고문헌

Aggen SH, Neale MC, Kendler KS: DSM criteria for major depression: evaluating symptom patterns using latent-trait item response models. Psychol Med 35(4):475–487, 2005 15856718

American Psychiatric Association: Diagnostic and Statistical Manual of Mental Disorders, 4th Edition, Text Revision. Washington, DC, American Psychiatric Association, 2000

American Psychiatric Association: Diagnostic and Statistical Manual of Mental Disorders, 5th Edition. Arlington, VA, American Psychiatric Association, 2013

Andersen SL, Teicher MH: Stress, sensitive periods and maturational events in adolescent depression. Trends Neurosci 31(4):183–191, 2008 18329735

Angst J, Cui L, Swendsen J, et al: Major depressive disorder with subthreshold bipolarity in the National Comorbidity Survey Replication. Am J Psychiatry 167(10):1194–1201, 2010 20713498

Apter A, Kronenberg S, Brent D: Turning darkness into light: a new landmark study on the treatment of adolescent depression. Comments on the TADS study (editorial). Eur Child Adolesc Psychiatry 14(3):113–116, 2005 15959656

Axelson D, Birmaher B, Brent D, et al: A preliminary study of the Kiddie Schedule for

Affective Disorders and Schizophrenia for School-Age Children mania rating scale for children and adolescents. J Child Adolesc Psychopharmacol 13(4):463–470, 2003 14977459

Axelson D, Birmaher B, Strober M, et al: Phenomenology of children and adolescents with bipolar spectrum disorders. Arch Gen Psychiatry 63(10):1139–1148, 2006 17015816

Axelson D, Birmaher B, Strober M, et al: Course of subthreshold bipolar disorder in youth: diagnostic progression from bipolar disorder not otherwise specified. J Am Acad Child Adolesc Psychiatry 50(10):1001.e3–1016.e3, 2011 21961775

Berk M, Dodd S, Malhi GS: 'Bipolar missed states': the diagnosis and clinical salience of bipolar mixed states. Aust N Z J Psychiatry 39(4):215–221, 2005 15777356

Berk M, Daglas R, Dandash O, et al: Quetiapine v. lithium in the maintenance phase following a first episode of mania: randomised controlled trial. Br J Psychiatry 210(6):413–421, 2017a 28254958

Berk M, Dandash O, Daglas R, et al: Neuroprotection after a first episode of mania: a randomized controlled maintenance trial comparing the effects of lithium and quetiapine on grey and white matter volume. Transl Psychiatry 7(1):e1011, 2017b 28117843

Biederman J, Mick E, Faraone SV, et al: A prospective follow-up study of pediatric bipolar disorder in boys with attention-deficit/hyperactivity disorder. J Affect Disord 82 (suppl 1):S17–S23, 2004 15571786

Birmaher B: Longitudinal course of pediatric bipolar disorder. Am J Psychiatry 164(4):537–539, 2007 17403961

Birmaher B, Axelson D: Course and outcome of bipolar spectrum disorder in children and adolescents: a review of the existing literature. Dev Psychopathol 18(4):1023–1035, 2006 17064427

Birmaher B, Brent DA, Kolko D, et al: Clinical outcome after short-term psychotherapy for adolescents with major depressive disorder. Arch Gen Psychiatry 57(1):29–36, 2000 10632230

Birmaher B, Brent D, Bernet W, et al; AACAP Work Group on Quality Issues: Practice parameter for the assessment and treatment of children and adolescents with depressive disorders. J Am Acad Child Adolesc Psychiatry 46(11):1503–1526, 2007 18049300

Birmaher B, Axelson D, Goldstein B, et al: Four-year longitudinal course of children and adolescents with bipolar spectrum disorders: the Course and Outcome of Bipolar Youth

(COBY) study. Am J Psychiatry 166(7):795–804, 2009 19448190

Birmaher B, Gill MK, Axelson DA, et al: Longitudinal trajectories and associated baseline predictors in youths with bipolar spectrum disorders. Am J Psychiatry 171(9):990–999, 2014 24874203

Blanco C, Okuda M, Markowitz JC, et al: The epidemiology of chronic major depressive disorder and dysthymic disorder: results from the National Epidemiologic Survey on Alcohol and Related Conditions. J Clin Psychiatry 71(12):1645–1656, 2010 21190638

Bolge SC, Thompson T, Bourne E, et al: Characteristics and symptomatology of patients diagnosed with unipolar depression at risk for undiagnosed bipolar disorder: a bipolar survey. CNS Spectr 13(3):216–224, 2008 18323755

Brent DA, Birmaher B: Treatment-resistant depression in adolescents: recognition and management. Child Adolesc Psychiatr Clin N Am 15(4):1015–1034, x, 2006 16952773

Brent D, Emslie G, Clarke G, et al: Switching to another SSRI or to venlafaxine with or without cognitive behavioral therapy for adolescents with SSRI-resistant depression: the TORDIA randomized controlled trial. JAMA 299(8):901–913, 2008 18314433

Brown E, Dunner DL, McElroy SL, et al: Olanzapine/fluoxetine combination vs. lamotrigine in the 6-month treatment of bipolar I depression. Int J Neuropsychopharmacol 12(6):773–782, 2009 19079815

Chang K: Challenges in the diagnosis and treatment of pediatric bipolar depression. Dialogues Clin Neurosci 11(1):73–80, 2009 19432389

Chengappa KN, Kupfer DJ, Frank E, et al: Relationship of birth cohort and early age at onset of illness in a bipolar disorder case registry. Am J Psychiatry 160(9):1636–1642, 2003 12944339

Clark MS, Jansen KL, Cloy JA: Treatment of childhood and adolescent depression. Am Fam Physician 86(5):442–448, 2012 22963063

Coletti DJ, Leigh E, Gallelli KA, et al: Patterns of adherence to treatment in adolescents with bipolar disorder. J Child Adolesc Psychopharmacol 15(6):913–917, 2005 16379511

Correll CU, Hauser M, Penzner JB, et al: Type and duration of subsyndromal symptoms in youth with bipolar I disorder prior to their first manic episode. Bipolar Disord 16(5):478–492, 2014 24597782

Curry J, Silva S, Rohde P, et al: Recovery and recurrence following treatment for adolescent major depression. Arch Gen Psychiatry 68(3):263–269, 2011 21041606

DelBello MP, Kowatch RA: Pharmacological interventions for bipolar youth: developmental considerations. Dev Psychopathol 18(4):1231–1246, 2006 17064436

DelBello MP, Hanseman D, Adler CM, et al: Twelve-month outcome of adolescents with bipolar disorder following first hospitalization for a manic or mixed episode. Am J Psychiatry 164(4):582–590, 2007 17403971

DelBello MP, Goldman R, Phillips D, et al: Efficacy and safety of lurasidone in children and adolescents with bipolar I depression: a double-blind, placebo-controlled study. J Am Acad Child Adolesc Psychiatry 56(12):1015–1025, 2017 29173735

DelBello M, Goldman R, Tocco M, et al: Effectiveness of long-term lurasidone in children and adolescents with bipolar depression: interim analysis of year one of a two-year open-label study. Poster presented at the 171st annual meeting of the American Psychiatric Association, New York, NY, May 5–9, 2018

Detke HC, DelBello MP, Landry J, et al: Olanzapine/fluoxetine combination in children and adolescents with bipolar I depression: a randomized, double-blind, placebo-controlled trial. J Am Acad Child Adolesc Psychiatry 54(3):217–224, 2015 25721187

Diler RS: Pediatric Bipolar Disorder: A Global Perspective. New York, Nova Science Publishers, 2007

Diler RS: Mood and energy thermometer. Pittsburgh, PA, Child and Adolescent Bipolar Spectrum Services, Western Psychiatric Institute and Clinic of the University of Pittsburgh, 2013. Available at: https://www.pediatricbipolar.pitt.edu/sites/default/files/Mood%20and%20EnergyThermometer.pdf. Accessed January 17, 2019.

Diler RS, Birmaher B: Bipolar disorder in children and adolescents, in IACAPAP e-Textbook of Child and Adolescent Mental Health. Edited by Ray JN. Geneva, International Child and Adolescent Psychiatry and Allied Professionals, 2012, pp 1–30

Diler RS, Goldstein TR, Hafeman D, et al: Characteristics of depression among offspring at high and low familial risk of bipolar disorder. Bipolar Disord 19(5):344–352, 2017a 28612977

Diler RS, Goldstein TR, Hafeman D, et al: Distinguishing bipolar depression from unipolar depression in youth: preliminary findings. J Child Adolesc Psychopharmacol 27(4):310–319, 2017b 28398819

Duffy A, Grof P: Lithium treatment in children and adolescents. Pharmacopsychiatry 51(5):189–

193, 2018 29490377

Duffy A, Alda M, Hajek T, et al: Early stages in the development of bipolar disorder. J Affect Disord 121(1-2):127-135, 2010 19541368

Egeland JA, Shaw JA, Endicott J, et al: Prospective study of prodromal features for bipolarity in well Amish children. J Am Acad Child Adolesc Psychiatry 42(7):786-796, 2003 12819438

Emslie GJ, Rush AJ, Weinberg WA, et al: Recurrence of major depressive disorder in hospitalized children and adolescents. J Am Acad Child Adolesc Psychiatry 36(6):785-792, 1997 9183133

Emslie GJ, Heiligenstein JH, Hoog SL, et al: Fluoxetine treatment for prevention of relapse of depression in children and adolescents: a double-blind, placebo-controlled study. J Am Acad Child Adolesc Psychiatry 43(11):1397-1405, 2004 15502599

Emslie GJ, Kennard BD, Mayes TL, et al: Fluoxetine versus placebo in preventing relapse of major depression in children and adolescents. Am J Psychiatry 165(4):459-467, 2008 18281410

Emslie GJ, Mayes T, Porta G, et al: Treatment of Resistant Depression in Adolescents (TORDIA): week 24 outcomes. Am J Psychiatry 167(7):782-791, 2010 20478877

Emslie GJ, Kennard BD, Mayes TL, et al: Continued effectiveness of relapse prevention cognitive-behavioral therapy following fluoxetine treatment in youth with major depressive disorder. J Am Acad Child Adolesc Psychiatry 54(12):991-998, 2015 26598474

Findling RL, Gracious BL, McNamara NK, et al: Rapid, continuous cycling and psychiatric co-morbidity in pediatric bipolar I disorder. Bipolar Disord 3(4):202-210, 2001 11552959

Findling RL, McNamara NK, Youngstrom EA, et al: Double-blind 18-month trial of lithium versus divalproex maintenance treatment in pediatric bipolar disorder. J Am Acad Child Adolesc Psychiatry 44(5):409-417, 2005 15843762

Findling RL, Youngstrom EA, McNamara NK, et al: Double-blind, randomized, placebo-controlled long-term maintenance study of aripiprazole in children with bipolar disorder. J Clin Psychiatry 73(1):57-63, 2012 22152402

Findling RL, Correll CU, Nyilas M, et al: Aripiprazole for the treatment of pediatric bipolar I disorder: a 30-week, randomized, placebo-controlled study. Bipolar Disord 15(2):138-149, 2013a 23437959

Findling RL, Kafantaris V, Pavuluri M, et al: Post-acute effectiveness of lithium in pediatric bipolar I disorder. J Child Adolesc Psychopharmacol 23(2):80–90, 2013b 23510444

Findling RL, Robb A, Bose A: Escitalopram in the treatment of adolescent depression: a randomized, double-blind, placebo-controlled extension trial. J Child Adolesc Psychopharmacol 23(7):468–480, 2013c 24041408

Findling RL, Chang K, Robb A, et al: Adjunctive maintenance lamotrigine for pediatric bipolar I disorder: a placebo-controlled, randomized withdrawal study. J Am Acad Child Adolesc Psychiatry 54(12):1020.e3–1031.e3, 2015

Findling RL, Landbloom RL, Mackie M, et al: Long-term safety of asenapine in pediatric patients diagnosed with bipolar I disorder: a 50-week open-label, flexible-dose trial. Paediatr Drugs 18(5):367–378, 2016 27461426

Geller B, Luby J: Child and adolescent bipolar disorder: a review of the past 10 years. J Am Acad Child Adolesc Psychiatry 36(9):1168–1176, 1997 9291717

Geller B, Cooper TB, Sun K, et al: Double-blind and placebo-controlled study of lithium for adolescent bipolar disorders with secondary substance dependency. J Am Acad Child Adolesc Psychiatry 37(2):171–178, 1998 9473913

Geller B, Zimerman B, Williams M, et al: Six-month stability and outcome of a prepubertal and early adolescent bipolar disorder phenotype. J Child Adolesc Psychopharmacol 10(3):165–173, 2000 11052406

Geller B, Tillman R, Bolhofner K, et al: Child bipolar I disorder: prospective continuity with adult bipolar I disorder; characteristics of second and third episodes; predictors of 8-year outcome. Arch Gen Psychiatry 65(10):1125–1133, 2008 18838629

Goldstein BI, Sassi R, Diler RS: Pharmacologic treatment of bipolar disorder in children and adolescents. Child Adolesc Psychiatr Clin N Am 21(4):911–939, 2012 23040907

Goldstein BI, Birmaher B, Carlson GA, et al: The International Society for Bipolar Disorders Task Force report on pediatric bipolar disorder: knowledge to date and directions for future research. Bipolar Disord 19(7):524–543, 2017 28944987

Goldstein TR, Fersch-Podrat RK, Rivera M, et al: Dialectical behavior therapy for adolescents with bipolar disorder: results from a pilot randomized trial. J Child Adolesc Psychopharmacol 25(2):140–149, 2015 25010702

Goldstein TR, Krantz M, Merranko J, et al: Medication adherence among adolescents with bipolar disorder. J Child Adolesc Psychopharmacol 26(10):864–872, 2016 27419273

Goldstein TR, Merranko J, Krantz M, et al: Early intervention for adolescents atrisk for bipolar disorder: a pilot randomized trial of interpersonal and social rhythm therapy (IPSRT). J Affect Disord 235:348-356, 2018 29665518

Goodman E, Whitaker RC: A prospective study of the role of depression in the development and persistence of adolescent obesity. Pediatrics 110(3):497-504, 2002 12205250

Goodyer I, Dubicka B, Wilkinson P, et al: Selective serotonin reuptake inhibitors (SSRIs) and routine specialist care with and without cognitive behaviour therapy in adolescents with major depression: randomised controlled trial. BMJ 335(7611):142, 2007 17556431

Gore FM, Bloem PJ, Patton GC, et al: Global burden of disease in young people aged 10-24 years: a systematic analysis. Lancet 377(9783):2093-2102, 2011 21652063

Gruber J, Miklowitz DJ, Harvey AG, et al: Sleep matters: sleep functioning and course of illness in bipolar disorder. J Affect Disord 134(1.3):416-420, 2011 21683450

Hafeman DM, Merranko J, Axelson D, et al: Toward the definition of a bipolar prodrome: dimensional predictors of bipolar spectrum disorders in at-risk youths. Am J Psychiatry 173(7):695-704, 2016 26892940

Hamdan S, Melhem NM, Porta G, et al: The phenomenology and course of depression in parentally bereaved and non-bereaved youth. J Am Acad Child Adolesc Psychiatry 51(5):528-536, 2012 22525959

Henry CA, Zamvil LS, Lam C, et al: Long-term outcome with divalproex in children and adolescents with bipolar disorder. J Child Adolesc Psychopharmacol 13(4):523-529, 2003 14977465

Hirneth SJ, Hazell PL, Hanstock TL, et al: Bipolar disorder subtypes in children and adolescents: demographic and clinical characteristics from an Australian sample. J Affect Disord 175:98-107, 2015 25601309

Judd LL, Akiskal HS: Depressive episodes and symptoms dominate the longitudinal course of bipolar disorder. Curr Psychiatry Rep 5(6):417-418, 2003 14609495

Kafantaris V, Coletti DJ, Dicker R, et al: Lithium treatment of acute mania in adolescents: a placebo-controlled discontinuation study. J Am Acad Child Adolesc Psychiatry 43(8):984-993, 2004 15266193

Karlsson L, Pelkonen M, Heila H, et al: Differences in the clinical characteristics of adolescent depressive disorders. Depress Anxiety 24(6):421-432, 2007 17051545

Kaufman J, Birmaher B, Brent D, et al: Schedule for Affective Disorders and Schizophrenia for School-Age Children-Present and Lifetime Version (KSADS-PL): initial reliability and validity data [see comments]. J Am Acad Child Adolesc Psychiatry 36(7):980–988, 1997 9204677

Kennard BD, Clarke GN, Weersing VR, et al: Effective components of TORDIA cognitive-behavioral therapy for adolescent depression: preliminary findings. J Consult Clin Psychol 77(6):1033–1041, 2009a 19968380

Kennard BD, Silva SG, Mayes TL, et al; TADS: Assessment of safety and longterm outcomes of initial treatment with placebo in TADS. Am J Psychiatry 166(3):337–344, 2009b 19147693

Kovacs M: Presentation and course of major depressive disorder during childhood and later years of the life span. J Am Acad Child Adolesc Psychiatry 35(6):705–715, 1996 8682751

Kowatch RA, Sethuraman G, Hume JH, et al: Combination pharmacotherapy in children and adolescents with bipolar disorder. Biol Psychiatry 53(11):978–984, 2003 12788243

Kowatch RA, Fristad M, Birmaher B, et al; Child Psychiatric Workgroup on Bipolar Disorder: Treatment guidelines for children and adolescents with bipolar disorder. J Am Acad Child Adolesc Psychiatry 44(3):213–235, 2005 15725966

Lépine JP, Briley M: The increasing burden of depression. Neuropsychiatr Dis Treat 7 (suppl l):3–7, 2011 21750622

Leverich GS, Post RM, Keck PE Jr, et al: The poor prognosis of childhood-onset bipolar disorder. J Pediatr 150(5):485–490, 2007 17452221

Lewinsohn PM, Klein DN, Seeley JR: Bipolar disorder during adolescence and young adulthood in a community sample. Bipolar Disord 2(3 pt 2):281–293, 2000 11249806

Maalouf FT, Brent DA: Child and adolescent depression intervention overview: what works, for whom and how well? Child Adolesc Psychiatr Clin N Am 21(2):299–312, viii, 2012 22537728

Maalouf FT, Porta G, Vitiello B, et al: Do sub-syndromal manic symptoms influence outcome in treatment resistant depression in adolescents? A latent class analysis from the TORDIA study. J Affect Disord 138(1–2):86–95, 2012 22284022

MacQueen GM, Young LT, Robb JC, et al: Effect of number of episodes on wellbeing and functioning of patients with bipolar disorder. Acta Psychiatr Scand 101(5):374–381, 2000 10823297

Mansoor B, Rengasamy M, Hilton R, et al: The bidirectional relationship between body mass index and treatment outcome in adolescents with treatment-resistant depression. J Child Adolesc Psychopharmacol 23(7):458–467, 2013 24024532

March J, Silva S, Petrycki S, et al; Treatment for Adolescents with Depression Study (TADS) Team: Fluoxetine, cognitive-behavioral therapy, and their combination for adolescents with depression: Treatment for Adolescents With Depression Study (TADS) randomized controlled trial. JAMA 292(7):807–820, 2004 15315995

McMakin DL, Olino TM, Porta G, et al: Anhedonia predicts poorer recovery among youth with selective serotonin reuptake inhibitor treatment-resistant depression. J Am Acad Child Adolesc Psychiatry 51(4):404–411, 2012 22449646

Miklowitz DJ: Evidence-based family interventions for adolescents and young adults with bipolar disorder. J Clin Psychiatry 77 (suppl E1):e5, 2016 27570931

Miklowitz DJ, Chung B: Family focused therapy for bipolar disorder: reflections on 30 years of research. Fam Process 55(3):483–499, 2016 27471058

Miklowitz DJ, Axelson DA, Birmaher B, et al: Family focused treatment for adolescents with bipolar disorder: results of a 2-year randomized trial. Arch Gen Psychiatry 65(9):1053–1061, 2008 18762591

Miklowitz DJ, Chang KD, Taylor DO, et al: Early psychosocial intervention for youth at risk for bipolar I or II disorder: a one-year treatment development trial. Bipolar Disord 13(1):67–75, 2011 21320254

Miklowitz DJ, Schneck CD, Walshaw PD, et al: Early intervention for youth at high risk for bipolar disorder: a multisite randomized trial of family-focused treatment. Early Interv Psychiatry Aug 4, 2017 [Epub ahead of print] 28776930

Miller S, Do D, Gershon A, et al: Longer-term effectiveness and tolerability of adjunctive open lurasidone in patients with bipolar disorder. J Clin Psychopharmacol 38(3):207–211, 2018 29620693

Nadkarni RB, Fristad MA: Clinical course of children with a depressive spectrum disorder and transient manic symptoms. Bipolar Disord 12(5):494–503, 2010 20712750

National Research Council of the National Academies, Committee on A Framework for Developing a New Taxonomy of Disease: Toward Precision Medicine: Building a Knowledge Network for Biomedical Research and a New Taxonomy of Disease.

Washington, DC, National Academies Press, 2011

Parker GB, Graham RK, Tavella G: Is there consensus across international evidence-based guidelines for the management of bipolar disorder? Acta Psychiatr Scand 135(6):515-526, 2017 28260229

Pavuluri MN, Birmaher B, Naylor MW: Pediatric bipolar disorder: a review of the past 10 years. J Am Acad Child Adolesc Psychiatry 44(9):846-871, 2005 16113615

Pavuluri MN, Henry DB, Moss M, et al: Effectiveness of lamotrigine in maintaining symptom control in pediatric bipolar disorder. J Child Adolesc Psychopharmacol 19(1):75-82, 2009 19232025

Perlis RH, Ostacher MJ, Patel JK, et al: Predictors of recurrence in bipolar disorder: primary outcomes from the Systematic Treatment Enhancement Program for Bipolar Disorder (STEP-BD). Am J Psychiatry 163(2):217-224, 2006 16449474

Quek YH, Tam WWS, Zhang MWB, et al: Exploring the association between childhood and adolescent obesity and depression: a meta-analysis. Obes Rev 18(7):742-754, 2017 28401646

Redden L, DelBello M, Wagner KD, et al; Depakote ER Pediatric Mania Group: Long-term safety of divalproex sodium extended-release in children and adolescents with bipolar I disorder. J Child Adolesc Psychopharmacol 19(1):83-89, 2009 19232026

Regeer EJ, Krabbendam L, de Graaf R, et al: A prospective study of the transitionrates of subthreshold (hypo)mania and depression in the general population. Psychol Med 36(5):619-627, 2006 16438739

Sakolsky D, Birmaher B: Developmentally informed pharmacotherapy for child and adolescent depressive disorders. Child Adolesc Psychiatr Clin N Am 21(2):313-325, viii, 2012 22537729

Sakolsky DJ, McCracken JT, Nurmi EL: Genetics of pediatric anxiety disorders. Child Adolesc Psychiatr Clin N Am 21(3):479-500, 2012 22800990

Schubert KO, Clark SR, Van LK, et al: Depressive symptom trajectories in late adolescence and early adulthood: a systematic review. Aust N Z J Psychiatry 51(5):477-499, 2017 28415879

Scott EM, Hermens DF, Naismith SL, et al: Distinguishing young people with emerging bipolar disorders from those with unipolar depression. J Affect Disord 144(3):208-215, 2013 22877963

Spirito A, Esposito-Smythers C: Attempted and completed suicide in adolescence. Annu Rev

Clin Psychol 2:237-266, 2006 17716070

Staton D: Achieving adolescent adherence to treatment of major depression. Adolesc Health Med Ther 1:73-85, 2010 24600263

Strober M, Morrell W, Lampert C, et al: Relapse following discontinuation of lithium maintenance therapy in adolescents with bipolar I illness: a naturalistic study. Am J Psychiatry 147(4):457-461, 1990 2107763

Strober M, Schmidt-Lackner S, Freeman R, et al: Recovery and relapse in adolescents with bipolar affective illness: a five-year naturalistic, prospective follow-up. J Am Acad Child Adolesc Psychiatry 34(6):724-731, 1995 7608045

Ten Have M, de Graaf R, van Dorsselaer S, et al: Recurrence and chronicity of major depressive disorder and their risk indicators in a population cohort. Acta Psychiatr Scand 137(6):503-515, 2018 29577236

Thapar A, Collishaw S, Pine DS, et al: Depression in adolescence. Lancet 379(9820):1056-1067, 2012 22305766

Thase ME: Bipolar depression: issues in diagnosis and treatment. Harv Rev Psychiatry 13(5):257-271, 2005 16251165

Thase ME: Bipolar depression: diagnostic and treatment considerations. Dev Psychopathol 18(4):1213-1230, 2006 17064435

Van Loo HM, Cai T, Gruber MJ, et al: Major depressive disorder subtypes to predict long-term course. Depress Anxiety 31(9):765-777, 2014 24425049

Van Meter AR, Moreira AL, Youngstrom EA: Meta-analysis of epidemiologic studies of pediatric bipolar disorder. J Clin Psychiatry 72(9):1250-1256, 2011 21672501

Vitiello B: Combined cognitive-behavioural therapy and pharmacotherapy for adolescent depression: does it improve outcomes compared with monotherapy? CNS Drugs 23(4):271-280, 2009 19374457

Vitiello B, Silva SG, Rohde P, et al: Suicidal events in the Treatment for Adolescents with Depression Study (TADS). J Clin Psychiatry 70(5):741-747, 2009 19552869

Vitiello B, Emslie G, Clarke G, et al: Long-term outcome of adolescent depression initially resistant to selective serotonin reuptake inhibitor treatment: a follow-up study of the TORDIA sample. J Clin Psychiatry 72(3):388-396, 2011 21208583

Wozniak J, Spencer T, Biederman J, et al: The clinical characteristics of unipolar vs. bipolar major depression in ADHD youth. J Affect Disord 82 (suppl 1):S59–S69, 2004 15571791

Yatham LN, Beaulieu S, Schaffer A, et al: Optimal duration of risperidone or olanzapine adjunctive therapy to mood stabilizer following remission of a manic episode: a CANMAT randomized double-blind trial. Mol Psychiatry 21(8):1050–1056, 2016 26460229

Yu ZJ, Kratochvil CJ, Weller RA, et al: From TADS and SOFTADS to TORDIA and beyond: what's new in the treatment of adolescent depression? Curr Psychiatry Rep 12(2):88–95, 2010 20425292

제12장

역치하 기분 증상의 평가, 예후 및 치료

Danella Hafeman, M.D., Ph.D.
Meredith Spada, M.D.

한 12세 소녀가 진료실에 내원하여 며칠간 지속된 우울 증상을 호소했는데, 해당 시기 동안 그녀는 눈에 띄게 예민해지고 활력 수준이 훨씬 저하되며, 춤 연습과 같이 이전까지 즐기던 활동에 대한 흥미를 상실한다고 보고했으나 이외의 우울 증상은 부인했다. 상기와 같은 증상은 대략 몇 주에 한 번꼴로 발생하지만, 뚜렷한 양상이나 스트레스 요인은 분명하지 않았다. 다만, 이러한 증상이 등교 거부로 이어지기 때문에 기능상의 저하를 동반하고 있다. 그녀는 조증과 관련된 모든 증상을 부인했으나, 어머니는 아이가 간혹 주변인이나 또래보다 훨씬 우스꽝스럽게 행동할 때가 있다고 보고하였다. 이 기간 동안 그녀는 이리저리 바쁘게 돌아다니고, 지나치게 수다스러워지며, 평소보다 훨씬 살가워지는 경향이 있다고 한다. 어머니는 아이의 이러한 행동을 어느 정도 재미있게 받아들였지만, 30분 정도 지나고 나면 성가셔진다고 보고했다. 상기 증상이 항상 특정 촉발 요인에 의해 유발되는 것은 아니며, 그녀는 때때로 공공장소에서조차 진정하지 못하는 것처럼 보이기도 한다. 증상의 지속 시간은 몇 시간을 초과하지 않는 양상이다. 기분장애의 가족력으로는 그녀의 이모가 제II형 양극성 장애 진단을 받은 적이 있다.

진단: 달리 명시된 우울장애, 역치하의 조증 증상 동반(other specified depression with subthreshold manic symptoms)

비록 진단적인 구분이 질환의 예후 및 치료를 위해 유용한 정보를 제공하고 있지만, DSM-5(American Psychiatric Association, 2013)의 진단기준에 미치지 못하는 우울증과 조증 증상 역시 기능적 손상을 야기할 가능성이 있다. 또한 이러한 증상의 존재는 추후 진단기준을 완전히 충족하는 기분장애로 발전될 확률을 높인다. 이 장에서는 주로 아동 · 청소년을 대상으로 한 문헌에 초점을 맞추어 역치하(subthreshold) 기분 증상의 역학 및 예후를 다룰 것이다. 이후 이러한 증상을 평가하기 위한 척도, 방법과 더불어 단계적 모델(staging model)의 개념에 기반하여 역치하 증상에 대한 이해를 높이는 방법에 대해 살펴보며, 이러한 증상을 다루기 위해 어떤 치료가 필요하고 효과적인지에 대한 초기 근거를 기술하였다. 이 장에서는 역치하 우울 증상과 역치하 조증 증상에 대해 별도로 논의할 예정이지만, 상기 증상은 빈번히 공존하며, 이는 매우 중대한 기능상의 저하로 이어질 수 있다.

역치하 우울 증상

역치하 우울증은 주요우울장애(major depressive disorder, 이하 MDD)에 대한 DSM 진단기준을 완전하게 만족시키지는 못하는 임상적 증상의 존재(Pincus et al., 1999)(예: MDD 진단에 필요한 다섯 가지 기준 대신 2~4가지 진단기준을 충족함)로 정의된다(Meeks et al., 2011). 역사적으로, 역치하 우울증이 별개의 실체를 가지는지 아니면 MDD의 전조 증상인지에 대해서는 논란이 있어 왔다(Lewinsohn et al., 2000b). MDD 진단기준의 역치를 충족하지 못하는 우울 증상의 몇 가지 뚜렷한 범주는 이미 정의된 바 있다[예: 경미한 우울증(minor depression), 재발성 단기 우울증(reccurent brief depresson), 기분부전증(dysthymia), 역치하 우울증(subthreshold depression)]. 그러나 이러한 범주의 구분에는 흔히 증상학적인 중복이 있으며(Chen et al., 2000), 여러 연구에서 우울증은 증상이 없는 수준부터 심각한 수준까지의 연속선상에서 발생하는 것으로 확인되었고(Fergusson et al., 2005; Lewinsohn et al., 2000b), 이는 역치하 증상이 우울증의 초기 단계에 해당한다는 가설에 신빙성을 부여한다. 아동 · 청소년의 우울 증상에 대한 개념 역시 성인과 마찬가지로 연속선상에서 발생한다는 것이 문헌을 통해 뒷받침되고 있다(Weselhoeft et al., 2013).

역학

여러 연구 문헌이 역치하 우울증의 유병률과 위험 인자 및 후속 결과에 대하여 다루고 있다.

■ 유병률

성인에서 역치하 우울증은 MDD보다 최소 2~3배 빈발하며(Meeks et al., 2011), 65세 이상 성인의 경우 역치하 우울증 유병률(31.1%)과 MDD 유병률(6.3%) 간에 5배 가량의 차이가 보고된 바 있다(Judd & Kunovac, 1998). 아동 · 청소년에서 12개월 유병률은 여러 연구에서 3~12%까지 다양하게 보고되었으며, 후기 청소년기를 포함한 평생 유병률은 26%에 달한다(Fergusson et al., 2005; Klein et al., 2009; Wittchen et al., 1998). 유럽 11개국에서 12,395명의 청소년을 대상으로 한 대규모 연구에서는 참가자의 29.2%가 역치하 우울증의 기준을 충족하는 것으로 파악되었으나, MDD의 진단기준을 완전히 충족한 참가자는 10.5% 정도에 불과했다(Baláz et al., 2013).

■ 위험인자

Lewinsohn과 그의 동료들(2003)은 일차 친척 중 MDD 환자가 있는 청소년의 경우 가족력이 없는 청소년보다 역치하 우울증의 발병 위험성이 더 높음을 입증한 바 있다. 역치하 우울증을 경험하는 청소년(n=193)은 기분장애가 없는 청소년(n=221)에 비해 MDD가 있는 일차 친척이 더 많았고(24.3% 대 20.2%; P=0.04), MDD를 경험한 청소년(n=387)의 경우 MDD가 있는 1차 친척의 비율이 더욱 높은 양상을 보였다(Lewinsohn et al., 2003). Rohde 등(2009)은 496명의 여성 청소년 표본을 통해 소수 인종/민족 집단은 특히 역치하 우울증의 위험성이 높고, 학력이 낮은 부모를 둔 청소년의 경우 발병 연령이 더 이른 양상을 보인다는 점을 밝혔다. 아울러 부모와의 갈등이나 가정 내 신체적 학대 또한 역치하 우울증과 상관을 보였다(Jonsson et al., 2011).

■ 결과

다양한 연구는 역치하 우울증이 일생 동안의 자살 위험성 및 심리사회적 역기능 등 좋지 않은 결과와 연관되어 있고 MDD를 예측한다는 것을 나타내 주었다. 청소년, 성인 및 노인 등 대규모 지역사회 표본(N=3,003)을 조사한 기념비적인 연구에서 Lewinsohn과 그의 동료들(2000b)은 역치하 우울증이 물질사용장애뿐 아니라 MDD나 심리사회적 기능 장해를 예측한다고 보고했다. Keenan 등(2008)은 피츠버그 여아 연구(Pittsburgh Girls Study)의 표본을 통해 이러한 발견을 저연령층까지 확대했다. 8세경 높은 우울증 점수를 받은 232명의 여아로 구성된 이 코호트에서, 초기의 우울 증상은 3년간의 추적 관찰 동안 지속되는 경과를 보였고 우울장애 및 기능적 손상의 위험인자로 작용했다(Keenan et al., 2008). 이와 비슷한 결과가 미취학 아동들에서도 확인되었다. Luby 등(2014)은 미취학 아동 우울증 연구(Preschool Depression Study)에서 3~6세 아동의 역치하 우울 증상 경과를 탐구했다. 저자들은 유아기에 발병한 우울증이 모성 우울을 포함한 여타 위험인자를 통제했을 때에도 이후의 MDD를 예측할 수 있음을 발견했다(Luby et al., 2014).

Pine과 그의 동료들(1999)은 1983년부터 1992년까지 776명의 뉴욕주 청소년 표본을 추적하면서 증상의 장기적인 결과를 연구했고, 역치하 증상을 포함한 우울 증상이 성인기 MDD로의 진행을 강하게 예측한다는 것을 발견했다. 볼티모어 지역사회 역학(Baltimore Epidemiologic Catchment Area Community) 코호트를 바탕으로 한 후향적 연구에서 Wilcox와 Anthony(2004)는 MDD가 없는 성인의 7.3%(1,755명 중 128명)와 비교하여 MDD가 있는 성인의 33.3%(150명 중 50명)가 19세 이전에 적어도 하나의 우울 증상을 보고했다는 것을 밝혀냈다. 또한 Fergusson 등(2005)은 24년 동안 1,265명의 뉴질랜드 출생 코호트 아동을 추적한 결과 MDD의 모든 진단을 충족하지 않을지라도 청소년기의 우울 증상은 이후의 MDD 삽화와 기능적 손상뿐 아니라 정신과적 치료, 불안장애, 자살 사고 및 자살 시도에 대한 위험성을 증가시킨다는 것을 발견한 바 있다.

주요우울장애로의 진행에 대한 예측변인

여러 군집화된 증상군이 MDD로의 진행을 예측할 수 있으며, 일부 특정한 증상은 특별한 예측도를 보인다. 오리건주 청소년 우울증 프로젝트(Oregon Adolescent Depression Project, 이하 OADP) 코호트에 대한 예비 연구에서는 14~18세의 청소년 1,709명이 초기의 진단적 평가에 참여했고, 이들 중 88%(n=1,507)가 1년 후 추적 연구까지 참여를 완료했다. 초기 평가에서 DSM-III-R(American Psychiatric Association, 1987) 주요우울증의 9개 진단기준 중 7개 증상을 충족하는 것은 추적 연구에서 MDD 발병을 예측했는데, 우울증 이력과 성별을 통제한 후에도 예측력은 유효했다. 이 연구에서 슬픈 기분(sad mood)은 주요우울증으로 진행되는 데 고유분산을 추가하는 요인으로 작용했다(odds ratio=2.01)(Georgiades et al., 2006). 볼티모어 지역사회 역학 코호트를 대상으로 한 후향적 연구에서 Wilcox와 Anthony(2004)는 성인기 MDD에 선행하는 가장 빈번한 초기 증상은 지속적인 우울감, 죽음과 자살에 대한 사고, 지속적인 무쾌감증(anhedonia) 및 무가치감임을 밝혔다. 지속적인 무쾌감증과 무가치감에 대한 양성 예측도가 특히 두드러졌는데, 지속적인 무쾌감증의 경우 양성 예측도는 58%(75%가 여성), 무가치감의 경우 61%(67%가 여성) 수준이었다.

동반이환된 질환이나 가족력, 심리사회적 스트레스도 MDD로 진행되는 위험성을 증가시킨다. OADP 코호트에서 Klein 등(2009)은 중기 청소년기부터 30세까지 추적한 225명의 청소년 표본에서 초기 성인기에 MDD로의 전환을 예측하는 요인을 조사했다. 이 표본에서

MDD로 진행될 위험성은 67%였고, MDD 발병의 가능성을 증가시키는 요인에는 우울 증상의 심각도, 의학적(신체적) 증상, 자살 사고의 과거력, 불안장애 병력, 우울증의 가족력 등이 있었다. 이 중 3개 미만의 위험인자를 보유한 참가자의 47%가 MDD로 진행된 데 반해 3개 이상의 위험인자를 보유한 참가자의 경우 약 90%가 MDD로 진행되었고, 이는 증상의 개수에 따라 추후 MDD의 발병 위험이 높아질 수 있음을 시사한다(Klein et al., 2009). Hill 등(2014)은 또한 OADP 참가자를 대상으로 MDD로 이끄는 요인들에 대해 조사했고, 또래집단 내 지지의 부족이 MDD로 진행할 때 가장 강력한 예측변인이라는 것을 발견했다. 이들은 의사결정 나무 분석(decision tree analysis)을 통해 청소년 중 또래 지지가 부족한 집단에서 주요우울증으로 진행하는 것에 대한 추가적인 예측변인으로 불안 및 물질 남용이 있음을 밝혔다. 또래 지지를 많이 받는 하위 집단의 경우 주요 생활사건(major life event)이 주요우울증으로 진행되는 중요한 예측변인으로 작용했다(Hill et al., 2014). 한편, 미취학 아동 우울증 연구(Preschool Depression Study) 데이터를 바탕으로 한 잠재계층분석 결과 기분장애의 가족력과 초기 아동기의 사회적 역경, 취학전-발병한 외현화장애를 가진 경우 이후 '심각한 우울증' 집단에 속할 가능성이 더 높았다(Whalen et al., 2016).

평가

이 절에는 아동 · 청소년기 우울 증상을 평가하기 위해 임상 장면에서 활용되는 척도를 기술하고 있다. 이것은 관련 척도의 전체 목록이 아니며, 이전부터 활용되어 왔고 문헌에도 기술된 일부 척도임을 밝힌다.

- 아동 우울 척도(Children's Depression Inventory: CDI): 벡 우울 척도(BDI, 이 목록 후반부에 제시되어 있음)를 7~18세 연령에서 사용할 수 있도록 개발된 아동용 버전이다. 지난 2주간의 증상을 3점 척도로 평가하는 27개의 자기보고식 문항으로 구성되어 있다. 총점은 0~54점 범위에서 평정된다(Kovacs, 1985). 이 척도는 아동 · 청소년 우울증과 관련하여 가장 널리 활용 및 연구되고 있는 척도 중 하나이다(Stockings et al., 2015).
- 기분 및 감정 척도(Mood and Feelings Questionnaire: MFQ): 8~18세 아동 · 청소년을 대상으로 지난 2주간의 우울 증상을 측정하기 위한 33개의 문항으로 구성되어 있다. 각 항목은 3점 척도로 평정되며, 총점 범위는 0~66점이다(Costello & Angold, 1988). MFQ는 영국 국립보건임상연구소(National Institute for Health and Care Excellence)에서 아동 · 청소

년 우울증 선별을 위한 지침으로 권장되는 척도이다(Lawton & Mograby, 2016).

- 레이놀즈 청소년 우울 척도(Reynolds Adolescent Depression Scale: RADS): 13~18세 아동 · 청소년의 우울 증상 심각도를 평가하기 위해 고안되었다. 이 척도는 지난 2주간의 증상(인지, 신체, 정신운동, 대인관계)을 평가하는 30개 문항으로 구성되어 있으며, 각 문항은 4점 척도로 평정되고 총점은 30~120점 범위를 갖는다(Reynolds, 1986; Stockings et al., 2015).
- 역학연구센터 우울증 척도(Center for Epidemiologic Studies-Depression Scale: CES-D): 일반인구를 대상으로 우울감, 죄책감/무가치감, 무력감, 정신운동성 지연, 식욕 저하, 수면교란 등 여섯 가지 증상 군집에 대해 평정하도록 하는 20개의 자기보고식 문항으로 구성되어 있다. 각 항목은 0~3점으로 평정되며 총점 범위는 0~60점 사이이다. 신뢰도 및 타당도를 고려했을 때 성인 집단에서의 사용이 적합한 것으로 간주되나, Radloff는 고등학생 집단에서의 사용도 적합하다는 것을 확립했다. 다만, 일시적인 증상 과잉에 의해 점수가 상승될 가능성을 고려했을 때 중학생 집단에서는 주의 깊게 해석해야 한다고 경고하였다(Radloff, 1991; Stockings et al., 2015).
- 벡 우울 척도(Beck Depression Inventory: BDI): 이 척도는 본래 1961년에 개발된 성인용 척도이나 청소년/성인 집단 모두에서 두루 사용되고 있다(Stockings et al., 2015). BDI는 지난 한 주 동안의 증상을 평정하는 21개 항목으로 구성되어 있으며, 이 중 15개 문항은 정서 및 인지 영역을 평가하고, 나머지 6개 문항은 생장 증상(vegetative symptoms)을 평가한다. 각 문항은 0~3점으로 평정되며 총점은 0~63점 범위를 갖는다(Beck et al., 1961). 이 척도는 학교와 관련된 문항을 포함하지 않기 때문에 어린 아동에서의 사용은 적합하지 않을 수 있다(Stockings et al., 2015).

단계적 모델

암, 심부전, 만성 신장 질환 등 여타 의학 분야에서 치료의 표준이 된 단계적 접근법은 질병을 단계 및 심각도에 따라 분류하고, 이를 활용하여 예후를 파악하며 적합한 치료법을 선택하도록 한다. 역사적으로 정신의학은 장애의 특성을 기술하는 도식의 개발에는 뒤처진 면이 있었으나, 그러한 개념은 최근 몇 년 사이 입지를 다지는 추세에 있다.

우울증의 차원적(dimensional) 구조 개념을 지지하는 여러 연구 결과를 고려할 때 단계적 모델의 개념은 유용하게 활용될 수 있을 것이다. 질병의 조기 발견과 치료는 심각성의 악화나 MDD로의 진행을 예방할 가능성이 있다(Cosci & Fava, 2013; Hetrick et al., 2008). Fava와

Kellner는 1993년에 단극성 우울증의 단계적 모델을 처음 기술했고, 이후 2007년과 2013년에 수정하였다(Cosci & Fava, 2013; Fava & Kellner, 1993; Fava & Tossani, 2007). 단계적 모델에서 전구기(prodromal stage)에 해당하는 첫 번째 단계는 불안, 과민성, 무쾌감증, 수면 교란의 특징을 가지며, 기능적 변화는 미미한 수준에 머무른다. 역치하 우울증이 이 단계에 적합한 구성개념일 것이다. 2단계는 주요우울증의 삽화가 발생하는 것이 특징인 반면 3단계는 우울 증상이나 기분부전증을 포함하지 않는 잔류 기간에 해당한다. 4단계는 반복적인 주요우울증이나 이중 우울증(double depression)을 의미하며, 5단계는 중단 기간 없이 최소 2년 이상 지속되는 만성적인 주요우울증을 나타낸다. 이 모델에서 전구기는 치료에 결정적인 분기점이 될 가능성이 있다. 우울장애는 청소년기에 흔히 발생하지만, 몇 년간 치료되지 않은 상태로 남아 있는 경우가 많다. 따라서 초기 단계에서의 개입은 MDD로의 진행 방지와 더불어 질병의 지속 기간 및 심각도 감소에 도움을 줄 수 있다(Fava & Tossani, 2007; McGorry et al., 2011). 이후 절에서는 역치하 우울증을 가진 아동·청소년의 치료적 선택지에 대한 근거-기반을 검토하였다.

치료적 선택지

■ 약물치료(현재 문헌상 지지되지 않음)

현재까지의 연구 문헌에서는 역치하 우울증을 경험하는 성인 집단에서 제1선 치료(first-line treatment)로 약물치료를 사용하는 것이 지지되지 않고 있다. Barbui 등(2011)은 항우울제를 투약한 234명의 환자와 위약(placebo)을 투여한 234명의 환자를 대상으로 한 6건의 연구와 같이 역치하 우울증 환자를 대상으로 한 이중맹검 무작위 통제 시험(randomized controlled trial, 이하 RCT) 관련 문헌에 대한 체계적 검토 및 메타분석을 통해 약물에 대한 반응 실패 측면에서 실험군/대조군 간의 유의미한 차이가 보고되지 않았음을 밝혔다[relative risk(RR)=0.94, 95% confidence interval(CI)=0.81-1.08]. 저자들은 또한 항우울제를 복용하는 93명의 환자와 위약을 투여한 93명의 환자 집단에서 추출한 데이터를 통해 양 집단 간에 수용가능성(acceptability) 측면에서 통계적으로 유의미한 차이가 없었음을 보고하기도 했다(RR=1.06, 95% CI=0.65-1.73). 경증의 우울증 치료에서 벤조디아제핀과 위약의 효과를 비교한 연구는 없었다(Barbui et al., 2011). 우리가 아는 한 아동·청소년 역치하 우울증 치료에서 약리학적 제제의 사용을 주제로 출판된 논문은 없으나, 성인 집단에서의 데이터를 바탕으로 추정해 볼 때, 우리는 MDD 진단기준을 충족하지 않는 역치하 우울 증상을 보이는 아동·청소년에게 약물치료를 시작하는 것은 권장하지 않는다. 이에 대해 주의를 요하는 점 하나는 범불안장애, 공황장애와 같이 항우울제 치료가 적용되는 장애가 동반이환된 아동 · 청소년 집단일 것이다.

■ 인지행동치료

역치하 우울증 치료 시 약물학적 제제를 사용하는 것에 대해서는 문헌상의 전망이 좋지 못했으나, 심리치료의 경우 Cuijpers 등(2007)의 메타분석 연구를 포함한 여러 연구 결과 성인 및 아동 집단 모두에서 MDD로의 진행을 예방하는 데 효과적이라고 보고되었다. Clarke와 동료들(1995)의 RCT 연구에서는 1,652명의 고등학생에게 CES-D를 실시했다. 역치하 우울증 집단[CES-D 점수가 상승했으나 주요우울삽화(MDE)의 임계값은 충족하지 못하는 학생 집단, n=150]은 15회기로 구성된 집단 인지치료 예방적 개입을 받거나, 통제조건으로서 일반적인 치료를 받았다. 12개월 추적 연구 결과 정동장애의 총 발병률은 인지치료적 개입 집단에서는 14.5%에 불과했던 반면 통제조건에서는 25.7%로, 치료 집단에서 상당한 개선을 보여 주었다(Clarke et al., 1995). 추가적인 위험 요인(부모가 우울 증상에 대한 치료를 받는 과정에 있는 것)을 가진 94명의 13~18세 아동을 대상으로 한 연구에서도 이와 유사한 효과가 확인되었다. 일반적인 치료 집단과 비교할 때, 일반적인 치료에 더하여 15회기의 예방적 집단 인지치료 프로그램(n=45)에 무작위로 할당된 참가자 집단은 더욱 낮은 CES-D 점수(P=0.005)와 더불어 전반적으로 보다 높은 기능 수준(P=0.04)을 보였다. 또한 인지치료 집단은 주요우울삽화의 발생률도 더 낮았다(일반적인 치료 집단은 28.8%의 주요우울증 누적 발생률을 보인 데 비해 인지치료 집단의 발생률은 9.3%에 불과했다, P=0.003)(Clarke et al., 2001).

같은 방식의 RCT 연구에서, 심한 우울 증상을 보이는 341명의 청소년은 세 가지 개입(단기 집단 인지행동치료/집단 지지적 표현치료/독서치료) 중 하나 혹은 평가 위주의 통제조건에 무작위로 할당되었다. 그 결과 단기 집단 인지행동치료 집단에서 사후 검정 및 6개월 추적 연구 시 여타 집단에 비해 유의미한 우울 증상 호전과 사회적 적응 및 물질 남용에서의 개선이 확인되었다. 단기 집단 인지행동치료는 평가 위주의 통제 집단과 비교했을 때 우울 증상의 개선에서 중간 수준의 효과크기(d=0.46)를 보였다(Stice et al., 2008).

Takagaki와 동료들(2016)은 청소년기 인지행동치료(cognitive-behavioral therapy, 이하 CBT)의 효과를 추가적으로 지지하기 위한 목적으로 일본 히로시마 대학교 1학년인 18~19세 청소년 중 역치하 우울증을 보이는 집단을 대상으로 RCT를 실시했다. 참가자들은 치료 집단(주 1회 60분간 진행되는 5회기의 행동활성화 치료, n=62) 혹은 통제 집단(n=56)에 무작위로 배정되었다. 치료 집단 학생들은 우울 증상의 현저한 호전과 더불어 통제 집단에 비해 더 큰 효과크기를 보였고(Hedges' g=−0.90, 95% CI=−1.28, −0.51), 삶의 질에 대한 자기보고식 척도 점수와 행동적 특성 면에서도 유의미한 개선을 보였다(Takagaki et al., 2016). 이러한 결과는 역치하 우울증을 보이는 청소년 집단을 대상으로 한 CBT에서 행동활성화의 중요성을 보여 주고 있다.

우울증 관련 CBT 연구의 상당 부분이 성인과 청소년에게 초점을 맞추고 있으나, 우울증 진단을 받거나 우울 증상이 악화된 8~12세 아동 267명을 대상으로 한 10개의 RCT 등을 포함하여 수행된 최근의 메타분석은 우울증 아동에 대한 CBT의 효과성을 지지하고 있다. CBT의 집단 간 가중된 효과크기는 d=0.66인 반면, 집단 내 가중된 효과크기는 d=1.02로 각각 중간 및 높은 수준에 해당했다(Arnberg & Ost, 2014).

의학적 문제를 동반한 아동 · 청소년들의 CBT

신체질환을 동반한 역치하 우울증을 보이는 개인을 대상으로 한 CBT가 유망하다는 점을 보여 주고 있다. 역치하 우울증을 가진 아동 · 청소년에서 의학적 질병은 MDD로 확대될 수 있는 위험인자로 알려져 있기 때문에 이 집단에 대한 개입은 임상적 중요성을 가진다(Klein et al., 2009). Szigethy 등(2007)은 염증성 장 질환(inflammatory bowel disease, 이하 IBD)에 경도~중등도의 역치하 우울증이 동반된 11~17세 청소년 집단에서 CBT의 효과성을 연구하였다. 이 연구에서는 IBD를 가진 아동 · 청소년을 위해 수정된 CBT(Primary and Secondary Control Enhancement Therapy−Physical Illness, n=22)에 41명의 청소년이 무작위로 배정되었고, 나머지 19명의 참가자는 일반적인 치료와 더불어 우울증에 대한 안내서를 제공받았다. 치료 집단은 CDI 점수, 아동기 전반적 평가척도 점수, 아동기 통제감 척도에서 통계적으로 유의미하게 더 큰 호전을 보였다. 역치하 우울증 치료에서 CBT의 효과성을 지지하는 여타 연구들을 살펴보면, 최근 뇌전증을 진단받은 청소년 104명을 대상으로 한 연구에서는 우울증 발생 위험이 증가한 것으로 여겨지는 참가자(n=30)를 일반적인 상담과 CBT에 무작위로 배정했다. 9개월 추적 연구 시 역치하 우울 증상은 일반적인 치료 집단에 비해 CBT 집단에서 유의미하게 호전된 양상을 보였다($P<0.05$)(Martinovic et al., 2006).

CBT의 미래 전망

향후 방향과 관련하여, 아동의 회복탄력성 향상을 위한 선별 및 훈련(Screening and Training: Enhancing Resilience in Kids) 연구가 진행 중이다. 이는 기분 또는 혹은 불안장애를 가진 부모가 있는 동시에 역치하 우울 증상을 보이는 8~17세 아동 · 청소년을 대상으로 한

RCT 연구이다. 해당 아동 · 청소년은 총 10회기의 주 1회 개인 CBT 회기와 더불어 2회의 부모 회기에 참여하는 집단과 최소한의 정보를 서면으로 받는 집단에 무선 할당되었다. 이 실험은 현재까지 진행 중이며, 저자들은 이 개입의 효용과 비용 효과성 모두를 평가할 계획이다(Nauta et al., 2012).

■ 대인관계치료

여러 연구에서 역치하 우울증에서 CBT의 효과가 보고되었지만, 연구 결과는 역치하 우울증에서 대인관계치료(interpersonal psychotherapy, 이하 IPT)의 사용 역시 지지한다. Young 등(2006)은 심한 우울 증상을 보이는 41명의 청소년을 청소년 대인관계 기술 훈련(IPT-Adolescent Skills Training, 이하 IPT-AST) 프로그램과 학교 상담 프로그램에 무작위로 배정했다. 연구 결과, IPT-AST가 우울 증상 감소와 전반적인 기능 개선, 3개월 및 6개월 사후 추적 시 우울증 진단율의 감소 측면에서 유의미하게 우세했다. 역치하 우울증 증상을 가진 20~39세의 일본 대학생을 대상으로 한 최근의 탐색적 단일맹검 교차 무작위 통제 시험(exploratory singleblind, randomized controlled crossover trial)에서는 대인관계 상담치료(n=15)를 일반적인 상담치료와 비교하였다(n=16). 연구 결과, 대인관계 상담치료는 일반적인 상담치료에 비해 Zung의 자가평가 우울 척도(Zung Self-Rating Depression Scale)에서 평가된 우울 증상이 유의미하게 개선된 양상을 보였다(P=0.007). 또한 스트레스 상황 대처 검사(Coping Inventory for Stressful Situations)의 하위 척도 중 과제중심적 대처(task-oriented coping, 스트레스 상황에서의 능동적이고 문제해결적인 대처)의 경우 통계적으로 유의하지 않지만(P=0.07) 대인관계 상담치료 집단에서 더 크게 증가하는 경향을 보였다(Yamamoto et al., 2018).

후자의 연구는 청소년이 아닌 초기 성인을 대상으로 진행되었지만 후기 청소년 집단에도 적용될 수 있을 것이다. 그러나 아동 · 청소년을 대상으로 IPT의 효과를 평가하는 추가적인 연구는 부족한 실정이다. 아울러 우리가 아는 한, 역치하 우울증을 가진 아동 · 청소년을 대상으로 CBT와 IPT 사이의 효과크기를 비교하는 메타분석 연구는 없었다. 두 치료의 직접적인 비교는 이 연령대의 치료적 접근에 유의미한 정보를 제공할 것으로 생각되며, 이에 추후 연구에서 우선순위의 주제가 되어야 할 것이다.

■ 자조 전략

이론적으로 볼 때 자조 전략은 정신건강 관리 시스템 접근에 대한 필요성을 감소시킨다. 이 개입은 특히 우울증 치료가 필요하지만 여타 정신건강 관리를 위한 체계적 접근이 제한된 곳에 거주하는 사람들이 많고, 비용 효율적인 치료를 제공하는 것을 중요하게 여기는 현대 의학의 양상을 고려했을 때 중요한 방략이다. 〈표 12-1〉에는 역치하 우울 증상의 치료를 위해 사용 가능한 보충적 요법이나 자조 전략이 요약되어 있다. 계절성 우울 증상을 보이는 청소년에 대한 광치료(light therapy), 독서치료, 전산화된 치료(computerized intervention), 이완훈련, 운동 등이 역치하 우울증을 가진 청소년에게 다소간의 효과가 있었다(Morgan & Jorm, 2008). 아동 · 청소년의 우울증에 대한 보충적 치료 방략과 자조 전략의 효과에 대한 체계적인 문헌 검토에서, Jorm 등(2006)은 글루타민, S-아데노실메티오닌(S-adenosylmethionine), 세인트존스워트(St. John's wort), 비타민 C, 오메가-3 지방산, 광치료, 마사지, 미술치료, 독서치료, 주의분산 기법(distraction techniques), 운동, 이완요법, 수면박탈(sleep deprivation)의 효과성에 대한 근거를 발견했다. 그러나 연구의 질이 일반적으로 좋지 않은 관계로 이러한 근거는 제한되어 있다. 이 중 겨울에 발생하는 계절성 우울에 대한 광치료는 타당한 수준으로 지지되는 유일한 개입이었다.

〈표 12-1〉 역치하 우울 증상에 대한 자조 및 보충적 치료 방략

독서치료(예: 정신건강을 개선하기 위해 문학책을 사용하는 치료적 접근)
전산화된 치료
이완요법
광치료
미술치료
마사지
주의분산 기법
운동
수면 박탈
보충제(예: 글루타민, S-아데노실메티오닌, 세인트존스워트, 비타민 C, 오메가-3 지방산)

736명의 영국 청소년을 대상으로 한 대규모 지역사회 표본에서, 3년의 연구 기간 동안 신체 활동은 우울 증상의 발생을 예방하지 못했다(Toseeb et al., 2014). 그러나 최근의 체계적 문헌 검토와 메타분석에서 Bailey 등(2018)은 12~25세 수검자의 우울증에 대한 운동의 치료 효과를 검토하였고, 그 결과 대조군 수검자와 비교하여 신체 활동이 우울증 감소에 큰 효과를 가진다는 사실을 발견했다(standardized mean difference=−0.82, 95% CI=−1.02, −0.61, $P<0.05$, $I^2=38\%$). 그러나 출판 편향(publication bias)에 대한 우려가 있고 해당 RCT 연구의 질이 낮은 수준이기 때문에 상기 결과는 신중히 해석될 필요가 있다(Bailey et al., 2018). 운동

이 우울 증상을 개선한다는 설의 강력한 생물학적 타당성을 고려할 때, 발달이 진행 중인 우울 증상을 가진 집단에서 운동의 이점과 최적의 타이밍을 이해할 필요성은 분명히 있다.

■ 영양제와 심리치료의 병합

최신 문헌은 영양제(nutraceuticals)와 심리치료의 병합이 MDD로의 진행을 예방할 수 있음을 시사하고 있다. MDD, 기분부전증 혹은 달리 명시되지 않은 우울증을 경험하고 있는 7~14세 아동 · 청소년 72명을 대상으로 한 12주간의 예비적 RCT 연구에서 참가자들은 오메가-3 집단, 심리교육적 심리치료(psychoeducational psychotherapy, 이하 PEP) 집단, 오메가-3와 PEP가 병합되어 제공되는 집단, 그리고 위약집단에 무선 할당되었다. 오메가-3 집단과 위약집단의 치료는 이중맹검으로 진행되었다. 오메가-3와 PEP 병합치료 집단은 위약집단에 비해 행동 및 증상 추이 면에서 더 큰 개선을 보였으며, 치료 의향 분석(intent-to-treat analysis) 결과 상기 병합치료의 작은 수준에서 중간 수준의 효과크기가 보고되었다(d=0.29)(Fristad et al., 2016).

영양제와 심리치료 병합의 장기적 전망

Roca 등의 연구진(2016)은 현재 역치하 우울증을 경험하고 있는 과체중 참가자를 대상으로 종합 보충제(오메가-3 지방산, 칼슘, 셀레늄, 비타민 B_{11}과 D_3)와 식품 관련 행동적 변화 치료(food-related behavioral change therapy)의 MDD에 대한 예방적 역할을 검증하는 RCT 연구를 진행하고 있다. 연구자들은 현재 유럽 네 개 도시에서 성인 참가자를 모집하고 있으나, 이 실험의 결과는 보다 젊은 연령대에서의 잠재적 치료 방략에 대한 정보도 제공해 줄 수 있을 것이다(Roca et al., 2016).

요약

아동 · 청소년기 우울증을 평가할 때 임상의에게 단계적 모델의 개념은 특히 유용할 것으로 생각된다. 전구기(역치하) 단계는 MDD로의 진행을 예방하고 질병의 심각도 및 지속 기간을 줄이기 위한 결정적 개입 시기일 가능성이 있다. 약물치료는 역치하 우울증을 겪는 아동 · 청소년에게 권장되지 않지만, CBT와 IPT의 경우 모두 역치하 우울증 치료에서 효과가 있었다. 특히 아동 · 청소년이 가족력 및 신체적 질병 등의 위험인자를 보유하고 있다면 임상의는 조기 개입을 고려할 수 있을 것이다. 아동 · 청소년의 자조 전략과 관련된 연구의 질은 전반적으로 좋지 않지만, 이러한 자조 전략은 특히 만일 환자가 MDD로의 진행에 대한 위험 요인을 거의 보유하고 있지 않거나 정신건강적 지원 체계가 빈약한 지역에 거주하고 있다면, 역치하 우울증의 심각도가 경미한 경우에는 타당한 제1선 치료가 될 수 있다.

임상적 핵심 요점

- 역치하 우울증은 흔히 발생하며, 추후 주요우울장애(MDD)의 발병, 정신사회적 기능 장해, 약물 남용 등 다양한 부정적 결과에 대한 위험성을 증가시킨다.
- 역치하 우울증의 위험인자에는 우울증의 가족력, 인종 및 민족 면에서 소수자적인 위치, 부모와의 갈등, 가정 내 신체적 학대 등이 있다.
- 군집화된 증상의 증가는 역치하 우울증을 경험하는 아동 · 청소년이 MDD를 발달시킬 가능성을 높인다.
- 아동 · 청소년기 우울 증상 선별을 위해서는 역학연구센터 우울증 척도(CES-D), 벡 우울 척도(BDI), 아동 우울 척도(CDI), 레이놀즈 청소년 우울 척도(RADS), 기분 및 감정 척도(MFQ) 중 한 가지를 사용하는 것이 권장된다.
- 만일 충분한 자원의 확보가 가능하다면, 임상의는 역치하 우울증을 경험하는 아동 · 청소년의 우울증 경과 초기에 개입하는 것이 좋다.
- 향후 MDD를 발달시킬 위험이 높은 역치하 우울증을 겪는 아동 · 청소년에게는 인지행동치료(CBT) 또는 대인관계치료(IPT)를 고려할 필요가 있다.
- 경미한 역치하 우울 증상을 보이는 아동 · 청소년의 경우 자조 전략을 시도해 볼 수 있다.

역치하 조증 증상

역치하 조증 증상은 역치 이상의 양극성 장애(bipolar disorder, 이하 BD)에 해당되지 않는 조증 증상이 존재하는 것으로 간단히 정의될 수 있다. 이는 보통 삽화적이며, 주의력결핍/과잉행동장애(ADHD)나 불안 등 여타의 정신장애에 의해 설명되지 않는 양상을 보인다. 또한 일반적으로 증상이 군집화(일시적으로 동시에 발생)되는 양상을 보이기 때문에, 가령 에너지 증가가 1주일 지속되고 난 이후에 들뜬 기분이 발생한다면 이는 (다른 증상이 부재한다는 가정하에) 조증으로 간주하기 어렵다. 이처럼 기본적인 기준 외에도 증상의 심각도, 빈도 및 지속시간은 매우 다양하다. 가령, 쉽게 신나는 기분과 함께 몇 시간가량의 과잉행동을 보이는 아동의 경우, 일부 기준상 역치하 조증 증상을 가지고 있다고 볼 수 있을 것이다. 한편, 의기양양한 기분과 더불어 에너지 수준, 창의성, 생산성이 증가하고 수면 욕구가 줄어든 기간이 2일 가량 지속되는 아동의 경우에도 경조증삽화의 기준을 완전히 충족하지는 못하기 때문에 마찬가지로 역치하 조증 증상을 보인다고 간주될 것이다. 두 증상 표현이 함의하는 것은 매우 다를 수 있으며, 따라서 역치하 조증 증상은 연속선상에서 고려하는 것이 좋다.

이 장에서는 역치하 조증 증상(subthreshold manic symptoms)과 역치하 조증삽화(subthreshold manic episodes)의 개념을 별개로 간주할 것이다. 조증삽화의 개념은 양극성 아동 · 청소년의 증상 경과 및 결과(Course and Outcome of Bipolar Youth: COBY)(Birmaher et al., 2006) 연구의 기준에 따라 정의하였다. 즉, 뚜렷한 기간 동안 비정상적으로 들뜨거나 과민한 기분을 보이는 동시에 ① 적어도 두 가지의 DSM-IV(American Psychiatric Association, 1994) 조증 증상(기분이 단지 과민하기만 한 경우 세 가지), ② 기능상의 명백한 변화, ③ 일생 중 최소 4일 이상의 기간 동안 적어도 4시간 이상 지속되는 증상을 보여야 한다. 대조적으로, 역치하 조증 증상의 경우 삽화적이고 군집화되어 있지만 이처럼 엄격한 기준을 충족할 필요는 없다. 단지 역치하 조증 증상을 가진 사람이 아니라 역치하 조증삽화를 보인 개인의 경우 DSM-IV의 달리 명시되지 않는 BD(bipolar disorder not otherwise specified)와 DSM-5의 달리 명시된 양극성 및 관련 장애(other specified bipolar and related disorder)의 진단기준을 충족할 것이다.

역학

몇몇 연구에서는 일반 인구를 대상으로 역치하 조증 증상의 비율을 조사한 바 있다. 종합하여 볼 때 이러한 연구에서 의외의 발견은 역치하 조증 증상의 경우 5~25.1%(Carlson & Kashani, 1988), 역치하 조증삽화의 경우 1~2%(Stringaris et al., 2010) 정도로 아동 · 청소년에서 상대적으로 빈발한다는 점이다. 물론 이러한 증상이 삽화적인지, 군집화되어 있는지, 여타 정신장애에 기인한 것은 아닌지 여부를 파악하는 것이 상당히 어려운 관계로 상기의 유병률에는 위양성(false-positive) 결과가 포함되어 있을 가능성이 있다.

그럼에도 역학 연구에서는 (연구에 따라 그 수준은 매우 다양하지만) 역치하 조증 증상이 일반적으로 최소한 일부 기능의 손상과 관련되어 있음을 보여 준다. Tijssen 등(2010a)은 3,021명의 청소년 및 초기 성인(14~24세)을 대상으로 한 정신병리의 초기 발달 단계(Early Developmental Stages of Psychopathology) 연구 자료를 사용하여 역치하 조증 증상을 경험한 대부분의 청소년뿐 아니라 진단기준을 충족하는 삽화를 겪은 청소년조차도 임상적 치료를 받지 않았다는 것을 발견했다. 그러나 분명히 보고된 조증 증상의 수에 따라서는 치료 참가의 비율이 증가하는 양상을 보였다. 14~16세 아동 · 청소년 150명을 대상으로 한 비교적 소규모의 연구에서 Carlson과 Kashani(1988)는 분명한 조증 증상을 보이는 20명의 청소년이 기능적 손상뿐만 아니라 외현화장애(externalizing disorder), 불안장애, 정신증적 장애를 보일 가능성이 더 높다는 것을 발견했다. 마찬가지로, Stringaris와 그의 동료들(2010)은 8~19세의 아동 · 청소년 5,326명을 대상으로 한 지역사회 연구에서 역치하 조증삽화를 보이는 청소년들이 외현화장애를 보일 가능성이 더 높고, 동반이환을 고려하더라도 역치하 조증삽화가 없는 청소년에 비해 사회적인 기능이 더 손상되어 있다는 것을 발견했다. 흥미롭게도, 매우 다양한 기능적 결과를 야기할 수 있는 역치하 조증 증상의 여러 특징이 존재하는 것으로 보인다. Stringaris 등(2011)은 요인분석을 통해 일부 조증 증상 군집('과소통제된 삽화적 증상')의 경우 기능적 손상과 관련이 있는 반면, 특정 군집('활기참')의 경우 일순위 요인(first factor)을 조정한 후에는 기능 손상과 연관되지 않았음을 발견했다. 이러한 결과는 브라질 인구를 기반으로 한 연구에서도 반복적으로 확인되었다(Pan et al., 2014).

또 다른 중요한 연구 문제는 전체 인구 표본에서 역치하 조증 증상이 추후 성인기에 진단기준을 충족하는 BD로 진행하는 전조가 되는지 여부이다. 역학조사 결과는 역치하 조증 증상을 보이는 대부분의 아동 · 청소년이 진단기준을 충족하는 BD로 진행되지 않을 것이라는 점을 나타내 주었다. 그러나 이러한 증상의 존재가 BD로 전환 가능성을 증가시키는 것처럼 보인다. 정신병리의 초기 발달 단계(Early Developmental Stages of Psychopathology) 연구에서 Tijssen 등(2010b)은 매우 단시간의 경조증 증상(2회의 평가에 걸쳐 표본의 25%가 경험한)조차도 (경)조증삽화로 발전할 가능성이 투약량에 따라 증가한다는 것을 발견했다. 이러한 관계는 지속되는 증상과 함께 더욱 두드러졌으나, 성인기 경조증의 절대적 위험성은 지속적으로 증상을 보이는 집단에서도 여전히 상대적으로 낮은 수준에 머물렀다(<5%). 지역사회 기반의 전향적 설문 연구인 청소년의 개인 생활 조사 추적 연구(Tracking Adolescents' Individual Lives Survey)에서 저자들은 1,429명의 아동 · 청소년을 대상으로 하여 11세 아동의 역치하 조증 증상[아동 · 청소년 행동 평가척도-조증 척도(Child Behavior Checklist—Mania Scale: CBCL-MS)를 바탕으로 측정됨]과 19세 시기 BD 발병의 관계를 평가했다. 그 결과, 연구자들은 증상의 정도가 심한 아동 · 청소년의 경우 정상 집단에 비해 BD 발병의 위험이 5배 높으며, 경증 증상을 보이는 아동은 19세 이전에 BD가 발병할 확률이 일반 청소년에 비해 2배 높음을 발견했다(Papachristou et al., 2017). 다만, 증상의 정도가 심한 청소년 198명 중

에서 단지 15명(7.6%)만이 진단기준을 충족하는 BD로 진행되었다. Lewinsohn 등(2000a)은 OADP 연구의 일환으로 1,507명의 청소년 중 893명을 성인기(24세)까지 추적하였는데, 이 중 청소년기 동안 역치하의 BD를 경험한 인원은 48명이었다. 해당 연구의 저자들은 청소년기의 역치하 BD가 일반적인 정신병리, 주요우울증, 불안, 성격장애를 예측한다는 것을 밝혔다. 그러나 역치하 BD를 가진 청소년 중에서 초기 성인기에 진단기준을 충족하는 BD로 진행된 비율은 2.1%에 불과했다.

이전에 설명한 연구와는 대조적으로, 양극성 스펙트럼의 종단적 조사(Longitudinal Investigation of Bipolar Spectrum) 연구는 진단기준을 충족하는 BD I 혹은 II로의 전환 비율이 상당히 높다고 밝히고 있다. 이 연구에서는 조증 증상을 보이는 대학생 20,500명 중 역치하 조증삽화(n=57)의 진단기준을 충족한 참가자를 선별하여 진단적 면접을 실시하였다. 4년간의 전향적인 추적 관찰을 통해 해당 초기 성인의 52%가 4.5년 이내에 진단기준을 충족하는 BD I 혹은 II로 진행되었음이 확인되었다(Alloy et al., 2012). 다른 지역사회에서 모집된 표본에서 산출된 전환 비율과 이 연구 결과 간의 불일치를 설명하는 이유에는 두 가지 정도가 있다. 우선, Alloy 등은 다수의 학생 중 양성으로 선별된 참가자만을 대상으로 전체 진단적 면담을 실시하는 단계적 접근법을 사용했다. 따라서 표본의 질이 상세한 평가를 실시하지 않는 순수 역학 연구에 비해 양호할 가능성이 높다. 둘째로, 이 연구는 대학생을 대상으로 역치하 조증삽화에서 전환되는 비율을 평가했다. 과도기적 연령대에서 삽화는 보다 저연령의 표본에 비해 전환에 대한 예측도가 더 높을 수 있다. 또한 이 연구는 철저한 임상적 평가하에서 대학생의 역치하 조증삽화가 5년 내에 BD I 혹은 II로 전환될 가능성이 높다는 근거를 제시하는 연구이기 때문에 보다 면밀한 모니터링을 거쳤을 가능성이 있다.

■ 가족력 연구

청소년기 BD 발생에 대한 가장 강력한 위험 요인 중 하나는 가족력, 특히 BD 진단을 받은 부모가 있는지 여부에 있다. 이러한 취약성으로 인해 BD 가족력이 있는 아동 · 청소년의 역치하 조증 증상을 평가하고 종단적으로 모니터링하는 것은 매우 중요하다. 특히 다른 증상에 대한 치료 선택지가 고려되는 상황에서 청소년기 BD에 대한 가족력을 평가하는 것은 반드시 필요하다. 예상할 수 있겠지만, BD 가족력이 있는 아동 · 청소년은 보다 높은 수준의 역치하 조증 증상을 가지고 있다(Shaw et al., 2005).

이러한 증상이 BD로의 진행에 미치는 영향 역시 BD 가족력이 있는 아동 · 청소년에게서 더욱 현저한 양상을 보인다. BD 환자인 부모 및 정상 대조군의 자녀에 대한 전향적 연구인 피츠버그 양극성 장애 자녀 연구(Pittsburgh Bipolar Offspring Study, 이하 BIOS)는 특히 BD로 전환되기 수년 전의 기간 동안 새롭게 발생한 역치하 조증 증상이 BD 발병의 중요한 예측 변수로 작용함을 밝혔다. 여타 위험인자(예: 기분 불안정성, 부모의 기분장애 발병 시 어린 나이)를 가지고 있는 맥락에서, 새로 발병한 역치하 조증 증상을 가진 개인은 양극성 스펙트럼 장애가 새로 발병할 확률이 50%였다(Hafeman et al., 2016). 또한 BIOS 표본상 역치하 조증삽화에서 진단기준을 충족하는 BD로의 진행 비율은 상당했다. 역치하 조증삽화(달리 명시되지 않는 BD)를 경험한 58명의 참가자 중 14명(24.1%)이 BD I 혹은 II로 전환되었다(Birmaher et al., 2018). 네덜란드 양극성 장애 자녀 연구(Dutch Bipolar Offspring Study)에서, BD I 혹은 II로 전환된 참가자(n=10)는 보다 높은 수준의 들뜬 기분과 수면 욕구 저하를 보였다(Mesman et al., 2017a).

■ 임상적으로 모집된 표본

질병의 분류학 및 역학과 관련해서는 전체 인구 및 가족력 기반의 연구가 유용할 수 있겠으나, 이러한 연구는 임상 상황에서 맞닥뜨리는 환자에 대한 정확한 정보를 제공하지는 못한다. 임상 표본은 정의상 더 많은 손상을 보이며 종종 장애의 형태가 더 위험한 이들로 선별된다. 임상적으로 모집된 표본을 바탕으로 일반 모집단에 대해 추론하지 않는 것이 중요하듯이, 그 반대 역시 참이다. 실제로 임상 기반의 연구에서 역치하 조증 증상의 비율은 더 높으며, 역학 연구 결과 역치하 조증 증상이 기능 장해를 유발하고 광범위한 정신질환과 관련이 있음을 감안하면 이는 놀라운 일이 아니다. 조증 증상의 종단적 평가(Longitudinal Assessment of Manic Symptoms) 연구에서는 외래 정신과 클리닉을 다니는 아동·청소년의 43%가 고도의 조증 증상을 가지고 있었다[일반행동 평가 척도-10, 부모보고용(Parent General Behavior Inventory-10: PGBI-10)에서 >10점 기준, 자세한 내용은 이 장 뒷부분의 '평가' 절 참고](Horwitz et al., 2010). 임상적으로 모집된 상기 표본에서 다수의 조증 증상은 보다 심한 기능적 손상뿐 아니라 더 높은 수준의 내현화·외현화 증상과 관련되어 있었다(Findling et al., 2010). 젊은 연령층에서 더 심한 과도기적 조증 증상이 발견되었던 역학 연구와 일관되게, 다수의 조증 증상을 보이는 대부분의 아동·청소년은 평가 후 6~12개월 동안 이러한 증상의 감소를 보이는 것으로 나타났다. 그러나 상당한 수(15%)가 지속적으로 고도의 조증 증상을 보였으며, 이 중 18%(100명 중 18명)가 향후 48개월 내에 양극성 스펙트럼 장애로 전환되었다(Findling et al., 2013).

심각한 우울증을 보이는 청소년들도 BD를 경험할 위험이 높아지기 때문에 이들에게 역치하 조증 증상을 진단하는 것은 특히 중요하다. Strober와 Carlson(1982)은 우울증을 경험하는 아동 · 청소년을 전향적으로 평가한 첫 연구에서 우울증으로 입원한 60명의 청소년을 3~4년 동안 추적했고, 해당 청소년 중 20%가 BD로 진행되었음을 발견했다. 정신약리학적 요인에 의해 발생한 경조증은 증상의 빠른 시작, 정신증적 특성, 기분장애(특히 BD)의 가족력 등과 같이 BD로의 전환을 예측하는 중요한 변수로 작용했다(Strober & Carlson, 1982). 마찬가지로, 다가족 심리교육적 치료(multifamily psychoeducational psychotherapy, 이하 MF-PEP)의 효과성을 검증하는 RCT 연구에서 Nadkarni와 Fristad(2010)는 주요우울증을 경험하는 아동 · 청소년의 일시적인 조증 증상에 대해 평가했는데, 이때 일시적인 조증 증상이란 기능 장해를 유발하면서 여타 정신장애(예: ADHD)에 기인하지 않는 최소 한 개의 조증 증상이 최소 4시간(혹은 2회의 삽화가 2시간) 이상 나타나는 것으로 정의된다. 저자들은 주요우울증과 일시적인 조증 증상을 모두 경험한 27명의 아동 · 청소년 중 48%가 18개월 추적 시 양극성 스펙트럼 장애로 전환되었음을 발견했다(Nadkarni & Fristad, 2010). Kochman 등(2005)은 멤피스, 피사, 파리, 샌디에이고 자동 질문지(TEMPS-A)의 기질 평가 중 순환성장애 하위척도(Cyclothymic Subscale of the Temperament Evaluation of the Memphis, Pisa, Paris, and San Diego Autoquestionnaire)에서 추출한 설문을 통해 차원적 증상과 순환성의 과민한 기질을 평가하기 위해 주요우울증을 경험하는 80명의 아동 · 청소년을 대상으로 2년간의 전향적 연구를 수행한 바 있다. 추적 기간 동안 해당 아동 · 청소년의 43%가 BD로 전환되었으며, 이러한 전환은 순환성-과민성 기질을 가진 집단에서 더 높은 비율(64%) 양상을 보였다. 성인 집단에서의 연구 또한 주요우울증을 겪는 개인에서 경조증 증상의 존재가 BD로 발전하는 중요한 예측 변수임을 보여 준 바 있다(Akiskal et al., 1995; Fiedorowicz et al., 2011; Tohen et al., 2012).

아울러 임상 표본에서는 역치하 조증삽화에서 진단기준을 충족하는 양극성 장애로 진행되는 비율이 상당히 높다. COBY 연구에서는 역치하 조증삽화를 경험한 아동 · 청소년의 45%(140명 중 63명)가 5년의 추적 기간 동안 BD I 혹은 II로 전환되었다. 조증의 가족력(1차 혹은 2차 친척)을 보유한 청소년에서는 전환 비율(58.5%)이 더 높은 양상을 보였다(Axelson et al., 2011). 또한 앞서 논의된 바와 같이, MF-PEP RCT에서 역치하 증상을 보인 27명의 아동 · 청소년 중 9명(33%)이 BD I 혹은 II로 전환되었다. 이러한 전환율은 BD를 경험한 1차 친척이 있거나 단극성 우울을 경험한 친척이 다수인 아동 · 청소년에서 45~50%에 이르렀다(Martinez & Fristad, 2013). 이처럼 높은 전환율은 역치하의 BD가 BD I 혹은 II의 전구기적 단계의 일부인지 혹은 BD 그 자체인지 여부를 의심케 한다. 실제로 역치하 조증삽화를 경험한 아동 · 청소년은 BD I 혹은 II의 가족력이나 자살 및 약물 남용의 위험성, 그리고 실제 BD I 혹은 II를 경험하는 아동 · 청소년과 비견될 수준의 정신사회적 손상을 경험한다 (Axelson et al., 2006; Goldstein et al., 2010, 2011; Hafeman et al., 2013).

■ 요약

다양한 방식의 실험 설계와 실험군 모집을 바탕으로 한 연구들을 종합해 보면 다음과 같은 결론을 얻을 수 있다. 첫째, 일시적인 역치하 조증 증상은 아동 · 청소년기에 상당히 흔하다. 이러한 증상은 기능상의 장해와 내현화 · 외현화 장애와 관련되어 있으나, 최소한 지역사회 표본에서는 이러한 증상이 추후 필연적으로 BD I 혹은 II로의 진행을 시사하지는 않는다. 그러나 특히 증상이 지속성을 보이는 경우 BD 위험이 증가될 가능성이 있다. 둘째, 이러한 증상은 BD 가족력이 있는 아동 · 청소년에서 더 빈발하며, 이들 집단에서 진단기준을 충족하는 BD I 혹은 II로 진행할 가능성이 더 높다. 셋째, 특히 임상 치료가 필요할 정도로 심각한 역치하 조증삽화는 심각한 기능적 손상 및 자살 사고와 관련되어 있으며, BD I 혹은 II로의 진행 가능성도 더 높고, 가족력이 있는 경우 가능성은 더욱 증가한다. 임상적 치료를 요하지 않으며 가족력도 없는 아동 · 청소년의 역치하 조증삽화가 진단기준을 충족하는 BD I 혹은 II로 진행될 가능성이 높은지 여부가 남은 질문인데, 대학생을 대상으로 Alloy와 동료 연구자들에 의해 시행된 연구 결과상으로는 높은 전환율이 보고되었으나, 조증삽화가 발달적으로 제한적일 수 있는 18세 이하의 청소년에서는 이에 필적할 만한 연구가 이루어진 바 없다.

평가

다음 척도들은 임상 장면에서 아동 · 청소년기 조증 증상을 평가하기 위해 흔히 사용되는 도구에 해당한다. 이것은 조증 증상과 관련된 전체 척도 목록이 아님을 밝힌다.

- 학령기 아동용 정동장애와 조현병 스케줄[Kiddie Schedule for Affective Disorders and Schizophrenia (K-SADS) Mania Rating Scale (KMRS)]: 임상가용 척도인 K-SADS 선별 및 조증 부록(K-SADS Screen and Mania Supplement)에서 추출된 척도로, KMRS는 개인의 조증 증상 유무와 심각도를 평가한다. 이 척도는 달리 명시되지 않은 BD 기준을 충족하는 삽화가 부재하지만 발병 고위험군인 피츠버그 BIOS 아동 · 청소년 집단에서 종단적으로 조증 증상의 발생 유무를 평가하기 위한 목적으로 사용되었다. 이 척도의 점수는 특히 향후 2~5년 내에 가족력이 있는 아동 · 청소년 집단의 BD 발병을 예측하는 것으로 알

려져 있다(Hafeman et al., 2016).

- 아동·청소년 행동 평가척도-조증 척도(부모보고용)[Child Behavior Checklist—Mania Scale (parent-report)]: Papachristou 등(2013)에 의해 개발된 이 척도는 소아 행동 평가척도의 19개 문항을 기반으로 제작되었다. 이 척도는 내적 합치도가 높고 BD I과 정상 대조군을 변별할 수 있는 것으로 알려져 있다[area under the curve (AUC)=0.64]. 또한 BD I을 경험하는 아동·청소년은 불안(P=0.004)과 MDD(P=0.002)를 경험하는 청소년에 비해 이 척도에서 더 높은 점수를 받았으나, 적대적 반항장애(ODD)나 ADHD와의 감별은 어려웠다. 네덜란드 청소년을 대상으로 한 종단적 지역사회 연구에서 Papachristou 등(2017)은 11세경 이 척도 점수에서 경증과 중증의 증상을 보이는 집단이 19세경에 BD가 발병할 위험이 각각 2배와 5배 높음을 발견했다. 교란변수(confounders)를 조정한 후에, 이 척도는 비록 중증도의 증상을 보이는 아동·청소년이 ADHD, 적대적 반항장애, 품행장애로 진단될 가능성은 높지만, 불안 혹은 우울의 발병에 대해서는 예측하지 못했다.
- 일반행동 평가 척도 개정판(자기보고 및 부모보고용)[General Behavioral Inventory, Revised (self-report and parent-report)]: 이 척도는 BD 및 단극성 우울증을 선별하기 위한 목적으로 개발된 광범위한 척도이다(Depue et al., 1989). 이 척도는 우울증과 경조증 혹은 둘 모두를 아우르는 증상을 평가하기 위한 두 개의 하위 척도로 구성되어 있다. 별개의 척도들이 일반 행동 척도를 기반으로 하여 개발되었는데, 단축형 척도(Mesman et al., 2017b), 부모보고용 단축형 일반 행동 척도(PGBI−10)(Youngstrom et al., 2008), 청소년 대상 자기보고용 일반 행동 척도(Danielson et al., 2003)가 해당된다. 조증 증상의 종단적 평가 연구에 따르면 높거나 불안정한 PGBI−10 점수는 24개월 추적기간 내에 양극성 스펙트럼 장애로의 전환율이 증가되는 양상과 관련되었다(P<0.001)(Findling et al., 2013).
- 아동 정서적 불안정성 척도(Children's Affective Lability Scale: CALS)(자기보고 및 부모보고용): Gerson 등(1996)에 의해 개발된 이 척도는 갑작스럽고 강렬한 기분 변화를 평가하기 위한 자기보고 및 부모보고용 버전을 가지고 있다. 피츠버그 BIOS 연구 결과에 따르면 이 척도는 세 요인(불안/우울, 과민성, 조증)으로 분류되는데, 모든 요인이 BD 부모의 BD 자녀들에게서 가장 높고 그다음은 BD 부모의 비−양극성 장애 자녀들이었으며, 통제 집단에서는 가장 낮은 것으로 보고되었다. 이 중 과민성 요인이 가장 중요한 요인이었다(Birmaher et al., 2013). 이 척도의 점수는 추적 기간 동안 새롭게 발병한 BD를 예측하는 것으로 알려져 있다(Hafeman et al., 2016).
- 순환성-과민성 기질 설문지(Cyclothymic-hypersensitive temperament questionnaire)(아동용 및

청소년용): 이 설문은 TEMPS-A(Kochman et al., 2005)에서 추출되었으며 순환성과 과민성 요인 모두를 평가한다. 이 척도는 청소년 집단을 위해 개정된 바 있는데, 주로 정서적 불안정성과 기분 반응성을 평가한다. 이 척도에서의 높은 점수는 주요우울증을 경험하는 청소년 집단에서 발병하는 BD를 예측하는 것으로 밝혀졌다.

위험 요소 평가

집단 수준에서 역치하 조증 증상의 영향을 평가하는 것이 중요한 첫 단계이나, 임상적으로 우리의 관심은 개별 환자에게 미치는 영향에 있다. 역치하의 조증 증상이나 삽화가 존재한다면, 분명한 장애로 진행될 가능성은 얼마일까? 이러한 정보는 환자 및 가족과 증상 예후를 논의할 때 도움이 될 수 있을 뿐만 아니라 증상 관찰의 빈도나 가능한 치료 방식에 대한 임상적 결정에 도움이 될 수 있다(〈표 12-2〉). 이러한 목적으로, 위험성 산출기(risk calculator)가 주어진 결과의 확률을 추정하기 위해 다른 의학 영역에서 사용되었다. 정신의학에서 최근 연구는 임상적으로 정의된 고위험군(Cannon et al., 2016; Carrión et al., 2016) 및 일반 외래 진료 장면(Fusar-Poli et al., 2017)에서 정신증을 예측하기 위한 위험성 산출기를 개발하는 데 초점을 맞추고 있다. 저자들은 최근 BD 가족력이 있는 (BIOS 표본의) 아동·청소년 412명을 대상으로 5년 내 양극성 스펙트럼 장애 발병을 예측하는 위험성 산출기를 개발한 바 있다([그림 12-1]). 저자들은 전구기 증상의 메타분석으로부터 도출된 예측 변수(Van Meter et al., 2011)를 사용하여 역치하 조증 증상, 우울 증상, 기분 불안정성, 불안, 전반적인 심리사회적 기능 및 기분장애 발생 시 부모의 연령을 포함한 위험성 산출기를 개발했다. 이 도구는 향후 5년 내에 양극성 스펙트럼 장애가 발병할 개인을 적절히 구별할 수 있었으며, 이 모형의 AUC는 0.76으로 여타 의학 분야에서 사용되는 위험성 산출기에 필적한다. COBY 표본을 통해 저자들은 역치하 조증삽화에서 BD I 혹은 II로의 진행을 예측하는 위험성 산출기를 구축했다(Birmaher et al., 2018 참고). 위험성 산출기는 모두 www.pediatricbipolar.pitt.edu/resources에서 사용할 수 있다.

위험성 산출기: 5년 내 BD 발병의 위험성	
개정된 우울증 평가 척도(Modified Depression Rating Scale): (도구 / 모든 도구)	점수를 입력하려면 클릭하십시오.
개정된 조증 평가 척도(Modified Mania Rating Scale): (도구 / 모든 도구)	점수를 입력하려면 클릭하십시오.
아동 정서적 불안정성 척도(Children's Affective Lability Scale)(자기보고식): (도구 / 모든 도구)	점수를 입력하려면 클릭하십시오.
아동기 불안 관련 장애 선별(Screen for Child Anxiety Related Disorders)(자기보고식): (도구 / 모든 도구)	점수를 입력하려면 클릭하십시오.
아동기 전반적 평가 척도(Children's Global Assessment Scale): (도구 / 모든 도구)	점수를 입력하려면 클릭하십시오.
기분장애 발병 시 부모 연령:	연령을 입력하려면 클릭하십시오.
아동 연령:	연령을 입력하려면 클릭하십시오.
답변을 보려면 여기를 클릭하십시오.	
	재설정
CABS(Child and Adolescent Bipolar Spectrum Services)로 돌아가기	

[그림 12-1] BD 환자인 부모의 자녀에서 양극성 스펙트럼 장애의 5년 내 발병을 예측하는 위험성 산출기
이 도구는 웹사이트(www.pediatricbipolar.pitt.edu)에서 사용할 수 있다.

〈표 12-2〉 임상 실제에서 위험성 산출기의 유용성

만일 반복검증된다면, 위험성 산출기는 다음과 같은 방법으로 임상 실무에서 정보를 제공할 수 있다.
예후에 관한 논의에서의 정보 제공-임상가는 위험성의 실제적인 양적 정보를 제공할 수도 있고, 제공하지 못할 수도 있기 때문에, 이 수치는 향후 경과에 대한 예측을 논의할 때 도움이 될 수 있다.
추적 진료의 빈도에 대한 정보 제공-이는 특히 SSRI 복용을 시작하는 환자를 진료를 시작할 때 유용하다.
적절한 치료적 개입 선택-만일 환자가 고위험군에 해당한다면 임상가는 IPSRT, FFT 등 BD를 특정적으로 예방하는 치료법을 고려해야 할 것이다.
약물 수준의 선택-비록 이것이 현재로서는 불가능하지만, 위험성 산출기를 사용한 연구는 향후 BD로 전환될 위험이 낮거나 중간 혹은 높은 수준에 속하는 아동·청소년에서 SSRI와 기분 안정제 사용의 장점과 위험성에 대해 알려 줄 수 있을 것이다.

주. FFT=가족-중심 치료, IPSRT=대인관계 및 사회적 리듬 치료, SSRI=선택적 세로토닌 재흡수 억제제.

치료 선택지

역치하 증상(달리 명시된 양극성 및 관련 장애의 진단기준을 충족하지 않는 증상)의 존재는 치료에 어떤 영향을 미칠 것인가? 이는 부분적으로 가족력(역치하 조증 증상이 BD 발병의 전구기에 해당할 가능성이 높은 경우) 및 그에 수반되는 특성에 따라 다를 수 있다. 연구 자료는 특히 저연령층의 일반 인구에서 나타나는 역치하 조증 증상의 치료에 국한되어 있으나, BD 가족력이 있는 아동·청소년의 증상 치료에 대한 연구도 행해진 바 있다. 또한 성인 집단을 대상으로 한 연구 문헌에는 역치하 조증 증상이 동반된 우울증(일명 MDD 혼재성 양상)의 치료를 위한 몇 가지 근거도 제시되어 있다.

■ 주요우울증 증상에 동반된 역치하 조증 증상

DSM-5에서 주요우울증에 대한 새로운 명시자는 '혼재성 양상 동반(with mixed features)'으로, 최소 세 개의 조증 증상을 동반하는 주요우울삽화로 정의된다. 연구자들은 또한 두 가지 조증 양상을 동반하는 참가자들을 지속적으로 포함시켜 연구를 진행해 온 바 있는데, 이때 증상은 구체적이면서도 우울증의 진단기준과 중복되지 않아야 했다(예: Suppes et al., 2016). 성인 집단을 대상으로 한 연구 문헌에서는 혼재성 양상을 보이는 이들의 기능 수준이 더 저조하고 자살률이 더 높으며 치료에 저항적일 수 있음에 대한 근거가 제시된 바 있다(Dudek et al., 2010; McIntyre et al., 2017). 입원 장면에서는 아동·청소년 중 약 9%(407명 중 38명)가 혼재성 양상의 MDD 진단기준을 만족했으며, 이들은 단극성 우울이나 BD 환자에 비해 자살 가능성과 분노가 더 높은 것으로 나타났다(Frazier et al., 2017).

역치하 조증 증상이 동반되는 주요우울증 치료와 관련하여 선행연구는 주요우울증+역치하 조증 증상을 가진 환자들의 제1선 치료[선택적 세로토닌 재흡수 억제제(SSRI)]에 대한 반응이 나쁠 가능성을 나타내 주었다(Maalouf et al., 2012). 최근의 연구 결과는 루라시돈(lurasidone)이 우울증 및 역치하 조증 증상 모두를 감소시키면서 혼재성 양상의 우울을 경험하는 성인에게 효과적일 수 있음을 보여 주었다(Suppes et al., 2016). 아동 · 청소년기 혼재성 우울증을 치료하기 위하여 비전형 항정신병 약물과 항우울제의 효과를 비교한 연구는 아직 시행된 바 없다. 우울증의 치료와 부작용 양상에 대한 증거를 고려했을 때, 표준적인 치료는 여전히 SSRI를 제1선 치료로 시도하는 것이다. 루라시돈과 같은 비전형 항정신병 약물은 특히 SSRI를 사용한 초기 치료의 실패 이후에 혼재성 우울증에 대한 치료 선택지로 고려될 수 있겠으나, 특히 소아에서는 이러한 접근법을 뒷받침하는 자료가 제한되어 있다.

■ 기타 정신병리 증상 및 경미한 역치하 조증 증상

역치하 조증 증상을 면밀히 모니터링하는 것이 중요하겠으나, 증상의 치료는 현재 문제에 근거하여 이루어질 것이다. 가령, 불안에 동반된 경미한 역치하 조증 증상을 보이는 환자에게 제1선 치료는 근거-기반 치료(예: CBT, IPT)에 더하여 단계적 · 부수적으로 SSRI 투약을 고려하는 것이다. SSRI의 장단점을 고려했을 때 임상의는 조증 유사 증상의 발생이나 악화 가능성을 염두에 두어야 하며, 특히 이미 역치하 증상을 보이고 있는 환자에게는 더욱 그러할 것이다. 또한 임상의는 항우울제 투약과 관련된 조증 유사 증상의 발병 위험성을 증가시킬 수 있는 가족력도 고려해야 한다. 요컨대, 역치하 조증 증상의 존재는 (가족력을 고려하더라도) 제1선 치료로 심리치료나 정신약물학적 치료에 변화를 주지는 않을 것이지만, 심리치료와 투약 중 어느 치료를 우선적으로 시작할지 여부나 투약 속도에는 영향을 미칠 수 있다. ADHD 치료에서도 이와 유사한 접근법이 사용될 수 있다.

■ BD 부모의 자녀

BD를 경험한 부모의 자녀들의 경우 역치하 조증 증상을 보일 가능성뿐 아니라 향후 양극성 스펙트럼 장애(Hafeman et al., 2016)와 BD I 혹은 II로까지 진행될 가능성이 더 높다는 점(Axelson et al., 2011, 2015)을 고려하면, BD의 가족력을 보유한 이들의 발병 위험을 변화시키기 위해 심리치료와 약물치료 모두를 시도해 보는 것에 대해 상당한 관심이 있어 왔다. 이러한 개입은 고위험 표본을 대상으로 개발되었고 그 밖의 집단을 대상으로는 검증된 바 없으나, 가족력이 없는 경우에도 역치하 조증 증상을 개선할 가능성이 있다.

■ 심리치료적 개입

대인관계 및 사회적 리듬 치료

BD를 경험하는 성인 집단을 위해 최초로 개발된 대인관계 및 사회적 리듬 치료(interpersonal and social rhythm therapy: IPSRT)는 규칙적인 매일 일과(사회적 리듬)를 정립하고 질병과 여타 원인 및 대인관계와 관련하여 발생하는 스트레스에 대처하는 데 초점을 맞춘 치료이다(Frank et al., 2005). BD 환자인 부모를 둔 8~17세 아동·청소년 42명을 대상으로 한 연구에서 연구자들은 대인관계 및 사회적 리듬 치료가 (근거-기반 의뢰와 비교하여) 역치하 조증 증상의 감소와 관련되어 있으며, 이는 규칙적인 수면 시간에 의해 매개된다는 사실을 발견했다(Goldstein et al., 2018).

가족-중심 치료

BD를 경험하는 청소년을 위해 최초로 개발된 가족-중심 치료(family-focused therapy)는 아동과 그 가족의 심리교육, 의사소통 및 문제해결 기술에 방점을 두고 있다(Miklowitz et al., 2003). 연구자들은 BD 부모의 자녀 중 주요우울증, 달리 명시된 양극성 및 관련 장애 혹은 순환성장애를 가진 9~17세 아동·청소년을 대상으로 12주 동안의 가족-중심 치료 효과를 검증한 바 있다. 이들은 (교육 통제 집단과 비교했을 때) 가족-중심 치료 개입에 의해 현재의 기분 증상이 감소되었을 뿐 아니라 시간이 지남에 따라 역치하 조증(및 우울) 증상도 감소했다는 것을 발견했다(Miklowitz et al., 2013). 이러한 양상은 특히 표출정서(expressed emotion)와 갈등이 높은 의사소통 스타일을 보이는 가정에서 두드러졌다.

다가족 심리교육적 치료

기분장애 청소년을 위해 개발된 다가족 심리교육적 치료(multifamily psychoeducational psychotherapy: MF-PEP)는 환자 및 그 가족을 대상으로 기분장애, 약물, 대처 및 의사소통 기술에 대해 교육하는 데 방점을 둔 것으로, 90분씩 8회기로 구성되어 있다(Fristad et al., 2009). 추가적인 사후 분석 결과, MF-PEP가 주요우울증 및 일시적인 조증 증상(이 장 전반부의 '임상적으로 모집된 표본' 하위 절에서 정의됨)이 양극성 스펙트럼 장애로 전환되는 것을 감소시킨다는 것이 밝혀졌다. 임상 환경에서 진행된 이 연구에서 MF-PEP에 참여한 대상자 중 양극성 스펙트럼 장애로 전환된 비율은 16.7%(12명 중 2명)에 불과했던 반면 대조군에서는 60%(15명 중 9명)에 달했다(Nadkarni & Fristad, 2010).

■ 약물치료

역치하 조증삽화와 BD 가족력이 있는 아동·청소년을 대상으로 기분 안정제의 효과를 검증한 연구 결과는 제한적이고 혼재된 양상을 띤다. 쿠에티아핀(quetiapine)에 대한 초기의 개방연구(open study)는 정동장애와 BD 가족력이 있는 20명의 아동·청소년을 대상으로 했다. 12주간의 추적 기간 동안 75%(20명 중 15명)가 쿠에티아핀에 반응을 보였는데, 이는 역치하 조증삽화(달리 명시되지 않는 BD 혹은 순환성장애) 환자에서 69.2%(13명 중 9명)였다(DelBello et al., 2007). 그러나 이 연구는 RCT에서 재검증되지 않았다. 아울러 역치하 조증 증상과 BD I 혹은 II의 가족력을 보유한 56명의 아동·청소년 집단에서 디발프로엑스(divalproex)의 효과를 검증하는 RCT에서는 기분삽화에 의한 중단이나 전반적인 중단이 유의미한 영향을 보이지 않는 부정적 결과를 산출했다($P>0.5$)(Findling et al., 2007). 보다 최근에 역치하 조증삽화 및 가족력이 있는 아동·청소년을 대상으로 아리피프라졸(aripiprazole, 위약과 비교하여)의 효과를 검증한 RCT는 적극적인 치료 집단에서 조증 증상의 더 큰 감소를 보인 바 있다($P=0.005$)(Findling et al., 2017). 따라서 근거가 제한될지라도 공개 시험연구(open trial)와 RCT 모두를 통해 이러한 아동·청소년 집단에서 비전형 항정신병 약물이 효과적이며 디발프로엑스는 효과가 떨어진다는 함의를 얻을 수 있다. 우리가 아는 바에 따르면 리튬(lithium)이 역치하 조증 증상을 보이는 아동·청소년 집단을 대상으로 평가된 적은 없으나, 기분장애 가족력을 보유한 사춘기 이전의 우울한 아동 집단에서는 효과를 보이지 않았다(Geller et al., 1998). 또한 가족력이 없는 역치하 조증 아동·청소년을 대상으로 한 약물치료 연구는 아직 부재하는 실정이다.

■ 요약

치료 선택지를 고려할 때, 현재의 문제 증상과 더불어 역치하 증상이나 삽화의 존재 여부와 강도 및 가족력을 고려하는 것이 중요하다. 적절한 치료를 결정하기 위해서는 역치하 조증 증상 및 삽화의 단계적 모델을 고려하는 것이 유용하다. 초기 단계는 매우 경증의 경조증 증상으로, 단기간 동안 발생하고 기능적 손상이 없으며 양극성 스펙트럼 장애의 진단기준을 충족하지 않는다(1a 단계). 다음 단계는 가족력상 위험성을 보유하면서 양극성 스펙트럼 장애의 진단기준을 충족하는 경우에 해당한다(1b 단계). 상기 모델에 기초하여 우리는 역치하 조증 증상을 잠재적인 양극성 특성의 초기 단계 지표로 간주한다. 그러나 역학 및 임상적 연구에 따르면 이러한 증상은 비특이적이고 일시적인 것일 수도 있다. 가족력은 단순히 현재의 증상만을 치료할지 혹은 BD로의 진행을 예방하는 데 초점을 맞출지 여부를 결정할 때 중요한 정보를 제공할 수 있다. 따라서 특히 약물치료를 고려할 때, BD로의 진행과 전반적인 부작용을 모두 고려하여 각 약물군의 장단점을 따져 보는 것이 중요할 것이다. 많은 경우 근거-기반 심리치료를 우선적으로 시행하면서 위험-이익 분석을 수행하는 것이 여러 환자 및 가족들에게 바람직하며, 무엇보다도 가족력이 있는 경우 그러하다. 우리는 또한 독자들에게 BD I 혹은 II 가족력이 있는 아동 · 청소년을 위해 발표된 치료 알고리즘을 참고할 것을 추천한다(Schneck et al., 2017).

심리치료에 관한 권고사항

1. 1a 단계에 불안감 혹은 ADHD가 동반된 경우, 근거-기반 치료를 고려해 보라. 가족력이 있는 경우 IPSRT를 고려할 것을 추천한다.
2. 1a 단계에 주요우울삽화가 동반되거나 1b 단계에 해당한다면 MF-PEP를 고려해 보라. 가족력이 있는 경우 가족-중심 치료를 고려할 것을 추천한다.

약물치료에 관한 권고사항

1. 1a 단계에 불안감 혹은 ADHD가 동반될 경우, 근거-기반 치료(예: SSRI, 중추신경 자극제)를 고려해 보라. 가족력이 있는 경우 환자 및 가족과 함께 이러한 약물의 장단점과 대안(예: 심리치료, 비-중추신경 자극제)에 대해 논의해 보라. 약물의 작용 및 여타 부작용을 주의 깊게 관찰하라.
2. 1a 단계에 주요우울삽화가 동반될 경우, 특히 기분 안정제의 잠재적 부작용을 따져 볼 때 1차 약물치료로서 SSRI를 우선적으로 고려해 보라. 참고로 최근 성인 대상 연구에서는 여타 비전형 항정신병 약물에 비해 부작용이 적은 루라시돈(lurasidone)에 의한 혼재성 우울의 호전이 보고된 바 있다. 아동 · 청소년 대상으로는 아직 연구가 완료되지 않았으나, 지속적이고 기능적 손상을 유발하는 역치하 조증 증상과 가족력이 있는 상황에서 초기의 SSRI 치료에 실패한 경우 상기 약물을 시도해 볼 수 있을 것이다.
3. 1b 단계에 해당한다면 비전형 항정신병 약물을 포함한 기분 안정제가 최선의 치료로 고려된다. 특히 아리피프라졸(aripiprazole)은 가족력이 있는 아동 · 청소년에서 조증 증상을 감소시키는 것으로 알려져 있다. 1b 단계에서 현저한 불안이나 우울 증상이 동반된다면 SSRI도 고려될 수 있을 것이다. 그러나 이는 치료-관련된 작용을 불러일으킬 수 있으며 적어도 이론적으로는 장애의 진행을 촉진시킬 가능성도 있음을 주지할 필요가 있다. 특히 가족력을 보유한 1b 단계의 아동 · 청소년의 경우에는 기분 안정제 혹은 비전형 항정신병 약물(예: 루라시돈) 사용이 바람직할 것이다.

결론

이 장에서 검토한 문헌은 역치하 기분 증상을 평가하는 것이 아동 · 청소년 환자에서 매우 중요하다는 것을 보여 주었다. 이러한 증상은 진단기준을 완전히 충족하는 장애가 없는 경우일지라도 기능상의 손상을 유발하며, 정신사회적 기능 저하 및 약물 남용과 같은 여타 후유증과 관련되어 있고, 추가적인 장애 진행을 예측한다. 특히 심각한 기능적 손상과 관련된 경우, 역치하 증상의 식별은 조기에 개입할 수 있는 중요한 기회를 제공할 수 있다. 경우에 따라 이러한 증상의 평가는 적절한 향정신병 약물을 선택하는 데 중요할 수 있다(예: 달리 명시된 양극성 및 관련 장애 환자의 경우). 우리는 이 장에서 역치하 기분 증상을 평가할 수 있는 몇몇 자기보고 및 부모-평정식 척도를 검토했다. 향후 연구는 증상 경과상 고위험군에 해당하는 아동 · 청소년을 식별하고 단계-특정적이며 효과적인 치료 전략을 선택하기 위해 예측 모델을 사용하는 우리의 능력을 향상시키는 데 초점을 맞출 필요가 있을 것이다.

임상적 핵심 요점

- 역치하 조증은 지속시간 및 기간에 따라 일시적인 역치하 조증 증상부터 역치하 조증삽화에 이르기까지 연속선상에서 발생한다.
- BD 가족력이 있는 아동 · 청소년뿐 아니라 우울한 청소년에서도 역치하 조증 증상의 존재는 추후 BD 발병의 가능성을 높이기 때문에 주의 깊게 평가 및 관찰할 필요가 있다.
- 특히 가족력이 동반되거나 임상 환경에서 관찰되는 경우, 역치하 조증삽화는 심각한 기능 장해를 유발하고 BD I 혹은 II로 진행할 가능성을 높인다.
- K-SADS 조증 평가 척도(K-SADS Mania Rating Scale), 일반행동 평가 척도(General Behavioral Inventory) 등 역치하 조증 증상 및 삽화를 평가할 수 있는 몇 가지 척도가 있다.
- 양극성 스펙트럼 장애(가족력이 있는 아동 · 청소년에서)의 발병이나 역치하 조증삽화에서 BD I 혹은 II로 진행할 위험성을 개인 수준에서 정량화하여 평가하는 위험성 산출기가 개발된 바 있다. 이는 www.pediatricbipolar.pitt.edu에서 무료로 이용 가능하다.
- 역치하 조증 치료에 관한 결정은 역치하 조증의 심각도(예: 증상 수준 대 삽화 수준)나 여타 정신병리 및 가족력 등을 고려하여 이루어져야 한다.

참고문헌

Akiskal HS, Maser JD, Zeller PJ, et al: Switching from 'unipolar' to bipolar II: an 11-year prospective study of clinical and temperamental predictors in 559 patients. Arch Gen Psychiatry 52(2):114-123, 1995 7848047

Alloy LB, Urosevic S, Abramson LY, et al: Progression along the bipolar spectrum: a longitudinal study of predictors of conversion from bipolar spectrum conditions to bipolar I and II disorders. J Abnorm Psychol 121(1):16-27, 2012 21668080

American Psychiatric Association: Diagnostic and Statistical Manual of Mental Disorders, 3rd Edition, Revised. Washington, DC, American Psychiatric Association, 1987

American Psychiatric Association: Diagnostic and Statistical Manual of Mental Disorders, 4th Edition. Washington, DC, American Psychiatric Association, 1994

American Psychiatric Association: Diagnostic and Statistical Manual of Mental Disorders, 5th Edition. Arlington, VA, American Psychiatric Association, 2013

Arnberg A, Ost LG: CBT for children with depressive symptoms: a meta-analysis. Cogn Behav Ther 43(4):275-288, 2014 25248459

Axelson D, Birmaher B, Strober M, et al: Phenomenology of children and adolescents with bipolar spectrum disorders. Arch Gen Psychiatry 63(10):1139-1148, 2006 17015816

Axelson D, Birmaher B, Strober M, et al: Course of subthreshold bipolar disorder in youth: diagnostic progression from bipolar disorder not otherwise specified. J Am Acad Child Adolesc Psychiatry 50(10):1001.e3-1016.e3, 2011 21961775

Axelson D, Goldstein B, Goldstein T, et al: Diagnostic precursors to bipolar disorder in offspring of parents with bipolar disorder: a longitudinal study. Am J Psychiatry 172(7):638-646, 2015 25734353

Bailey AP, Hetrick SE, Rosenbaum S, et al: Treating depression with physical activity in adolescents and young adults: a systematic review and meta-analysis of randomised controlled trials. Psychol Med 48(7):1068-1083, 2018 28994355

Balazs J, Miklosi M, Kereszteny A, et al: Adolescent subthreshold-depression and anxiety: psychopathology, functional impairment and increased suicide risk. J Child Psychol Psychiatry 54(6):670-677, 2013 23330982

Barbui C, Cipriani A, Patel V, et al: Efficacy of antidepressants and benzodiazepines in minor depression: systematic review and meta-analysis. Br J Psychi atry 198(1):11-16, 2011 21200071

Beck AT, Ward CH, Mendelson M, et al: An inventory for measuring depression. Arch Gen Psychiatry 4:561-571, 1961 13688369

Birmaher B, Axelson D, Strober M, et al: Clinical course of children and adolescents with bipolar spectrum disorders. Arch Gen Psychiatry 63(2):175-183, 2006 16461861

Birmaher B, Goldstein BI, Axelson DA, et al: Mood lability among offspring of parents with bipolar disorder and community controls. Bipolar Disord 15(3):253-263, 2013 23551755

Birmaher B, Merranko JA, Goldstein TR, et al: A risk calculator to predict the individual risk of conversion from subthreshold bipolar symptoms to bipolar disorder I or II in youth. J Am Acad Child Adolesc Psychiatry 57(10):755-763.e4, 2018 30274650

Cannon TD, Yu C, Addington J, et al: An individualized risk calculator for research in prodromal psychosis. Am J Psychiatry 173(10):980-988, 2016 27363508

Carlson GA, Kashani JH: Manic symptoms in a non-referred adolescent population. J Affect Disord 15(3):219-226, 1988 2975294

Carrión RE, Cornblatt BA, Burton CZ, et al: Personalized prediction of psychosis: external validation of the NAPLS-2 psychosis risk calculator with the EDIPPP project. Am J Psychiatry 173(10):989-996, 2016 27363511

Chen LS, Eaton WW, Gallo JJ, et al: Empirical examination of current depression categories in a population-based study: symptoms, course, and risk factors. Am J Psychiatry 157(4):573-580, 2000 10739416

Clarke GN, Hawkins W, Murphy M, et al: Targeted prevention of unipolar depressive disorder in an at-risk sample of high school adolescents: a randomized trial of a group cognitive intervention. J Am Acad Child Adolesc Psychiatry 34(3):312-321, 1995 7896672

Clarke GN, Hornbrook M, Lynch F, et al: A randomized trial of a group cognitive intervention for preventing depression in adolescent offspring of depressed parents. Arch Gen Psychiatry 58(12):1127-1134, 2001 11735841

Cosci F, Fava GA: Staging of mental disorders: systematic review. Psychother Psychosom 82(1):20-34, 2013 23147126

Costello EJ, Angold A: Scales to assess child and adolescent depression: checklists, screens, and nets. J Am Acad Child Adolesc Psychiatry 27(6):726-737, 1988 3058677

Cuijpers P, Smit F, van Straten A: Psychological treatments of subthreshold depression: a meta-analytic review. Acta Psychiatr Scand 115(6):434-441, 2007 17498154

Danielson CK, Youngstrom EA, Findling RL, et al: Discriminative validity of the General Behavior Inventory using youth report. J Abnorm Child Psychol 31(1):29-39, 2003 12597697

DelBello MP, Adler CM, Whitsei RM, et al: A 12-week single-blind trial of quetiapine for the treatment of mood symptoms in adolescents at high risk for developing bipolar I disorder. J Clin Psychiatry 68(5):789-795, 2007 17503991

Depue RA, Krauss S, Spoont MR, Arbisi P: General Behavior Inventory identification of unipolar and bipolar affective conditions in a nonclinical university population. J Abnorm Psychol 98(2):117-126, 1989 2708652

Dudek D, Rybakowski JK, Siwek M, et al: Risk factors of treatment resistance in major depression: association with bipolarity. J Affect Disord 126(1-2):268-271, 2010 20381154

Fava GA, Kellner R: Staging: a neglected dimension in psychiatric classification. Acta Psychiatr Scand 87(4):225-230, 1993 8488741

Fava GA, Tossani E: Prodromal stage of major depression. Early Interv Psychiatry 1(1):9-18, 2007 21352104

Fergusson DM, Horwood LJ, Ridder EM, et al: Subthreshold depression in adolescence and mental health outcomes in adulthood. Arch Gen Psychiatry 62(1):66-72, 2005 15630074

Fiedorowicz JG, Endicott J, Leon AC, et al: Subthreshold hypomanic symptoms in progression from unipolar major depression to bipolar disorder. Am J Psychiatry 168(1):40-48, 2011 21078709

Findling RL, Frazier TW, Youngstrom EA, et al: Double-blind, placebo-con trolled trial of divalproex monotherapy in the treatment of symptomatic youth at high risk for developing bipolar disorder. J Clin Psychiatry 68(5):781-788, 2007 17503990

Findling RL, Youngstrom EA, Fristad MA, et al: Characteristics of children with elevated symptoms of mania: the Longitudinal Assessment of Manic Symptoms (LAMS) study. J Clin Psychiatry 71(12):1664-1672, 2010 21034685

Findling RL, Jo B, Frazier TW, et al: The 24-month course of manic symptoms in children. Bipolar Disord 15(6):669-679, 2013 23799945

Findling RL, Youngstrom EA, Rowles BM, et al: A double-blind and placebo-controlled trial of aripiprazole in symptomatic youths at genetic high risk for bi polar disorder. J Child Adolesc Psychopharmacol 27(10):864–874, 2017 28759262

Frank E, Kupfer DJ, Thase ME, et al: Two-year outcomes for interpersonal and social rhythm therapy in individuals with bipolar I disorder. Arch Gen Psychiatry 62(9):996–1004, 2005 16143731

Frazier EA, Swenson LP, Mullare T, et al: Depression with mixed features in adolescent psychiatric patients. Child Psychiatry Hum Dev 48(3):393–399, 2017 27349656

Fristad MA, Verducci JS, Walters K, et al: Impact of multifamily psychoeducational psychotherapy in treating children aged 8 to 12 years with mood disorders. Arch Gen Psychiatry 66(9):1013–1021, 2009 19736358

Fristad MA, Vesco AT, Young AS, et al: Pilot randomized controlled trial of omega-3 and individual-family psychoeducational psychotherapy for children and adolescents with depression. J Clin Child Adolesc Psychol 7:1–14, 2016 27819485

Fusar-Poli P, Rutigliano G, Stahl D, et al: Development and validation of a clinically based risk calculator for the transdiagnostic prediction of psychosis. JAMA Psychiatry 74(5):493–500, 2017 28355424

Geller B, Cooper TB, Zimerman B, et al: Lithium for prepubertal depressed children with family history predictors of future bipolarity: a double-blind, placebo-controlled study. J Affect Disord 51(2):165–175, 1998 10743849

Georgiades K, Lewinsohn PM, Monroe SM, et al: Major depressive disorder in adolescence: the role of subthreshold symptoms. J Am Acad Child Adolesc Psychiatry 45(8):936–944, 2006 16865036

Gerson AC, Gerring JP, Freund L, et al: The Children's Affective Lability Scale: a psychometric evaluation of reliability. Psychiatry Res 65(3):189–198, 1996 9029668

Goldstein BI, Shamseddeen W, Axelson DA, et al: Clinical, demographic, and familial correlates of bipolar spectrum disorders among offspring of parents with bipolar disorder. J Am Acad Child Adolesc Psychiatry 49(4):388–396, 2010 20410731

Goldstein TR, Obreja M, Shamseddeen W, et al: Risk for suicidal ideation among the offspring of bipolar parents: results from the Bipolar Offspring Study (BIOS). Arch Suicide Res 15(3):207–222, 2011 21827311

Goldstein TR, Merranko J, Krantz M, et al: Early intervention for adolescents at-risk for bipolar disorder: a pilot randomized trial of interpersonal and social rhythm therapy (IPSRT). J Affect Disord 235:348–356, 2018 29665518

Hafeman D, Axelson D, Demeter C, et al: Phenomenology of bipolar disorder not otherwise specified in youth: a comparison of clinical characteristics across the spectrum of manic symptoms. Bipolar Disord 15(3):240–252, 2013 23521542

Hafeman DM, Merranko J, Axelson D, et al: Toward the definition of a bipolar prodrome: dimensional predictors of bipolar spectrum disorders in at-risk youths. Am J Psychiatry 173(7):695–704, 2016 26892940

Hetrick SE, Parker AG, Hickie IB, et al: Early identification and intervention in depressive disorders: towards a clinical staging model. Psychother Psychosom 77(5):263–270, 2008 18560251

Hill RM, Pettit JW, Lewinsohn PM, et al: Escalation to major depressive disorder among adolescents with subthreshold depressive symptoms: evidence of distinct subgroups at risk. J Affect Disord 158:133–138, 2014 24655777

Horwitz SM, Demeter CA, Pagano ME, et al: Longitudinal Assessment of Manic Symptoms (LAMS) study: background, design, and initial screening results. J Clin Psychiatry 71(11):1511–1517, 2010 21034684

Jonsson U, Bohman H, von Knorring L, et al: Mental health outcome of long-term and episodic adolescent depression: 15-year follow-up of a community sample. J Affect Disord 130(3):395–404, 2011 21112639

Jorm AF, Allen NB, O'Donnell CP, et al: Effectiveness of complementary and selfhelp treatments for depression in children and adolescents. Med J Aust 185(7):368–372, 2006 17014404

Judd LL, Kunovac JL: Bipolar and unipolar depressive disorders in geriatric patients, in Mental Disorders in the Elderly: New Therapeutic Approaches. Edited by Brunello N, Langer SZ, Racagni G. Basel, S Karger, 1998, pp 1–10

Keenan K, Hipwell A, Feng X, et al: Subthreshold symptoms of depression in pre-adolescent girls are stable and predictive of depressive disorders. J Am Acad Child Adolesc Psychiatry 47(12):1433–1442, 2008 19034189

Klein DN, Shankman SA, Lewinsohn PM, Seeley JR: Subthreshold depressive disorder in adolescents: predictors of escalation to full-syndrome depressive disorders. J Am Acad

Child Adolesc Psychiatry 48(7):703–710, 2009 19465876

Kochman FJ, Hantouche EG, Ferrari P, et al: Cyclothymic temperament as a prospective predictor of bipolarity and suicidality in children and adolescents with major depressive disorder. J Affect Disord 85(1–2):181–189, 2005 15780688

Kovacs M: The Children's Depression Inventory (CDI). Psychopharmacol Bull 21(4):995–998, 1985 4089116

Lawton A, Moghraby OS: Depression in children and young people: identification and management in primary, community and secondary care (NICE guideline CG28). Arch Dis Child Educ Pract Ed 101(4):206–209, 2016 26459492

Lewinsohn PM, Klein DN, Seeley JR: Bipolar disorder during adolescence and young adulthood in a community sample. Bipolar Disord 2(3 pt 2):281–293, 2000a 11249806

Lewinsohn PM, Solomon A, Seeley JR, Zeiss A: Clinical implications of "sub threshold" depressive symptoms. J Abnorm Psychol 109(2):345–351, 2000b 10895574

Lewinsohn PM, Klein DN, Durbin EC, et al: Family study of subthreshold depressive symptoms: risk factor for MDD? J Affect Disord 77(2):149–157, 2003 14607392

Luby JL, Gaffrey MS, Tillman R, et al: Trajectories of preschool disorders to full DSM depression at school age and early adolescence: continuity of preschool depression. Am J Psychiatry 171(7):768–776, 2014 24700355

Maalouf FT, Porta G, Vitiello B, et al: Do sub-syndromal manic symptoms influence outcome in treatment resistant depression in adolescents? A latent class analysis from the TORDIA study. J Affect Disord 138(1–2):86–95, 2012 22284022

Martinez MS, Fristad MA: Conversion from bipolar disorder not otherwise specified (BP-NOS) to bipolar I or II in youth with family history as a predictor of conversion. J Affect Disord 148(2–3):431–434, 2013 22959237

Martinovic Z, Simonovic P, Djokic R: Preventing depression in adolescents with epilepsy. Epilepsy Behav 9(4):619–624, 2006 17049927

McGorry PD, Purcell R, Goldstone S, et al: Age of onset and timing of treatment for mental and substance use disorders: implications for preventive intervention strategies and models of care. Curr Opin Psychiatry 24(4):301–306, 2011 21532481

McIntyre RS, Ng-Mak D, Chuang C-C, et al: Major depressive disorder with subthreshold hypomanic (mixed) features: a real-world assessment of treatment patterns and economic burden. J Affect Disord 210:332–337, 2017 28073041

Meeks TW, Vahia IV, Lavretsky H, et al: A tune in "a minor" can "b major": a review of epidemiology, illness course, and public health implications of subthreshold depression in older adults. J Affect Disord 129(1–3):126–142, 2011 20926139

Mesman E, Nolen WA, Keijsers L, et al: Baseline dimensional psychopathology and future mood disorder onset: findings from the Dutch Bipolar Offspring Study. Acta Psychiatr Scand 136(2):201–209, 2017a 28542780

Mesman E, Youngstrom EA, Juliana NK, et al: Validation of the Seven Up Seven Down Inventory in bipolar offspring: screening and prediction of mood disorders: findings from the Dutch Bipolar Offspring Study. J Affect Disord 207:95–101, 2017b 27718456

Miklowitz DJ, George EL, Richards JA, et al: A randomized study of family focused psychoeducation and pharmacotherapy in the outpatient management of bipolar disorder. Arch Gen Psychiatry 60(9):904–912, 2003 12963672

Miklowitz DJ, Schneck CD, Singh MK, et al: Early intervention for symptomatic youth at risk for bipolar disorder: a randomized trial of family focused therapy. J Am Acad Child Adolesc Psychiatry 52(2):121–131, 2013 23357439

Morgan AJ, Jorm AF: Self-help interventions for depressive disorders and depressive symptoms: a systematic review. Ann Gen Psychiatry 7:13, 2008 18710579

Nadkarni RB, Fristad MA: Clinical course of children with a depressive spectrum disorder and transient manic symptoms. Bipolar Disord 12(5):494–503, 2010 20712750

Nauta MH, Festen H, Reichart CG, et al: Preventing mood and anxiety disorders in youth: a multi-centre RCT in the high risk offspring of depressed and anxious patients. BMC Psychiatry 12:31, 2012 22510426

Pan PM, Salum GA, Gadelha A, et al: Manic symptoms in youth: dimensions, latent classes, and associations with parental psychopathology. J Am Acad Child Adolesc Psychiatry 53(6):625.e2–634.e2, 2014 24839881

Papachristou E, Ormel J, Oldehinkel AJ, et al: Child Behavior Checklist–Mania Scale (CBCL-MS): development and evaluation of a population-based screening scale for bipolar disorder. PLoS One 8(8):e69459, 2013 23967059

Papachristou E, Oldehinkel AJ, Ormel J, et al: The predictive value of childhood subthreshold manic symptoms for adolescent and adult psychiatric outcomes. J Affect Disord 212:86–

92, 2017 28157551

Pincus HA, Davis WW, McQueen LE: Subthreshold mental disorders: a review and synthesis of studies on minor depression and other brand names. Br J Psychiatry 174:288–296, 1999 10533546

Pine DS, Cohen E, Cohen P, et al: Adolescent depressive symptoms as predictors of adult depression: moodiness or mood disorder? Am J Psychiatry 156(1):133–135, 1999 9892310

Radloff LS: The use of the Center for Epidemiologic Studies Depression Scale in adolescents and young adults. J Youth Adolesc 20(2):149–166, 1991 24265004

Reynolds W: A model for the screening and identification of depressed children and adolescents in school settings. Professional School Psychology 1(2):117–129, 1986

Roca M, Kohls E, Gili M, et al; MooDFOOD Prevention Trial Investigators: Prevention of depression through nutritional strategies in high-risk persons: rationale and design of the MooDFOOD prevention trial. BMC Psychiatry 16:192, 2016 27277946

Rohde P, Beevers CG, Stice E, et al: Major and minor depression in female adolescents: onset, course, symptom presentation, and demographic associations. J Clin Psychol 65(12):1339–1349, 2009 19827116

Schneck CD, Chang KD, Singh MK, et al: A pharmacologic algorithm for youth who are at high risk for bipolar disorder. J Child Adolesc Psychopharmacol 27(9):796–805, 2017 28731778

Shaw JA, Egeland JA, Endicott J, et al: A 10-year prospective study of prodromal patterns for bipolar disorder among Amish youth. J Am Acad Child Adolesc Psychiatry 44(11):1104–1111, 2005 16239857

Stice E, Rohde P, Seeley JR, et al: Brief cognitive-behavioral depression prevention program for high-risk adolescents outperforms two alternative interventions: a randomized efficacy trial. J Consult Clin Psychol 76(4):595–606, 2008 18665688

Stockings E, Degenhardt L, Lee YY, et al: Symptom screening scales for detecting major depressive disorder in children and adolescents: a systematic review and meta-analysis of reliability, validity and diagnostic utility. J Affect Disord 174:447–463, 2015 25553406

Stringaris A, Santosh P, Leibenluft E, et al: Youth meeting symptom and impairment criteria for mania-like episodes lasting less than four days: an epidemiological enquiry. J Child Psychol Psychiatry 51(1):31–38, 2010 19686330

Stringaris A, Stahl D, Santosh P, et al: Dimensions and latent classes of episodic mania-like symptoms in youth: an empirical enquiry. J Abnorm Child Psychol 39(7):925-937, 2011 21625986

Strober M, Carlson G: Bipolar illness in adolescents with major depression: clinical, genetic, and psychopharmacologic predictors in a three-to four-year prospective follow-up investigation. Arch Gen Psychiatry 39(5):549-555, 1982 7092488

Suppes T, Silva R, Cucchiaro J, et al: Lurasidone for the treatment of major depressive disorder with mixed features: a randomized, double-blind, placebo-controlled study. Am J Psychiatry 173(4):400-407, 2016 26552942

Szigethy E, Kenney E, Carpenter J, et al: Cognitive-behavioral therapy for adolescents with inflammatory bowel disease and subsyndromal depression. J Am Acad Child Adolesc Psychiatry 46(10):1290-1298, 2007 17885570

Takagaki K, Okamoto Y, Jinnin R, et al: Behavioral activation for late adolescents with subthreshold depression: a randomized controlled trial. Eur Child Adolesc Psychiatry 25(11):1171-1182, 2016 27003390

Tijssen MJ, van Os J, Wittchen HU, et al: Evidence that bipolar disorder is the poor outcome fraction of a common developmental phenotype: an 8-year cohort study in young people. Psychol Med 40(2):289-299, 2010a 19515266

Tijssen MJ, van Os J, Wittchen HU, et al: Prediction of transition from common adolescent bipolar experiences to bipolar disorder: 10-year study. Br J Psychiatry 196(2):102-108, 2010b 20118453

Tohen M, Khalsa HK, Salvatore P, et al: Two-year outcomes in first-episode psychotic depression: the McLean-Harvard First-Episode Project. J Affect Disord 136(1-2):1-8, 2012 21943929

Toseeb U, Brage S, Corder K, et al: Exercise and depressive symptoms in adolescents: a longitudinal cohort study. JAMA Pediatr 168(12):1093-1100, 2014 25317674

Van Meter AR, Moreira AL, Youngstrom EA: Meta-analysis of epidemiologic studies of pediatric bipolar disorder. J Clin Psychiatry 72(9):1250-1256, 2011 21672501

Wesselhoeft R, Sorensen MJ, Heiervang ER, Bilenberg N: Subthreshold depression in children and adolescents-a systematic review. J Affect Disord 151(1):7-22, 2013 23856281

Whalen DJ, Luby JL, Tilman R, et al: Latent class profiles of depressive symptoms from early to middle childhood: predictors, outcomes, and gender effects. J Child Psychol Psychiatry 57(7):794–804, 2016 26748606

Wilcox HC, Anthony JC: Child and adolescent clinical features as forerunners of adult-onset major depressive disorder: retrospective evidence from an epidemiological sample. J Affect Disord 82(1):9–20, 2004 15465572

Wittchen HU, Nelson CB, Lachner G: Prevalence of mental disorders and psycho-social impairments in adolescents and young adults. Psychol Med 28(1): 109–126, 1998 9483687

Yamamoto A, Tsujimoto E, Taketani R, et al: The effect of interpersonal counseling for subthreshold depression in undergraduates: an exploratory randomized controlled trial. Depress Res Treat 2018:4201897, 2018 29682345

Young JF, Mufson L, Davies M: Efficacy of Interpersonal Psychotherapy-Adolescent Skills Training: an indicated preventive intervention for depression. J Child Psychol Psychiatry 47(12):1254–1262, 2006 17176380

Youngstrom EA, Frazier TW, Demeter C, et al: Developing a 10-item mania scale from the Parent General Behavior Inventory for children and adolescents. J Clin Psychiatry 69(5):831–839, 2008 18452343

제13장

자살 위험 아동·청소년의 관리

Stephanie Clarke, Ph.D.
Erica Ragan, Ph.D.
Michele Berk, Ph.D.

15세 소녀 클로이의 팔에서 가로로 그어진 일련의 상처를 발견한 교사는 학교 상담사에게 클로이의 치료를 의뢰하였다. 초기 접수 회기 과정에서 클로이는 '뭔가에 대해 정말 화가 날 때' 칼로 자해를 해 왔다고 털어놓았다. 클로이는 자살을 시도한 적은 없지만 그의 어머니가 처방받은 약을 과다 복용하는 것에 대해 생각해 본 적은 있다고 말하였다. 클로이의 부모는 클로이가 수업에 빠지고, 숙제를 하지 않았으며, 잠을 자지 않고 밤을 새우는 것 같다고 보고했다. 클로이는 '오르락내리락'이 심한 감정 기복과 이러한 변화가 예고 없이 찾아온다는 사실을 인정했다.

자살은 미국과 세계 각국에서 아동 · 청소년의 주요 사망 원인이다. 제13장에서 우리는 먼저 일반적인 아동 · 청소년과 기분장애를 지닌 아동 · 청소년의 자살 관련 행동(suicidal behavior)에 관한 통계를 검토할 것이다. 이어서 현재 사용되고 있는 평가 방식과 최상의 치료, 보편적인 위험 요인과 기분장애를 지닌 아동 · 청소년의 위험 요인에 관한 연구를 개괄할 것이다. 끝으로 기분장애를 지닌 자살 위험 아동 · 청소년에게 권장되는 치료와 이러한 아동 · 청소년과 작업하는 데 임상적으로 고려해야 할 사항을 살펴볼 것이다.

이 장에서는 자살 관련 문헌에서 가장 자주 사용되는 용어와 정의를 사용할 것이다. '자살'이란 자신의 목숨을 의도적으로 끊는 행동을 말한다. '자살 사고'란 자신의 목숨을 끊기 위한 행동을 하는 것에 대한 생각을 의미한다. '자살 시도'란 적어도 어느 정도의 죽을 의도와 관련된 자해 행동(self-injurious behavior)을 말한다(Silverman et al., 2007). '비자살적 자해 행동(nonsuicidal self-injurious behavior)'이란 죽을 의도 없이 자신의 신체를 칼로 베거나 태우는 등 훼손하는 것을 말한다(Nock & Prinstein, 2005; Nock et al., 2006). 이 장에서 말하는 기분장애에 관하여서는, 양극성 장애라는 용어에 제I형 양극성 장애와 제II형 양극성 장애가 포함되고, 우울장애라는 용어에 주요우울장애(MDD)와 지속성 우울장애(기분부전증)가 포함된다. 그동안 연구들은 특정한 기분장애의 진단기준을 충족하는 증상을 지닌 아동 · 청소년에 초점을 맞추어 왔다. 하지만 진단 범주에 상관 없이 기분 증상이 하나의 위험 요인이라는 것을 고려한다면, 명시된 양극성 장애와 단극성 우울장애를 지닌 아동 · 청소년을 위한 전략이 명시되지 않은 양극성 장애와 단극성 우울장애를 지닌 아동 · 청소년을 연구하는 데 그대로 사용될 수도 있을 것이다.

아동과 청소년의 자살: 개관

역학 연구

미국에서 자살로 사망한 아동과 청소년의 숫자는 최근 수십 년간 급격하게 증가해 왔다. 미국 내 청소년을 대상으로 한 동반이환 설문조사(National Comorbidity Survey Replication Adolescent Supplement, 이하 NCS-A; Nock et al., 2013) 자료에 따르면 자살 사고의 평생 유병률은 10세 이전까지 매우 낮다가(<1%) 12세까지 천천히 증가하여 12세부터 17세까지 빠르게 증가한다. 비록 12세 이전의 자살 시도 비율은 5~11세 사이에서 10만 명당 0.17명으로 드물지만(Center for Disease Control and Prevention, 2014), 그럼에도 자살은 2014년, 초등학생 연령기 아동의 주요 사망 원인 10위에 해당하였다.

자살로 인한 사망 건수는 청소년기에 급격하게 상승하며(Glenn et al., 2017; Kõlves & de Leo, 2017; Nock et al., 2013), 자살은 미국의 15~24세 연령 사이에서 주요 사망 원인 중 2위, 10~14세 사이 아동에서 주요 사망 원인 3위에 해당하였다(Center for Disease Control and Prevention, 2017). 2015년 미국 통계에 따르면, 고등학생의 17.7%가 자살 시도를 진지하게 고려해 본 적이 있었으며, 8.6%가 실제 시도해 본 적이 있는 것으로 나타났다(Kann et al., 2016). 또한 자살 사고를 경험하는 청소년의 3분의 1 이상이 실제 자살을 시도하며(Nock et al., 2013), 자살 사고를 경험하는 청소년이 30세 이전에 자살을 시도할 확률은 자살 사고를 경험하지 않는 청소년에 비해 12배 높은 것으로 나타났다(Reinherz et al., 2006). 나아가, 86.1%의 청소년이 자살 사고가 나타난 뒤 12개월 안에 첫 자살을 시도하며(Nock et al., 2013), 청소년에서 자살로 인한 사망 건수의 약 절반 정도가 첫 자살 시도의 결과인 것으로 나타났다(Brent et al., 1988; Marttunen et al., 1991; Shaffer et al., 1996). 그렇기에 일단 한번 자살 사고가 시작되었다면, 신속한 개입이 필수적이라고 할 수 있다.

기분장애

기분장애는 자살 사고 및 행동에 대한 중요한 위험 요인이다. 자살 시도의 치명성을 비교한 연구에 따르면, 더욱 치명적인 자살 시도로 이어지는 유의미한 두 개의 요인 중 하나가 단극성 우울장애와 양극성 장애를 포함하는 기분장애의 진단이었다(Beautrais, 2003). 다른 하나는 남성이라는 요인이었는데, 이는 남성들이 치명적인 방법(예: 총)을 사용한다는 점과 직접적인 관련이 있는 것이었다. 자살 관련 행동이 주요우울장애의 진단기준 중 하나인 점을 고려한다면, 기분장애와 자살 관련 행동 사이의 연관성이 그리 놀랍지 않을 것이다.

아동 · 청소년의 여러 정신장애와 자살 관련 행동을 평가한 첫 전국적 조사인 NCS-A(Nock et al., 2013)에 따르면, 자살 위험 청소년에서 평생 유병률이 가장 높았던 정신장애는 주요우울장애였는데, 자살 사고를 지닌 청소년의 56.8%와 자살을 시도한 적 있는 청소년의 75.7%가 주요우울장애 또는 기분부전증의 진단기준을 충족하는 증상들을 가진 것으로 나타났다. 심리 부검(psychological autopsy) 연구들에 따르면 자살로 사망하는 청소년의 최대 60%가 사망 당시 우울장애가 있었던 것으로 나타났다(Brent et al., 1988; Marttunen et al., 1991; Shaffer et al., 1996). 이와 유사하게 다른 연구들도 자살 사고 또는 자살 시도 과거력을 지닌 청소년의 상당수가 우울증 진단기준을 만족하는 증상을 가지고 있음을 밝혔다(40~80%; Andrews & Lewinsohn, 1992; Beautrais et al., 1998; Goldston et al., 1998; Gould et al., 1998; Lewinsohn et al., 1996; Reinherz et al., 1995; Shaffer et al., 1996). 임상적인 치료에 의뢰된 표본에서는 주요우울장애 또는 기분부전증으로 진단받은 사람들의 최대 85%가 자살 사고를 보였으며, 32%가 청소년기 또는 성인 초기에 자살을 시도한 적이 있었다(Kovacs et al., 1993). 요약하자면, 현재 자살 관련 행동을 보이는 아동 · 청소년의 대부분이 우울장애의 진단을 만족하는 증상을 지니고 있지만 그중 3분의 2는 실제 자살을 시도하지 않는다는 것이다. 그러므로 우울장애가 자살 관련 행동의 유의미한 위험 요인인 것은 맞지만, 우울장애를 지닌 청소년 중 일부가 실제 자살 관련 행동을 하도록 이끄는 것이 무엇인지에 대해서는 더욱 연구가 필요하다.

또한 NCS-A의 자료에 따르면 자살 시도 확률(odds)을 볼 때, 모든 정신장애 중 양극성 장애를 진단받은 아동 · 청소년의 승산비(odds ratio)가 8.8로 가장 높았다(Nock et al., 2013). 나아가 양극성 장애는 모든 연령 집단에서 자살로 인한 사망 위험이 가장 높은 정신장애로 나타났다(Brent et al., 1993; Stanley et al., 2017). 연구에 따르면 양극성 장애를 지닌 아동 · 청소년의 최대 50%가 18세 이전에 자살을 시도한다(Bhangoo et al., 2003; Goldstein et al., 2012; Lewinsohn et al., 2003). 2013년, 14개 이상의 연구에 대한 체계적 문헌 검토에 따르면, 양극성 장애를 지닌 아동 · 청소년의 50.4%가 자살 사고를 보였으며, 25.5%가 자살 관련 행동에 관여했는데, 이는 전체 인구 집단의 비율보다 세 배 높은 것이었다(Kann et al., 2016). 이에 더해, 양극성 장애를 진단받은 아동 · 청소년에서 자살로 인한 사망 위험이 더욱 높음을 지지하는 두 개의 종단 연구도 있다(Srinath et al., 1998; Weiner et al., 1979). 청소년기 이전 아동 중 특히 양극성 장애 진단을 받은 이들에서 자살 사고와 및 자살 관련 행동의 비율은 20~55% 사이로 보고되었다(Algorta et al., 2011; Goldstein et al., 2009; Jolin et al., 2007; Weinstein et al., 2015). 여러 다른 기분장애 진단을 받은 아동 · 청소년의 자살 시도 위험을 비교한 연구에 대한 최근 메타분석에서는 단극성 우울장애보다 양극성 장애를 지닌 청소년에서 자살 시도의 위험이 유의미하게 높은 것으로 나타났다. 흥미롭게도, 양극성 장애와 단극성 우울장애 모두 주요우울증이 없는 경조증 또는 조증에 비해 더 높은 자살 시도 비율과 관련된 것으로 나타났다(De Crescenzo et al., 2017). 이는 불쾌감 또는 우울감의 양상이 기분장애에서의 자살 관련 행동과 관련이 있는 것임을 시사하는 것으로 보인다.

요약하자면, 우울장애와 양극성 장애는 아동 · 청소년의 자살 관련 행동에 중요한 위험 요인이다. 양극성 장애의 진단은 전 연령 집단에서 모든 정신장애 중 가장 높은 자살 관련 행동 및 자살로 인한 사망 위험과 관련을 보인 한편, 자살로 사망한 사람들에게 가장 흔히 발견되는 장애는 주요우울장애였다. 하지만 기분장애들과 자살 관련 행동 사이의 관계는 단순하지 않다. 예를 들어, 자살 위험이 있는 사람들에게 주요우울장애가 가장 흔히 발견됨에도 불구하고, 우울한 청소년의 상당수는 실제 자살 관련 행동을 보이지 않는다. 나아가, 기분장애와 같은 정신병리가 아동 · 청소년의 자살 시도에 유의미한 위험 요인이라는 것이 일관되게 확인되었음에도, 정신과적 진단의 맥락 밖에서도 자살이 일어날 수 있다는 연구들이 있다. 중요한 것은 정신장애를 치료하는 맥락에서 자살 시도를 간접적으로 다루기보다 그 자체를 직접 목표로 다뤄야 한다는 쪽으로 의견이 모이고 있다는 것이다(Berk & Hughes, 2015; Berk et al., 2004; Brent et al., 1997; Emslie et al., 2006; March et al., 2004). 즉, 우울장애의 증상을 감소시키는 것만으로는 자살 사고와 자살 관련 행동을 충분히 감소시킬 수 없다.

청소년의 자살 평가

2016년 11월, 미국 심리학회는 "수십 년의 연구 결과, 과학이 자살 관련 행동을 딱히 더 잘 예측하는 것은 아니다(After Decases of Research, Science is No Better Able to Predict Suicidal Behavior)"는 성명을 발표했다(Silwa, 2016). 현저한 노력에도 불구하고, 자살 관련 행동을 정확하게 예측할 수 있는 표준화된 자살 위험 평가도구는 아직 확인되지 않았다. 위험 요인(risk factor)과 위험 징후(warning sign)의 대부분도 자살 관련 행동을 예측하기에 충분히 구체적이거나 민감하지 못한 것으로 드러났다(예: Lester et al., 2011; Ramchand et al., 2017). 자살의 위험 요인 중 다수가 자살 위험이 없는 이들에게서도 발견되기 때문에, 표준화된 자살 위험 평가도구는 높은 위양성(false-positive)의 결과를 보인다(Fowler, 2012). 정신병리의 발달에 있어서, 특정 결과로 이어지는 여러 경로가 있다는 '동일 결과성의 원리(principle of equifinality)'가 일생에 걸친 자살 관련 행동의 경로를 가장 잘 개념화해 주는 것일지 모른다. 비록 보험 계리학적 모델(예: Cooper et al., 2006)이 시도된 바 있지만, 평가와 개입에 대한 결정은 여전히 철저한 임상적 판단에 의존한다는 것이 결론이었다.

자살 위험에 대한 평가는 자살 사고, 의도 및 계획에 대한 직접적인 질문과 치명적인 수단에 대한 접근성, 자살 관련 행동과 현재 자해 행동 관여 상태 및 과거력, 위험 요인들에 대한 고려 등을 포함해야 한다. 청소년과 보호자가 서로 앞에서는 자살 관련 주제에 대해 공개적으로 혹은 솔직하게 말하지 않을 수 있으므로 이들을 독립적으로 따로 면담하여 정보를 얻어 내는 것도 중요하다. 임상가들이 포괄적인 위험 평가를 진행하고 기록하는 것을 돕기 위한 Columbia 자살 심각성 평가 척도(Columbia-Suicide Severity Rating Scale; Posner et al., 2011), Linehan 위험 평가 및 관리 프로토콜(Linehan Risk Assessment and Management Protocol; Linehan et al., 2012), 자살 행동 체계 자살 상태에 대한 협력적 평가 및 관리 형식(Collaborative Assessment and Management of Suicidal Behavior Framework Suicide Status Form; Jobes, 2006)과 같은 구조화된 임상 면접들도 존재한다. 또한 변증법적 행동치료(dialectical behavior therapy, 이하 DBT)의 '일기 카드(diary card)'나 자살 사고 설문지(Suicidal Ideation Questionnaire; Pinto et al., 1997), Beck 우울 척도(Beck Depression Inventory; Steer et al., 1998) 같은 자기보고식 도구들을 사용해 정보를 얻을 수도 있다. 물론 이러한 도구로 자살 위험 평가에 필요한 추가적인 정보를 얻을 수도 있겠지만, 자살 위험을 지닌 개인이 어떤 특정 시점에 자살을 시도할지를 예측할 수 있는 합의된 경험적 발견법(heuristic)이나 기준 또는 절단 점수(cutoff score)는 존재하지 않는다.

외래 치료를 받고 있는 청소년의 안전을 위한 개입 전략을 문서로 기록하는 것(예: 서면 안전 계획, 이후에 서술할 '서면 안전 계획'에 관한 내용을 참고)이 중요하다. 이때, 문서에 어떤 수준의 관리가 요구되는지(즉, 외래환자, 주의가 필요한 외래환자, 부분적인 입원, 입원, 주거 치료)를 명시하는 것도 도움이 된다. 예를 들어, 서면 안전 계획을 준수하기로 합의했으며 이를 가까이에서 관찰할 의사가 있는 부모를 둔 십대 청소년은 외래 치료 장면에서 지속적인 관리를 받기 좋은 후보인 반면, 필요할 때 도움을 요청할 수 있는 자신의 능력에 확신이 없고, 자살 사고와 자살 계획이 있으며, 양육자가 면밀한 감독을 할 수 없는 상황에 있는 청소년에게는 자살 위험에 대한 충분한 관리가 이루어지기 전까지 병원 입원이나 거주형 시설(residential facility)과 같이 보다 더 제한하는 수준의 관리(restrictive level of care)가 필요할 수도 있다. 환자와 만날 때마다 자살 사고, 자살 의도 또는 계획, 비자살적 자해와 그 외 자살에 대한 위험 요인들에 대한 정례적인 관찰과 평가, 기록 작성이 필요하다(Fowler, 2012; Rudd et al., 1999). 자살 관련 행동이 호전과 악화를 반복할 수 있다는 것과 자살 관련 행동을 보였던 과거력이 미래의 자살 관련 행동을 가장 일관되게 예측하게 해 주는 비가역적인 위험 요인이라는 점을 고려한다면(Chesin et al., 2017), 관련 증상들이 즉각적으로 해결된 뒤에도 자살 관련 행동에 관한 주기적인 평가가 이루어져야 한다. 따라서 치료 초기 종합적인 위험 평가는 치료 전반에 걸쳐 각 회기에서 이루어지는 자살 평가의 기초가 된다.

청소년 자살 행동의 위험 요인

연구를 통해 청소년 자살 행동의 여러 위험 요인이 확인되었고, 이 장에 전부는 아니지만 그중 일부가 제시될 것이다. 이미 언급했듯이, 현재까지 알려진 위험 요인들도 임상적인 판단 없이는 자살 시도의 위험을 평가하기에 충분히 구체적이거나 민감하지 못하다. 그럼에도 연구에 따르면 일반적으로 자살 시도의 확률은 존재하는 위험 요소의 수에 따라 증가한다(예: Lewinsohn et al., 1994). 수십 년에 걸쳐 위험 요인들은 그것의 변화 가능성(즉, 유동적 요인 대 정적 요인; Steele et al., 2018)과 자살 행동 이전에 그것이 발생하는 시점(즉, 원위 요인 대 근위 요인; Franklin et al., 2017)에 따라 분류되어 왔고, 임상가들은 유동적 위험 요인(예: 가족 갈등; Holland et al., 2017)을 감소시키고, 임박한 자살 행동의 신호일 수 있는 근위 위험 요인(예: 수면 곤란; Goldstein et al., 2008)을 식별하기 위해 노력해 왔다. 연구자들은 여전히 근위 위험 요인을 정의하고 결정하는 중이며, 여러 연구에서 근위 위험 요인을 자살 시도의 3~6개월 이내에 일어나는 것으로 고려하고 있다(예: Czyz & King, 2015; Ran et al., 2015; Yen et al., 2013). 몇몇 웹사이트에는 청소년의 자살 행동에 대한 위험 징후(즉, 자살 시도가 임박하거나 며칠 또는 몇 시간 내에 일어날 가능성이 높음을 알리는 행동적 지표; Rudd et al., 2006)의 목록이 있기도 한데, 이들이 임박한 자살위기를 알리는 지표라는 점을 지지하는 연구는 많지 않다.

자살 사고

종단 연구들에서는 자살 사고가 더욱 극심하고(예: 의도성이 높음) 더욱 만연할 때(빈도가 높고 오래 지속됨) 청소년의 자살 시도 위험이 증가하는 것으로 나타났다(Lewinsohn et al., 1996; R. Miranda et al., 2014b; Negron et al., 1997; Reinherz et al., 2006).

과거 자살 시도

과거 자살 시도 경험은 자살 관련 행동과 자살로 인한 사망에 대한 가장 일관된 예측 인자 중 하나이며(Chesin et al., 2017), 이전 시도로부터 3~6개월 이후 재시도 위험이 가장 높고, 재시도에 대한 높은 위험성이 최소 2년간 유지되는 것으로 알려져 있다(Goldston et al., 1999; Lewinsohn et al., 1996). 의학적 치명성이 높은 시도(예: 목 매달기, 총기 사용, 또는 투신)를 했던 과거력은 매우 높은 재시도 및 자살로 인한 사망 위험으로 이어진다(Bridge et al., 2006).

자살 의도

한 개인이 죽고 싶어 하는 정도는 반복적인 자살 시도와 자살로 인한 사망에 대한 유의미한 예측 인자이다(Bridge et al., 2006). 자살로 사망한 사람들은 일반적으로 자살 계획이 알려질 위험을 줄이고 계획을 비밀로 하기 위해 노력한다고 알려져 있다(Brent et al., 1988).

비자살적 자해

비자살적 자해는 청소년 사이에서 자살로 사망할 위험을 10배 증가시키는 것으로 나타났다(Brent et al., 2013; Hawton & Harriss, 2007). 우울한 청소년에 대한 지역사회 및 임상 표본 모두에서 비자살적 자해는 자살 의도와 과거 자살 시도 요인을 통제했을 때에도 청소년기와 성인기 자살 시도의 위험 요인인 것으로 나타났다(Asarnow et al., 2011; Chesin et al., 2017; Wilkinson, 2011; Wilkinson et al., 2011).

촉발 사건

대인 갈등과 상실 경험은 청소년의 자살 시도와 자살로 인한 사망에서 가장 흔히 발견되는 촉발 사건이다(Beautrais, 2000). 한 연구에서는 가족 갈등이 자살로 인한 사망에 대한 가장 흔한 선행 사건인 것으로 나타났는데(Holland et al., 2017), 이는 청소년 자살에 관한 기존 심리학 문헌들과 일관된 결과였다(예: Asarnow et al., 1987; Brent, 1995; Fergusson & Lynskey, 1995; Reinherz et al., 1995; Wilkinson et al., 2011). 몇몇 연구에서는 부모와의 사별, 이혼, 부모로부터 멀리 떨어져 사는 것 또한 자살로 인한 사망의 유의미한 위험 요인인 것으로 나타났다(Agerbo et al., 2002; Brent et al., 1994; Grøholt et al., 1997). 갈등이나 상실이 물질사용과 함께 나타날 때 자살 관련 행동의 위험은 더욱 커진다(예: Brent et al., 1999; Gould et al., 1996). 따돌림의 피해자 또는 가해자 역시 자살 관련 행동의 위험을 수반한다(Kim & Leventhal, 2008).

성적 지향과 성 정체성

이성애가 아닌 성적 지향(예: 게이, 레즈비언, 양성애)과 트랜스젠더 성 정체성은 우울증 또는 알코올 남용과 같은 기타 위험 요인을 통제했을 때에도 자살 시도 비율의 증가와 관련이 있었다(Russell & Joyner, 2001). 연구에 따르면, 가족의 거절, 괴롭힘 피해, 기분장애와 물질남용장애가 레즈비언, 게이, 양성애자 또는 트랜스젠더로 확인된 아동 · 청소년의 자살 행동에 대한 매개 요인으로 나타났다(Bororwsky et al., 2001; Garofalo et al., 1999; Hatzenbuehler, 2011; Liu & Mustanski, 2012; Mustanski & Liu, 2013).

정신병리

이미 언급했듯이, 기분장애는 청소년의 자살 관련 행동에 상당한 위험이 된다. 자살 관련 행동의 증가된 위험으로 이어지는 다른 축 I 정신장애에는 물질사용장애, 주의력결핍/과잉행동장애(ADHD), 품행장애와 반사회적 행동, 불안장애, 외상후 스트레스 장애, 정신증, 섭식장애가 포함된다(예: Bridge et al., 2006; Chronis-Tuscano et al., 2010). 정신과적 동반이환도 위험 요인인데, 심리 부검 연구들에 따르면 자살로 사망한 아동 · 청소년의 최대 70%가 하나 이상의 정신장애 진단을 지닌 것으로 나타났다(Brent et al., 1999; Shaffer et al., 1996). 나아가, 기분장애와 파괴적인 행동, 그리고 물질사용장애의 조합은 아동 · 청소년의 자살 관련 행동에 대한 강력한 예측 인자로 나타났다(Brent et al., 1999; Bridge et al., 2006). 성인과 마찬가지로, 성격장애와 성격장애 특성도 자살 관련 행동을 보이는 청소년에서 흔히 발견된다. 자살로 사망하는 청소년의 약 3분의 1이 성격장애를 지닌 것으로 추정되며, 반사회성, 경계성, 연극성, 자기애성 성격장애의 경우 자살 관련 행동의 위험이 더욱 큰 것으로 나타났다(Brent et al., 1994). 하지만 이미 언급한 바와 같이, 자살 관련 행동을 보이는 모든 아동 · 청소년에서 정신과적 진단이 발견되는 것은 아니며, Brent와 동료들(1999)의 보고에 따르면 자살로 사망한 아동 · 청소년의 약 40%가 정신장애 진단기준을 만족하는 증상을 지니지 않은 것으로 나타났다. 이에 해당하는 아동 · 청소년은 과거 자살 관련 행동을 보였거나, 법적인 또는 훈육 문제를 지녔거나, 총기에 접근 가능할 확률이 더 높은 것으로 나타났다(Marttunen et al., 1998).

심리적 요인과 성격 요인

연구는 자살 관련 행동과 연관된 성격, 인지, 그리고 다른 심리적 요인들에 대한 혼재된 결과를 내놓고 있는데, 여러 맥락과 다양한 조합에 따라 이러한 요인이 자살 관련 행동에 미치는 영향의 정도는 다를 수 있다. 몇몇 연구는 자살 관련 행동과 충동성 및 충동적인 공격성의 연관성을 보았다. 충동성의 경우, 상대적으로 거의 계획하지 않고 자살을 시도하는 일부 청소년과 관련이 있었다(Gunnell et al., 2000; Kashden et al., 1993; Kingsbury et al., 1999). 충동적 공격성이란 도발이나 좌절에 대해 공격적 또는 적대적으로 반응하는 경향을 말하는데, 자살 관련 행동을 보이는 이들이 이러한 경향을 지니는 것으로 나타났다(Apter et al., 1995). 몇몇 연구 결과는 자살 관련 행동이 가족 내에서 전수되는 것(familial transmission)에 충동적 공격성이 기여한다는 점을 지지하였다(Brent & Bridge, 2003; Brent et al., 1996; Mann, 1998; Mann et al., 1999). 자살 사고에 기여하는 다른 요인으로 연구되고 있는 것들에는 신경증(즉, 더욱 빈번하고 지속되는 부정 정서를 경험하는 기질적 경향성), 낮은 자존감(우울증을 통제한 몇몇 연구에서는 유의하지 않았음), 타인에게 짐이 된다는 인식, 제한된 대처 전략과 문제 해결 능력, 무망감(우울증을 통제한 몇몇 연구에서는 유의하지 않았음), 완벽주의적인 기대에 대한 인식, 높은 수준의 분노와 같은 개념들이 있다(Beautrais et al., 1999; Boergers et al., 1998; Enns et al., 2003; Fergusson & Lynskey, 1995; Fergusson et al., 2000; Goldston et al., 2001; Lewinsohn et al., 1994; Overholser et al., 1995; Roy, 2002; Shaffer et al., 1996; Steele et al., 2018).

수면 문제

여러 연구에서 청소년과 성인 모두에서 수면 곤란과 자살 행동 간의 연관성을 보고한 바 있으며, 이는 우울 증상과 독립적인 것으로 나타났다(Bernert et al., 2015; Drapeau & Nadorff, 2017). 특히 불면증은 청소년과 성인 모두에서 자살로 인한 사망의 근위적 위험 징후라는 점이 밝혀졌다(Fawcett et al., 1990; Goldstein et al., 2008). Goldstein과 동료들(2008)은 수면 곤란과 자살로 인한 사망 사이의 관계를 알아보기 위해 자살로 사망한 140명의 청소년과 131명의 매칭된 표본을 비교한 심리 부검 자료를 검토하였다. 연구 저자들은 우울 증상의 심각도를 통제했을 경우, 자살로 사망한 사람들이 매칭된 표본보다 당시 기분삽화 중에 전반적인 수면 곤란을 보였을 확률이 10배 더 높았고, 사망하기 일주일 전 수면 문제를 보였을 확률이 4배 더 높았으며, 사망 일주일 전 불면증이 있었을 확률이 5배 더 높다는 사실을 발견했다(Goldstein et al., 2008). Fawcett 등(1990)은 기분장애를 지닌 성인을 대상으로 한 대규모 종단 연구에서 전반적 불면증(global insomnia)이 1년 내 자살로 인한 사망을 예측한다고 보고하였다. 다른 연구에서는 중기 불면증과 일주기 반전이 청소년의 자살 시도를 예측하는 것으로 나타났고, 말기 불면증과 자살 사고가 관련 있는 것으로 나타났다(McGlinchey et al., 2017). 마지막으로, 우울감 및 물질사용과 같은 요인을 통제했을 때에도 짧거나 긴 수면 시간이 청소년, 특히 과거 자살 시도를 했던 청소년의 자살 관련 행동과 연관이 있었다(Fitzgerald et al., 2011).

자살 가족력

정신병리와 정신병리의 가족 내 전파를 고려했을 때에도 입양, 쌍생아, 가족 연구에서 자살 관련 행동이 가족 내에서 전수된다는 강력한 증거들이 발견되었다(Bren & Mann, 2005). 한 연구에서는 기분장애의 가족 내 전파를 통제했을 때에도 부모의 자살 시도 과거력이 자녀의 자살 시도 위험을 5배 증가시키는 것으로 나타났다(Brent et al., 2015).

아동기 학대 경험

신체적 학대와 성적 학대 경험은 자살 시도와 자살로 인한 사망과 높은 관련을 보였다 (Borowsky et al., 1999; Brent et al., 1999; Fergusson et al., 1996; Molnar et al., 2001).

전염

연구에 따르면, 자살로 사망하는 청소년의 수는 시간(즉, 어떤 특정한 기간)과 장소(예: 학교) 군집에 따라 증가하는데, 이는 모방과 전염의 효과를 지지하는 결과이다(Asarnow et al., 2008; Crepeau-Hobson & Leech, 2014; Gould et al., 1990). 나아가, 관계의 질과 무관하게 자살로 사망한 또래가 있을 때, 자살 관련 행동이 증가했다(Gould, 2001).

기분장애에 특정적인 자살 행동의 위험 요인

비록 기분장애가 그 자체로 이미 잘 알려진 자살 행동의 위험 요인이지만, 자살 행동의 더 큰 위험과 연관되어 있는 기분장애의 맥락에서 특정한 위험 요인들을 알아보는 최근 연구도 있었다. 아동 · 청소년의 기분장애(즉, 주요우울장애 또는 제I형, 제II형 양극성 장애)는 특히 학업 성취도가 낮거나 최근 스트레스 사건을 겪었을 경우 혹은 정신과적 치료를 받은 과거력이 있을 경우에 의학적으로 치명적인 자살 시도와 관련된 것으로 나타났다(Beautrais, 2003). 기분장애가 있는 아동 · 청소년 자살 행동의 위험 요인은 일반적으로 알려진 자살 위험 요인과 대개 중첩되며, 우울장애 또는 양극성 장애에서의 위험 요인을 알아본 대부분의 연구가 우울하지 않거나 양극성 장애가 없는 비교군(예: 불안장애) 또는 통제군(즉, 정신병리를 지니고 있지 않은 집단)을 포함하지 않았다. 따라서 기분장애를 지닌 아동 · 청소년 표본에서 확인된 위험 요인들이 그 모집단에 고유한 것인지는 아직 명확하지 않다.

우울장애

우울한 청소년 중 자살 위험을 지닌 사람과 그렇지 않은 사람을 분별하기는 쉽지 않다 (예: De Wilde et al., 1993). 자살 행동들은 우울장애 증상의 심각도와 밀접한 관련이 있지만

(Asarnow, 1992; Brent et al., 1986, 2009; Esposito & Clum, 2002; Wilkinson et al., 2011), 모든 우울한 청소년이 자살 행동을 경험하는 것은 아니다. 우울증 맥락 내에서 자살 행동의 위험 요인에 관한 연구 결과는 우울증을 평가하고 통제했는지 여부에 따라 해석하기가 어려울 수 있다. 최근 몇 년간 이루어진 연구들은 여러 위험 요인(예: 무망감)이 제3변인 효과(third variable effect)를 통해 우울증에 의해 설명될 수 있기 때문에, 우울증을 평가하고, 그리고/또는 통제하는 것의 중요성을 강조한 바 있다(예: Hetrick et al., 2012). 어떤 위험 요인이 우울증과 구별되고 어떤 요인이 우울증의 구성요소인지를 확인하기 위해서는 추가적인 연구가 필요하겠지만, 환자의 전반적인 위험을 결정할 때 이러한 위험 요인들을 고려할 필요는 있을 것이다.

우울한 아동 · 청소년에 대한 주요 시험연구와 유사 실험 치료 연구들[예: 청소년 우울증 항우울제 및 심리치료 시험연구(Wilkinson et al., 2011); SSRI-내성 청소년 우울증 치료(Asarnow et al., 2011); 청소년 자살 시도자 치료(Treatment of Adolescent Suicide Attempters, 이하 TASA) 연구(Brent et al., 2009)]에 따르면, 비자살적 자해, 무망감, 자살 관련 행동 과거력 등 앞에서 언급했던 위험 요인들과 더불어 우울증의 심각도가 우울한 아동 · 청소년 표본에서 자살 관련 행동의 증가와 관련 있는 것으로 나타났다. 다른 연구들은 우울 증상이 보다 빨리 나타나고 오래 지속되는 것, 동반이환되는 다른 외현화 행동, 불안, 물질사용, 조증, 외상후 스트레스 장애 증상들, ADHD 및 품행 문제들, 환경적 스트레스(예: 연인과의 결별), 더욱 심한 인지 왜곡, 낮은 자기주장성, 낮은 지각된 사회적 지지, 낮은 가족 응집력과 가족 지지의 부족, 심한 수준의 분노, 인터넷 따돌림 피해 경험(여성의 경우에만), 신체적/성적 학대 과거력, 가족 구성원의 자살 과거력, 그리고/또는 가족 내 자살에 대한 노출과 자살 행동 사이의 연관을 발견한 바 있다(Asarnow et al., 2011; Bauman et al., 2013; Brent et al., 1990, 2009; Chronis-Tuscano et al., 2010; Fordwood et al., 2007; King et al., 2015; Myers et al., 1991; Reifman & Windle, 1995; Thompson et al., 2005; Tuisku et al., 2014).

양극성 장애

양극성 진단 유형에 따라 자살 관련 행동에 차이가 있는지에 대해서는 연구마다 조금씩 다른 결과를 보인다(예: 제I형과 제II형 양극성 장애 간 자살 관련 행동에는 차이가 없다; Goldstein et al., 2012). 가장 흔히 나타나는 연구 결과는 (조증과 우울 증상의 혼합을 반영하는) 혼재된 상태가 양극성 장애 청소년 사이에서 자살 시도 위험의 증가와 관련되어 있다는 것이다

(Dilsaver et al., 2005; Goldstein et al., 2005, 2012; Hauser et al., 2013). 다른 연구들에서는 여성이라는 성별, (청소년 이전기와 달리) 청소년 초기부터 중기 사이의 연령, 보다 빠른 발병(청소년기 발병에 비해 아동기 발병), 높은 증상의 심각도, 높은 빈도의 동반이환 장애(예: ADHD), 물질사용, 과거 비자살적 자해 및 자살 시도, 부모의 우울증, 삶의 질, 자살 시도의 가족력, 역기능적인 가족 등이 양극성 장애를 지닌 아동 · 청소년의 자살 위험 증가와 관련 있는 것으로 밝혀졌다(Algorta et al., 2011; Goldstein et al., 2012; Hauser et al., 2013; Holtzman et al., 2015; Weinstein et al., 2015). 양극성 장애를 지닌 청소년 이전기를 대상으로 한 최근 연구에서는 7~13세 사이 아동의 31%가 자살 사고의 활성화를 보였는데, 이는 더 많은 우울 증상의 수와 낮은 삶의 질, 무망감, 낮은 자존감, 가족 경직성과 관련이 있었다(Weinstein et al., 2015).

외래 장면에서 자살 위험 아동 · 청소년의 관리 전략

진단명과 치료적 접근 방식에 관계없이 안전을 증진할 수 있는 몇몇 전략이 있으며, 자살 위험 청소년 및 그의 가족과 작업할 때 이것이 일상적으로 적용되어야 한다. 요구되는 관리의 수준(예: 외래 대 입원)을 결정하는 데에는 이러한 전략들을 효과적으로 적용할 수 있는 능력이 중요한 역할을 한다.

서면 안전 계획

자살위기의 한복판에서 강한 부정 정서에 압도된 환자들이 자해 대신 적응적인 대처 방략을 떠올리고 적용하는 것은 어려운 일이기 때문에 위기 상황에서 활용할 수 있는 구체적이고 자세한 서면 안전 계획을 마련하는 것이 중요하다(Berk et al., 2004; Stanley et al., 2009; Wenzel et al., 2009). Stanley와 Brown(2012)은 안전 계획의 서식과 자살 예방 자원 센터/미국 자살 예방 재단(Suicide Prevention Resource Center/American Foundation for Suicide Prevention)에서 '최상의 조치(best practice)'로 규정한 개입 전략을 수립했는데, 이는 모든 장면에서 모든 집단을 대상으로 활용이 가능하다. 이 서식은 http://www.sprc.org/sites/default/files/Brown_StanleySafetyPlanTemplate.pdf에서 내려받을 수 있다. 이 안전 계획 서식에는 해당 아동 · 청소년이 집에서 스스로 적용할 수 있는 전략에서부터 임박한 위기 상황에서 응급조치가 필요한 경우 사용할 수 있는 24시간 비상 연락망 수립까지의 단계가 체계적으로 정리되어 있다.

서면 안전 계획은 자살 관련 행동 또는 자살로 인한 사망을 방지하는 데 효과적이지 않은 것으로 알려진(Garvey et al., 2009; Wortzel et al., 2014) '자살 금지' 계약이 아니라는 것이 중요하다. 서면 안전 계획은 환자와 양육자, 임상의 모두가 협력한 결과물이다. 서면 안전 계획의 주요 요소에는 자살위기의 위험 징후와 대처 기술, 자신을 해칠 임박한 위험에 대한 계획이 포함된다. 먼저, 위험 징후, 혹은 환자의 자살위기를 촉발하는 내적인 사고 및 감정(예: 무망감, 외로움)과 외적인 행동(예: 고립되는 것, 소유물을 파괴하는 것)을 기록한다. 자살위기의 내적/외적 촉발요인을 확인하기 위해 최근 자살 사고 또는 자살 관련 행동에 대한 연쇄 분석(chain analysis)을 진행하는 것도 도움이 될 수 있다. 연쇄 분석이란 과거 자살 사고 또는 자살위기로 이어졌던 시기의 매 순간 변화하는 감정, 사고, 행동, 상황 또는 맥락의 자세한 시각표를 말한다(Linehan, 1993). 연쇄 분석은 자살위기의 과정 초기에 위기를 경감시키기 위해 사용할 수 있는 대처 방략들에 대한 정보를 제공한다. 이어서, 주의-분산과 자기-위로와 같이 위험 징후가 나타났을 때 환자가 사용할 수 있는 구체적인 대처 방략들의 목록을 작성한다(Linehan, 1993). 또한 친구들과 가족 구성원, 치료자, 24시간 위기 상담 전화와 119와 같이 자살위기 시 환자가 연락할 수 있는 목록이 서면 안전 계획에 포함되는 것이 중요하다. 각 단계에서 환자에게 대처 전략과 계획이 현실적으로 가능한지, 어떤 어려움이 예상되지는 않는지(예: 환자가 자살위기 시 학교 상담사에게 연락하는 것에 동의했더라도 추후 질문 과정에서 연락을 하는 것이 부끄럽게 느껴진다고 할 수 있다), 그리고 예상되는 어려움을 극복할 수 있는 방법이 있는지(예: 환자가 손을 들어 상담사를 만날 수 있는지를 질문하는 것은 불편하게 느낄 수 있지만, 교사에게 사전에 합의된 신호를 보내거나 현재 위험을 느끼고 있으며 상담사를 필요로 한다는 내용의 쪽지를 전달하는 것은 편안하게 느낄 수 있다)를 물어보는 것도 중요하다. 작성을 마친 뒤에는 환자, 보호자 그리고 다른 중요한 타인(예: 학교 상담사)과 함께 서면 안전 계획을 검토해야 하며, 환자와 보호자, 임상의 모두가 지닐 수 있는 사본을 배부해야 한다.

자살 수단의 제한과 관찰 및 감독의 증가

수단의 제한에는 총기나 높은 건물, 다리, 기차, 찻길, 날카로운 도구, 과다복용이 가능한 모든 약물 및 독성 물질 등 잠재적으로 목숨을 위협할 수 있는 장면 또는 물건을 제거하거나 이에 대한 접근을 제한하는 것이 포함된다(Miller, 2013). 총기에 대한 접근성은 모든 다른 요인과 독립적으로 자살로 인한 사망을 유의미하게 예측하는 것으로 알려져 있다(Brent & Bridge, 2003). 주목할 것은 1996년과 2010년 사이 미국에서 자살로 인한 죽음에 가장 흔하게 사용된 방법이 총기 사용이었다는 것이다(51%; Fontanella et al., 2015). 대학 내 거주하여 총기에 대한 접근이 제한된 대학생의 자살로 인한 사망 건수가 같은 연령과 성별 대조집단에 비해 9배나 낮다는 결과도 바로 이 점의 중요성을 잘 보여 준다(Schwartz, 2011). 나아가, 정신장애를 지니지 않았지만 자살로 사망한 청소년에 대한 심리 부검 연구들에 따르면, 장전된 총기에 대한 접근성은 자살로 인한 사망의 유의미한 위험 요인이었다(Marttunen et al., 1998). 미국 내 일부 주와 다른 나라에서 강력한 총기 규제는 총기 자살 사망의 숫자 감소와 관련이 있었다(Lewiecki & Miller, 2013).

자살 위험이 있는 개인이 치명적인 수단에 접근하지 못하도록 하는 것이 자살 예방에 매우 효과적인 전략이라는 점이 강력한 경험적 지지를 받고 있다(Barber & Miller, 2014; Mann et al., 2005). 수단 제한에 대한 평가 및 교육은 세계 여러 자살 예방 단체의 지침과 권장 사항의 핵심 전략이다[미국 근거-기반 프로그램과 처치 등록처(National Registry of Evidence-Based Programs and Practices)(Substance Abuse and Mental Health Services Administration, 2018); U.S. Department of Health and Human Services, 2012]. 임상 장면에서는 보호자에게 총기와 기타 물품들을 완전히 없애고 날카로운 물건이나 약물, 독극물 등 다른 위험한 물품들을 금고에 넣거나 자물쇠로 잠가 보관하도록 하는 것이 포함된다.

몇몇 연구에 따르면 부모의 소홀한 관찰 및 감독(즉, 물리적 감독뿐 아니라 자녀의 일과나 일정에 대한 자각의 부족)이 청소년의 자살 관련 행동 위험 증가와 연관이 있었다(King et al., 2001; Kostenuik & Ratnapalan, 2010). 자살 위험 아동 · 청소년을 위한 미국 소아 청소년 정신의학회(American Academy of Child and Adolescent Psychiatry)의 치료 권고안(practice parameter)은 믿을 수 있고 지지적인 성인이 자살 위험 아동 · 청소년을 면밀하게 관찰할 것을 권장한다(Shaffer & Pfeffer, 2001). 실제 장면에서, 관찰 및 감독은 단순히 자주 확인하는 것에서부터 문을 잠그거나 닫지 못하게 하는 것, 감독자 없이는 집을 나설 수 없도록 하는 것, 때로는 같은 공간에서 잠을 자는 것까지 형태와 강도에 있어서 차이를 보일 수 있다. 양육자가 면밀한 관찰 및 감독을 제공할 능력이 있는지는 자살위기가 해결될 때까지 자살 위험 청소년에게 더 높은 수준의 관리(예: 병원 입원 또는 부분 입원 프로그램이나 더욱 강도 높은 외래 프로그램)가 필요한지를 결정하는 핵심 요인이 된다.

위험 요인의 최소화

안전을 증진하는 방법의 하나로, 앞서 언급한 바와 같이 자살 관련 행동의 위험 요인 중 체계적으로 확인되어 변화를 줄 수 있는 것을 다루어야 한다. 즉각적인 안전을 증진하기 위한 중요한 목표는 양육자에게 '가려서 싸울 것(pick their battles)'을 요청하고 주로 갈등을 초래하는 모든 주제를 일단 제쳐 두도록 하여 단기적으로 가족 내 갈등을 감소시키는 것이다. 가족 갈등의 감소는 전반적인 부정 정서의 양을 감소시키는 동시에 아동 · 청소년이 자살 위기 시 부모에게 도움을 구할 가능성을 증가시켜 준다. 주요우울장애와 양극성 장애를 지닌 아동 · 청소년을 위한 치료 매뉴얼에도 핵심 치료 목표와 장애 증상을 감소시키는 수단으로서 가족 갈등을 감소시키는 것이 포함되어 있다(Asarnow et al., 2011; Brent et al., 2009; Miklowitz et al., 2013). 또한 학업 스트레스, 따돌림, 대인 갈등과 같은 기타 주요 스트레스 요인 내지는 자살위기를 촉발할 수 있는 잠재적인 사건들을 효과적으로 관리하고 이에 대처하기 위한 전략을 발달시키기 전까지는 이러한 상황을 치료의 목표로 삼는 것도 유용할 수 있다. 수면 곤란과 자살로 인한 사망의 임박한 위험 간 연관성을 고려할 때(Goldstein et al., 2008), 수면위생에 대한 정보를 제공하고 가족들을 소아과전문의, 수면 전문가, 정신과 전문의에게 의뢰하여 수면 문제를 가능한 빨리 다루도록 하는 것도 유용할 수 있다. 기분장애를 지닌 이들의 경우, 우울장애와 양극성 장애의 혼재된 상태에서 발생하는 우울 증상의 심각도가 자살 관련 행동의 위험 증가를 알리는 지표일 수 있다.

아동 · 청소년의 자살 행동에 대한 근거-기반 치료

특별히 청소년의 자살 행동을 목표로 한 치료에 대한 무작위 통제 시험(RCT)을 살펴본 2015년 메타 연구(Ougrin et al., 2015)에 따르면, 청소년을 위한 변증법적 행동치료(Dialectical Behavior Therapy for Adolescents, 이하 DBT-A)(Linehan, 1993; Miller et al., 1997), 자살 위험성과 물질 남용을 위한 통합적 인지행동치료(Integrated Cognitive-Behavioral Therapy, 이하 I-CBT; Esposito-Smythers et al., 2011), 정신화 중심 치료(mentalization therapy, Rossouw & Fonagy, 2012)의 효과크기가 가장 큰 것으로 나타났다. 2015년에 이뤄진 다른 문헌 검토(Berk & Hughes, 2015)에서는 I-CBT와 DBT-A와 더불어 다중체계 치료(multisystemic therapy; Huey et al., 2004)에 대한 무작위 통제 시험에서도 효과가 나타났다.

현재로서는 DBT-A가 청소년의 자살 관련 행동을 감소시키는 데 가장 많은 지지를 받고 있다(Mehlum et al., 2014). 표준 DBT(Linehan, 1993)는 성인을 위해 개발되었고, 경계성 성격장애 진단과 더불어 자살 위험과 자해 행동을 보이는 성인을 위한 치료의 표준으로 여겨진다. DBT에는 매주 이뤄지는 개인 상담과 집단 기술 회기, 습득한 기술들을 치료 회기 외 장면에서 활용할 수 있도록 돕는 전화 지도, 자문 집단에 치료자가 참여하는 것 등의 요소들이 포함된다. DBT-A에는 청소년을 대상으로 매주 이뤄지는 개인 상담과 청소년과 양육자가 강의의 형식으로 여러 기술을 배우는 다가족 집단 기술 회기가 포함된다. 해당 청소년에게는 위기 상황을 관리하고 치료 회기 외 장면에서 배운 기술들을 적용할 수 있도록 전화나 24시간 호출기를 통해 치료자에게 연락할 수 있다. DBT-A에는 행동적 목표에 대한 위계가 있는데, 이는 생존을 방해하는 행동(예: 자살 시도, 비자살적 자해), 치료를 방해하는 행동(예: 치료에 결석하는 것), 삶의 질을 방해하는 행동(예: 생명을 위협하지 않으면서 개인의 삶의 질을 방해하는 정신과적 증상에 대한 치료) 순이다. 치료에 참여하는 이들은 매일 자신의 감정과 자살 및 자해 관련 충동과 행동, 습득한 기술의 사용과 특정 개인에 맞춰진 목표 행동(예: 물질 남용)에 대한 평가를 포함하는 일기 카드를 매주 작성한다. 비록 자살 또는 자해 관련 행동을 보이지 않으면서 우울증을 겪는 아동 · 청소년에게 최우선으로 권장되는 치료는 아니지만, DBT는 청소년의 우울 증상을 감소시키는 데에도 효과가 있는 것으로 나타났다(예: Mehlum et al., 2014; Rathus & Miller, 2002).

기분장애를 지닌 아동 · 청소년의 자살 행동에 대한 근거-기반 치료

청소년 우울증에서 CBT의 유의미한 치료 효과를 밝힌 몇몇 연구(Klein et al., 2007)는 CBT가 자살 행동에도 긍정적인 효과가 있음을 발견하였다(Spirito et al., 2011). Brent 등(1997)은 CBT(청소년과 가족이 원할 경우 이들을 모두 포함함)와 체계화된 행동적 가족치료(즉, 가족 내 역기능적인 양상을 확인하고 문제해결과 의사소통 방법을 가르치는 것), 비지시적 지지치료(환자-치료자 간 동맹과 개인사적 문제를 해결하기 위한 환자 중심의 노력과 같은 치료의 불특정적 측면들을 통제하기 위해 고안됨)를 서로 비교하였다. 비록 연구의 결론 단계에서의 우울증 수준과 우울 증상의 감소 속도에서 CBT가 다른 두 조건보다 우월함을 보였지만, 자살 관련 행동은 모든 조건에서 유의미하게 비슷한 정도로 감소하였다(Brent et al., 1997). 비슷한 결과를 보인 다른 연구에서는 우울한 부모를 둔 우울한 청소년을 평소 치료 조건과 CBT 집단 치료 조건에 무선 배정했는데, 치료 후 두 조건에서 모두 비슷한 정도의 자살 관련 행동 감소를 보였다(Clarke et al., 2002).

앞서 언급한 바 있는 TASA 연구에서는 자살 시도의 과거력을 지닌 우울한 아동 · 청소년에 대한 자살 예방에 특정적인 CBT 프로토콜(suicide-prevention-specific CBT protocol, 이하 CBT-SP)과 CBT-SP와 약물치료 병합 집단, 약물치료 단독 집단을 비교하여 CBT-SP의 효과를 살펴보았다(Stanley et al., 2009). CBT-SP 개입은 약 12회기에 걸쳐 이루어졌고, 여기에는 연구 적격성(study eligibility)에 해당하는 지표 자살 사건에 대한 연쇄 분석, 안전 계획의 수립, 심리교육, 기술 훈련, 가족 중재, 재발 방지 등의 요소들이 포함되었다. 대부분의 참가자가 CBT-SP와 약물치료 병합조건을 선택했고, 이 경우 관해율과 우울 증상의 호전 정도가 자살 위험이 없는 우울한 청소년과 비슷한 수준인 것으로 나타났다(Vitiello et al., 2009). 6개월 추적 관찰에도 자살 관련 행동 감소가 모든 조건에서 나타났다(Brent et al., 2009). CBT 조건과 CBT+약물 병합조건, 약물 단독 조건을 비교한 유사한 연구들에서도 비슷한 결과들이 도출되었다(SSRI, Melvin et al., 2006; 플루옥세틴, Goodyer et al., 2007).

양극성 장애 아동 · 청소년을 위한 몇 가지 심리 · 사회적 치료도 존재하지만(이에 대한 개관을 위해서는 Fristad & MacPherson, 2014를 참고), 자살 관련 행동에 대한 이들의 효과를 알아본 연구는 적었다. 7~13세 사이의 아동 71명을 대상으로 아동 및 가족 초점 CBT 조건을 평소 치료 조건과 비교한 무작위 통제 시험도 있었다(Weinstein et al., 2017). 아동 및 가족 초점 CBT는 개인과 가족에 강력한 초점을 둔 매뉴얼화된 치료이다. 이는 CBT를 긍정심리학, 대인관계 및 마음챙김 접근법과 통합한 것이며 약물치료와 함께 활용되도록 개발된 것이다. 자살 관련 행동을 직접적으로 다루기 위해 고안된 것은 아니지만, 아동 및 가족 초점 CBT는 아동 · 청소년의 자살 관련 행동을 촉발하고 유지하는 여러 요인(즉, 정서 조절, 문제해결, 희망, 자존감, 가족 적응력, 가족 갈등)을 다룬다. 아동 및 가족 초점 CBT 조건과 평소 치료 조건 간 차이는 발견되지 않았지만, 두 집단에서 모두 자살 사고가 유의미하게 감소한 것은 자살로 인한 사망이 급격히 증가할 때, 조기 개입이 자살 사고가 자살 관련 행동 및 청소년의 사망으로 진행되는 것을 막아 줄 수 있음을 시사한다.

Goldstein과 동료들(2007)은 양극성 장애를 지닌 12세와 18세 사이 청소년 10명을 대상으로 DBT 공개 임상시험을 진행했는데, 참여자의 80%가 자살 시도를 한 과거력이 있었다. 양극성 장애를 지닌 청소년과 그들의 가족이 마주하는 특정 문제들을 다루기 위해 일기 카드를 통해 정서, 수면, 약물 순응도를 명시적으로 관찰 · 감독하는 것, '감정적인 마음(emotional mind)'에 관한 가르침을 우울한, 조증의, 혼재된, 또는 평상시의 상태와 관련 짓는 것, 정서 상태에 따라 차별화된 기술 적용법을 배우는 것(즉, 대처 기술)과 같이 양극성 장애에 특화된 방법들도 개발되었다. 연구 설계를 보면, 개별 단위의 가족들은 다가족 기술 집단에 참여하는 대신 기술 훈련에 참석했다. 치료의 첫 6개월 동안은 매주 개인 기술 훈련과 가족 기술 훈련을 번갈아 가며 시행하였다. 이후 6개월 동안은 기술 적용을 복습하고 치료 효과를 공고히 하기 위해 개인치료와 가족치료를 달마다 번갈아 가며 시행했다. 연구 결과는 자살 관련 행동과 정서적 반응성, 우울 증상의 유의미한 감소를 보였다는 점에서 희망적이었다. 이에 더해, 열 가족 중 아홉 가족이 1년 동안의 치료를 완수했으며 청소년과 부모 사이에서 만족도가 모두 높았다는 점에서 연구 담당자는 이러한 치료가 현실적인 적용 가능성이 높다고 평가하였다.

약물은 흔히 중등도에서 고도의 단극성 우울증과 양극성 장애 치료의 핵심 요소로 여겨진다. 그러나 현시점에서 미국 식약처가 승인한 약물 중 아동 · 청소년의 자살 관련 증상 또는 자해 관련 행동을 치료하기 위해 사용 가능한 약물은 없다(제4장 참고). 나아가, 자살 위험의 증가와 항우울제 사용 사이의 관계에 대한 상반된 결과들은 정신과 의사가 우울 증상을 치료하지 않았을 때 증가하는 자살 위험성의 위험과 항우울제를 처방했을 때의 위험을 신중하게 비교해야 함을 의미한다(Rihmer & Akiskal, 2006). 자살 위험 아동 · 청소년과 작업할 경우, 위험을 최소화하고 치료 반응을 최적화하기 위해 환자 각 사례별로 약 처방에 관한 결정을 내리는 것과 더불어, ① 환자와 가족에게 약물의 위험과 이점에 관한 교육을 제공하고, ② 자살 위험성을 면밀하게 관찰하고, ③ 정신과적 처방 약물에 대한 과다복용 위험을 줄이기 위한 조치를 마련하고, ④ 초기 전략이 성공적이지 못할 경우 시기적절하게 약물을 조정하고, ⑤ 특히 축 II 성격 특질들 또는 중복 진단을 가진 아동 · 청소년에 대한 다제약복용(polyphamacy)에 주의해야 한다(제4장 참고).

결론

현재까지의 연구에 따르면 기분장애는 자살 위험 아동 · 청소년의 임상적 양상에서 중요한 부분을 차지한다. 이 장의 시작 부분에 제시된 사례는 자살 위험성을 보이는 청소년에서 상당히 흔하게 볼 수 있는 경우를 대표한다. 클로이의 경우, 기저 정신병리와 치료 경과에 대한 철저한 진단적 평가가 중요하지만, 클로이의 자살 위험성 수준을 평가하는 것이 바로 다음 단계에 해당할 것이다. 자살 사고와 계획, 의도, 과거 자살 시도 경험에 대한 단도직입적인 질문들을 활용한 철저한 위험 평가가 반드시 이루어져야 하며, 클로이와 부모가 서로 앞에서 민감한 정보를 나누기 어려워할 때를 대비하여 이들을 독립적으로 면담해야 한다. 만약 클로이에게 안전 계획을 준수할 의지와 능력이 있다면, 다음 단계는 계획에 어떤 잠재적인 문제들이 있을지를 조심스럽게 확인하면서 안전 계획을 작성하는 것이다(예: 도움이 필요한데 부모에게 즉각적으로 연락을 할 수 없을 때는 무엇을 할 것인가?). 클로이의 부모가 같은 공간에 있지 않더라도 안전 계획을 작성할 수 있으나, 이 경우에는 부모와 함께 안전 계획을 자세하게 검토해야 하며 안전 계획에 대한 사본도 제공해야 하는데, 이때 다른 사람들(예: 학교 상담가)과 나눌 수 있도록 여분의 사본을 준비하는 것이 좋다. 만약 부모가 클로이의 안전에 관해 임박한 위협을 느낀다면, 119에 전화를 하거나 클로이를 가장 가까운 응급시설로 데려가 평가를 의뢰할 수 있다. 설령 클로이가 안전 계획을 따르기로 했더라도, 그녀의 부모는 여전히 그녀가 치명적인 방법들(즉, 날카로운 물건, 약물, 독극물)에 접근하지 못하도록 제한해야 하며, 이미 알려진 바 있는 수단(즉, 약물)에 대해서는 더욱 각별한 주의를 기울여야 한다. 가능한 경우에는 자살 위험성과 관련된 위험 요인을 줄이기 위한 목표를 세워야 하며(예: 가족과 함께 가족 갈등을 줄이는 것에 대해 논의하기), 적절한 때에 클로이의 지속적인 비자살적 자해와 자살 위험성을 목표로 하여 DBT와 같은 개입을 치료 계획에 포함시켜야 한다.

임상적 핵심 요점

- 아동과 청소년에서 나타나는 모든 자살 위험성과 자살 관련 행동의 표현은 중요하게 다뤄져야 한다.
- 기분장애와 자살 위험성의 관계를 고려한다면, 기분장애를 가진 모든 아동 · 청소년을 대상으로 자살 위험성 평가가 이루어져야 한다.
- 임상의는 직접적인 질문을 통해 자살 사고(예: 자살하고 싶다거나 차라리 죽었으면 좋겠다는 생각을 한 적 있습니까?), 자살 계획(예: 어떻게 자살할지에 대한 계획을 세워 본 적 있습니까? 그러한 물품들이나 장소에 접근할 수 있습니까?), 자살 의도(예: 다음 주에 그 계획을 실행에 옮길 가능성은 얼마나 됩니까?)에 대해 환자에게 질문해야 한다.
- 기분장애의 증상이 호전된다고 해서 자살 관련 행동이 반드시 호전되는 것은 아니기 때문에 자살 관련 행동은 그 자체로 치료의 목표가 되어야 한다.
- 자살 위험 아동 · 청소년은 특히 총기와 같은 치명적 수단에 접근할 수 없어야 하며, 자살 사고와 의도, 계획 수준에 따라 얼마나 면밀한 관찰 · 감독이 필요한지를 결정해야 한다.

• 모든 자살 위험 아동 · 청소년은 서면 안전 계획을 작성해야 하며, 만일 적절하다면 그 사본을 부모 또는 양육자와 아동의 삶에 중요한 다른 타인(예: 학교 상담가)에게도 배부해야 한다. 임상의는 모든 회기의 마지막에 다음 회기까지 안전 계획을 지킬 수 있는지를 물어보아야 한다.

참고문헌

Agerbo E, Nordentoft M, Mortensen PB: Familial, psychiatric, and socioeconomic risk factors for suicide in young people: nested case-control study. BMJ 325(7355):74, 2002 12114236

Algorta GP, Youngstrom EA, Frazier TW, et al: Suicidality in pediatric bipolar disorder: predictor or outcome of family processes and mixed mood presentation? Bipolar Disord 13(1):76–86, 2011 21320255

Andrews JA, Lewinsohn PM: Suicidal attempts among older adolescents: prevalence and co-occurrence with psychiatric disorders. J Am Acad Child Adolesc Psychiatry 31(4):655–662, 1992 1644728

Apter A, Gothelf D, Orbach I, et al: Correlation of suicidal and violent behavior in different diagnostic categories in hospitalized adolescent patients. J Am Acad Child Adolesc Psychiatry 34(7):912–918, 1995 7649962

Asarnow JR: Suicidal ideation and attempts during middle childhood: associations with perceived family stress and depression among child psychiatric inpatients. J Clin Child Psychol 21(1):35–40, 1992

Asarnow JR, Carlson GA, Guthrie D: Coping strategies, self-perceptions, hopelessness, and perceived family environments in depressed and suicidal children. J Consult Clin Psychol 55(3):361–366, 1987 3597949

Asarnow JR, Baraff LJ, Berk M, et al: Pediatric emergency department suicidal patients: two-site evaluation of suicide ideators, single attempters, and repeat attempters. J Am Acad Child Adolesc Psychiatry 47(8):958–966, 2008 18596552

Asarnow JR, Porta G, Spirito A, et al: Suicide attempts and nonsuicidal self-injury in the treatment of resistant depression in adolescents: findings from the TORDIA study. J Am Acad Child Adolesc Psychiatry 50(8):772–781, 2011 21784297

Barber CW, Miller MJ: Reducing a suicidal person's access to lethal means of suicide: a research agenda. Am J Prev Med 47(3 suppl 2):S264-S272, 2014 25145749

Bauman S, Toomey RB, Walker JL: Associations among bullying, cyberbullying, and suicide in high school students. J Adolesc 36(2):341-350, 2013 23332116

Beautrais AL: Risk factors for suicide and attempted suicide among young people. Aust N Z J Psychiatry 34(3):420-436, 2000 10881966

Beautrais AL: Suicide and serious suicide attempts in youth: a multiple-group comparison study. Am J Psychiatry 160(6):1093-1099, 2003 12777267

Beautrais AL, Joyce PR, Mulder RT: Psychiatric illness in a New Zealand sample of young people making serious suicide attempts. N Z Med J 111(1060):44-48, 1998 9539914

Beautrais AL, Joyce PR, Mulder RT: Personality traits and cognitive styles as risk factors for serious suicide attempts among young people. Suicide Life Threat Behav 29(1):37-47, 1999 10322619

Berk MS, Hughes J: Cognitive behavioral approaches for treating suicidal behavior in adolescents. Curr Psychiatry Rev 11:1-10, 2015

Berk MS, Henriques GR, Warman DM, et al: A cognitive therapy intervention for suicide attempters: an overview of the treatment case and examples. Cognitive and Behavioral Practice 11(3):265-277, 2004

Bernert RA, Kim JS, Iwata NG, et al: Sleep disturbances as an evidence-based suicide risk factor. Curr Psychiatry Rep 17(3):554, 2015 25698339

Bhangoo RK, Dell ML, Towbin K, et al: Clinical correlates of episodicity in juvenile mania. J Child Adolesc Psychopharmacol 13(4):507-514, 2003 14977463

Boergers J, Spirito A, Donaldson D: Reasons for adolescent suicide attempts: associations with psychological functioning. J Am Acad Child Adolesc Psychiatry 37(12):1287-1293, 1998 9847501

Borowsky IW, Resnick MD, Ireland M, et al: Suicide attempts among American Indian and Alaska Native youth: risk and protective factors. Arch Pediatr Adolesc Med 153(6):573-580, 1999 10357296

Borowsky IW, Ireland M, Resnick MD: Adolescent suicide attempts: risks and protectors. Pediatrics 107(3):485-493, 2001 11230587

Brent DA: Risk factors for adolescent suicide and suicidal behavior: mental and substance abuse disorders, family environmental factors, and life stress. Suicide Life Threat Behav 25(1 suppl):52–63, 1995 8553429

Brent DA, Bridge JA: Firearms availability and suicide: evidence, interventions, and future directions. Am Behav Sci 46:1192–1210, 2003

Brent DA, Mann JJ: Family genetic studies, suicide, and suicidal behavior. Am J Med Genet C Semin Med Genet 133C(1):13–24, 2005 15648081

Brent DA, Kalas R, Edelbrock C, et al: Psychopathology and its relationship to suicidal ideation in childhood and adolescence. J Am Acad Child Psychiatry 25(5):666–673, 1986 3760416

Brent DA, Perper JA, Goldstein CE, et al: Risk factors for adolescent suicide: a comparison of adolescent suicide victims with suicidal inpatients. Arch Gen Psychiatry 45(6):581–588, 1988 3377645

Brent DA, Kolko DJ, Allan MJ, Brown RV: Suicidality in affectively disordered adolescent inpatients. J Am Acad Child Adolesc Psychiatry 29(4):586–593, 1990 2387793

Brent DA, Perper J, Moritz G, et al: Suicide in adolescents with no apparent psychopathology. J Am Acad Child Adolesc Psychiatry 32(3):494–500, 1993 8496111

Brent DA, Perper JA, Moritz G, et al: Familial risk factors for adolescent suicide: a case-control study. Acta Psychiatr Scand 89(1):52–58, 1994 8140907

Brent DA, Bridge J, Johnson BA, Connolly J: Suicidal behavior runs in families: a controlled family study of adolescent suicide victims. Arch Gen Psychiatry 53(12):1145–1152, 1996 8956681

Brent DA, Holder D, Kolko D, et al: A clinical psychotherapy trial for adolescent depression comparing cognitive, family, and supportive therapy. Arch Gen Psychiatry 54(9):877–885, 1997 9294380

Brent DA, Baugher M, Bridge J, et al: Age-and sex-related risk factors for adolescent suicide. J Am Acad Child Adolesc Psychiatry 38(12):1497–1505, 1999 10596249

Brent DA, Bridge J: Firearms availability and suicide: evidence, interventions, and future directions. American Behavioral Scientist 46(9):1192–1210, 2003

Brent DA, Greenhill LL, Compton S, et al: The Treatment of Adolescent Suicide Attempters study (TASA): predictors of suicidal events in an open treatment trial. J Am Acad Child Adolesc Psychiatry 48(10):987–996, 2009 19730274

Brent DA, McMakin DL, Kennard BD, et al: Protecting adolescents from selfharm: a critical review of intervention studies. J Am Acad Child Adolesc Psychiatry 52(12):1260-1271, 2013 24290459

Brent DA, Brunwasser SM, Hollon SD, et al: Effect of a cognitive-behavioral prevention program on depression 6 years after implementation among at-risk adolescents: a randomized clinical trial. JAMA Psychiatry 72(11):1110-1118, 2015 26421861

Bridge JA, Goldstein TR, Brent DA: Adolescent suicide and suicidal behavior. J Child Psychol Psychiatry 47(3-4):372-394, 2006 16492264

Centers for Disease Control and Prevention: Leading causes of death reports, national and regional, 1999-2015. WISQARS. National Center for Injury Prevention and Control, 2014. Available at: http://webappa.cdc.gov/sasweb/ncipc/leadcaus 10_us.html. Accessed September 19, 2018.

Centers for Disease Control and Prevention: Fatal injury reports, national, regional, and state, 1981-2016. 2017. Available at: https://www.cdc.gov/injury/wisqars/fatal_injury_reports.html. Accessed September 19, 2018.

Cha CB, Franz PJ, Guzman EM, et al: Annual research review: suicide among youth. epidemiology, (potential) etiology, and treatment. J Child Psychol Psychiatry 59(4):460-482, 2017 29090457

Chesin MS, Galfavy H, Sonmez CC, et al: Nonsuicidal self-injury is predictive of suicide attempts among individuals with mood disorders. Suicide Life Threat Behav 47(5):567-579, 2017 28211201

Chronis-Tuscano A, Molina BS, Pelham WE, et al: Very early predictors of adolescent depression and suicide attempts in children with attention-deficit/hyperactivity disorder. Arch Gen Psychiatry 67(10):1044-1051, 2010 20921120

Cicchetti D, Rogosch FA: A developmental psychopathology perspective on adolescence. J Consult Clin Psychol 70(1):6-20, 2002 10446685

Clarke GN, Hornbrook M, Lynch F, et al: Group cognitive-behavioral treatment for depressed adolescent offspring of depressed parents in a health maintenance organization. J Am Acad Child Adolesc Psychiatry 41(3):305-313, 2002 11886025

Cooper J, Kapur N, Dunning J, et al: A clinical tool for assessing risk after self-harm. Ann Emerg Med 48(4):459-466, 2006 16997684

Crepeau-Hobson MF, Leech NL: The impact of exposure to peer suicidal self-directed violence on youth suicidal behavior: a critical review of the literature. Suicide Life Threat Behav 44(1):58-77, 2014 24033603

Czyz EK, King CA: Longitudinal trajectories of suicidal ideation and subsequent suicide attempts among adolescent inpatients. J Clin Child Adolesc Psychol 44(1):181-193, 2015 24079705

De Crescenzo F, Serra G, Maisto F, et al: Suicide attempts in juvenile bipolar versus major depressive disorders: a systematic review and meta-analysis. J Am Acad Child Adolesc Psychiatry 56(10):825.e3-831.e3, 2017 28942804

De Wilde EJ, Kienhorst IC, Diekstra RF, et al: The specificity of psychological characteristics of adolescent suicide attempters. J Am Acad Child Adolesc Psychiatry 32(1):51-59, 1993 8428884

Dilsaver SC, Benazzi F, Rihmer Z, et al: Gender, suicidality and bipolar mixed states in adolescents. J Affect Disord 87(1):11-16, 2005 15944138

Drapeau CW, Nadorff MR: Suicidality in sleep disorders: prevalence, impact, and management strategies. Nat Sci Sleep 9:213-226, 2017 29075143

Emslie G, Kratochvil C, Vitiello B, et al; Columbia Suicidality Classification Group; TADS Team: Treatment for Adolescents with Depression Study (TADS): safety results. J Am Acad Child Adolesc Psychiatry 45(12):1440-1455, 2006 17135989

Enns MW, Cox BJ, Inayatulla M: Personality predictors of outcome for adolescents hospitalized for suicidal ideation. J Am Acad Child Adolesc Psychiatry 42(6):720-727, 2003 12921480

Esposito CL, Clum GA: Psychiatric symptoms and their relationship to suicidal ideation in a high-risk adolescent community sample. J Am Acad Child Adolesc Psychiatry 41(1):44-51, 2002 11800204

Esposito-Smythers C, Spirito A, Kahler CW, et al: Treatment of co-occurring substance abuse and suicidality among adolescents: a randomized trial. J Consult Clin Psychol 79(6):728-739, 2011 22004303

Fawcett J, Scheftner WA, Fogg L, et al: Time-related predictors of suicide in major affective disorder. Am J Psychiatry 147(9):1189-1194, 1990 2104515

Fergusson DM, Lynskey MT: Childhood circumstances, adolescent adjustment, and suicide attempts in a New Zealand birth cohort. J Am Acad Child Adolesc Psychiatry 34(5):612-622, 1995 7775356

Fergusson DM, Horwood LJ, Lynskey MT: Childhood sexual abuse and psychiatric disorder in young adulthood, II: psychiatric outcomes of childhood sexual abuse. J Am Acad Child Adolesc Psychiatry 35(10):1365–1374, 1996 8885591

Fergusson DM, Woodward LJ, Horwood LJ: Risk factors and life processes associated with the onset of suicidal behaviour during adolescence and early adulthood. Psychol Med 30(1):23–39, 2000 10722173

Fergusson D, Doucette S, Glass KC, et al: Association between suicide attempts and selective serotonin reuptake inhibitors: systematic review of randomised controlled trials. BMJ 330(7488):396, 2005 15718539

Fitzgerald CT, Messias E, Buysse DJ: Teen sleep and suicidality: results from the Youth Risk Behavior Surveys of 2007 and 2009. J Clin Sleep Med 7(4):351–356, 2011 21897771

Fontanella CA, Hiance-Steelesmith DL, Phillips GS, et al: Widening rural-urban disparities in youth suicides, United States, 1996–2010. JAMA Pediatr 169(5):466–473, 2015 25751611

Fordwood SR, Asarnow JR, Huizar DP, Reise SP: Suicide attempts among depressed adolescents in primary care. J Clin Child Adolesc Psychol 36(3):392–404, 2007 17658983

Fowler JC: Suicide risk assessment in clinical practice: pragmatic guidelines for imperfect assessments. Psychotherapy (Chic) 49(1):81–90, 2012 22369082

Franklin JC, Ribeiro JD, Fox KR, et al: Risk factors for suicidal thoughts and behaviors: a meta-analysis of 50 years of research. Psychol Bull 143(2):187–232, 2017 27841450

Fristad MA, MacPherson HA: Evidence-based psychosocial treatments for child and adolescent bipolar spectrum disorders. J Clin Child Adolesc Psychol 43(3):339–355, 2014 23927375

Garofalo R, Wolf RC, Wissow LS, et al: Sexual orientation and risk of suicide attempts among a representative sample of youth. Arch Pediatr Adolesc Med 153(5):487–493, 1999 10323629

Garvey KA, Penn JV, Campbell AL, et al: Contracting for safety with patients: clinical practice and forensic implications. J Am Acad Psychiatry Law 37(3):363–370, 2009 19767501

Glenn CR, Lanzillo EC, Esposito EC, et al: Examining the course of suicidal and nonsuicidal self-injurious thoughts and behaviors in outpatient and inpatient adolescents. J Abnorm Child Psychol 45(5):971–983, 2017 27761783

Goldstein TR, Birmaher B, Axelson D, et al: History of suicide attempts in pediatric bipolar disorder: factors associated with increased risk. Bipolar Disord 7(6):525–535, 2005 16403178

Goldstein TR, Axelson DA, Birmaher B, et al: Dialectical behavior therapy for adolescents with bipolar disorder: a 1-year open trial. J Am Acad Child Adolesc Psychiatry 46(7):820-830, 2007 17581446

Goldstein TR, Bridge JA, Brent DA: Sleep disturbance preceding completed suicide in adolescents. J Consult Clin Psychol 76(1):84-91, 2008 18229986

Goldstein TR, Birmaher B, Axelson D, et al: Family environment and suicidal ideation among bipolar youth. Arch Suicide Res 13(4):378-388, 2009 19813115

Goldstein TR, Ha W, Axelson DA, et al: Predictors of prospectively examined suicide attempts among youth with bipolar disorder. Arch Gen Psychiatry 69(11):1113-1122, 2012 22752079

Goldston DB, Daniel SS, Reboussin BA, et al: Psychiatric diagnoses of previous suicide attempters, first-time attempters, and repeat attempters on an adolescent inpatient psychiatry unit. J Am Acad Child Adolesc Psychiatry 37(9):924-932, 1998 9735612

Goldston DB, Daniel SS, Reboussin DM, et al: Suicide attempts among formerly hospitalized adolescents: a prospective naturalistic study of risk during the first 5 years after discharge. J Am Acad Child Adolesc Psychiatry 38(6):660-671, 1999 10361783

Goldston DB, Daniel SS, Reboussin BA, et al: Cognitive risk factors and suicide attempts among formerly hospitalized adolescents: a prospective naturalistic study. J Am Acad Child Adolesc Psychiatry 40(1):91-99, 2001 11195570

Goodyer I, Dubicka B, Wilkinson P, et al: Selective serotonin reuptake inhibitors (SSRIs) and routine specialist care with and without cognitive behaviour therapy in adolescents with major depression: randomised controlled trial. BMJ 335(7611):142, 2007 17556431

Gould MS: Suicide and the media. Ann N Y Acad Sci 932:200-221, discussion 221-224, 2001 11411187

Gould MS, Wallenstein S, Kleinman MH, et al: Suicide clusters: an examination of age-specific effects. Am J Public Health 80(2):211-212, 1990 2297071

Gould MS, Fisher P, Parides M, et al: Psychosocial risk factors of child and adolescent completed suicide. Arch Gen Psychiatry 53(12):1155-1162, 1996 8956682

Gould MS, King R, Greenwald S, et al: Psychopathology associated with suicidal ideation and attempts among children and adolescents. J Am Acad Child Adolesc Psychiatry 37(9):915-923, 1998 9735611

Grøholt B, Ekeberg O, Wichstrom L, et al: Youth suicide in Norway, 1990-1992: a comparison between children and adolescents completing suicide and age-and gender-matched controls. Suicide Life Threat Behav 27(3):250-263, 1997 9357080

Gunnell D, Murray V, Hawton K: Use of paracetamol (acetaminophen) for suicide and nonfatal poisoning: worldwide patterns of use and misuse. Suicide Life Threat Behav 30(4):313-326, 2000 11210057

Harrington R, Bredenkamp D, Groothues C, et al: Adult outcomes of childhood and adolescent depression, III: links with suicidal behaviours. J Child Psychol Psychiatry 35(7):1309-1319, 1994 7806612

Hatzenbuehler ML: The social environment and suicide attempts in lesbian, gay, and bisexual youth. Pediatrics 127(5):896-903, 2011 21502225

Hauser M, Galling B, Correll CU: Suicidal ideation and suicide attempts in children and adolescents with bipolar disorder: a systematic review of prevalence and incidence rates, correlates, and targeted interventions. Bipolar Disord 15(5):507-523, 2013 23829436

Hawton K, Harriss L: Deliberate self-harm in young people: characteristics and subsequent mortality in a 20-year cohort of patients presenting to hospital. J Clin Psychiatry 68(10):1574-1583, 2007 17960975

Hetrick SE, Parker AG, Robinson J, et al: Predicting suicidal risk in a cohort of depressed children and adolescents. Crisis 33(1):13-20, 2012 21940241

Holland KM, Vivolo-Kantor AM, Logan JE, et al: Antecedents of suicide among youth aged 11-15: a multistate mixed methods analysis. J Youth Adolesc 46(7):1598-1610, 2017 27844461

Holtzman JN, Miller S, Hooshmand F, et al: Childhood-compared to adolescent-onset bipolar disorder has more statistically significant clinical correlates. J Affect Disord 179:114-120, 2015 25863906

Huey SJ Jr, Henggeler SW, Rowland MD, et al: Multisystemic therapy effects on attempted suicide by youths presenting psychiatric emergencies. J Am Acad Child Adolesc Psychiatry 43(2):183-190, 2004 14726725

Jobes DA: Managing Suicidal Risk. New York, Guilford, 2006

Jolin EM, Weller EB, Weller RA: Suicide risk factors in children and adolescents with bipolar disorder. Curr Psychiatry Rep 9(2):122-128, 2007 17389121

Kann L, McManus T, Harris WA, et al: Youth risk behavior surveillance-United States, 2015. MMWR Surveill Summ 65(6):1-174, 2016 27280474

Kashden J, Fremouw WJ, Callahan TS, et al: Impulsivity in suicidal and nonsuicidal adolescents. J Abnorm Child Psychol 21(3):339–353, 1993 8335767

Kim YS, Leventhal B: Bullying and suicide: a review. Int J Adolesc Med Health 20(2):133–154, 2008 18714552

King CA, Berona J, Czyz E, et al: Identifying adolescents at highly elevated risk for suicidal behavior in the emergency department. J Child Adolesc Psychopharmacol 25(2):100–108, 2015 25746114

King RA, Schwab-Stone M, Flisher AJ, et al: Psychosocial and risk behavior correlates of youth suicide attempts and suicidal ideation. J Am Acad Child Adolesc Psychiatry 40(7):837–846, 2001 11437023

Kingsbury S, Hawton K, Steinhardt K, et al: Do adolescents who take overdoses have specific psychological characteristics? A comparative study with psychiatric and community controls. J Am Acad Child Adolesc Psychiatry 38(9):1125–1131, 1999 10504811

Klein JB, Jacobs RH, Reinecke MA: Cognitive-behavioral therapy for adolescent depression: a meta-analytic investigation of changes in effect-size estimates. J Am Acad Child Adolesc Psychiatry 46(11):1403–1413, 2007 18049290

Kõlves K, de Leo D: Suicide methods in children and adolescents. Eur Child Adolesc Psychiatry 26(2):155–164, 2017 27194156

Kostenuik M, Ratnapalan M: Approach to adolescent suicide prevention. Can Fam Physician 56(8):755–760, 2010 20705879

Kovacs M, Goldston D, Gatsonis C: Suicidal behaviors and childhood-onset depressive disorders: a longitudinal investigation. J Am Acad Child Adolesc Psychiatry 32(1):8–20, 1993 8428888

Lester D, McSwain S, Gunn JF III: A test of the validity of the IS PATH WARM warning signs for suicide. Psychol Rep 108(2):402–404, 2011 21675556

Lewiecki EM, Miller SA: Suicide, guns, and public policy. Am J Public Health 103(1):27–31, 2013 23153127

Lewinsohn PM, Rohde P, Seeley JR: Psychosocial risk factors for future adolescent suicide attempts. J Consult Clin Psychol 62(2):297–305, 1994 8201067

Lewinsohn PM, Rohde P, Seeley JR: Adolescent suicidal ideation and attempts: prevalence, risk factors, and clinical implications. Clinical Psychology: Science and Practice 3:25–36, 1996

Lewinsohn PM, Seeley JR, Klein DN: Bipolar disorder in adolescents: epidemiology and suicidal behavior, in Bipolar Disorder in Childhood and Early Adolescence. Edited by Geller B, DelBello MP. New York, Guilford, 2003, pp 7–24

Linehan MM: Cognitive Behavioral Treatment of Borderline Personality Disorder. New York, Guilford, 1993 Linehan MM, Comtois KA, Ward-Ciesielski EF: Assessing and managing risk with suicidal individuals. Cogn Behav Pract 19(2):218–232, 2012

Liu RT, Mustanski B: Suicidal ideation and self-harm in lesbian, gay, bisexual, and transgender youth. Am J Prev Med 42(3):221–228, 2012 22341158

Mann JJ: The neurobiology of suicide. Nat Med 4(1):25–30, 1998 9427602

Mann JJ, Waternaux C, Haas GL, et al: Toward a clinical model of suicidal behavior in psychiatric patients. Am J Psychiatry 156(2):181–189, 1999 9989552

Mann JJ, Apter A, Bertolote J, et al: Suicide prevention strategies: a systematic review. JAMA 294(16):2064–2074, 2005 16249421

March J, Silva S, Petrycki S, et al; Treatment for Adolescents with Depression Study (TADS) Team: Fluoxetine, cognitive-behavioral therapy, and their combination for adolescents with depression: Treatment for Adolescents with Depression Study (TADS) randomized controlled trial. JAMA 292(7):807–820, 2004 15315995

Marttunen MJ, Aro HM, Henriksson MM, et al: Mental disorders in adolescent suicide: DSM-III-R Axes I and II diagnoses in suicides among 13-to 19-year-olds in Finland. Arch Gen Psychiatry 48(9):834–839, 1991 1929774

Marttunen MJ, Henriksson MM, Isometsa ET, et al: Completed suicide among adolescents with no diagnosable psychiatric disorder. Adolescence 33(131):669–681, 1998 9831884

McGlinchey EL, Courtney-Seidler EA, German M, et al: The role of sleep disturbance in suicidal and nonsuicidal self-injurious behavior among adolescents. Suicide Life Threat Behav 47(1):103–111, 2017 27273654

Mehlum L, Tormoen AJ, Ramberg M, et al: Dialectical behavior therapy for adolescents with repeated suicidal and self-harming behavior: a randomized trial. J Am Acad Child Adolesc Psychiatry 53(10):1082–1091, 2014 25245352

Melvin GA, Tonge BJ, King NJ, et al: A comparison of cognitive-behavioral therapy, sertraline, and their combination for adolescent depression. J Am Acad Child Adolesc Psychiatry 45(10):1151–1161, 2006 17003660

Miklowitz DJ, Schneck CD, Singh MK, et al: Early intervention for symptomatic youth at risk for bipolar disorder: a randomized trial of family-focused therapy. J Am Acad Child Adolesc Psychiatry 52(5):121-131, 2013 23357439

Miller AL, Rathus JH, Linehan MM, et al: Dialectical behavior therapy adapted for suicidal adolescents. J Psychiatr Pract 3(2):78, 1997

Miller DN: Lessons in suicide prevention from the Golden Gate Bridge: means restriction, public health, and the school psychologist. Contemp School Psychol 17:71-79, 2013

Miranda R, De Jaegere E, Restifo K, et al: Longitudinal follow-up study of adolescents who report a suicide attempt: aspects of suicidal behavior that increase risk of a future attempt. Depress Anxiety 31(1):19-26, 2014a 24105789

Miranda R, Ortin A, Scott M, et al: Characteristics of suicidal ideation that predict the transition to future suicide attempts in adolescents. J Child Psychol Psychiatry 55(11):1288-1296, 2014b 24827817

Molnar BE, Berkman LF, Buka SL: Psychopathology, childhood sexual abuse and other childhood adversities: relative links to subsequent suicidal behaviour in the US. Psychol Med 31(6):965-977, 2001 11513382

Mustanski B, Liu RT: A longitudinal study of predictors of suicide attempts among lesbian, gay, bisexual, and transgender youth. Arch Sex Behav 42(3):437-448, 2013 23054258

Myers K, McCauley E, Calderon R, et al: The 3-year longitudinal course of suicidality and predictive factors for subsequent suicidality in youths with major depressive disorder. J Am Acad Child Adolesc Psychiatry 30(5):804-810, 1991 1938798

Negron R, Piacentini J, Graae F, et al: Microanalysis of adolescent suicide attempters and ideators during the acute suicidal episode. J Am Acad Child Adolesc Psychiatry 36(11):1512-1519, 1997 9394935

Nock MK, Prinstein MJ: Contextual features and behavioral functions self-mutilation among adolescents. J Abnorm Psychol 114:140-146, 2005 15709820

Nock MK, Joiner TE Jr, Gordon KH, et al: Non-suicidal self-injury among adolescents: diagnostic correlates and relation to suicide attempts. Psychiatry Res 144(1):65-72, 2006 16887199

Nock MK, Green JG, Hwang I, et al: Prevalence, correlates, and treatment of lifetime suicidal behavior among adolescents: results from the National Comorbidity Survey Replication

Adolescent Supplement. JAMA Psychiatry 70(3):300–310, 2013 23303463

Ougrin D, Tranah T, Stahl D, et al: Therapeutic interventions for suicide attempts and self-harm in adolescents: systematic review and meta-analysis. J Am Acad Child Adolesc Psychiatry 54(2):97–107.e2, 2015 25617250

Overholser JC, Adams DM, Lehnert KL, et al: Self-esteem deficits and suicidal tendencies among adolescents. J Am Acad Child Adolesc Psychiatry 34(7):919–928, 1995 7649963

Pinto A, Whisman A, McCoy MA, et al: Suicidal ideation in adolescents: psychometric properties of the Suicidal Ideation Questionnaire in a clinical sample. Psychol Assess 9(1):63–66, 1997

Posner K, Brown GK, Stanley B, et al: The Columbia-Suicide Severity Rating Scale: initial validity and internal consistency findings from three multisite studies with adolescents and adults. Am J Psychiatry 168(12):1266–1277, 2011 22193671

Ramchand R, Franklin E, Thornton E, et al: Opportunities to intervene? "Warning signs" for suicide in the days before dying. Death Stud 41(6):368–375, 2017 28129088

Ran MS, Zhang Z, Fan M, et al: Risk factors of suicidal ideation among adolescents after Wenchuan earthquake in China. Asian J Psychiatr 13:66–71, 2015 25845324

Rathus JH, Miller AL: Dialectical behavior therapy adapted for suicidal adolescents. Suicide Life Threat Behav 32(2):146–157, 2002 12079031

Reifman A, Windle M: Adolescent suicidal behaviors as a function of depression, hopelessness, alcohol use, and social support: a longitudinal investigation. Am J Community Psychol 23(3):329–354, 1995 7572835

Reinherz HZ, Giaconia RM, Silverman AB, et al: Early psychosocial risks for adolescent suicidal ideation and attempts. J Am Acad Child Adolesc Psychiatry 34(5):599–611, 1995 7775355

Reinherz HZ, Tanner JL, Berger SR, et al: Adolescent suicidal ideation as predictive of psychopathology, suicidal behavior, and compromised functioning at age 30. Am J Psychiatry 163(7):1226–1232, 2006 16816228

Rihmer Z, Akiskal H: Do antidepressants t(h)reat(en) depressives? Toward a clinically judicious formulation of the antidepressant-suicidality FDA advisory in light of declining national suicide statistics from many countries. J Affect Disord 94(1–3):3–13, 2006 16712945

Rossouw TI, Fonagy P: Mentalization-based treatment for self-harm in adolescents: a randomized controlled trial. J Am Acad Child Adolesc Psychiatry 51(12):1304.e3–1313.e3,

2012 23200287

Roy A: Family history of suicide and neuroticism: a preliminary study. Psychiatry Res 110(1):87–90, 2002 12007597

Rudd MD, Joiner TE Jr, Jobes DA, et al: The outpatient treatment of suicidality: an integration of science and recognition of its limitations. Prof Psychol Res Pract 30(5):437–446, 1999

Rudd MD, Berman AL, Joiner TE Jr, et al: Warning signs for suicide: theory, research, and clinical applications. Suicide Life Threat Behav 36(3):255–262, 2006 16805653

Russell ST, Joyner K: Adolescent sexual orientation and suicide risk: evidence from a national study. Am J Public Health 91(8):1276–1281, 2001 11499118

Schwartz AJ: Rate, relative risk, and method of suicide by students at 4-year colleges and universities in the United States, 2004–2005 through 2008–2009. Suicide Life Threat Behav 41(4):353–371, 2011 21535095

Shaffer D, Pfeffer CY; American Academy of Child and Adolescent Psychiatry: Practice parameter for the assessment and treatment of children and adolescents with suicidal behavior. J Am Acad Child Adolesc Psychiatry 40(7 suppl):24S–51S, 2001 11434483

Shaffer D, Gould MS, Fisher P, et al: Psychiatric diagnosis in child and adolescent suicide. Arch Gen Psychiatry 53(4):339–348, 1996 8634012

Silverman MM, Berman AL, Sanddal ND, et al: Rebuilding the tower of Babel: a revised nomenclature for the study of suicide and suicidal behaviors, Part 2: suicide-related ideations, communications, and behaviors. Suicide Life Threat Behav 37(3):264–277, 2007 17579539

Sliwa J: After decades of research, science is no better able to predict suicidal behavior. November 14, 2016. Available at: http://www.apa.org/press/release/2016/11/suicidal-behaviors.aspx. Accessed September 19, 2018.

Spirito A, Esposito-Smythers C, Wolff J, et al: Cognitive-behavioral therapy for adolescent depression and suicidality. Child Adolesc Psychiatr Clin N Am 20(2):191–204, 2011 21440850

Srinath S, Janardhan Reddy YC, Girimaji SR, et al: A prospective study of bipolar disorder in children and adolescents from India. Acta Psychiatr Scand 98(6):437–442, 1998 9879784

Stanley B, Brown GK: Safety planning intervention: a brief intervention to mitigate suicide risk. Cognitive and Behavioral Practices 19(2):256–264, 2012

Stanley B, Brown G, Brent DA, et al: Cognitive-behavioral therapy for suicide prevention (CBT-SP): treatment model, feasibility, and acceptability. J Am Acad Child Adolesc Psychiatry 48(10):1005-1013, 2009 19730273

Steele IH, Thrower N, Noroian P, et al: Understanding suicide across the lifespan: a United States perspective of suicide risk factors, assessment, and management. J Forensic Sci 63(1):162-171, 2018 28639299

Steer RA, Kumar G, Ranieri WF, et al: Use of the Beck Depression Inventory-II with adolescent psychiatric outpatients. J Psychopathol Behav Assess 20(2):127-139, 1998

Substance Abuse and Mental Health Services Administration: National Registry of Evidence-based Programs and Practices (NREPP). Updated August 7, 2018. Available at: https://www.samhsa.gov/nrepp. Accessed February 6, 2019.

Thompson R, Dubowitz H, English DJ, et al: Suicidal ideation among 8-year-olds who are maltreated and at risk: findings from the LONGSCAN studies. Child Maltreat 10:26-36, 2005 15611324

Tuisku V, Kiviruusu O, Pelkonen M, et al: Depressed adolescents as young adults-predictors of suicide attempt and non-suicidal self-injury during an 8-year follow-up. J Affect Disord 152-154:313-319, 2014 24144580

U.S. Department of Health and Human Services (HHS) Office of the Surgeon General and National Action Alliance for Suicide Prevention: 2012 national strategy for suicide prevention: goals and objectives for action. 2012. Available at: https://www.surgeongeneral.gov/library/reports/national-strategysuicide-prevention/full-report.pdf. Accessed September 19, 2018.

Vitiello B, Silva SG, Rohde P, et al: Suicidal events in the Treatment for Adolescents With Depression Study (TADS). J Clin Psychiatry 70(5):741-747, 2009 19552869

Weinstein SM, Van Meter A, Katz AC, et al: Cognitive and family correlates of current suicidal ideation in children with bipolar disorder. J Affect Disord 173:15-21, 2015 25462390

Weinstein SM, Cruz RA, Isaia AR, et al: Child-and family focused cognitive behavioral therapy for pediatric bipolar disorder: applications for suicide prevention. Suicide Life Threat Behav Oct 16, 2017 [Epub ahead of print] 29044718

Weiner A, Weiner Z, Fishman R: Psychiatric adolescent inpatients: eight-to ten year follow-up. Arch Gen Psychiatry 36(6):698-700, 1979 444023

Wenzel A, Brown GK, Beck AT: Cognitive Therapy for Suicidal Patients: Scientific and Clinical Applications. Washington, DC, American Psychological Association, 2009

Wilkinson PO: Nonsuicidal self-injury: a clear marker for suicide risk. J Am Acad Child Adolesc Psychiatry 50(8):741–743, 2011 21784292

Wilkinson P, Kelvin R, Roberts C, et al: Clinical and psychosocial predictors of suicide attempts and nonsuicidal self-injury in the Adolescent Depression Antidepressants and Psychotherapy Trial (ADAPT). Am J Psychiatry 168(5):495–501, 2011 21285141

Wortzel HS, Homaifar B, Matarazzo B, et al: Therapeutic risk management of the suicidal patient: stratifying risk in terms of severity and temporality. J Psychiatr Pract 20(1):63–67, 2014 24419312

Yen S, Weinstock LM, Andover MS, et al: Prospective predictors of adolescent suicidality: 6-month post-hospitalization follow-up. Psychol Med 43(5):983–993, 2013 22932393

제14장

소아 기분장애에서 흔히 동반이환하는 장애의 관리

Daniel Azzopardi-Larios, M.D.
Cathryn A. Galanter, M.D.

소아 및 청소년 정신의학에서 동반이환은 예외적인 현상이 아닌 법칙에 가깝다. 기분장애도 예외는 아니다. 동반이환 혹은 함께 나타나는(co-occurring) 질환은 둘 혹은 그 이상의 장애가 동시에 존재하는 경우를 말한다. 역학 조사 표본에서 주요우울장애 청소년의 64%(Avenevoli et al., 2015), 그리고 임상 표본에 해당하는 양극성 장애 청소년 중 90%가 동반이환 조건에 해당한다(Joshi & Wilens, 2009).

대부분의 치료적 접근이 하나의 건강 상태에 초점을 맞추기 때문에 동반이환에 가장 효과가 좋은 치료 근거는 제한되어 있다. 21세기 초부터 다양한 지역에서 행해지는 대규모 미국국립정신건강연구소(National Institute of Mental Health, 이하 NIMH) 연구들 중 일부, 가령 우울증이 있는 청소년들의 치료에 대한 연구(Treatment for Adolescents with Depression Study, 이하 TADS)는 의도적으로 동반이환 조건의 참여자들을 포함했고 중재변인 연구나 이차 자료 분석을 통해서 제한된 결론을 얻을 수 있었다. 주요우울장애의 경우 텍사스 아동 약물치료 알고리즘 프로젝트(Texas Children's Medication Algorithm Project, 이하 CMAP)에서 제시하는 동반이환에 대한 지침이 마련되어 있다(Hughes et al., 2007). 소아 양극성 장애의 경우 동반이환 장애 치료에 대한 근거가 제한되어 있는데, 주의력결핍/과잉행동장애(attention-deficit/hyperactivity disorder, 이하 ADHD)만이 주목할 만하게 예외이다.

이 장에서는 동반이환이 있는 기분장애를 치료하기 위한 근거가 잘 알려진 접근법을 제공하기 위해 그 근거나 임상적 실제를 모아 제시하고자 한다. 우리는 CMAP 원칙의 개정판을 사용할 것을 권한다(Hughes et al., 2007).

1. 좋은 치료의 초석은 종합적인 평가이다. 평가에는 잠재적인 동반이환 진단을 고려한

신중하고 정확한 진단이 포함되어야 한다.

2. 평가를 돕고 치료 반응을 관찰할 수 있도록 표준화된 측정법과 평정척도가 사용되어야 한다.
3. 환자가 처한 사회적, 환경적 맥락은 종합적인 평가와 치료의 중요한 부분이다.
4. 많은 경우, 부수적인 정보 확보를 위해 학교와 협력하는 과정이 중요하다.
5. 치료적 제안은 근거에 기반해야 하며 보호자와 아동 · 청소년을 위한 정신약물학, 심리치료 및 심리교육을 포함해야 한다.
6. 치료를 결정함에 있어 환자와 보호자가 무엇을 선호하는지가 중요하다. 증상의 치료를 위해서 약물, 심리치료 혹은 둘 다 진행할 것인지 치료 순서는 어떻게 되는지 등을 근거에 기반하여 고지해야 하고 가족 및 환자와의 토의, 전문적인 조언, 동의 및 승인을 통한 임상의의 판단을 통해서 결정되어야 한다.
7. 가정 내 갈등을 비롯하여 가족 구성원 중 우울증이나 다른 정신과적 질환이 있는지 확인해야 하고 이를 치료해야 한다(Birmaher et al., 2000; Brent et al., 1998; Weissman et al., 2006).
8. 첫 번째 치료가 시작되어 적절한 조치를 취했음에도 불구하고 치료 반응이 부분적이거나 없는 경우 그리고 복잡한 사례의 경우에는 추가적인 평가와 치료 혹은 2차 소견을 위해 가능하다면 언제라도 소아 청소년 정신과의사에게 의뢰되어야 한다. 이 시점에서는 진단의 재평가와 약물 용량, 지속 기간 및 순응도에 대한 추가적 평가가 다시 고려되어야 한다.

우울증과 동반이환하는 질환

주요우울장애 청소년의 40~90%에서 동반이환이 나타나기 때문에 동반이환하는 장애가 있는 우울증을 치료하는 것은 흔한 일이다(Avenevoli et al., 2015; Birmaher et al., 2007). 첫 번째 단계는 환자의 진단, 표적 증상 및 모든 주요한 심리사회적 논의를 분명하게 하기 위한 종합적인 평가이다. 평정척도들은 평가와 모니터링을 위한 중요한 부분인데, 이는 임상의의 의사결정을 돕기 때문이다(Galanter & Jensen, 2017). 텍사스 CMAP에서 제공하는 아동기 장애에 대한 최신 약물치료 정보는(Hughes et al., 2007) 동반이환이 있는 주요우울장애 치료 제안과 알고리즘을 포함한다.

동반이환 질환이 있는 주요우울장애 치료 방법을 선택할 때, 우리는 우울증 치료를 먼저 시작할 것인지 동반이환 질환을 먼저 치료할 것인지 혹은 둘 모두를 다룰 수 있는 치료를 알아볼 것인지와 같은 선택지에 맞닥뜨린다. 근거가 제한되어 있는 상황에서 우리는 가용한 근거에 기반하여 '올바른' 선택을 내려야 하며 이는 각 아동에게 특별한 상황뿐만 아니라 특정한 진단에 맞춰져야 할 것이다.

사례 주요우울장애와 주의력결핍/과잉행동장애

14세 데이비드는 부모님과 함께 살고 있으며 학업적인 기준이 엄격한 고등학교에 1학년으로 재학 중이다. 그는 12월에 처음으로 정신과를 방문했는데, '몇 달간 격동의 시간을 보냈고 학교 성적도 저하되었기' 때문이었다. 부모는 그의 기능 수준 저하를 비롯하여 정신과적 질환의 가족력이 있다는 점을 염려했고 부정적인 결과에 대한 예방적 치료를 원했다.

고등학교 입학 초반에 데이비드는 새로운 학교에 잘 적응했다. 그는 부모의 압력과 간섭이 거의 없어도 항상 성취 수준이 높은 아이였지만, 환경이 변화되는 것은 늘 어려워했다. 진학 약 한 달 후에 그는 숙제로 인해 '정서적 붕괴 상태(meltdown)'가 되었다. 그의 아버지는 걱정이 되어 온라인 과제 기록을 조사했고 데이비드가 여러 과제의 기한을 맞추지 못했다는 사실을 발견했다. 부모님은 학교에 연락하여 이와 관련한 도움을 받았고 숙제에 대한 수준 높은 지도감독과 수학 개인지도 교사와 같은 계획을 도입했다. 데이비드는 이에 감사해했지만 때때로 저항적이었다. 따라서 그러한 개입은 단지 최소한으로만 도움이 되었다.

데이비드는 자신이 특정한 일에 대해 불안감을 느끼고 '소용돌이에 휘말린다(go into a spiral)'고 보고했다. 숙제를 하기 위해 책상이나 테이블에 앉아서 몇 시간을 보내면서도 사실상 거의 하지 못했다. 슬픈 감정은 부인했지만 이전까지 즐겁다고 느꼈던 활동들이 더 이상 즐겁지 않다고 보고했다. 지난 봄에 그는 학업에 더 정진하기 위해서 그리고 더 이상 자신이 팀에서 축구를 가장 잘하는 선수가 아니라는 생각에 축구 팀과 피아노를 그만두었다. 매일, 대부분의 시간 동안 지속되는 우울감은 부인했으나 가라앉은 느낌을 보고했다. 지난 몇 주 중 대부분의 나날 동안 그는 '어둡고 공허한' 기분을 경험했다. 그는 늘 초조하고 부주의했으며 이는 올해 들어 급격하게 심해졌다. 밤에 잠들기 어려워했지만 보통 7시간은 잤다. 식욕도 괜찮았다. 압도되는 기분을 느낄 때는 죽어 버렸으면 좋겠다고 생각하기는 했지만 자살 사고나 의도는 없었다. 간혹 에너지가 고양되고 생산적인 시기가 있다고 했으나, 조증 증상의 과거력은 부인했다.

그의 정신과 과거력상, 매우 어린 나이부터 유의미한 불안감이 있어 때때로 치료자를 찾은 이력이 있다. 그는 친구 집에서는 잠을 자지 못했고 집에서 거리가 있는 곳에서의 캠핑에 참석하는 것도 어려웠다.

일반 병력 중 진단에 기여할 만한 사항은 없다. 중요한 발달은 적시에 이루어졌다. 외상이나 물질 사용은 부인했다. 양극성 장애, 물질사용장애, 불안감에 대한 가족력이 보고되었다.

데이비드는 아동 · 청소년 불안장애 선별척도(Screen for Child Anxiety Related Emotional Disorders, 이하 SCARED; Birmaher et al., 1997)에서는 불안장애, 성인 ADHD 자기보고 척도(Adult ADHD Self-Report Scale: ASRS-v1.1; Adler et al., 2006)에서는 ADHD, 그리고 10대를 위해 개정된 우울증 평가 도구(Patient Health Questionnaire: PHQ-9)(GLAD-PC Toolkit; http://www.glad-pc.org에서 이용 가능)에서는 중등도 우울증에 해당했다. 데이비드의 부모는 SCARED상 불안장애에 해당하지 않았고, Swanson, Nolan과 Pelham-IV 질문지(SNAP-IV; Bussing et al., 2008)에서는 ADHD 부주의 유형에 해당했다. 데이비드는 주요우울장애, 주의력결핍/과잉행동장애, 그리고 부분 관해된 범불안장애로 진단되었다.

치료적 제안: 주요우울장애와 주의력결핍/과잉행동장애

MDD와 ADHD 동반이환 아동 및 청소년 치료의 첫 번째 단계는 증상의 심각도와 환자를 둘러싼 심리사회적, 가족 및 학업적 환경과 관련된 연대표를 고려한 종합적인 평가가 될 것이다. 텍사스 CMAP(Hughes et al., 2007)는 주요우울장애(MDD)와 ADHD가 동반이환하는 경우를 위한 유용한 지침을 제공하며 진단적 평가와 치료 계획을 가족과 상의하는 것의 중요성을 강조한다. 해당 알고리즘은 [그림 14-1]에 제시되어 있다.

아동기 장애의 약물치료에 대한 CMAP의 최신 개정판과 일관되게 우리는 ADHD가 정신약리학적 개입에 가장 빠르게 반응한다는 사실을 인지하면서 증상이 가장 심한 상황을 먼저 치료할 것을 권한다(Hughes et al., 2007). 대부분의 사례에서 우리는 한번에 한 가지 약물만을 시도해 볼 것을 추천하는데, 이는 과잉처방과 부작용을 최소화하고 어떤 개입이 가장 효과적인지를 이해하기 위해서이다. 치료가 시작되면 임상의는 몇 주 간격으로 증상을 재평가할 수 있다.

우울증에 대한 정신약물학적 치료를 먼저 시작할 경우, 선택적 세로토닌 재흡수 억제제(selective serotonin reuptake inhibitor, 이하 SSRI) 사용을 권유하며, 아동 및 청소년 우울증 모두에서 효과가 있다는 근거에 입각하여 보통 플루옥세틴(fluoxetine)으로 치료를 시작한다(Emslie et al., 1997). 인지행동치료(cognitive-behavioral therapy, 이하 CBT) 혹은 대인관계치료(interpersonal psychotherapy)와 같은 심리치료 역시 우울증에 대한 제1선 치료로 적절한데,

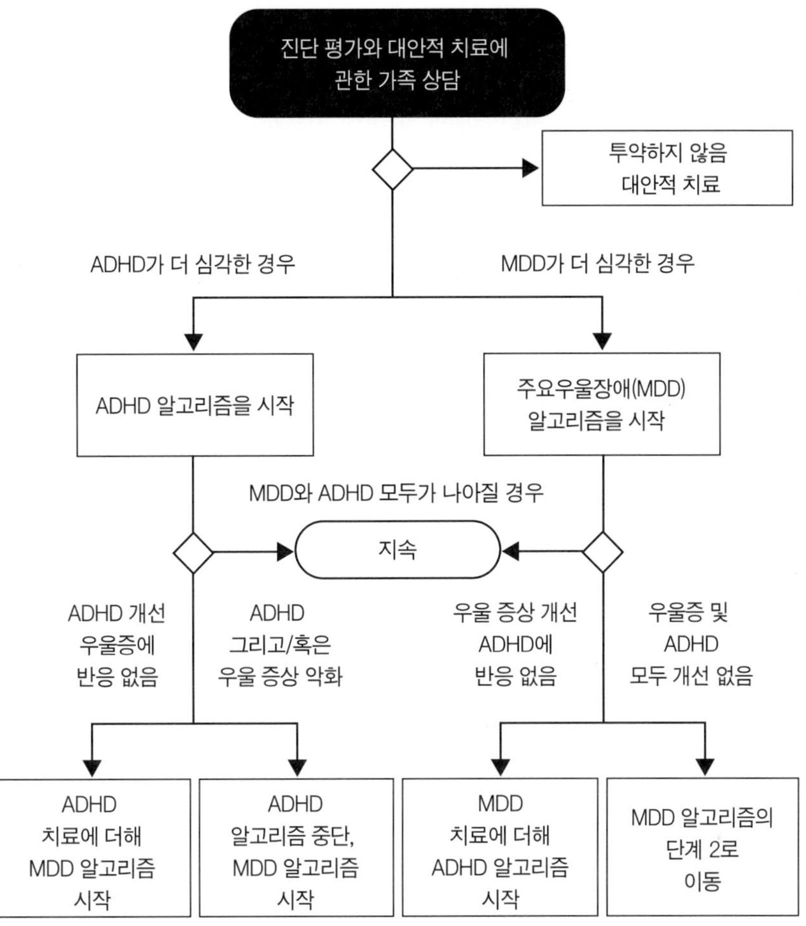

[그림 14-1] 주요우울장애 및 주의력결핍/과잉행동장애의 진단기준을 모두 만족시키는 아동 및 청소년 치료에 대한 약물 알고리즘

출처: 텍사스 아동 약물치료 알고리즘 프로젝트(CMAP; Hughes et al., 2007)에서 수정함.

비록 상기한 치료들이 MDD와 ADHD가 동반이환될 경우에만 한정되는 것은 아니지만, 우울증 치료에는 효과를 보였기 때문이다(Brent et al., 1998; Dietz et al., 2015; Mufson et al., 1999). ADHD에 대한 치료를 먼저 할 경우, 1차 ADHD 치료, 즉 중추신경자극제(Hughes et al., 2007; Pliszka et al., 2006) 사용을 권유한다. 우울증 치료에 있어 SSRI의 효과성은 입증되었으나(예: Emslie et al., 1997; March et al., 2004 참고) 노르아드레날린성 항우울제[예: 부프로피온(bupropion), 데시프라민(desipramine)] 효과의 근거는 부족하여 필요할 경우에는 중추신경자극제에 SSRI를 사용하는 것을 선호한다.

몇몇 경우에는 하나의 장애를 치료하면 나머지 장애가 호전되기도 한다. 따라서 추가적인 약물의 처방이 필요하지 않게 된다. 첫 번째 장애의 증상이 관해된 후에도 다른 증상들이 남아 있다면 앞서 의논한 정신약물학적 접근법에 따라 첫 번째 질환 치료와 함께 두 번째 질환에 대한 치료가 시작되어야 한다. 만약 첫 번째 질환의 치료가 해당 증상의 개선으로 이어지지 않고 두 번째 질환을 악화시킬 경우 임상의는 치료를 중단하고 다른 질환의 1차 약물로 변경 혹은 첫 번째 질환을 위한 다른 약물을 고려해야 한다. CMAP 지침은 첫 번째 선택지를 제시한다. 예를 들어, 중추신경자극제를 추가하는 것이 우울 증상의 심화를 유발할 수 있고 이것이 약물의 부작용인지 아니면 기저하는 질환의 자연스러운 치유 과정인지를 판단하는 것이 어려울 수 있다. 중추신경자극제는 우울 증상을 유발한다는 보고가 있어 왔다(Lafay-Chebassier et al., 2015). 추가적으로, SSRI는 경미한 활동성과 탈억제를 유발할 수 있는데, 이것이 약간 ADHD처럼 보이기도 한다(Reinblatt et al., 2009). 이 경우, 이와 같은 증상의 발생이 약물의 시작 혹은 증량과 시기상 맞물리는지를 판단하기 위해 병력과 연대표를 확보하는 것이 필요하다. 만약 중추신경자극제가 우울증의 악화로 이어진다면, 짧은 반감기를 고려했을 때 최소 1, 2주 정도는 이를 중단해야 하고 우울 증상이 개선 혹은 해결되는지를 확인해 봐야 할 것이다.

중추신경자극제가 효과적이지 않거나 부작용을 유발한다면 아토목세틴(atomoxetine)이 2차 치료로서 합리적인 선택이 될 수 있다. 아토목세틴은 중추신경자극제 사용 이후에 고려할 것을 권하는데, 즉방형(immediate-release) 및 장기형(long-acting) 자극제의 효과가 각각 0.91, 0.95인 것에 비해 이 약의 경우 효과크기가 0.62로 더 작기 때문이다(Faraone et al., 2006). 청소년에게서 MDD와 ADHD가 공병하는 경우의 치료를 위해 아토목세틴을 사용한 이중맹검, 무작위 치료에서 아토목세틴은 ADHD의 개선으로 이어졌으나 우울 증상에는 효과가 없었다(Bangs et al., 2007). MDD와 ADHD가 공병하는 아동 · 청소년 집단에서 부프로피온의 효과를 나타내 주는 무작위 통제 시험(randomized controlled trials, 이하 RCT)은 아직 보지 못했다. 우울증(MDD 혹은 기분부전증)과 ADHD가 공병하는 아동 · 청소년을 대상으로 한 작은 표본의 공개 임상시험에서 부프로피온이 우울 및 ADHD 증상 개선 모두에 효과가 있다는 결과가 보고되었다(Daviss et al., 2001). 부프로피온은 아동에서 ADHD를 치료하는 데 있어서만 부분적인 효과를 보였고(Conners et al., 1996), 이는 중추신경자극제의 효과크기에 비해 작은 수치였다(Stuhec et al., 2015). 청소년기 MDD 치료에 있어 부프로피온의 효과를 보고한 RCT 연구는 없으나, 성인 MDD 환자에게서는 그 효과성이 입증된 바 있다(Hewett et al., 2010). 따라서 향후 연구에서는 부프로피온이 ADHD와 MDD가 공병하는 경우에도 효과적인 치료가 될 수 있는지를 검증해야 할 것이다. 치료 효과성의 근거가 더 확보한 뒤에 논의해 보는 것은 가치가 있을 것이다.

상기한 지침의 대부분은 CMAP 및 임상의 간의 합의로부터 나온 것이다. 몇몇 2차 자료 분석은 MDD 치료 결과에 대한 ADHD의 영향을 규명했다. TADS에서 MDD와 ADHD가 공병할 경우, CBT, 플루옥세틴 단독 및 둘을 혼합한 병합치료 모두가 위약 조건에 비해 나은 결과를 보였다. 반대로 MDD 단독 발병의 경우, 플루옥세틴+CBT 병합치료만이 위약 조건에 비해 효과적이었다(Curry et al., 2006). 36주 차에 MDD 및 ADHD 공병 청소년은 모든 치료 조건(CBT, 플루옥세틴, CBT+플루옥세틴 병합)에서 비슷한 호전 양상을 보였으나, MDD 단독 발병의 경우 병합치료 조건에서 가장 빠른 회복을 보였다(Kratochvil et al., 2009). 이와 같은 분석은 ADHD 증상이 아닌 우울 증상을 조사한 것이다. ADHD와 우울증이 공병할 경우 우울 증상을 치료하기 위해 CBT가 가능한 제1선 치료가 될 수 있음을 제시한다. TORDIA(청소년에서 저항성 우울증의 치료)에서는 참가자가 SSRI 또는 벤라팍신(venlafaxine)을 처방받고 CBT를 진행하거나 하지 않는 두 조건으로 나뉘는데, 치료 조건에 상관없이 그리고 참여 전에 ADHD 치료를 위한 중추신경자극제를 사용하고 있었는지의 여부에 상관없이 ADHD 진단 및 증상의 개선과 우울증의 개선이 상관을 보였다.

데이비드의 초기 치료는 심리치료의 재개와 적은 용량(18mg)의 오로스(osmotic-release oral system: OROS) 메틸페니데이트 투약 및 개인 교습을 지속하는 것으로 이루어졌다. 약물은 36mg으로 적정(titrate)했다. 그는 학교 수업에 더 집중하고 참여할 수 있었으며 숙제를 마칠 수 있었다. 가정에서의 갈등 역시 줄어들었다. 약물의 초기 부작용으로 식욕의 감소만이 보고되었다.

몇 달 후, 데이비드의 우울 증상이 재발했다. 그는 학교 생활에 압도되기 시작했고 종종 아무 이유 없이 슬픔을 경험하고 눈물이 나온다고 보고했다. 치료진은 플루옥세틴을 처방하여 20mg까지 적정했고 우울 증상이 점차 개선되었다. 다음 학년에 올라간 후에 데이비드는 부작용으로 인해 메틸페니데이트의 투약을 중단했다. 집중력은 다소 감소했지만 본인이 느끼기에 '충분히 괜찮은' 정도였다. 그는 플루옥세틴은 꾸준히 복용했다.

치료적 제안: 주요우울장애와 불안장애

아동 · 청소년기의 우울증은 불안장애 및 불안 증상과 자주 동반이환되는데, 그 비율은 15~75%에 이른다(Angold et al., 1999; Yorbik et al., 2004). 높은 동반이환율에도 불구하고, 공병하는 주요우울장애와 불안의 치료에 대해 연구한 RCT는 거의 없다. 대부분의 치료적 제안은 이차적 자료 분석이나 임상적 합의에 기반한 것이다. 결과적으로 약물치료, 심리치료 혹은 둘 모두를 시작하는 선택은 임상적 심각성, 환자의 선호 및 지역사회 자원에 기반하게 된다.

몇몇 근거는 SSRI와 CBT 모두가 불안과 주요우울장애 치료에 사용될 수 있다는 것을 제시하므로 이 둘 혹은 둘 중 하나를 치료로서 고안해 볼 수 있을 것이다. 이는 CMAP(Hughes et al., 2007)의 제안과 일관된다. 근거가 불충분한 상황에서 심리치료나 투약을 할 것인지 혹은 둘 다를 적용할 것인지를 결정하려면 임상적 판단이 필요하다. 우리는 경도에서 중등도의 증상에는 CBT를 제1선 치료로 선택할 것을, 중등도에서 심도의 증상에는 투약 및 CBT를 모두 적용할 것을 권고한다. 이 제안은 환자의 선호나 지역사회에 가능한 자원에 따라 변경될 수 있을 것이다.

투약의 경우 플루옥세틴으로 시작할 것을 권고하는데, 이 약물이 주요우울장애(Cipriani et al., 2016)와 불안(Birmaher et al., 2007) 모두에 효과가 있고 8세 이상의 아동 및 청소년의 주요우울장애에서 사용하도록 미국 식품의약국(Food and Drug Administration, 이하 FDA)에서 지침을 주었기 때문이다. 에스시탈로프람(escitalopram) 역시 청소년 우울증에 효과가 있다고 검증되었다(Dineen Wagner et al., 2006). 제1선 치료로 SSRI가 효과가 없을 경우 세로토닌-노르에피네프린 재흡수 억제제(serotonin-norepinephrine reuptake inhibitors, 이하 SNRIs)의 효과를 제시하는 근거가 있다. SNRIs는 아동 및 청소년 불안에 효과가 있다(March et al., 2007; Rynn et al., 2007; Strawn et al., 2015). 불안장애 치료에 대한 이중맹검 RCT의 메타분석 연구에서, Strawn과 동료들(2018)은 플루옥세틴을 포함한 SSRI가 위약이나 SNRIs 조건에 비해 나은 결과를 보였다고 제시한다. TORDIA 연구에서 Brent와 동료들(2008)은 첫 번째 SSRI가 효과가 없을 경우 두 번째 약물(다른 SSRI나 벤라팍신)로 바꾸고 CBT를 병행하는 것이 효과적이라고 보고했다. 저자들은 SSRI와 CBT의 병합을 선호했는데, 두 조건 모두 비슷한 효과였으나 벤라팍신의 경우 부작용에 대한 위험을 높였기 때문이다(Brent et al., 2008). 따라서 상기한 근거를 고려해 보면 우울과 불안이 공병할 경우 플루옥세틴을 1차 약물치료제로 사용하고 심리치료와의 병합을 고려할 것을, 그리고 대안적인 SSRI를 두 번째로, SNRI를 세 번째로 고려할 것을 권고한다.

어떤 주요 RCT도 MDD와 불안이 공병하는 경우의 치료를 규명하지는 않았지만, 몇몇 MDD 연구가 불안을 조절 변인으로 다루었기 때문에 언급하려 한다. TADS에서 12~17세 주요우울장애 환자들은 플루옥세틴, CBT, 이 둘의 병합 또는 위약 조건에 배정되었는데, 불안 증상은 부정적인 치료 결과와 관련된 요인이었으며 치료 결과를 조절하지는 않았다(Curry et al., 2006). CBT를 통한 우울증의 급성 치료 효과성 연구에서 불안이 공병할 경우 우울 증상이 더 적게 개선되었다(Clarke et al., 1992). Brent와 동료들(1998)은 청소년에서 세 가지 심리치료 조건(CBT, 체계화된 행동적 가족치료, 비지시적인 지지치료)을 비교했는데, CBT 조건의 청소년이 호전된 가능성이 가장 높았고 공병하는 불안이 급성 치료 후반부에서의 우울증을 예측했다.

TORDIA 연구에 참가하는 청소년은 무작위로 약물 단독(SSRI 또는 벤라팍신) 또는 약물+CBT 조건에 무작위로 배정되었는데, 전반적 임상적 인상(Clinical Global Impression) 척도 점수와 우울 증상의 감소에 입각했을 때 후자가 치료에 더 반응을 보였다(Brent et al., 2008). 동반이환 질환의 효과를 규명하는 조절 변인 분석은 공병하는 불안장애가 있는 청소년의 경우에도 약물치료와 CBT를 함께 진행하는 경우가 약물치료 단독 조건보다 더 나은 결과를 보였다고 보고했다(Asarnow et al., 2009). 추가 분석에 따르면, 어떤 유형의 치료를 받았는지와 관계없이 우울 증상의 개선이 불안 증상과 불안장애의 개선과 관련되어 있었고(Hilton et al., 2013), 벤라팍신과 SSRI 간의 차이는 없었으며 투약과 CBT를 병행했을 때도 추가적인 효과가 없었다. 연구자들은 CBT가 치료에 포함될 경우 이는 불안에 대해서만 추가적인 효과를 지닐 것이라 가정했다.

치료적 제안: 주요우울장애와 강박장애

OCD 청소년의 10~73%에서 우울증이 공병한다(Farrell et al., 2012). 아동 OCD에서 MDD가 어느 정도의 비율로 공병하는지는 알려져 있지 않지만, OCD가 덜 흔한 질환이므로 그 비율이 더 낮을 것으로 추정된다.

OCD와 공병하는 MDD를 치료하기 위한 지침은 마련되어 있지 않은 실정이다(Hughes et al., 2007). 이는 아마도 OCD가 DSM-5에서 독립적인 장애로 분리된 시점인 2013년 이전까지 불안장애로 분류되어 있었기 때문일 것이다(Americal Psychiatric Association, 2013).

소아 우울증과 OCD 공병 조건을 치료하는 특정 연구가 부재하므로, 우리는 우울과 불안 공병에 사용되는 알고리즘을 참고한다. 불안과 우울 조건 모두에 SSRI와 CBT가 모두 효과를 보였다(Curry et al., 2006; Geller & March, 2012). 중등도 혹은 심도의 OCD 혹은 MDD의 경우 플루옥세틴(효과성에 대한 근거 및 두 조건 모두에 대한 FDA 지침에 따라)과 '노출 및 반응 방지(exposure and response prevention, 이하 ERP)'를 포함한 CBT를 모두 시행할 것을 권유한다. 경도에서 중등도의 OCD와 MDD의 경우, 환자가 처한 상황, 선택 및 가능한 자원에 따라 CBT 또는 SSRI 혹은 둘 모두를 시행할 것을 권한다.

에스시탈로프람 역시 효과성이 입증되었고 청소년 우울증 치료를 위한 FDA의 허가를 받았다(Dineen Wagner et al., 2006). 몇몇 이중맹검, 위약 통제 연구에 따르면 플루옥세틴, 설트랄린 및 플루복사민을 포함한 SSRI가 OCD 치료에 있어 위약보다 나은 효과를 보였으며 FDA의 승인도 얻었다(March et al., 1998; Riddle et al., 1992, 2001).

여러 연구는 OCD 치료에 있어 CBT와 SSRI의 효과성을 검증했고 이 둘을 병합한 치료가 공병하는 질환을 가진 청소년에게 추가적인 효과를 지닌다는 것을 보여 주었다. 우울증이 공병하는 사례를 배제한 소아 OCD 치료 연구 II(The Pediatric OCD Treatment Study II)에서는 CBT, 설트랄린 및 이 둘을 병합한 치료가 모두 증상의 호전으로 이어졌지만, 후자의 경우에서 증상의 관해까지 이를 가능성이 더 높았다(Franklin et al., 2011). 다음 두 연구는 OCD 치료 중 CBT에 대한 반응성에 있어 우울 증상과 우울증이 어떤 영향을 미치는지를 규명했다. Storch와 동료들(2008)은 OCD 청소년에게 노출 요소를 포함한 가족 기반의 CBT를 진행했는데, 주요우울장애가 있는 경우 치료에 대한 반응성이나 관해되는 비율이 더 낮았다. 또 다른 연구에서 Storch와 동료들(2013)은 OCD 집단에서 CBT를 진행할 때 설트랄린 포함 유무에 따른 효과를 밝혔다. OCD 증상에 대한 반응 외에도 모든 집단에 걸쳐 우울 증상이 감소했음을 발견했으나 CBT만 시행한 집단에서는 통계적으로 유의미하지 않은 더 작은 반응을 보였다.

치료적 제안: 주요우울장애와 파괴적 행동장애

우울증 청소년의 21~83%에서 품행장애(conduct disorder, 이하 CD)와 적대적 반항장애(oppositional defiant disorder, 이하 ODD)를 포함하는 파괴적 행동장애(disruptive behavior disorders, 이하 DBDs)가 동반이환한다(Angold & Costello, 1993). 우울증과 적대성의 정도가 높은 청소년은 특히 치료하기가 어렵다(Jacobs et al., 2010). 이 두 조건이 공병할 경우에 대한 특정한 치료 지침은 없다. 우리는 우울장애를 우선적으로 치료한 뒤 ODD 혹은 CD에 초점을 맞출 것을 권한다.

우울증과 DBD가 공병하는 경우에의 약물치료적 개입은 잘 연구되어 있지 않다. Curry와 동료들(2006)은 TADS에서 DBDs(ODD, CD 및 ADHD를 포함하는)의 존재가 우울 증상의 결과를 조절하는지를 살펴보았다. 결과적으로 모든 동반이환 장애는 우울 증상의 더 적은 호전과 관련되어 있었다. 그러나 특정 DBD의 존재가 치료의 효과 정도를 조절하지는 않았다. Jacobs와 동료들(2010)은 주요우울장애 청소년에게서 나타나는 적대성을 치료하는 다양한 조건의 효과성을 검증하기 위해 TADS에서 얻어진 자료를 이차적으로 분석했다. 모든 치료 조건, 특히 플루옥세틴을 포함한 조건에서 적대적인 행동이 임상적 수준에서 준임상적 수준까지 저하되었다. 우울 증상이 관해된 환자들의 경우 적대성 증상의 호전에 있어서 CBT가 위약 조건에 비해 효과가 있었다. 그러나 우울 증상이 지속되는 환자의 경우 CBT가 위약 조건에 비해 더 나은 효과를 보이지 못했다. TORDIA의 결과는 치료 유형에 관계없이(SSRI 또는 벤라팍신 단독 혹은 CBT와 병합하는 경우) 치료 저항적인 우울 증상의 관해가 DBDs에 이로운 효과를 가져다준다는 것을 규명했고 DBDs의 감소에 SSRI와 벤라팍신 간의 효과 차이는 유의미하지 않았다(Hilton et al., 2013).

우울증이 치료되었다면, 우리는 공격적 청소년에 대한 항정신병 약물 사용의 치료적 권고(Treatment Recommendations for the Use of Antipsychotics for Aggressive Youth, 이하 TRAAY)와 청소년에서의 부적응적 공격성 치료(Treatment of Maladaptive Aggression in Youth, 이하 TMAY)의 지침을 따를 것을 권한다. 특히 공병하는 조건의 경우에 근거-기반 심리사회적 개입을 사용해야 한다(Pappadopulos et al., 2003; Scotto Rosato et al., 2012). 부모 관리 훈련과 같은 근거-기반 심리사회적 개입은 그 효과성이 입증된 바 있다(Eyberg et al., 2008의 연구 참고).

치료적 제안: 주요우울장애와 물질사용장애

우울증 청소년의 20~30%가 물질사용을 보이는 등 우울증과 물질사용장애의 동반이환률은 높다(Birmaher et al., 1996). 역으로, 물질사용장애 청소년의 24~50%에서 주요우울장애가 함께 나타난다(Kaminer et al., 2008). 관찰 연구는 동반이환하는 우울증이 물질사용장애의 치료를 악화시킨다는 결론을 제시한다(Zhou et al., 2015).

청소년에서 주요우울장애와 물질사용장애가 동반이환할 경우 초기에 종합적 평가를 진행하고 주기적으로 우울증 환자에게 물질사용의 정도를 재평가할 것을 권유하는데, 초기에 물질사용 정도를 밝히지 않을 가능성이 있고 시간이 흐르면서 그 정도가 증가할 수도 있기 때문이다. 추가적으로, 치료에 저항적인 우울증 청소년의 경우 물질사용의 비율이 높았다(Goldstein et al., 2009).

우리는 주요우울장애 및 물질사용장애 공병 치료에 대한 실용적인 지침을 알고 있지는 않다. 『청소년 물질사용 및 동반이환 장애(Youth Substance Abuse and Co-occurring Disorders)』 저작이 가장 포괄적인 문헌 검토 중의 하나이다(Kaminer, 2015). RCT 결과 역시 한정되어 있기 때문에, 두 장애에 모두 숙련되어 있는 임상의나 각각의 분야에서 전문성이 있으면서 서로 협업 중인 여러 임상의로부터 근거가 알려진 치료에 관한 정보를 얻기를 권유한다(Kaminer et al., 2008).

치료는 전형적으로 약물치료 및 심리사회적 개입의 조합으로 이루어지며 심리치료는 우울증과 물질사용장애 모두에 초점이 맞추어져 있다. 중등도에서 중증의 주요우울장애의 경우 SSRI를 사용할 것을 권한다. 플루옥세틴과 에스시탈로프람 모두가 청소년 집단에서 효과성이 입증되었다(Emslie et al., 1997; Dineen Wagner et al., 2006). 청소년과 초기 성인 집단에서 주요우울장애와 물질사용장애가 공병하는 경우 항우울제의 효과성을 살펴본 한 메타분석에 따르면, 항우울제 투약은 우울 증상 감소에 있어 작은 효과를 보였고 물질 남용 증상의 개선에서는 유의미한 차이를 보이지 않았다(Zhou et al., 2015). TORDIA 연구에서는 연구 설계상 물질사용장애가 있는 청소년을 배제했지만, 물질사용이 흔하다는 사실을 발견했다(Goldstein et al., 2009). 이차 자료 분석에서 연구자들은 주요우울장애의 치료법(SSRI, 벤라팍신, 혹은 둘 중 하나와 CBT의 병합)이 치료에 반응하는 청소년에게서 물질사용과 관련된 손상에서 유의미한 증상 호전으로 이어지며, 물질사용에 있어 특정 치료 간의 변별적인 효과는 없다는 사실을 발견했다.

물질사용장애에 대한 동기 강화 상담이나 CBT 등의 심리치료적 개입은 매뉴얼이 갖춰져 있으며 무작위 임상시험에서 그 효과성이 입증되었다(Dennis et al., 2004). 일부 근거들은 물질사용장애에 대한 치료가 우울증의 개선으로 이어진다는 것을 암시한다. 물질사용장애 환자 대상 연구에서 연구자들은 치료 조건(전략적 가족치료)의 참가자들과 평소 치료(TAU)를 받는 참가자 모두가 우울과 불안 증상이나 잠재적인 우울 및 불안장애의 비율이 감소했다고 밝혔다(Horigian et al., 2013).

카나비노이드(cannabinoid)는 의료적 사용 가능성과 관련하여 최근 몇 년간 상당한 관심을 받아 왔다. 현재로서 우울증 치료를 위한 의료용 마리화나의 효과성은 검증된 바 없다. Whiting 등(2015)은 우울증을 비롯한 몇몇 장애에서 카나비노이드 사용의 효과를 규명한 79개의 RCT 연구에 대한 체계적 문헌 검토 및 메타분석을 진행했다. 세 개의 연구에서 우울 증상에 대한 카나비노이드 간에[드로나비놀(dronabinol)과 나비시몰(nabiximols)], 그리고 위약과 카나비노이드 간에 유의미한 차이가 없다고 보고되었다. 병렬-집단 연구에서는 나비시몰의 사용 용량에 따른 결과를 위약 조건과 비교했고 높은 용량에서는 부정적인 결과를, 낮은 용량에서는 유의미하지 않은 차이가 있었다. 연구 결과들은 카나비스가 건강에 부정적인 효과가 있음을 나타내 주었고, 카나비스 사용과 우울증의 관계에서 전반적으로 중등도 수준의 신뢰도를 보고했다(Levine et al., 2017; Volkow et al., 2014).

양극성 장애와 동반이환하는 질환

양극성 장애와 동반이환하는 장애를 안전하고 효과적으로 치료하기 위해 가장 먼저 해야 하는 것은 종합적인 평가이다. 대부분의 사례에서, 치료의 첫 단계는 조증 혹은 우울증을 평가하고 동반이환 장애를 다루기 전에 기분을 안정화하는 것이다.

사례 양극성 장애와 주의력결핍/과잉행동장애

제스는 천주교구 학교 2학년에 재학 중인 15세 여아로, 부모님과 살고 있으며 대학에 재학 중인 이복 언니가 있다. 제스는 1년간 편집증적 사고 및 환시를 동반한 우울 및 고양된 기분을 경험한 바 있는데, 2차 소견을 위해 환모가 데리고 왔다. 1학년 봄에 그녀는 학교에 나가지 않기 시작했으며 이전까지 즐겨 하던 활동에 대한 흥미를 잃고 소프트볼 팀 활동을 그만두었다. 활력 수준은 낮았고 친구들과의 관계에서도 철수되었다. 이 시기의 대부분은 우울한 기분이 들었다. 그녀는 정부가 하루종일 자신의 행적을 비디오테이프로 녹화한다는 생각을 갖고 있었다. 또한 자신의 외모와 행동에 대해 부정적으로 말하는 목소리를 들었는데, 그 목소리는 "나쁜 생각이야."라고 말함으로써 그녀가 어떤 행동을 하지 못하도록 경고했다. 그녀는 자동차 후드 위에 앉아 있는 거대한 하얀 고양이를 보았다고 했으며, 술이나 마약 사용은 부인했다. 당시 그녀는 리스덱스암페타민(lisdexamfetamine)을 복용 중이었고 몇 년간 중추신경자극제를 사용해 왔다.

지난 9개월간 주로 우울한 상태였지만, 제스는 여름에 3주 동안 고양된 기분과 에너지를 경험했다고 보고했다. 그녀는 이 시기 동안 '웃고, 글을 쓰고, 깡충깡충 뛰는' 상태였다. '천하무적'이라고 느꼈고 밤에는 4시간만 자도 충분했으며 낮에는 잘 쉬었다는 느낌을 받았다. 이틀간은 잠을 자지 않으면서 시를 썼는데, 훌륭하다고 생각하여 뉴요커 잡지(New Yorker)의 편집자에게 연락을 하기에 이르렀다. 압출 언어가 있었으며 친구들은 그녀에게 '빨리감기(fast forward)' 같다고 말했고 그녀를 멈추게 할 수 있는 방법은 없었다. 그녀는 스스로를 성적으로 매력이 있다고 느끼면서 노출이 많은 옷을 입었다. 부모는 당시에는 기분이나 발화의 변화를 지각하지 못했다. 제스는 '휴약기(medication holiday)'라고 여기며 해당 여름 동안에는 중추신경자극제를 비롯한 처방받은 어떤 약물도 복용하지 않았다.

가을에 제스는 다시 '가라앉은' 기분을 느꼈다. 학교의 연극 무대에서는 이구아나가 뛰어다니는 환시를 봤다. 교내 연극 모임에서 거부당했을 때는 화가 나서 자살 의도가 없이 자신의 허벅지를 긋는 사건이 몇차례 있었다. 제스와 그녀의 어머니는 이 증상들을 정신과 진료의에게 보고했고 그는 리스덱스암페타민 투약을 중단하고 신경학적 정밀 검사를 의뢰했다. MRI 및 뇌전도(EEG) 검사는 정상 범주에 해당되었다. 그러나 증상은 지속되었다. 후에 그녀는 자살 사고 및 약을 과다복용하고 싶은 욕구를 보고했으며 정신과 병동에 입원하게 되었다.

제스는 하루 5mg의 아리피프라졸(aripiprazole)을 복용하기 시작했고 환청 및 환시가 거의 사라졌다. 그러나 집에서는 계속 분노 증상을 보였는데, 새해 전야에는 부모가 파티에 가려는 그녀의 계획을 방해했을 때 분노감에 압도당하기도 했다. 아리피프라졸을 10mg로 증량하자 환각, 분노 및 충동성이 모두 해결되었다.

제스는 주의력, 주의분산, 그리고 과제 지속이나 조직화의 어려움과 같은 과거력이 있다. 이는 초등학교 2학년 때 처음으로 분명하게 나타났고 이후 교내 학습 기관에서 도움을 받기 시작했다. 이를 통해 중학교 2학년까지 학교에서 정상적으로 기능하는 것이 가능했다. 그녀는 6학년 진학 전 여름부터 서방형 메틸페니데이트 알약을 복용하기 시작했고 54mg에서 적정되었다. 중학교 2학년에서 고등학교 1학년 사이에 성적이 B학점에서 2개의 C와 3개의 F로 하락했다. 중학교 3학년 봄에 정신과 의사는 메틸페니데이트를 중단했고 리스덱스암페타민을 시작했는데, 눈에 띄는 반응은 없었다.

제스는 초등학교 3학년 때부터 분노와 슬픔의 증가, 활력의 저하, 잦은 울음 및 입면의 곤란을 비롯한 기분 불안정성이 있었다고 보고했다. 중학교 2학년 때는 우울한 기분과 함께 신호등이나 깜박이는 불빛으로부터 화살이 날아오는 듯한 환시가 있었다고 했다. 그녀는 또한 불안이 증감하는 시기가 있었다고 했다.

제스는 중학교 1학년 가을부터 마리화나를 피우기 시작했고 이후 한 달에 대략 한두 차례 피웠다고 한다. 때때로 마리화나를 사용하는 도중 환각이 발생했지만, 늘 그렇지는 않았다. 이외에 가끔 파티에서의 음주를 제외하고 다른 물질사용은 부인했다.

그녀의 아버지는 건강하던 시절에는 그래픽 디자이너로 일하면서 기능이 좋았지만, 가끔 입원을 요할 정도의 만성적 내과 질환이 있었다. 그녀의 어머니는 광고회사의 간부였고 성마른 성격이었으며, ADHD 및 제II형 양극성 장애로 진단받은 바 있다. 그녀의 외조모와 삼촌 모두 기분장애가 있었고 자살로 생을 마감했다. 당뇨나 부정맥의 가족력은 없었다.

그녀의 의학적 병력은 특별한 것이 없었으며 발달 초기에 읽기를 어려워했으나 그 외에는 정상적으로 발달했다. 14세 때 심리평가를 받았는데, FSIQ는 111이었고 언어이해는 126, 지각추론은 104, 작업 기억은 99, 그리고 처리속도는 83이었다.

제스는 브랜드 운동복을 입고 화장을 하는 등 잘 차려입은 상태였다. 실제 나이보다는 약간 더 들어 보였다. 면담에 적절히 참여했고 눈맞춤은 협조적이었다. 자리를 바꾸거나 발을 구르는 등 가만히 있지 못했다. 약간 단조로웠지만 발화의 양과 속도는 적절했다. 주관적인 기분은 '괜찮은' 정도였고 정동은 약간 위축되어 있었다. 목표 지향적인 사고가 가능했다. 편집증, 환각 및 자해, 타해 충동은 부인했고 판단력과 병식은 양호했다.

치료적 제안: 양극성 장애와 주의력결핍/과잉행동장애

아동 및 청소년 양극성 장애의 경우 종종 ADHD와 동반이환한다. 최근의 메타분석 연구에 따르면 그 비율은 70%에 이른다(Van Meter et al., 2016). ADHD와 양극성 장애의 다수 증상이 중복되므로 효과적인 치료를 위해 주의 깊은 평가가 핵심이다. 이는 증상의 연대표를 확보하고 환자의 증상이 조증삽화의 기준에 부합하는지, 평상 기분의 기간 동안 ADHD 진단기준에 부합하는지를 포착해야 한다는 것을 의미한다. 임상의는 증상이 ADHD 치료에 의해 유발된 조증인지, 몇몇 조증 증상을 지닌 ADHD인지, 혹은 ADHD와 양극성 장애가 동반이환된 경우인지를 구분해야 한다. 기저선의 증상을 세심하게 관찰하고 평정척도를 사용하여 반응을 살펴보는 것이 임상적 의사결정을 위해 중요하다. 공공 영역에서는 SNAP-IV(Bussing et al., 2008)나 아동 조증 평가 척도(Child Mania Rating Scale; Pavuluri et al., 2006)와 같은 척도의 사용이 가능하다.

기존에 ADHD가 있던 환아가 중추신경자극제를 복약한 뒤 처음으로 조증을 보인다면, 중추신경자극제가 드물게 조증과 유사한 증상을 유발하므로 중추신경자극제 사용을 중단할 것을 권한다(Ross, 2006). 조증 증상이 해결되면, 어떤 아이들은 세심한 관찰하에서 낮은 용량의 중추신경자극제를 다시 시도해 볼 수 있을 것이다. 흥미롭게도 중추신경자극제가 양극성 장애를 유발할 수 있는지에 대한 자료는 일관된 결론을 도출하지 못했다. 예를 들어, 대만의 전국 인구 기반(nationwide population-based) 표본에서는 ADHD 환자에게 중추신경자극제를 사용하지 않은 경우보다 사용한 경우에 양극성 장애가 발생할 가능성이 더 낮았다(Wang et al., 2016).

몇몇 조증 증상이 수반된 ADHD의 경우, 사실 중추신경자극제가 도움이 될 수 있다. ADHD 아동의 다중양식(multimodal) 치료 연구에 대한 몇몇 사후분석 결과에 따르면, 몇몇 조증 증상을 보이지만 양극성 장애의 진단을 충족하지 않은 사례에서 중추신경자극제를 사용한 치료에 좋은 반응이 나타났다(Galanter et al., 2003, 2005).

BD와 ADHD가 동반이환하는 아동 및 청소년의 경우 먼저 조증을 안정화할 것을 권유한다. 급성 조증에는 비전형 항정신병 약물의 효과성이 잘 입증되어 있고 효과크기도 가장 크다(Correll et al., 2010; Geller et al., 2012). 리튬 역시 합리적인 제1선 치료가 될 수 있으며 특히 비-정신병적인 고전적 조증일 경우에 그렇다(Findling et al., 2015). 비록 비전형 항정신병 약물이 조증 치료에는 근거가 있으나, ADHD에는 그렇지 않다. ADHD와 양극성 장애가 동반이환하는 아동 및 청소년에게 아리피프라졸과 위약의 효과를 비교한 무선 예비 연구에서 아리피프라졸을 투약한 경우에 조증 증상의 호전과 관해에서 더 나은 결과를 보였으나, ADHD 증상에 대해서는 집단 간 유의미한 차이가 없었다(Tramontina et al., 2009). 끝으로, 조발성 조증에 대한 치료(Treatment of Early Age Mania, 이하 TEAM) 연구에서, 아동 및 청소년 양극성 장애 환자들이 리스페리돈, 리튬 혹은 디발프로엑스 투약 조건에 무선적으로 배정되었다(Geller et al., 2012). 표본의 93%는 동반이환하는 ADHD가 있었다. 조절 변인 분석 결과, ADHD가 동반이환된 양극성 장애 아동·청소년들이 그렇지 않은 경우에 비해서 리튬보다는 리스페리돈에 반응하여 조증 증상이 호전될 확률이 더 높았다.

환자가 평상 기분이 된 후에도 ADHD 증상이 유지되는 경우, 천천히 그리고 조심스럽게 중추신경자극제 사용을 시작해 볼 수 있다는 연구 결과들이 있다. 두 개의 소규모 RCT 연구는 기분 안정화 이후에 아동 및 청소년이 혼합 암페타민염(amphetamine salts) 또는 메틸페니데이트로 안전하고 효과적인 치료를 받을 수 있었다는 것을 보여 주었다(Findling et al., 2007; Scheffer et al., 2005). 그리고 세 번째 연구는 효과성을 입증하지는 못했지만 불안정성을 유발하지는 않았다(Zeni et al., 2009). Scheffer 등(2005)은 평상 기분의 환자들이 4주간 혼합 암페타민염 대 위약 조건의 무선 이중맹검, 위약 통제 교차연구에 참여한 후에, 공개 치료에서 제I형 양극성 장애 및 ADHD 환자를 디발프로엑스 나트륨(sodium)으로 치료했다. 디발프로엑스 나트륨 단독 사용으로 환자 중 소수에게서 ADHD 증상이 개선되었다. 혼합 암페타민염은 위약보다 효과적이었고 부작용이나 조증 증상을 악화시키지도 않았다. Findling과 동료들(2007)은 무선 교차 설계에서 리튬, 디발프로엑스 나트륨, 혹은 이 둘의 혼합으로 기분 증상이 안정화되었던 아동 및 청소년들에서 양극성 스펙트럼 장애를 치료하기 위해서 메틸페니데이트를 사용하였고, 최적 용량의 메틸페니데이트가 위약보다 더 효과적이며 부작용이 적다는 사실을 발견했다. Zeni와 동료들(2009)은 양극성 장애와 ADHD가 공병하는 경우 아동과 청소년을 메틸페니데이트 혹은 위약 조건에 배정한 후 아리피프라졸을 사용하여 기분을 안정화했다. 메틸페니데이트는 조증 증상 개선에 있어 위약에 비해 더 큰 효과를 보이지 않았고 부작용과 더 관련되어 있지도 않았으며 자기보고식 우울 증상은 유의미하게 개선되었다.

ADHD 약물의 다른 범주들은 그 안전성과 효과성에서 근거가 불충분하다. 공개 임상시험에서 Chang 등(2009)은 기분이 안정화된 양극성 장애 및 ADHD 동반이환 청소년의 대부분이 아토목세틴에 잘 반응한다는 사실을 발견했다. 그러나 그들의 표본 및 다른 연구에서 모두 아토목세틴은 기존에 있던 조증의 악화(Chang et al., 2009) 및 새롭게 발생한 조증삽화(Peruzzolo et al., 2014)와 관련되어 있었다. 구안파신(guanfacine)이 조증 및 경조증을 유발한다는 몇몇 보고는 있지만, α-아드레날린성 수용기 길항제가 중추신경자극제에 비해 치료로 유발된 조증을 더 많이 혹은 적게 발생시키는지에 관한 연구는 없는 것으로 알려져 있다.

중추신경자극제, 아토목세틴 및 α-길항제가 조증을 촉발하는 위험을 수반하는 것을 감안하여, 우리는 중추신경자극제가 ADHD의 제1선 치료이기 때문에 중추신경자극제부터 시작해 볼 것을 권유한다. 불안정성의 위험을 고려했을 때, 낮은 용량으로 시작하여 천천히 적정하기를 권유한다. 치료 중 기분의 악화, 활성화 혹은 초조감과 같은 증상의 악화가 발생할 경우, 중추신경자극제를 적정하고 가능하면 중단할 것을 권유한다. 기분 불안정성이 해결되면, 다른 중추신경자극제를 재시도해 볼 것을 고려하거나 같은 중추신경자극제를 적은 용량부터 재시작해 볼 것을 권유한다.

앞서 언급한 제스의 사례에서 주목할 만한 여러 치료의 측면이 있다. 제스는 ADHD의 과거력이 잘 정립되어 있었고 이후에 양극성 장애가 발병했다. 그녀의 기분 증상은 어린 시절부터 있었으나 청소년기가 되기까지 탐지되지 않았다. 첫 번째 기분삽화는 우울증이었고 이후에 조증삽화를 경험했다. 치료진이 그녀의 기분삽화를 인지하면서 중추신경자극제가 기분 증상을 유발하거나 악화시켰는지를 파악하기 위해 중추신경자극제를 중단하는 현명한 판단을 했다. 그녀의 경우, 중추신경자극제의 중단이 기분 증상의 완화로 이어지지 않았다. 이후 아리피프라졸을 투약하면서 기분 증상이 부분적으로 호전되었다. 과민성은 지속되었고 기분삽화의 기준을 충족하지 못하는 정도의 저조한 기분이 지속되는 기간이 있었다. 당시 치료진은 근거-기반 심리치료를 권유하여 이후 기분 증상을 관리할 수 있는 기술을 학습할 수 있게 했는데, 한 달에 한 번 처방을 위한 방문에는 응했으나, 매주 심리치료에 참여하는 것은 거부했다. 이후 추가된 리튬은 그녀의 기분을 더욱 개선시켰다. 그 후에 주의력과 과제 완수 능력을 높이기 위해 다시 메틸페니데이트를 복용하기 시작했다.

치료적 제안: 양극성 장애와 불안

소아 양극성 장애에서 불안장애가 흔히 동반이환되는데, 그 비율은 23~80%에 이른다(Frías et al., 2015; Van Meter et al., 2016). 불안장애는 청소년 양극성 장애의 경과에 악영향을 줄 수 있는데, 추적기간 동안 증상이 없는 시기가 더 적고, 증후군적인 혼재성(mixed), 순환성(cycling) 증상과 아증후군적인(subsyndromal) 우울 증상에 더 일치하는 특징을 보인다(Sala et al., 2014). 불안장애는 양극성 장애의 발병에 선행하거나(Masi et al., 2001) 양극성 장애 발병 이후에 청소년기에 발병할 수도 있다(Sala et al., 2012).

RCT 연구의 부재로 인해 양극성 장애와 불안장애가 동반이환하는 경우를 치료하는 것에 임상적 어려움이 있다. 우리는 치료의 첫 번째 목표를 양극성 장애로 정하고 이에 대한 치료 지침에 맞는 약물을 사용하여 기분을 안정화할 것을 권고하는데, 양극성 장애가 가장 큰 기능적 손상을 유발하기 때문이다.

양극성 장애와 다른 기분장애를 치료하기 위한 CBT가 불안 증상을 개선한다는 결과는 보고되지 않았다. Cummings와 Fristad(2012)는 기분장애 청소년 치료에 있어 다가족 심리교육적 치료(multifamily psychoeducational psychotherapy, 이하 MF-PEP)와 대기 통제 집단을 비교했다. MF-PEP 집단에서 불안 증상의 수는 감소했고 통제 집단에서는 증가했는데, 통계적으로 유의미한 차이는 아니었다. 이와 유사하게, Weinstein과 동료들(2015)은 불안이 아동 및 가족-중심 CBT에 대한 반응에 있어 조절 변인이 되는지를 알아보았는데, 불안장애의 존재가 조증 증상 반응을 조절하지 않는다고 보고했다. CBT를 통한 불안 증상의 개선을 위해서, 치료가 불안에 초점이 맞춰져 있어야 하며, 노출(exposure)이 불안을 치료함에 있어 핵심 요인으로 규명되어 있기 때문에, 노출에 기반한 CBT와 같은 요소를 포함해야 할 것이다(Kendall et al., 2005). 양극성 장애가 부재하는 불안장애 치료에서 CBT의 근거를 고려했을 때, 우리는 CBT를 제1선 치료로 권한다. 불안 증상이 불안 초점적 CBT에 반응하지 않거나 CBT를 시행할 수 없는 경우, 다른 종류의 심리치료를 고려해 봐야 할 것이다.

만약 CBT나 이외의 심리치료가 불안 증상을 개선시키지 못한다면, 조심스럽게 SSRI를 추가해 볼 것을 권유한다. 불안장애와 양극성 장애가 동반이환될 경우 기분 안정제로 기분을 우선적으로 안정시킨 뒤에 SSRI로 안전하고 효과적으로 불안 증상을 개선시켰다는 RCT 연구는 확인되지 않았다. 따라서 치료적 제안은 불안 증상에 가장 효과가 좋은 치료에 기반하고자 한다. 만약 SSRI로 공병하는 불안을 치료하고자 한다면, 조증 혹은 경조증 증상의 가능성을 면밀하게 검토해야 할 것이다. 통제되지 않은 자연주의(naturalistic) 연구에서 Masi와 동료들(2001)은 양극성 장애와 불안장애가 동반이환된 아동의 경우 그렇지 않은 경우보다 항우울제 치료 이후 경조증이 더 자주 발생한다는 것을 발견했다. 저자들은 어떤 항우울제가 처방되었는지, 해당 약물이 우울 증상의 치료를 위한 것인지 불안 증상의 치료를 위한 것인지에 대해서는 논의하지 않았다.

SSRI는 기분 불안정성의 잠재적 위험을 감안하여 조심히 사용되어야 한다. 조증이 촉발될 수 있다는 위험성을 고려했을 때, 양극성 장애와 불안장애가 공병할 경우 기분 안정제 없이 불안 치료를 위해 항우울제를 사용하는 것을 권유하지 않는다. 불안장애와 우울장애가 공병하는 청소년에서 항우울제 사용을 조사한 국민 의료 및 처방 보고에 기반한 대규모 연구는 SSRI, 삼환계 항우울제 혹은 다른 항우울제를 사용한 경우에 조증으로의 전환(manic conversion) 등 추후 새롭게 양극성 장애를 진단받을 위험이 증가되어 있음을 보여 주었다 (Martin et al., 2004). 성인 연구에서 도출된 여러 근거에 따르면 항우울제에 기분 안정제를 추가하여 양극성 우울을 치료할 경우 조증과 경조증으로의 전환 위험이 감소했다는 결과가 있으나(Licht et al., 2008; Vázquez et al., 2013), 메타분석은 기분 안정제가 어떠한 예방적 효과도 가지고 있지 않다고 결론을 내렸다(Tondo et al., 2010).

양극성 장애 및 불안장애의 약물치료에 대해 보고한 RCT 연구는 없다. 성인의 경우, 불안의 치료를 위해 벤조디아제핀(benzodiazepine)을 사용한다. 그러나 아동에게는 해당 약물 효과성의 근거가 부족하다. 따라서 벤조디아제핀이 제1선 치료로 고려되어서는 안 된다 (Bernstein & Shaw, 1997). 효과성 근거의 부족, 남용의 위험성 및 인지적인 영향을 고려했을 때, 벤조디아제핀은 짧은 기간 동안에만 사용되어야 한다(Kowatch et al., 2005). 다른 약물 사용에 대한 근거는 거의 없으므로 상기한 치료가 모두 실패했을 때만 다른 약물을 고려해야 할 것이다. 성인기 지침은 동반이환하는 불안장애에 특정적이면서 기분 안정의 효과도 있는 약물의 사용을 고려해 볼 것을 권유한다(Keck et al., 2006). 2018년의 기분 및 우울장애 치료 대책 본부를 위한 캐나다 네트워크(Canadian Network for Mood and Anxiety Treatments Task Force: CANMAT) 지침에 따르면 성인에서 쿠에티아핀 단독 사용이 양극성 우울, 범불안장애 및 공황장애 모두를 치료하는 데 효과적이라는 보고가 있다(Yatham et al., 2018). 리튬을 복용하는 평상 기분의 성인에게 라모트리진 또는 올란자핀의 추가적 사용이 불안 증상을 성공적으로 감소시켰다는 결과도 있다. 양극성 우울증을 가진 성인에 있어, 올란자핀 및 플루옥세틴 그리고 보다 적게는 올란자핀의 단독 사용이 불안 증상의 감소에 효과가 있었다. 성인 공개 치료 연구에서 가바펜틴(gabapentin)이 부가적인 치료로 주어졌을 때 불안 증상을 감소시키는 것으로 나타났다. 그러나 현재로서는 아동 · 청소년에게 진행된 연구로부터 양극성 장애와 불안장애가 동반이환할 경우에 이 치료의 사용을 지지하는 자료는 부재한다.

치료적 제안: 양극성 장애와 강박장애

양극성 장애 진단을 받은 청소년 임상 표본 중 9~49%는 동반이환하는 강박증이 있다는 연구 결과가 있다(Amerio et al., 2015; Dineen Wagner et al., 2006). OCD 및 양극성 장애가 있는 아동과 OCD만 있는 조건을 비교했을 때 전자가 발병 연령이 더 빨랐고 손상의 정도가 심했다(Masi et al., 2004). 특히 진단이 어려울 수 있기 때문에, 종합적인 평가가 치료의 중요한 요소이다. 한 장애의 표현이 다른 장애와 흡사할 수 있다: 심각한 강박장애에 동반되는 초조감, 사고질주, 괴로운 감정(feelings of distress)은 양극성 장애와 유사하다. 반대로 양극성 장애에서의 목표 지향적 활동의 증가나 반복적으로 드는 원치 않는 성적인 사고의 항진은 강박장애와 비슷하다(Joshi & Wilens, 2009).

또한 특정 약물학적 혹은 심리치료적 양식에 대한 근거가 상당히 제한되어 있기 때문에 치료를 위한 최선의 작업 역시 어렵다. 저자들은 비전형 항정신병 약물 또는 리튬을 사용하여 양극성 장애를 우선적으로 안정화할 것을 권고한다. Joshi와 동료들(2010)은 양극성 장애 청소년에게 올란자핀 치료를 실시한 세 개의 공개 치료 연구에 대한 2차 분석을 실시했다. 그들은 양극성 장애 아동 · 청소년에서 동반이환하는 OCD가 항조증 약물의 저조한 치료 반응과 연관되어 있다고 결론을 내렸다. OCD가 동반이환하지 않을 경우 치료에 대한 반응 비율이 63%였지만 동반이환할 경우에는 치료에 대한 반응 비율이 25%였다.

기분 안정 이후에는 ERP를 포함한 CBT를 통해 OCD 치료에 초점을 맞출 것을 권하는데, 이는 치료적 근거가 마련되어 있기도 하며 SSRI는 기분 불안정화의 위험이 있기 때문이다. ERP를 포함한 CBT 후에도 OCD가 문제가 된다면, SSRI 사용을 권한다. SSRI는 기분 불안정성의 잠재적 위험 때문에 조심스럽게 사용되어야 한다. 조증을 촉발할 위험이 있으므로 기분 안정제를 사용하지 않는 상태에서 불안을 치료하기 위해 SSRI를 사용하는 것은 권하지 않는다. 관찰 연구에서 Masi와 동료들(2004)은 양극성 장애 단독으로 있는 경우에는 조증으로의 전환율이 22%인 반면, 둘이 공병하는 상황에는 30%의 조증 전환율을 보고했다. 성인의 경우 작은 일련의 사례나 사례 보고에 따르면 리튬, 항경련제(anticonvulsants), 올란자핀, 리스페리돈, 쿠에티아핀 혹은 아리피프라졸이 기분 및 강박 증상을 모두 다루는 데 잠재적인 효과가 있다고 보고되었다(Schaffer et al., 2012).

치료적 제안: 양극성 장애와 파괴적 행동장애

파괴적 행동장애(DBD)는 양극성 장애와 흔하게 동반이환된다. 임상 표본에 대한 최근의 메타분석은 양극성 장애 및 양극성 스펙트럼 장애에서 ODD가 각 43%, 42% 동반이환하고 품행장애(CD)는 각 20%, 27% 동반이환한다고 보고했으며(Van Meter et al., 2016), 다른 연구자들은 더 높은 비율을 보고하기도 한다(Joshi & Wilens, 2009).

전부는 아니지만 대부분의 연구에서 DBD는 양극성 장애 치료 과정에 부정적인 영향을 미친다고 보고된다. CD의 동반이환은 양극성 장애 아동 및 청소년의 치료 반응 예측에 있어 가장 주요한 부정적 지표이다(Masi et al., 2013). 전향적 추적 연구에서 청소년에게서 DBD가 동반이환할 경우 추적 시점에서 조증 혹은 혼합 삽화로부터의 회복이 저조했고 더 많은 기분삽화와 관련되어 있었다(DelBello et al., 2007). 반대로, West와 동료들(2011)이 실시한 양극성 장애 치료 시험연구에서, Young 조증 척도(Young Mania Rating Scale)로 조증 증상을 평가했는데, DBD(ADHD를 포함한)가 동반된 청소년에서 DBD가 없는 경우보다 반응성이 더 큰 것으로 보고되었다.

양극성 장애와 DBD가 동반이환하는 경우에 특정적인 치료를 규명한 근거는 제한적이다. 우리는 기분 안정화를 우선적으로 달성한 뒤에 ADHD와 같은 동반이환하는 질환을 다루고 행동치료를 통해 DBD에 접근하는 것을 권한다.

일부 근거에 따르면 비전형 항정신병 약물, 특히 리스페리돈과 쿠에티아핀이 양극성 장애 치료를 위해 사용될 경우에 ODD나 CD와 관련된 증상을 개선시킨다고 한다. 청소년 양극성 장애에서 리스페리돈과 발프로산(valproic acid)을 적용한 RCT에서, West와 동료들(2011)은 파괴적 행동장애와 공격성의 영향을 규명했는데, 파괴적 행동장애로 진단받은 경우 발프로산에 비해 리스페리돈으로 치료받았을 때 조증 증상이 더 크게 호전된 반면, 동반이환되는 질환이 없는 양극성 장애의 경우 두 약물 모두에서 비슷한 개선 정도를 보였다. TEAM 연구에서, 양극성 증상을 치료함에 있어 리스페리돈은 리튬과 발프로산보다 더 효과적이었고 해당 효과는 ODD 혹은 CD의 유무에 따라 조절되지 않았다(Vitiello et al., 2012). 추가적으로, ODD 증상은 모든 집단에서 호전되었고 특히 리스페리돈을 복용하는 집단에서 그 효과가 컸다. 또 다른 작은 RCT 연구에서는 청소년 제II형 양극성 장애와 CD 동반이환 집단에서 리스페리돈과 쿠에티아핀의 효과를 비교했는데, 두 약물 모두 조증 증상과 공격성에 있어 비슷한 정도의 효과를 보였고 쿠에티아핀이 불안 및 우울 증상의 개선에 더 효과적이었다(Masi et al., 2015). 이러한 연구들은 청소년 집단에서 양극성 장애와 파괴적 행동장애가 동반이환할 경우 비전형 항정신병 약물—특히 리스페리돈 혹은 쿠에티아핀—의 사용이 파괴적 행동장애 증상이나 공격성의 감소로 이어질 수 있음을 보여 준다. 발프로이트(valproate)의 효과성을 입증한 몇몇 근거도 있다. Barzman과 동료들(2006)은 양극성 장애, 파괴적 행동장애(CD 혹은 ODD) 그리고 높은 수준의 충동성과 반응적 공격성을 지닌 청소년을 대상으로 RCT를 진행했는데, 쿠에티아핀과 디발프로엑스 모두가 충동성과 반응적 공격성의 단독치료로서 유용하다고 보고했다.

기분의 안정화 이후에는 공격적 청소년에 대한 항정신병 약물 사용의 치료적 권고(TRAAY)와 공격성 치료를 위한 TMAY의 지침을 따를 것을 권하는데, 이는 ADHD와 같은 일차적 장애에 대한 근거-기반의 개입과 마찬가지로 근거에 기반한 부모 및 아동 기술 훈련(Pappadopulos et al., 2003; Scotto Rosato et al., 2012), 나이가 많은 청소년을 위한 부모 관리 훈련 오레곤 모형(Parent Management Training Oregon Model), 분노 조절 훈련, 문제해결 기술 훈련, 집단 주장 훈련과 같은 심리사회적 개입을 포함하고 있다(Eyberg et al., 2008).

치료적 제안: 양극성 장애와 물질사용장애

양극성 장애 아동 및 청소년에게서 물질사용장애의 동반이환율이 높은데, 그 비율은 16~48%에 이른다(Frías et al., 2015). 양극성 장애 발병 연령은 대개 물질사용장애 발병 연령보다 이르다(Geller et al., 1998). 양극성 장애 청소년에서 이후의 물질사용장애를 예측하는 인자로는 연구 등록 당시 알코올 사용, CD, ODD, 공황장애, 물질사용장애의 가족력 및 항우울제 치료의 부재 등이 있다(Goldstein et al., 2013; Joshi & Wilens, 2009). 물질사용장애는 기분삽화 이전에 발병할 수도 있다. 연구자들은 고위험 표본(양극성 장애 부모를 둔 경우)에서 물질사용장애 발생의 위험이 특히 높다는 사실을 발견했다(Duffy et al., 2012).

치료는 환자에게 종합적인 평가를 받을 수 있도록 하는 것에서 시작하는데, 이는 환자가 양극성 장애가 있는 것인지 혹은 물질/약물로 인해 유발된 양극성 및 관련 장애가 있는지를 밝혀내는 것을 포함한다. 청소년에게서 이 둘이 동반이환된 경우의 치료에 대한 연구는 상당히 제한되어 있다. 임상의는 두 장애를 모두 해결해야 하며 약물치료 및 심리치료적 개입을 모두 포함시켜야 한다(Joshi & Wilens, 2009).

청소년에게서 물질사용장애와 양극성 장애가 동반이환하는 경우에 대한 약물치료적 개입을 규명한 최근의 논문은 확인되지 않았다. 물질사용이 기분 증상을 악화시킬 위험이 있기 때문에 저자들은 물질사용을 중단하도록 청소년과 작업을 하고, 치료 지침에 따라서 양극성 장애에 대해 약물치료할 것을 권고한다. Geller와 동료들(1998)은 양극성 장애와 이차적인 물질 의존을 치료함에 있어 리튬과 위약의 효과를 비교했는데, 리튬을 복용한 참가자가 소변 검사로 측정한 물질사용의 정도나 전반적 기능 평가(Global Assessment of Functioning: GAF)에서 더 높은 향상을 보였다. 발프로산 역시 '폭발적 기분장애(explosive mood disorder)'로 진단받은 청소년에게서 대마초 사용을 유의하게 줄였다(Donovan & Nunes, 1998). 한 연구는 동반이환하는 정신과적 질환이 없는 청소년 대마사용장애 환자에서 *N*-아세틸시스테인(acetylcysteine)의 효과성을 검증했다(Gray et al., 2012).

심리사회적 치료는 양극성 장애(Fristad, 2006) 및 물질사용장애(Dennis et al., 2004) 각각을 치료하는 효과적인 부가적 치료(adjunct)임을 보여 주었다. 두 조건 모두에 해당하는 청소년을 대상으로 한 심리치료 RCT 연구에 대해서는 알려진 바 없다. Goldstein과 동료들(2014)은 양극성 장애 및 물질사용장애 동반이환 조건을 위해 수정된 가족–중심 치료를 공개 치료로 진행했고 이를 통해 두 조건에 대한 치료 효과를 규명했다. 치료는 심리교육, 의사소통 증진 훈련 및 문제해결 기술 훈련을 포함하며 기분 증상의 유의미한 호전과 관련되었으나 대마초 사용의 유의미한 감소로 이어지지는 않았다.

결론

기분장애로 진단받은 대다수의 아동 및 청소년은 동반이환하는 장애가 있을 것이다. 그 경우 치료가 힘들 수 있다. 동반이환하는 경우에 가장 좋은 치료적 접근에 대한 근거는 제한되어 있다. 아동 및 청소년 기분장애에서 동반이환 장애 관리에 대한 강력한 임상적 지침이 부재한 상황에서 가장 좋은 근거를 사용한 치료적 결정을 돕기 위해 우리는 적은 수의 RCT, 실용적 지침 및 전문가의 합의에 의존할 수밖에 없다. 검토 결과, 현재 관련한 연구가 부족하며 향후 연구에 대한 관심이 필요하다.

임상적 핵심 요점

- 종합적인 평가는 좋은 치료의 초석이 되며, 특히 복잡함을 더하는 동반이환 장애가 있을 경우에 그렇다. 평가는 증상, 사회적/환경적 맥락과 관련된 과거력, 증상 관찰에 도움을 주는 평정 척도와 같은 표준화된 측정치를 포함해야 한다.
- 치료적 제언은 근거에 기반해야 하며 심리치료, 정신약물치료 및 심리교육도 고려해야 한다. 또한 보호자와 환자의 선호도 고려해야 한다.
- 동반이환하는 주요우울장애(MDD)와 주의력결핍/과잉행동장애(ADHD)를 치료하기 위해서 심각한 장애를 가장 먼저 치료할 것을 권한다. 중추신경자극제, 플루옥세틴 및 경험에 기반한 심리치료와 같이 각 장애에 효과가 있는 치료를 사용하라. 약물 처방을 한다면, 한번에 하나의 약물만을 시작하여 과다 처방이나 부작용의 가능성을 최소화할 것을 권고한다.
- 주요우울장애가 불안 혹은 강박장애와 동반이환할 경우, 세로토닌 재흡수 억제제(SSRIs) 및 인지행동치료(CBT)의 단독 혹은 병합 사용을 고려해야 한다. 우리는 경도에서 중등도 증상에는 CBT를 우선적으로, 중등도에서 심도 증상에는 이를 플루옥세틴과 함께 사용할 것을 권한다.

- 파괴적 행동장애(DBD)가 기분장애와 동반이환할 경우, 기분장애를 먼저 치료한 뒤에 부모 관리 훈련과 같은 행동치료로 DBD를 치료할 것을 권한다.
- 아동 및 청소년에게서 조증과 동반이환하는 장애가 있을 경우, 진성 양극성 장애인지, 동반이환 장애에서 나타나는 조증과 유사한 증상인지, 아니면 치료에 의해 유발된 조증인지를 면밀하게 파악하는 것이 평가의 첫 번째 단계가 되어야 한다.
- 치료에 의해 유발된 조증 혹은 동반이환하는 ADHD, 불안장애 혹은 OCD에서의 조증 증상이 있는 경우, 중추신경자극제 혹은 항우울제와 같이 조증을 촉발하거나 활성화할 수 있는 약물의 중단을 강력히 고려해야 한다.
- 양극성 장애와 ADHD가 동반이환할 경우, 기분 증상의 안정화 이후에 ADHD 증상을 위한 중추신경자극제를 처방하는 것이 안전하다는 연구 결과가 있다. 불안정성의 위험을 고려했을 때, 낮은 용량으로 시작하고 천천히 적정할 것을 권한다.
- 양극성 장애와 불안장애 혹은 OCD가 동반이환할 경우, 약물치료를 통해 우선적으로 기분을 안정화하고 이후 CBT로 불안 증상을 치료할 것을 권고한다. 조증으로의 전환 위험성을 고려했을 때, SSRI는 조심스럽게 사용되어야 한다.

참고문헌

Adler LA, Spencer T, Faraone SV, et al: Validity of pilot Adult ADHD Self-Report Scale (ASRS) to rate adult ADHD symptoms. Ann Clin Psychiatry 18(3):145–148, 2006 16923651

American Psychiatric Association: Diagnostic and Statistical Manual of Mental Disorders, 5th Edition. Arlington, VA, American Psychiatric Association, 2013

Amerio A, Stubbs B, Odone A, et al: The prevalence and predictors of comorbid bipolar disorder and obsessive-compulsive disorder: a systematic review and meta-analysis. J Affect Disord 186:99–109, 2015 26233320

Angold A, Costello EJ: Depressive comorbidity in children and adolescents: empirical, theoretical, and methodological issues. Am J Psychiatry 150(12):1779–1791, 1993 8238631

Angold A, Costello EJ, Erkanli A: Comorbidity. J Child Psychol Psychiatry 40(1):57–87, 1999 10102726

Asarnow JR, Emslie G, Clarke G, et al: Treatment of selective serotonin reuptake inhibitor-resistant depression in adolescents: predictors and moderators of treatment response. J Am

Acad Child Adolesc Psychiatry 48(3):330–339, 2009 19182688

Avenevoli S, Swendsen J, He JP, et al: Major depression in the National Comorbidity Survey-Adolescent Supplement: prevalence, correlates, and treatment. J Am Acad Child Adolesc Psychiatry 54(1):37.e2–44.e2, 2015 25524788

Bangs ME, Emslie GJ, Spencer TJ, et al; Atomoxetine ADHD and Comorbid MDD Study Group: Efficacy and safety of atomoxetine in adolescents with attention-deficit/hyperactivity disorder and major depression. J Child Adolesc Psychopharmacol 17(4):407–420, 2007 17822337

Barzman DH, DelBello MP, Adler CM, et al: The efficacy and tolerability of quetiapine versus divalproex for the treatment of impidsivity and reactive aggression in adolescents with co-occurring bipolar disorder and disruptive behavior disorder(s). J Child Adolesc Psychopharmacol 16(6):665–670, 2006 17201610

Bernstein GA, Shaw K; American Academy of Child and Adolescent Psychiatry: Practice parameters for the assessment and treatment of children and adolescents with anxiety disorders. J Am Acad Child Adolesc Psychiatry 36(10 suppl):69S–84S, 1997 9334566

Birmaher B, Ryan ND, Williamson DE, et al: Childhood and adolescent depression: a review of the past 10 years, part I. J Am Acad Child Adolesc Psychiatry 35(11):1427–1439, 1996 8936909

Birmaher B, Khetarpal S, Brent D, et al: The Screen for Child Anxiety Related Emo tional Disorders (SCARED): scale construction and psychometric characteristics. J Am Acad Child Adolesc Psychiatry 36(4):545–553, 1997 9100430

Birmaher B, Brent DA, Kolko D, et al: Clinical outcome after short-term psychotherapy for adolescents with major depressive disorder. Arch Gen Psychiatry 57(1):29–36, 2000 10632230

Birmaher B, Brent D, Bernet W, et al; AACAP Work Group on Quality Issues: Practice parameter for the assessment and treatment of children and adolescents with depressive disorders. J Am Acad Child Adolesc Psychiatry 46(11):1503–1526, 2007 18049300

Brent DA, Kolko DJ, Birmaher B, et al: Predictors of treatment efficacy in a clinical trial of three psychosocial treatments for adolescent depression. J Am Acad Child Adolesc Psychiatry 37(9):906–914, 1998 9735610

Brent D, Emslie G, Clarke G, et al: Switching to another SSRI or to venlafaxine with or without cognitive behavioral therapy for adolescents with SSRI-resistant depression: the TORDIA randomized controlled trial. JAMA 299(8):901–913, 2008 18314433

Bussing R, Fernandez M, Harwood M, et al: Parent and teacher SNAP-IV ratings of attention deficit hyperactivity disorder symptoms: psychometric properties and normative ratings from a school district sample. Assessment 15(3):317–328, 2008 18310593

Chang K, Nayar D, Howe M, et al: Atomoxetine as an adjunct therapy in the treatment of comorbid attention-deficit/hyperactivity disorder in children and adolescents with bipolar I or II disorder. J Child Adolesc Psychopharmacol 19(5):547–551, 2009 19877979

Cipriani A, Zhou X, Del Giovane C, et al: Comparative efficacy and tolerability of antidepressants for major depressive disorder in children and adolescents: a network meta-analysis. Lancet 388(10047):881–890, 2016 27289172

Clarke G, Hops H, Lewinsohn P, et al: Cognitive-behavioral group treatment of adolescent depression: prediction of outcome. Behav Ther 23:341–354, 1992

Conners CK, Casat CD, Gualtieri CT, et al: Bupropion hydrochloride in attention deficit disorder with hyperactivity. J Am Acad Child Adolesc Psychiatry 35(10):1314–1321, 1996 8885585

Correll CU, Sheridan EM, DelBello MP: Antipsychotic and mood stabilizer efficacy and tolerability in pediatric and adult patients with bipolar I mania: a comparative analysis of acute, randomized, placebo-controlled trials. Bipolar Disord 12(2):116–141, 2010 20402706

Cummings CM, Fristad MA: Anxiety in children with mood disorders: a treatment help or hindrance? J Abnorm Child Psychol 40(3):339–351, 2012 21912843

Curry J, Rohde P, Simons A, et al; TADS Team: Predictors and moderators of acute outcome in the Treatment for Adolescents with Depression Study (TADS). J Am Acad Child Adolesc Psychiatry 45(12):1427–1439, 2006 17135988

Daviss WB, Bentivoglio P, Racusin R, et al: Bupropion sustained release in adolescents with comorbid attention-deficit/hyperactivity disorder and depression. J Am Acad Child Adolesc Psychiatry 40(3):307–314, 2001 11288772

DelBello MP, Hanseman D, Adler CM, et al: Twelve-month outcome of adolescents with bipolar disorder following first hospitalization for a manic or mixed episode. Am J Psychiatry 164(4):582–590, 2007 17403971

Dennis M, Godley SH, Diamond G, et al: The Cannabis Youth Treatment (CYT) Study: main findings from two randomized trials. J Subst Abuse Treat 27(3):197–213, 2004 15501373

Dietz LJ, Weinberg RJ, Brent DA, Mufson L: Family based interpersonal psychotherapy for depressed preadolescents: examining efficacy and potential treatment mechanisms. J Am Acad Child Adolesc Psychiatry 54(3):191–199, 2015 25721184

Dineen Wagner K: Bipolar disorder and comorbid anxiety disorders in children and adolescents. J Clin Psychiatry 67 (suppl 1):16–20, 2006 16426112

Donovan SJ, Nunes EV: Treatment of comorbid affective and substance use disorders: therapeutic potential of anticonvulsants. Am J Addict 7(3):210–220, 1998 9702289

Duffy A, Horrocks J, Milin R, et al: Adolescent substance use disorder during the early stages of bipolar disorder: a prospective high-risk study. J Affect Disord 142(1–3):57–64, 2012 22959686

Emslie GJ, Rush AJ, Weinberg WA, et al: A double-blind, randomized, placebo-controlled trial of fluoxetine in children and adolescents with depression. Arch Gen Psychiatry 54(11):1031–1037, 1997 9366660

Eyberg SM, Nelson MM, Boggs SR: Evidence-based psychosocial treatments for children and adolescents with disruptive behavior. J Clin Child Adolesc Psychol 37(1):215–237, 2008 18444059

Faraone SV, Biederman J, Spencer TJ, et al: Comparing the efficacy of medications for ADHD using meta-analysis. MedGenMed 8(4):4, 2006 17415287

Farrell L, Waters A, Milliner E, et al: Comorbidity and treatment response in pediatric obsessive-compulsive disorder: a pilot study of group cognitive-behavioral treatment. Psychiatry Res 199(2):115–123, 2012 22633155

Findling RL, Short EJ, McNamara NK, et al: Methylphenidate in the treatment of children and adolescents with bipolar disorder and attention-deficit/ hyperactivity disorder. J Am Acad Child Adolesc Psychiatry 46(11):1445–1453, 2007 18049294

Findling RL, Robb A, McNamara NK, et al: Lithium in the acute treatment of bipolar I disorder: a double-blind, placebo-controlled study. Pediatrics 136(5):885–894, 2015 26459650

Franklin ME, Sapyta J, Freeman JB, et al: Cognitive behavior therapy augmentation of pharmacotherapy in pediatric obsessive-compulsive disorder: the Pediatric OCD Treatment Study II (POTS II) randomized controlled trial. JAMA 306(11):1224–1232, 2011 21934055

Frías A, Palma C, Farriols N: Comorbidity in pediatric bipolar disorder: prevalence, clinical impact, etiology and treatment. J Affect Disord 174:378–389, 2015 25545605

Fristad MA: Psychoeducational treatment for school-aged children with bipolar disorder. Dev Psychopathol 18(4):1289–1306, 2006 17064439

Fristad MA, Goldberg Arnold JS, Leffler JM, et al: Psychotherapy for Children With Bipolar and Depressive Disorders. New York, Guilford, 2011

Galanter CA, Jensen PS: Diagnostic Decision Making in the DSM-5 Casebook and Treatment Guide for Child Mental Health. Arlington, VA, American Psychiatric Association Publishing, 2017

Galanter CA, Carlson GA, Jensen PS, et al: Response to methylphenidate in children with attention deficit hyperactivity disorder and manic symptoms in the Multimodal Treatment Study of Children With Attention Deficit Hyperactivity Disorder titration trial. J Child Adolesc Psychopharmacol 13(2):123–136, 2003 12880507

Galanter CA, Pagar DL, Davies M, et al: ADHD and manic symptoms: diagnostic and treatment implications. Clin Neurosci Res 5:283–294, 2005

Geller B, Cooper TB, Sun K, et al: Double-blind and placebo-controlled study of lithium for adolescent bipolar disorders with secondary substance dependency. J Am Acad Child Adolesc Psychiatry 37(2):171–178, 1998 9473913

Geller B, Luby JL, Joshi P, et al: A randomized controlled trial of risperidone, lithium, or divalproex sodium for initial treatment of bipolar I disorder, manic or mixed phase, in children and adolescents. Arch Gen Psychiatry 69(5):515–528, 2012 22213771

Geller DA, March J: Practice parameter for the assessment and treatment of children and adolescents with obsessive-compulsive disorder. J Am Acad Child Adolesc Psychiatry 51(1):98–113, 2012 22176943

Goldstein BI, Shamseddeen W, Spirito A, et al: Substance use and the treatment of resistant depression in adolescents. J Am Acad Child Adolesc Psychiatry 48(12):1182–1192, 2009 19858762

Goldstein BI, Strober M, Axelson D, et al: Predictors of first-onset substance use disorders during the prospective course of bipolar spectrum disorders in adolescents. J Am Acad Child Adolesc Psychiatry 52(10):1026–1037, 2013 24074469

Goldstein BI, Goldstein TR, Collinger KA, et al: Treatment development and feasibility study of family focused treatment for adolescents with bipolar disorder and comorbid substance use disorders. J Psychiatr Pract 20(3):237–248, 2014 24847999

Gray KM, Carpenter MJ, Baker NL, et al: A double-blind randomized controlled trial of N-acetylcysteine in cannabis-dependent adolescents. Am J Psychiatry 169(8):805–812, 2012 22706327

Hewett K, Chrzanowski W, Jokinen R, et al: Double-blind, placebo-controlled evaluation of extended-release bupropion in elderly patients with major depressive disorder. J Psychopharmacol 24(4):521–529, 2010 19164492

Hilton RC, Rengasamy M, Mansoor B, et al: Impact of treatments for depression on comorbid anxiety, attentional, and behavioral symptoms in adolescents with selective serotonin reuptake inhibitor-resistant depression. J Am Acad Child Adolesc Psychiatry 52(5):482–492, 2013 23622849

Hofmann SG, Asnaani A, Vonk IJ, et al: The efficacy of cognitive behavioral therapy: a review of meta-analyses. Cognit Ther Res 36(5):427–440, 2012 23459093

Horigian VE, Weems CF, Robbins MS, et al: Reductions in anxiety and depression symptoms in youth receiving substance use treatment. Am J Addict 22(4):329–337, 2013 23795871

Horrigan JP, Barnhill LJ: Guanfacine and secondary mania in children. J Affect Disord 54(3):309–314, 1999 10467976

Hughes CW, Emslie GJ, Crismon ML, et al; Texas Consensus Conference Panel on Medication Treatment of Childhood Major Depressive Disorder: Texas Children's Medication Algorithm Project: update from Texas Consensus Conference Panel on Medication Treatment of Childhood Major Depressive Disorder. J Am Acad Child Adolesc Psychiatry 46(6):667–686, 2007 17513980

Jacobs RH, Becker-Weidman EG, Reinecke MA, et al: Treating depression and oppositional behavior in adolescents. J Clin Child Adolesc Psychol 39(4):559–567, 2010 20589566

Joshi G, Wilens T: Comorbidity in pediatric bipolar disorder. Child Adolesc Psychiatr Clin N Am 18(2):291–319, vii–viii, 2009 19264265

Joshi G, Mick E, Wozniak J, et al: Impact of obsessive-compulsive disorder on the antimanic response to olanzapine therapy in youth with bipolar disorder. Bipolar Disord 12(2):196–204, 2010 20402712

Kaminer Y: Youth Substance Abuse and Co-occurring Disorders. Washington, DC, American Psychiatric Publishing, 2015

Kaminer Y, Connor DF, Curry JF: Treatment of comorbid adolescent cannabis use and major depressive disorder. Psychiatry (Edgmont) 5(9):34–39, 2008 19727258

Keck PE Jr, Strawn JR, McElroy SL: Pharmacologic treatment considerations in co-occurring bipolar and anxiety disorders. J Clin Psychiatry 67 (suppl 1):8–15, 2006 16426111

Kendall PC, Robin JA, Hedtke KA, et al: Considering CBT with anxious youth? Think exposures. Cognit Behav Pract 12(1):136–150, 2005

Kowatch RA, Fristad M, Birmaher B, et al; Child Psychiatric Workgroup on Bipolar Disorder: Treatment guidelines for children and adolescents with bipolar disorder. J Am Acad Child Adolesc Psychiatry 44(3):213–235, 2005 15725966

Kratochvil CJ, May DE, Silva SG, et al: Treatment response in depressed adolescents with and without comorbid attention-deficit/hyperactivity disorder in the Treatment for Adolescents with Depression Study. J Child Adolesc Psychopharmacol 19(5):519–527, 2009 19877976

Lafay-Chebassier C, Chavant F, Favreliere S, et al; French Association of Regional Pharmacovigilance Centers: Drug-induced depression: a case/non case study in the French Pharmacovigilance database. Therapie 70(5):425–432, 2015 26056040

Levine A, Clemenza K, Rynn M, et al: Evidence for the risks and consequences of adolescent cannabis exposure. J Am Acad Child Adolesc Psychiatry 56(3):214–225, 2017 28219487

Licht RW, Gijsman H, Nolen WA, et al: Are antidepressants safe in the treatment of bipolar depression? A critical evaluation of their potential risk to induce switch into mania or cycle acceleration. Acta Psychiatr Scand 118(5):337–346, 2008 18754834

March JS, Biederman J, Wolkow R, et al: Sertraline in children and adolescents with obsessive-compulsive disorder: a multicenter randomized controlled trial. JAMA 280(20):1752–1756, 1998 9842950

March J, Silva S, Petrycki S, et al; Treatment for Adolescents with Depression Study (TADS) Team: Fluoxetine, cognitive-behavioral therapy, and their combination for adolescents with depression: Treatment for Adolescents with Depression Study (TADS) randomized controlled trial. JAMA 292(7):807–820, 2004 15315995

March JS, Entusah AR, Rynn M, et al: A randomized controlled trial of venlafaxine ER versus placebo in pediatric social anxiety disorder. Biol Psychiatry 62(10):1149–1154, 2007 17553467

Martin A, Young C, Leckman JF, et al: Age effects on antidepressant-induced manic conversion. Arch Pediatr Adolesc Med 158(8):773–780, 2004 15289250

Masi G, Toni C, Perugi G, et al: Anxiety disorders in children and adolescents with bipolar disorder: a neglected comorbidity. Can J Psychiatry 46(9):797-802, 2001 11761630

Masi G, Perugi G, Toni C, et al: Obsessive-compulsive bipolar comorbidity: focus on children and adolescents. J Affect Disord 78(3):175-183, 2004 15013241

Masi G, Pisano S, Pfanner C, et al: Quetiapine monotherapy in adolescents with bipolar disorder comorbid with conduct disorder. J Child Adolesc Psychopharmacol 23(8):568-571, 2013 24138010

Masi G, Milone A, Stawinoga A, et al: Efficacy and safety of risperidone and quetiapine in adolescents with bipolar II disorder comorbid with conduct disorder. J Clin Psychopharmacol 35(5):587-590, 2015 26226481

Mufson L, Weissman MM, Moreau D, et al: Efficacy of interpersonal psychotherapy for depressed adolescents. Arch Gen Psychiatry 56(6):573-579, 1999 10359475

Pappadopulos E, Macintyre Ii JC, Crismon ML, et al: Treatment Recommendations for the Use of Antipsychotics for Aggressive Youth (TRAAY): part II. J Am Acad Child Adolesc Psychiatry 42(2):145-161, 2003 12544174

Pavuluri MN, Henry DB, Devineni B, et al: Child Mania Rating Scale: development, reliability, and validity. J Am Acad Child Adolesc Psychiatry 45(5):550-560, 2006 16601399

Peruzzolo TL, Tramontina S, Rodrigues RB, et al: Avoiding stimulants may not prevent manic switch: a case report with atomoxetine. J Neuropsychiatry Clin Neurosci 26(4):E30-E31, 2014 26037880

Pliszka SR, Crismon ML, Hughes CW, et al; Texas Consensus Conference Panel on Pharmacotherapy of Childhood Attention Deficit Hyperactivity Disorder: The Texas Children's Medication Algorithm Project: revision of the algorithm for pharmacotherapy of attention-deficit/hyperactivity disorder. J Am Acad Child Adolesc Psychiatry 45(6):642-657, 2006 16721314

Reinblatt SP, DosReis S, Walkup JT, et al: Activation adverse events induced by the selective serotonin reuptake inhibitor fluvoxamine in children and adolescents. J Child Adolesc Psychopharmacol 19(2):119-126, 2009 19364290

Riddle MA, Scahill L, King RA, et al: Double-blind, crossover trial of fluoxetine and placebo in children and adolescents with obsessive-compulsive disorder. J Am Acad Child Adolesc Psychiatry 31(6):1062-1069, 1992 1429406

Riddle MA, Reeve EA, Yaryura-Tobias JA, et al: Fluvoxamine for children and adolescents with obsessive-compulsive disorder: a randomized, controlled, multicenter trial. J Am Acad Child Adolesc Psychiatry 40(2):222-229, 2001 11211371

Ross RG: Psychotic and manic-like symptoms during stimulant treatment of attention deficit hyperactivity disorder. Am J Psychiatry 163(7):1149-1152, 2006 16816217

Rynn MA, Riddle MA, Yeung PP, Kunz NR: Efficacy and safety of extended-release venlafaxine in the treatment of generalized anxiety disorder in children and adolescents: two placebo-controlled trials. Am J Psychiatry 164:290-300, 2007 17267793

Sala R, Axelson DA, Castro-Fomieles J, et al: Factors associated with the persistence and onset of new anxiety disorders in youth with bipolar spectrum disorders. J Clin Psychiatry 73(1):87-94, 2012 22226375

Sala R, Strober MA, Axelson DA, et al: Effects of comorbid anxiety disorders on the longitudinal course of pediatric bipolar disorders. J Am Acad Child Adolesc Psychiatry 53(1):72-81, 2014 24342387

Schaffer A, McIntosh D, Goldstein BI, et al; Canadian Network for Mood and Anxiety Treatments (CANMAT) Task Force: The CANMAT Task Force recommendations for the management of patients with mood disorders and co morbid anxiety disorders. Ann Clin Psychiatry 24(1):6-22, 2012 22303519

Scheffer RE, Kowatch RA, Carmody T, et al: Randomized, placebo-controlled trial of mixed amphetamine salts for symptoms of comorbid ADHD in pediatric bipolar disorder after mood stabilization with divalproex sodium. Am J Psychiatry 162(1):58-64, 2005 15625202

Scotto Rosato N, Correll CU, Pappadopulos E, et al; Treatment of Maladaptive Aggressive in Youth Steering Committee: Treatment of Maladaptive Aggression in Youth: CERT guidelines II: treatments and ongoing management. Pediatrics 129(6):e1577-e1586, 2012 22641763

Storch EA, Merlo LJ, Larson MJ, et al: Impact of comorbidity on cognitive-behavioral therapy response in pediatric obsessive-compulsive disorder. J Am Acad Child Adolesc Psychiatry 47(5):583-592, 2008 18356759

Storch EA, Bussing R, Small BJ, et al: Randomized, placebo-controlled trial of cognitive-behavioral therapy alone or combined with sertraline in the treatment of pediatric obsessive-compulsive disorder. Behav Res Ther 51(12):823-829, 2013 24184429

Strawn JR, Prakash A, Zhang Q, et al: A randomized, placebo-controlled study of duloxetine for the treatment of children and adolescents with generalized anxiety disorder. J Am Acad Child Adolesc Psychiatry 54(4):283-293, 2015 25791145

Strawn JR, Milk JA, Sauley BA, et al: The impact of antidepressant dose and class on treatment response in pediatric anxiety disorders: a meta-analysis. J Am Acad Child Adolesc Psychiatry 57(4):235-244.e2, 2018 29588049

Stuhec M, Munda B, Svab V, et al: Comparative efficacy and acceptability of atomoxetine, lisdexamfetamine, bupropion and methylphenidate in treatment of attention deficit hyperactivity disorder in children and adolescents: a meta-analysis with focus on bupropion. J Affect Disord 178:149-159, 2015 25813457

Tondo L, Vázquez G, Baldessarini RJ, et al: Mania associated with antidepressant treatment: comprehensive meta-analytic review. Acta Psychiatr Scand 121(6):404-414, 2010 19958306

Tramontina S, Zeni CP, Ketzer CR, et al: Aripiprazole in children and adolescents with bipolar disorder comorbid with attention-deficit/hyperactivity disorder: a pilot randomized clinical trial. J Clin Psychiatry 70(5):756-764, 2009 19389329

Van Meter AR, Burke C, Kowatch RA, et al: Ten-year updated meta-analysis of the clinical characteristics of pediatric mania and hypomania. Bipolar Disord 18(1):19-32, 2016 26748678

Vázquez GH, Tondo L, Undurraga J, et al: Overview of antidepressant treatment of bipolar depression. Int J Neuropsychopharmacol 16(7):1673-1685, 2013 23428003

Vitiello B, Riddle MA, Yenokyan G, et al: Treatment moderators and predictors of outcome in the Treatment of Early Age Mania (TEAM) study. J Am Acad Child Adolesc Psychiatry 51(9):867-878, 2012 22917200

Volkow ND, Baler RD, Compton WM, et al: Adverse health effects of marijuana use. N Engl J Med 370(23):2219-2227, 2014 24897085

Wagner KD, Jonas J, Findling RL, et al: A double-blind, randomized, placebo-controlled trial of escitalopram in the treatment of pediatric depression. J Am Acad Child Adolesc Psychiatry 45(3):280-288, 2006 16540812

Wang LJ, Shyu YC, Yuan SS, et al: Attention-deficit hyperactivity disorder, its pharmacotherapy, and the risk of developing bipolar disorder: a nationwide population-based study in Taiwan. J Psychiatr Res 72:6-14, 2016 26519764

Weinstein SM, Henry DB, Katz AC, et al: Treatment moderators of child-and family focused cognitive-behavioral therapy for pediatric bipolar disorder. J Am Acad Child Adolesc Psychiatry 54(2):116-125, 2015 25617252

Weissman MM, Pilowsky DJ, Wickramaratne PJ, et al: Remissions in maternal depression and child psychopathology: a STAR*D-child report. JAMA 295(12):1389-1398, 2006 16551710

West AE, Weinstein SM, Celio CI, et al: Co-morbid disruptive behavior disorder and aggression predict functional outcomes and differential response to risperidone versus divalproex in pharmacotherapy for pediatric bipolar disorder. J Child Adolesc Psychopharmacol 21(6):545-553, 2011 22136096

West AE, Weinstein SM, Peters AT, et al: Child-and family focused cognitive-behavioral therapy for pediatric bipolar disorder: a randomized clinical trial. J Am Acad Child Adolesc Psychiatry 53(11):1168-1178, 2014 25440307

Whiting PF, Wolff RF, Deshpande S, et al: Cannabinoids for medical use: a systematic review and meta-analysis. JAMA 313(24):2456-2473, 2015 26103030

Yatham LN, Kennedy SH, Parikh SV, et al: Canadian Network for Mood and Anxiety Treatments (CANMAT) and International Society for Bipolar Disorders (ISBD) 2018 guidelines for the management of patients with bipolar disorder. Bipolar Disord 20(2):97-170, 2018 29536616

Yorbik O, Birmaher B, Axelson D, et al: Clinical characteristics of depressive symptoms in children and adolescents with major depressive disorder. J Clin Psychiatry 65(12):1654-1659, quiz 1760-1761, 2004 15641870

Zeni CP, Tramontina S, Ketzer CR, et al: Methylphenidate combined with aripiprazole in children and adolescents with bipolar disorder and attention-deficit/hyperactivity disorder: a randomized crossover trial. J Child Adolesc Psychopharmacol 19(5):553-561, 2009 19877980

Zhou X, Qin B, Del Giovane C, et al: Efficacy and tolerability of antidepressants in the treatment of adolescents and young adults with depression and substance use disorders: a systematic review and meta-analysis. Addiction 110(1):38-48, 2015 25098732

제15장

소아기 발병 기분장애에 대한 학교 기반의 개입

Shashank V. Joshi, M.D.
Nadia Jassim, M.F.A.

기분장애가 있는 아동 · 청소년을 치료하는 임상의는 가능한 한 교육 환경을 완전히 이해하는 것이 중요하다. 교사와 기타 교직원은 거의 매일 기분장애가 있는 아동 · 청소년과 관계 맺고 있으며, 그들은 임상의와 부모 모두가 기분증상이 나타날 수 있는 사회적, 교육적, 문화적 맥락을 이해하도록 돕는 핵심적인 파트너이다. 기분장애 아동 · 청소년이 기분 증상에도 불구하고 학교 커리큘럼에 더 잘 접근할 수 있도록 돕기 위해 몇 가지 개입이 개발되었다. 부모, 교사 및 임상의 각각의 구성원이 기분장애 아동 · 청소년을 가장 잘 지원할 수 있는 자원이 되기 위해 그들 간의 동맹을 지지하는 데 세심한 주의를 기울여야 한다(Feinstein et al., 2009; Joshi et al., 출간 중).

기분장애 학생은 공식(즉, 법적) 및 비공식적 체계를 통해 여러 가지 교육적 개입을 받을 자격이 있다. 불행히도 기분장애가 있는 아동 · 청소년은 출석률 저하, 저조한 성취도, 중퇴 등 학교 적응문제를 일으킬 위험성이 높다. 특히 삽화 중일 때 이러한 학생들은 주의를 기울이고, 명료하게 생각하고, 문제를 해결하고, 정보를 회상하고, 그룹 학습 활동에 참여하고, 학급의 규칙을 따르고, 가만히 앉아 있는 것이 어렵다(Evans & Andrews, 2005; Papolos & Papolos, 2002).

기분장애는 학교 장면에서 아동 · 청소년에게 최소한 세 가지 유형의 문제를 일으킬 수 있다: ① 핵심 증상 자체로 인한 문제(예: 집중의 어려움, 〈표 15-1〉), ② 이차적 요인(예: 또래와의 관계 문제, 〈표 15-2〉), ③ 치료 자체와 관련된 문제(예: 약물 부작용, 〈표 15-3〉) 또는 치료와 관련된 생활상의 불편함(예: 수업 중 약물 복용이 필요할 때, 또는 치료 약속 때문에 학교 활동을 빠지는 것)(Fristad & Goldberg Arnold, 2004). 기분 증상이 있는 아동 · 청소년은 종종 학습 문제로 어려움을 겪기 때문에 교육자들은 기분장애로 인해 발생할 수 있는 손상된 집중력,

동기 감소 및 정서적 격변 등 부가적인 세부 증상의 층을 잘 인식하고 있어야 한다(Fristad & Goldberg Arnold, 2004).

기분장애 아동·청소년뿐만 아니라 이들을 돌보는 성인과 또래 모두를 위해 이용 가능한 각종 온라인, 소셜 미디어 및 도서 자료가 있으며, 이러한 자료의 목록은 이후 참고를 위해 이 장의 마지막에 제시되어 있다.

사례 소개

중국계 미국인 2세 청소년인 16세 제임스는 동생, 부모와 함께 살고 있다. 그는 중학교 때부터 슬픈 기분과 문화적응 스트레스로 어려움을 겪었지만 가족이나 교사에게 이러한 문제에 대해 이야기한 적이 없었다. 지난 3년간 그의 고등학교에서 학생 몇 명이 자살로 사망했으며, 그중 제임스의 가장 친한 친구가 있었다. 교직원들은 제임스가 최근에 쓴 글과 그가 일상적인 흥미를 보이던 것으로부터 철수되는 모습에 염려했으며, 학교 정신건강 팀이 우울증과 자해 가능성을 평가하기 위해 그와 그의 가족에게 상담을 요청했다. 동의를 얻은 후, 학교 정신건강 팀은 다음과 같이 수행하여 환자와 가족의 신뢰를 빠르게 얻을 수 있었다.

아동·청소년 정신과 의사가 가족에게 전화를 걸어 학교 정신건강 팀의 상담에 대한 구체적인 단계를 설명함으로써 상담을 시작했다. 학교에서 상담이 시작되더라도 수업시간에 빠지게 될 가능성을 최소화하기 위해 조치를 취할 것이고, 비밀보장이 된다고 설명함으로써 그들을 안심시켰다.

아동·청소년 정신과 의사인 G 박사는 학교 상담교사와 교사 자문가로부터 가능한 한 많은 배경정보를 수집한 다음, 그날 오후 학교에서 제임스 및 그의 부모와 함께 짧은 만남을 가졌다. 그러고 나서 G 박사는 약 30분 동안 부모만 단독으로 만나기 위한 요청을 했다. G 박사는 문화적 특성에 초점을 맞춘 방식을 통해 신뢰를 얻고 부모들을 치료에 참여시키기 위해 의도적으로 20대 초반에 성인이 되어 미국으로 이민 온 제임스의 부모와 별도의 시간을 갖는 데 초점을 두었다: 이는 잠재적인 낙인의 가능성에 대해 깊게 주의를 기울이고, 학교 정신건강 팀과 접촉하는 것이 제임스가 최고의 대학에 진학할 가능성에 영향을 미칠 수 있는지 여부에 대한 부모의 두려움을 다루는 데 초점을 둔 것이다.

G 박사는 그들에게 익숙하고 이해할 수 있는 방식의 의학적 용어를 사용하여 제임스의 문제에 대한 틀을 잡아 줌으로써 제임스의 치료 필요성에 말하며 가족에게 접근하였다. 그녀는 학습, 기분 및 인지 간의 중요한 경로를 묘사하는 교재를 사용해서 우울증이 동기, 기억 및 일반적인 학교생활 참여에 영향을 미치는 방식에 대해 설명했다.[1)]

1) 가족과의 만남을 위해 인쇄한 뇌 경로 슬라이드의 유용한 예는 https://slideplayer.com/4292078/14/images/40/Dopamine+and+Serotonin.jpg에서 무료로 사용할 수 있다.

G 박사는 학교 팀(특히 지도 상담사)과 긴밀하게 작업할 필요가 있다는 걸 강조했다. 또한 가족 행동 및 의사소통의 역기능적인 패턴을 해결하고 제임스가 경험하는 기분 변동에 대한 대처전략과 새로운 양육방식을 가르치기 위해 가족치료를 권했다. 문화적 측면에 맞는 개입을 할 때 언어가 중요하기 때문에, 학교가 속한 교육구에는 이용할 수 있는 중국어가 가능한 심리치료사가 있었다. 적절한 안전 계획을 세우고 제임스와 그의 상황을 알고 있고 신뢰할 만한 성인들로부터 추가 병력을 얻은 후, 제임스는 주요우울장애와 외상후 스트레스 증상이 있다는 진단을 받았다.

알려진 지침[즉, 텍사스 아동 약물치료 알고리즘 프로젝트(Texas Children's Medication Algorithm Project; Hughes et al., 2007)]을 기반으로 가능한 치료적 개입에 대해 충분히 논의한 후, G 박사는 제임스와 그의 가족에게 대인관계치료(interpersonal therapy, 이하 IPT) 혹은 인지행동치료(cognitive-behavioral therapy, 이하 CBT)와 같은 구조화된 심리치료 개입을 권했고, 결국에는 선택적 세로토닌 재흡수 억제제(selective serotonin reuptake inhibitor, 이하 SSRI) 약물[플루옥세틴(fluoxetine) 혹은 에스시탈로프람(escitalopram)]이 필요할 수도 있다고 말했다. G 박사는 저용량의 약물이 일부 아시아인 환자에서 좋은 반응을 보일 수 있다는 점을 염두에 두었고, 동시에 제임스의 동생이 과거 심한 불안으로 약을 복용했지만 그의 가족이 '그가 너무 졸려서 과제를 할 수 없었기' 때문에 치료를 중단했던 점에 대해 주의를 기울였다. 가족과의 만남에서 이러한 사항들을 통합적으로 논의했다. G 박사는 또한 가족들이 오메가 지방산 보충제가 그의 전반적인 기능에 중요한 역할을 한다고 믿었기 때문에 오메가 지방산 보충제를 계속해서 사용하고 싶다는 제임스 및 가족들의 요청을 받아들였고, G 박사는 적어도 그걸 사용하는 게 아무런 해가 없고 어쩌면 '의미 있는 효과'를 가지고 올 수도 있다고 믿었다. 사망한 제임스의 가장 친한 친구는 양극성 장애를 앓았고, 처방된 오메가 지방산과 기분 안정제를 복용하지 않았다. 제임스는 처방된 약을 복용함으로써 친구를 '추모해야 한다'고 믿었다.[2)]

〈표 15-1〉 기분장애의 핵심 증상들로 인해 유발된 아동 · 청소년의 흔한 문제들

기분 변화	극단적인 기분(슬픔, 지나치게 들뜸, 분노)은 특히 학교에서 관리하기가 어려울 수 있으며, 기분장애 아동 · 청소년의 학습과정과 경험을 심각하게 방해할 수 있다.
흥미 상실	흥미 상실은 학교 활동 및 학업에 대한 참여 부족으로 이어지면서 악순환을 야기할 수 있다: 과제를 하지 않는 것은 낮은 성적으로 이어지고, 낮은 성적은 자기 가치감과 동기 저하, 철수 혹은 결석으로 이어질 수 있다—결국 학생에게 낙오되었다는 느낌을 일으키고 압도되는 느낌을 받아서 학생은 새로 참여하기 위한 첫걸음을 떼지 못할 수 있다.

2) 의미 효과(meaning effects; Pruett et al., 2010)는 효과적인 치료의 '공통 요인들'로 간주되는 현상 중 하나인데, 이는 플라세보 및 긍정적인 기대효과 혹은 제공자와의 강력한 치료적 동맹을 통해 아동 · 청소년의 치료 순응도와 행동변화를 직접적으로 이끌어 낼 수도 있는 요인으로도 설명될 수 있다(Joshi, 2006; Malik et al., 2010; De Nadai et al., 2017).

피로	조증삽화 중 불면 또는 우울 증상은 피로를 유발할 수 있다. 학생이 거의 눈을 뜨기 어렵고 에너지가 부족할 때, 학교활동에 참여하는 것은 매우 어려울 수 있다.
주의집중의 어려움	주의집중의 어려움은 그 문제만 아니면 학업적으로 뛰어났을 아동 · 청소년이 기분장애 혹은 약물 부작용으로 인해 집중력을 유지하고 명료하게 생각하지 못하게 되어 특히 좌절될 수 있다.
정신운동초조 혹은 정신운동지연	정신운동초조는 계속 움직여야 한다는 느낌(서성거림, 손가락 두드리기 혹은 발 구르기, 다리를 안절부절못함)을 유발할 수 있으며, 이는 또래를 방해할 수 있다. 정신운동지연은 학생 스스로가 마치 '느린 동작'으로 가고 있는 것처럼 느끼게 할 수 있다. 사람이 하루 중 가장 효율적으로 일할 수 있는 특정 시간대가 있는 건 정상적이다('아침형' 대 '올빼미형'). 그러나 기분장애가 있는 학생들은 과잉활동에서 무기력증에 이르는 극적인 에너지 수준의 변화로 어려움을 겪을 수 있으며, 이로 인해 제시간에 과제를 완수하는 것이 특히 어려울 수 있다.
저조한 판단력	조증과 경조증은 종종 의심스러운 의사결정, 무모함 또는 충동성, 그리고 이후에 당혹감을 야기할 수 있는 행위나 행동들(가령, 음란한 발언, 매우 대담한 행동 혹은 지각된 능력에 대한 허풍)과 관련이 있다.
사고질주	사고질주(racing thought)는 종종 조증 또는 경조증과 관련이 있으며, 주의집중과 초점 맞추기에 큰 어려움을 야기한다. 따라서 학교 수업을 듣고 처리하는 것이 쉽지 않을 수 있다.
발화 크기 증가 혹은 압출언어	조증 또는 경조증 상태는 단어가 충분히 빨리 나오지 않는다는 느낌을 포함할 수 있으며, 그 결과로 목소리가 커지거나 압출언어(pressured speech)를 보일 수 있다. 이러한 양상은 종종 학생 스스로는 알아차리지 못하지만, 또래에 의해 인식되거나 언급될 수 있다.

출처: Fristad & Goldberg Arnold, 2004에서 적용.

〈표 15-2〉 기분장애의 이차적인 요인들로 인해 유발된 아동 · 청소년의 흔한 문제들

또래와의 문제	또래관계의 어려움은 아동 · 청소년에게 가장 많은 손상을 초래하는 경험이 될 수 있으며, 이는 장기적인 결과로 이어질 수 있다. 우울증은 사회적 고립, 철수와 관련이 있다. 또래 관계망은 계속 변화하고 때로는 쉽게 와해되기 때문에, 또래와 놀이약속 또는 같이 어울리자는 초대를 거절하는 것은 특정 또래의 초대를 더 이상 받지 못하는 결과를 초래할 수 있다. 아동 · 청소년은 상호작용하며 사회적 기술을 배우기 때문에, 놀이 기회를 잃어버리면 사회기술을 학습할 기회를 잃게 된다. 연령에 맞는 사회기술 발달이 지연되며, 그로 인해 기분장애를 가진 학생들이 사회적으로 더 뒤처지고 또래 그룹에 덜 속하게 될 수 있다. 또래관계의 질과 양 역시 영향을 받을 수 있는데, 기분장애가 있는 아동 · 청소년은 종종 비슷한 문제를 가진 또래에게 끌리기 때문이다. 비록 친구를 '얻고' 동일시할 수 있는 친구를 갖는 것은 유용하지만, 손상이 있는 사람들로만 구성된 배타적인 사회적 네트워크를 갖는 것 역시 문제가 될 수 있다. 학생이 비슷한 관심사 및 취미를 가진 사람들과 사회적 접촉을 할 수 있도록 돕는 것은 '침울한 아이들 클럽'과 '대학 타락 팀'의 형성 예방을 도울 수 있다.

다른 이차적 문제	기분장애로 인한 사회적 고립은 다른 많은 문제를 야기한다. 만약 어떤 학생이 쉬는 시간에 누구와 놀아야 할지 고민하면서 아침 시간을 모두 보낸다면, 그/그녀는 교사의 수업에 집중하지 못할 것이다. 또 다른 아동은 단지 하루 중 스트레스가 많은 시간을 피하기 위해서 일부러 말을 듣지 않을 수 있다. 사회적인 두려움에 직면하는 것보다는 교무실로 보내지거나 방과 후 남겨지는 벌을 받는 게 그에게는 더 나을 수 있다. 교직원, 학부모 및 임상의가 이러한 문제를 적절히 해결하기 위해 이해하려고 노력할 때 창의적이 될 필요가 있다.

출처: Fristad & Goldberg Arnold, 2004에서 적용.

〈표 15-3〉 기분장애 치료로 인해 유발된 아동 · 청소년의 흔한 문제들

약물 부작용	약물의 부작용은 학교생활을 하는 데 있어, 단지 성가신 정도부터 중대한 문제를 초래하는 수준까지 다양하다. 일부 부작용은 매우 당황스럽지만(예: 방광조절 문제로 이어지는 리튬치료), 일부 부작용은 단지 불편을 초래하는 수준일 수 있다(예: 갈증, 구강 건조 또는 현기증과 메스꺼움). 학업을 방해할 수 있는 두통이나 졸음을 해결하기 위해 약물 적정이 필요할 수 있다.
치료와 연관된 다른 문제	약을 하루에 한 번 복용하는 것이 이상적이지만 그게 항상 가능한 것은 아니다. 학생이 학교에 있는 동안 약을 복용하는 경우 보건교사에게 도움을 받을 수 있는지, 약을 위해서 수업시간에 나갈 필요가 있는데 이와 관련된 낙인은 어떻게 할 건지, 만약 부모가 학교에서 사용할 '추가적인 약병'을 얻어야 하는 경우 물품을 구하는 등의 문제들이 있을 수 있다. 치료나 다른 약속을 위해 학교 활동에 참여하지 못하는 것은 이미 많은 문제를 겪고 있는 학생에게 또 다른 문제를 유발할 수 있다.

출처: Fristad & Goldberg Arnold, 2004에서 적용; Malik et al., 2010.

학교에서 학생 연구 팀이 소집됐으며, 제임스의 교과 과정 학습 및 참여를 지원하는 데 있어 교실 내 조정(accommodation)을 도출하기 위한 504 계획이 개발되었다. 기분장애가 있는 학생에게 유용할 수 있는 조정의 예는 〈표 15-5〉에 나와 있다. 비록 제임스는 이러한 개입에 잘 반응했지만, 똑같은 증상이 있는 학생은 개별화된 교육 계획(individualized education plan, 이하 IEP)을 통한 추가적인 학교 기반의 개입이 필요할 수도 있다. 학교 정신건강 개입(IEP 및 504 계획) 유형 간의 주요 차이점은 〈표 15-7〉에서 확인할 수 있다.

G 박사에 의해 의사, 부모, 가족치료사, 교사 및 지도 상담사로 이루어진 지원 동맹(Feinstein et al., 2009)이 만들어졌다. 지원 동맹은 제임스를 지원하기 위해 학교생활 전반에 적극적으로 관여했고, 학교에서 '주의 깊은 임상적인 눈'으로서 팀 내에서의 그들의 역할을 강조했다. 제임스는 지역사회 치료사가 제공하는 IPT와 가족치료, 학교 상담사의 정기적 정신건강 점검과 함께 아동 · 청소년 정신과 의사가 처방해 준 저용량 SSRI 및 표준용량 오메가 지방산에 잘 반응했다. G 박사는 계속해서 제

임스를 정기적으로 만났고, 첫 6주 동안에는 매주 IPT 치료사와 간단한 전화 회의를 하고 그 이후에는 매월 전화 회의를 가졌다. 비록 제임스의 부모는 이러한 강도의 치료를 그만두고 싶다는 충동을 여러 번 느꼈지만 "G 박사는 제임스가 모든 미팅에 꼭 참석해야 한다고 우리에게 당부했고(필요한 경우 우리도 참여해야 한다고 했고), 치료가 영원히 계속되지 않으며, 그것은 제임스가 어떻게 반응하느냐에 달려 있을 것이라고 말을 했기 때문에 계속해서 제임스를 격려하고 그가 치료에 지속적으로 참여하도록 지지했다. 우리는 G 박사를 신뢰한다."고 말했다.

G 박사는 제임스와 함께 치료 작업하는 동안에 학교 지도자와의 관계 구축을 강조했다. 그해 봄에 G 박사는 제임스의 학교 정신건강 팀에게 스트레스, 우울증, 도움추구, 자살예방과 같은 것들을 가르치기 위해 구성된, 모든 학생이 참여할 수 있는 간단한 4회기 커리큘럼에 대해 관심이 있는지를 확인했다. 팀 구성원이 전반적인 건강관리를 증진시킬 수 있는 예방 전략 시행을 원했기 때문에, 학교는 이에 전적으로 동의했다. G 박사는 학생 서비스 책임자가 커리큘럼을 검토한 후 이것의 세부요소를 학교 지도자들과 함께 계획하는 것을 승인받았고, 최고의 교습 커리큘럼인 우울증에서 빠져나오기[Break Free From Depression, 이하 BFFD] 실행을 도와주었다(보스턴 아동 병원 이웃-파트너십 프로그램, Boston Children's Hospital Neighborhood Partnerships Program, 2017).

BFFD의 목표는 우울증에 대한 학생들의 인식을 높이고 학생 자신이나 타인을 위한 도움추구 행동을 저해할 만한 위험 요인들에 대한 지식을 증진시키는 것이다. 청소년 우울증과 관련된 학생 참여 요소가 포함된 상호작용형의 파워포인트 강의, 다큐멘터리 영화, 그리고 그룹-기반 지침을 제공하는 촉진으로 구성된 자료가 보급되었다. BFFD 커리큘럼에는 자세한 진행자 가이드와 보충 자료가 포함되어 있다. 또한 도움-추구를 못하게 하는 낙인과 기타 장벽들, 영화 속 십대들이 이러한 장벽을 어떻게 조정하고 극복했는지, 그리고 마침내 그들에게 어떤 일이 일어났는지에 대한 그룹 토론이 있다. 학생들은 각 회기에서 제공되는 세밀하지만 간단한 양식을 통해 자신이나 동료를 위해 도움을 추구할 수 있도록 격려받는다(Joshi et al., 2015).

고등학생을 위한 자살 예방 중심 커리큘럼의 다른 예로는 청소년 우울과 슬픔 그 이상: 청소년 자살 예방(Teen Depression and More Than Sad: Preventing Teen Suicide)(American Foundation for Suicide Prevention, 2014)이 있다. 이 프로그램은 26분 분량의 영상과 그룹 토론, 교직원 및 학부모를 위한 또 다른 영상으로 구성된다. 청소년용 영상은 다큐드라마 형식으로 되어 있는데, 우울증과 불안 증상을 나타내는 네 개의 가상적인 상황과 관련된 증상에 대한 음성 내레이션, 그리고 그들에 대한 의학적 설명이 포함되어 있다. 예시에는 학교에서 도움-추구 과정과 비밀보장, 상담 및 심리치료 과정에 대한 간략한 소개가 포함되어 있다. 영상을 본 후에 토론 지침은 청소년 우울증의 핵심 주제와 주요우울증과 불안, 그리고 도움이 될 수 있는 치료의 의학적 측면을 강조한다. '자주 묻는 질문' 안내서에 나와 있지 않은 질문에 답해야 하는 경우가 생길 수 있기 때문에 정신건강 임상가가 필요할 수도 있다. 이 프로그램은 학급에서 요구되는 것이 최소한이고 잠재적인 맞춤형 토론을 제공하기 때문에, 학교에서 잘 받아들여진다(Joshi et al., 2015).

자살 예방을 위한 고등학교 커리큘럼의 또 다른 예는 교육과 우울 및 자살에 대한 인식을 연결하기(Linking Education and Awareness of Depression and Suicide, 이하 LEADS)(Suicide Awareness Voices of Education, 2008)이다. 이 프로그램은 1시간가량의 수업 세 번을 통해 시행될 수 있다. 이 프로그램의 목표는 지식을 향상시키는 것뿐만 아니라 우울증 치료와 자살 예방에 이용할 수 있는 자원을 강조하는 것이다—특히 정신건강 문제로 낙인찍히는 것을 어떻게 다루는지에 대해 중요하게 강조한다. 자료는 현재 CD로 이용 가능하며(곧 온라인으로 공개될 예정), 진행자를 위한 유용한 지침과 모든 활동을 위한 유인물이 포함되어 있다. 이 예방 커리큘럼은 다른 교육과정과 차별화된 점이 있는데, 즉 생길지도 모르는 위기에 대해 학교-기반 관리 지침을 제공한다는 것이다. LEADS는 가능한 정신건강 전문가와 함께 가장 잘 실시될 수 있지만, 커리큘럼과 함께 제공되는 자세한 지침을 통해 대부분의 학교 관리자 또는 수업 내 토론에 능숙한 교사가 이를 시행할 수 있다.

이러한 개입은 학교 장면에서 기분장애를 진단하고 치료하는 것뿐만 아니라, 기분장애로 발전할 위험을 줄일 수 있도록 기분 상태에 대한 징후와 증상 교육 및 정신건강, 웰빙을 촉진하는 최고 커리큘럼의 시행자 혹은 파트너로서 임상의가 어떻게 도움이 될 수 있는지를 종합적으로 강조한다. 이전 연구(Joshi et al., 2015)는 한번에 모든 걸 다 해 버리는 프레젠테이션을 지양하도록 권장했는데, 그 이유는 그렇게 하는 것이 행동변화에 효과적이지 않을 수 있기 때문이다. 나아가, 학생(및 교직원 또는 학부모)은 질문, 숙고 그리고 추적(follow-up)하기 위한 기회를 가지고 있어야 한다. 그러므로 여기서 기술된 모든 커리큘럼은 여러 회기에 걸쳐 제공되고 효과에 대해 검토해야 한다.

고위험 학생과의 관계에서 교사의 자기 효능감을 향상시키기 위한 근거-기반 프로그램의 예시로는 Kognito의 고등학교 교사의 위기(At-Risk for High School Educators) 프로그램이 있다. 이 프로그램은 정신건강 및 자살 예방에 대한 인식, 지식 및 기술을 구축하고, 고등학교 교육자들이 심리적 고통을 경험하는 학생을 인식하고 개입하며, 필요한 경우 다른 지원 서비스와 연결할 수 있도록 준비하는 상호작용 기반의 역할극 시뮬레이션을 제공한다

(Kognito, 2018).

학교 기반 우울증 예방 프로그램의 예는 Calear(2012)의 문헌 검토에 잘 요약되어 있다. 저자는 학교에서 우울증 예방 프로그램을 시행하기 전에 고려해야 할 중요한 요소를 제시한다. 예를 들어, 목표로 삼은 청중(모든 학생을 대상으로 하는 일반적인 예방교육, 높은 우울 증상을 가지고 있는 학생만을 대상으로 한 예방교육, 우울증 발병 위험이 높은 것으로 확인된 학생들만을 대상으로 선택적 예방교육), 프로그램 일정, 지지와 의뢰를 위한 프로토콜, 학교 행정 지도자로부터의 구매 확약 등이 있다. 우울증을 예방하고 정신건강에 대한 인식을 높이는 것을 목표로 하는 특정 프로그램에는 기분 체육관(MoodGYM), 펜실베이니아 회복탄력성 프로그램(Penn Resiliency Program), IPT-청소년 기술 훈련(IPT-Adolescent Skills Training: AST), 스트레스 예방접종 훈련(Stress Inoculation Training), 뇌 운전자 교육(Brain Driver's Education) 및 긍정적 행동(Positive Action)(〈표 15-4〉)이 있다.

〈표 15-4〉 학교 개입을 위해 개발된 근거-기반 우울증 예방 및 정신건강 인식 프로그램의 예

프로그램	내용
기분 체육관(MoodGYM) (http://moodgym.com.au에서 무료로 이용 가능)	아동 · 청소년 우울증을 예방하고 감소시키기 위해, 13~17세를 대상으로 개발된 인터넷-기반 상호작용형 개입이며, 담임교사가 5주에 걸쳐 매주 1시간 동안 진행함. 인지행동치료(CBT)에 기반을 둔 것임. 정보, 애니메이션으로 된 설명들, 퀴즈, 그리고 숙제 등으로 구성되어 있음
펜실베이니아 회복탄력성 프로그램 (Penn Resiliency program) (Gillham et al., 2007)	10~14세 학생을 위한 12회기로 구성된 그룹-기반 개입으로, CBT 및 문제해결 기술을 가르침. 광범위하게 연구되었고, 8개의 무작위 대조군 임상시험에서 유의하게 긍정적인 결과를 보이는 등 효과성이 입증됨
대인관계치료-청소년 기술 훈련 (Interpersonal Therapy-Adolescent Skills Training) (IPT-AST; Young et al., 2006)	IPT-기반 훈련으로, 긍정적인 관계를 발달시키고 유지하는 데 필요한 사회성 및 의사소통 기술을 교육함으로써 우울증을 예방하는 것이 목표임. 11~16세 학생을 위해 개발되었고, 2회의 개인 회기 및 8회의 그룹 회기로 이루어짐. 대인관계 역할 분쟁을 다루는 것, 역할 전환 탐색, 대인관계 결함을 다루어 주기 등의 영역에서 3개월 및 6개월 추적 관찰 시 유의한 수준의 긍정적인 결과가 보고됨
스트레스 예방접종 훈련 (Stress Inoculation Training) (Hains & Ellmann, 1994)	15~18세 청소년에게 개인 및 그룹 치료를 제공하는 CBT-기반 훈련. 매주 진행되는 9~13회기로 구성되고, 3단계의 스트레스 예방접종 모델이 포함됨: 개념화 단계, 기술 습득 단계, 그리고 기술 적용 단계. 여기서 배우게 되는 기술들에는 인지 재구조화, 문제해결, 이완이 포함됨. 적어도 두 번의 일반적인 학교-기반 연구에서 유의한 결과가 있었음

뇌 운전자 교육 (Brain Driver's Education) (Khan et al., 2014) (https://www.massgeneral.org/psychiatry/assets/pdfs/school-psych/Brain-Drivers-Education-Operators-Guide.pdf)	하버드 프로그램 내 메사추세츠 일반 병원 학교 정신의학 소속인 아동 · 청소년 정신과의사와 보스턴 학교의 교육자가 개발한 프로그램. 정서적 자기조절에 대한 근거-기반 커리큘럼. CBT 요소, 변증법적 행동치료 및 기타 널리 사용되는 치료법 및 접근 방식을 사용해 마음-몸 건강과 건강한 대인관계를 이루기 위한 접근법. 예비 연구에서 정서 조절과 갈등 해결에 있어 유의미한 긍정적인 결과를 보여 줌. 대부분의 학생이 그들의 일상생활에 커리큘럼이 유용하다고 함
긍정적 행동 (Positive Action) (Lewis et al., 2013) (https://www.positiveaction.net)	또래 간 협력을 촉진하면서 생득적 학습을 촉진하는 근거-기반 교육 프로그램. 긍정적인 행동이 긍정적인 자기-지각을 이끈다는 생각을 수용함. 다양한 학년 수준에 맞게 조정됨. 학업 성취도를 높이고 문제 행동을 줄이는 것으로 나타남. 개입의 주제는 정신적/신체적 건강, 행동, 가족, 학업 및 약물 사용을 다룸. 이 프로그램은 교사가 하루에 15분 정도만으로도 실행할 수 있도록 설계됨

교실 개입을 통한 예방으로부터, 주 정책 및 새로운 법률에 이르기까지

2016년에 캘리포니아는 중학교 1학년에서 고등학교 3학년 학생이 있는 모든 공립학교 학군이 자살 예방위원회 정책 및 행정 규정을 개발해야 한다고 정한 최초의 주가 됐다.

캘리포니아 교육부(2017)에서 본보기가 될 만한 자살 예방 정책을 개발했고, 정신건강 증진 및 자살 예방을 위한 K-12 도구(K-12 Toolkit for Mental Health Promotion and Suicide Prevention)(Joshi et al., 2017)에는 중학생 이전에도 시행될 수 있는 근거-기반 자살 예방 프로그램과 사회적-정서적 학습 전략이 포함되어 있는데, 여기에는 PAX 좋은 행동 게임(PAX Good Behavior Game)(https://www.goodbehaviorgame.org/pax-science), 대안적인 사고 전략들을 촉진하기(Promoting Alternative Thinking Strategies, 이하 PATHS)(http://www.pathstraining.com/main/curriculum)와 같은 것들이 있다. '좋은 행동 게임'은 초등학생이 지도받는 시간 동안에 적절히 과제에 집중하는 행동(on-task behavior)을 보여 주면 보상을 받게 되는 일종의 교실 게임이다. 그것은 억제 능력을 강화하고, 자기조절능력을 확장하며, 사회적-정서적 기반을 향상시킴으로써 다양한 사회적/정서적 영역에서 장기적인 이점을 보여 주었다. 더욱이 초등학교 재학 중 이 게임에 참여한 아동은 이후의 학교생활 동안 자살 위험도가 유의미하게 감소했다. PATHS는 초등학교 아동의 교육과정을 강화하고 사회적 및 정서적 역량을 증진하는 동시에 공격성과 행동 문제를 줄이는 데 효과가 있음을 보여 주었다.

학교 장면에 참여하고 파트너십 형성하기

학교 장면에 어떠한 개입을 도입하기 전에 임상의는 작업 관계를 육성하고 학교 직원 및 관리자와의 신뢰를 구축(및 유지)하는 데 지침을 제공하는 이전 연구들을 인식하고 있어야 한다. 특히 학교 공동체에서 누군가가 자살하는 것처럼 비극적인 사건에 직면하는 경우에 그렇다(Bostic & Rauch, 1999; Waxman et al., 1999; Weist et al., 2001). 학교 상담의 세 가지 R(Bostic & Rauch, 1999)에는 개발되고 증진될 필요가 있는 관계(relationship), 중요하거나 민감한 기간 동안 인간의 동기에 대한 인식(recognition), 어렵고 도전적인 문제에 대한 대응(response)이 포함된다. 학교 정신건강 컨설턴트에게 있어 관리자와의 대면 면접은 학교 시스템과 가장 도움이 필요한 사람들에 대한 대응을 향상시킬 기회뿐만 아니라 시스템 전체를 강화시킬 수 있는 기회를 제공한다(Joshi et al., 2015).

첫째, 컨설턴트는 학생, 학부모, 더 큰 학교 커뮤니티를 중심으로 관련된 전문가와의 관계를 강화하고, 그들 사이에 다리를 놓는다. 학교 정신건강을 위한 학부모, 교직원 및 치료자 간의 이러한 파트너십은 학교 정신건강에서 지원 동맹이라고 불려 왔으며, 이에 대해서는 앞에서 기술된 바 있다(Feinstein et al., 2009). 둘째, 학교 컨설턴트는 학교 공동체를 교육하기 위해 기분장애 및 자살 예방에 대한 조직화된 커리큘럼을 도입하는 경우, 건강한 변화를 방해할 수 있는 저항과 인간 동기에 대한 인식을 증진시켜야 한다. 지도 원칙에는 학생, 부모, 교사 및 관리자의 소망(wishes)과 동기를 알아내고, 변화에 대한 어떠한 저항도 없애도록 노력하는 것이 포함된다. 예를 들어, 보편적인 자살 예방 전략의 착수에 주저하는 것은 종종 두려움으로부터 비롯된다(예: 그러한 프로그램이 취약한 아동·청소년뿐만 아니라 이전에 자살을 고려하지 않았던 아이들에게까지 자살에 대한 생각을 심어 놓을 수 있다는 것). 셋째, 학교 컨설턴트는 교직원이 문제에 대응하도록 도울 수 있다. 지도 원칙에는 교직원에게 어려움을 겪고 있는 학생들에게 다가가서 가르치기 위한 새로운 기술을 제공하는 것, 학교에서 학생들을 통합하기 위한 공통된 목표를 찾는 것, 지역사회 내의 부모들에게 접근하는 것, 공유된 목표를 향한 발달적인 단계를 결정하는 것이 포함된다(Bostic & Rauch, 1999). 마지막으로, 학교 컨설턴트는 아동·청소년 정신건강을 지지하는 새로운 연구 기반의 구조적 변화와 학교 분위기의 변화를 주장하기 위해, 그/그녀가 지금까지 학교 행정과 학교 지역에서의 리더십을 통해 쌓아 온 신뢰를 활용할 수 있다. 이러한 변화에는 ① 수면을 향상시키기 위해 학교 시작 시간 늦추기(Adolescent Sleep Working Group, 2014), ② 아동·청소년의 주요한 그리고 일상적인 스트레스가 되는 생활 사건의 원천에 대한 상세한 자기-성찰(Wagner et al., 1995), 가령 심한 학업 스트레스가 있는 지역사회에서 아동 · 청소년은 단지 학업적 성과로만 자신의 평가된다고 생각할 수 있으며, 탁월해야 한다는 압박은 학교에서 그들의 성공의 중요한 척도가 된다(Ang & Huan, 2006), ③ 지역 교육청의 행정 규정에 따라 공식적인 자살 예방 정책을 채택하는 것(Joshi et al., 2017)이 포함된다. 앞에서 설명한 세 가지 동기 강화(empowering) 원칙은 개인 및 가족치료에서 공통적으로 사용되는 치료적 기술이 교육 전문가, 학생 및 대규모 학교 커뮤니티를 동시에 지원할 수 있는 전략으로 시행될 수 있게 한다(Joshi et al., 2015).

교사는 학습 환경을 통제하는 가장 가까이 있는 어른이기 때문에 교사가 조기에 그리고 자주 참여하는 것이 건강하고 오래 지속되는 지원 동맹을 구축하는 데 중요하다. 자녀가 어릴 때, 학부모나 보호자가 자원봉사나 학교 체험학습 보조자로 나서는 것은 교직원과 보다 쉽게 관계를 맺을 수 있는 방법 중 하나이다. 아동 · 청소년이 중학교와 고등학교를 거쳐서 성장하게 되면서부터는 부모로서 관여하기가 더욱 어려워진다.

〈표 15-5〉에는 학교의 조정(accommodation)을 필요로 하는 아동 · 청소년을 지원하기 위해, 학교 팀에 관여하는 간단한 방법에 대한 부모들의 조언이 제시되어 있다.

〈표 15-5〉 학교의 조정이 필요한 아동 · 청소년을 위한 부모의 교직원 관여 전략

전략	설명
각 교사와 친해지도록 특별한 노력을 기울이라.	자신을 알리고 접근하기 쉽게 만드는 데 특별한 노력을 기울이라: 개인적으로 자신을 소개하고, 각 교사와 눈을 마주치고, 만약 문제가 발생한다면 당신이 언제든 시간을 낼 수 있다는 점을 알리라.
첫 모임 이후 지속적으로 1년 동안 연락을 유지하라.	만일 문제가 발생하면, 교사에게 의심의 여지를 갖게 하라(대부분 좋은 의미이며, 자녀/학생이 바르게 처신하기를 원한다).
약물이나 치료의 어떤 측면이 변경되었을 때, 교사가 알도록 하라.	부모와 마찬가지로 교사 역시 학생의 증상이나 약물 부작용을 다루는 데 어려움을 겪을 수 있다. (비난하거나 적대적인 접근방식 대신에) '우리는 모든 걸 함께합니다'라는 태도로 교직원에게 다가가면, 긍정적인 반응을 얻게 될 가능성이 더 크다.
모든 것이 순조롭게 진행되어 갈 때, 교사가 알도록 하라.	특정 교사나 교직원에 대해서 교장에게 가끔 감사의 말이나 감사의 표시를 하는 것은 팀워크를 키우고, 지원 동맹을 발달시키는 데 도움이 된다. 사무실에서 자원봉사를 하거나 기금-모금 활동에 참여해, 부모 스스로가 학교의 자산으로 자리매김하라. 부모들이 학교 교직원과 긍정적인 업무 관계를 구축하기 위해 할 수 있는 일이 많을수록, 자녀를 위한 추가적인 서비스를 요청할 때 더 효과적일 수 있다.

전략	설명
교사나 교직원과의 관계가 어려운 경우, 당신이 가진 선택지가 무엇인지 알라.	특정 교직원과의 문제는 부드럽게, 그렇지만 직접적으로 해결하라. 문제가 계속된다면 해당 문제해결에 교장을 관여시키고, 문제를 함께 해결해 나가려고 노력하는 태도를 취하라. 결국에는 학급을 바꾸거나 다른 학교를 찾아야 할 수도 있다. 자녀들은 그들에게 맞추어서 적응하는 것을 원치 않거나 어려워하는 교사에게 대처해야 하는 일이 없더라도 해야 할 일이 충분히 많다.
다른 전략들을 사용하라.	모든 가능성을 탐색하고 적절한 모든 서비스를 요청하라. 자녀의 학군(및 다른 곳)에서 유사한 조건에 있는 아동 · 청소년을 위해 무엇이 행해졌는지에 대해 잘 알아두라. 다른 부모로부터의 지원을 찾아보라(혹은 이 장의 마지막에 제시된 조직에 가입하라). 제안을 함으로써 협력적이 되고, 제안에 대해 개방적이어야 한다. 부모의 권리와 자녀의 권리를 알고 있으라. 모든 개입에 대해 전반적으로 자세히 기록하고 그것을 바인더에 정리하라. 그리고 친근하게 행동하며 감사를 표하라(예: 회의에 구운 빵이나 다과를 가져오기).
특정 행동들은 피하라.	요구하거나, 대안들에 대해 듣지 않거나, 위협하지 말라.

출처: Evans & Andrews, 2005; Fristad & Goldberg Arnold, 2004; Parents Helping Parents: http://www.phponline.org); Understood.org 2015.

〈표 15-6〉에는 언제 학교가 도움이 되었는지, 어떤 전략이 포함되거나 제외되어야 하는지에 대한 청소년의 의견이 제시되어 있다.

부모가 기분장애를 가진 자녀를 위해 학교에 중요한 조정을 요구할 때, 그들이 가진 권리와 자원이 무엇인지 아는 것은 중요하다. 미국에서 관련된 주요 법률은 「장애인 교육법(Individuals With Disabilities Education Act, 이하 IDEA)」, 「장애인 교육 개선법(Individuals With Disabilities Education Improvement Act, 이하 IDEIA)」 및 「1973년 재활법(Rehabilitation Act)」의 504항이다. IDEA는 일반적인 교육 서비스로부터 혜택을 받을 수 있는 능력에 영향을 미치는 장애가 있는 학생에게 적용된다. 504항은 일반 교육(정규교육 학급) 장면에 있는 학생에게 적용되며, 이러한 조정은 IDEA에 비해서 동일한 양의 평가나 서비스 강도가 필요하지 않기 때문에 더 시기적절하게 시행될 수 있다. 〈표 15-7〉에는 IDEA와 504항의 조정 간에 주요 차이점이 열거되어 있다. 사립학교는 공립학교와 동일한 정도로 IDEA 혹은 504항을 준수할 의무가 없지만, 일반적으로 교육 커리큘럼에 대한 학생의 접근 가능성을 극대화하기 위해 공식적으로 알려진 IEP와 유사한 것을 만들도록 가족 및 지역 교육구와 협력할 것이다(Evans & Andrews, 2005).

〈표 15-6〉 교육자에게 전하는 청소년의 조언

청소년 의견	교육자에게 적용
"그것이 결코 언급되지는 않았지만, 언급될 필요가 있어요."	교실에서 정신건강에 대해 대화할 수 있는 기회가 만들어져야 한다.
"어른들이 청소년의 말을 듣지 않을 때, 청소년 또한 그 말을 다시 듣고 싶어 하지 않아요."	어른이 경청하려고 분명한 노력을 기울일 때, 십대 청소년들은 존중받고 가치가 있다고 더 느끼는 경향이 있다.
"학교는 학생들의 피드백에 더 귀를 기울이고, 그 피드백을 통합하기 위해 노력해야 해요."	학교는 십대 청소년의 삶에서 중요한 부분이다. 수업을 어렵게 만드는 구조적 스트레스 요인의 일부를 줄이기 위해서 학교가 적극적으로 조치함으로써 학생들이 받는 스트레스를 완화시킬 수 있다(특히 기분장애를 가진 청소년의 경우). 만일 가능하다면, 학교생활에 영향을 미치는 주요 의사결정 및 소규모 업무조직의 변경 시에 청소년 대표가 관여하도록 포함시켜야 한다.
"우리 학교는 경쟁이 매우 치열해서, 어느 시점에서는 누구나 불안이나 우울을 겪을 수밖에 없어요."	스트레스가 많은 학교 환경은 기존의 정신건강 상태를 악화시키고 전반적인 정신건강과 웰니스를 유지하기 어렵게 만들 수 있다. 학교 시작 시간 늦추기(청소년 수면 워킹 그룹, Adolescent Sleep Working Group, 2014) 및 학생들에게 자유/준비 시간을 제공하기와 같은 구조적 변화는 학생들이 더 잠을 푹 잘 수 있고, 학습 능력을 향상시킬 수 있게 한다.
"학생들이 15분 동안 수업을 벗어나 웰니스 센터에서 휴식을 취할 수 있게 된 건 정말 놀라운 일이에요."	학생들에게 정신건강 문제와 일상적인 스트레스 요인을 다룰 수 있는 안전한 공간을 제공하고, 해당 공간은 컨디션이 안 좋은 날에 휴식을 취하거나 심지어 그냥 휴식이 필요한 경우에도 매우 유용하며, 학생들의 정신적 웰빙과 학습을 위한 준비에 도움이 될 수 있다.
"내게 어려운 수업이 하나 있는데, 선생님은 제가 노력하지 않는다고 생각해요……. 선생님은 항상 수업 중에 애들 앞에서 제 이름을 부르시고, 실제 저보다 제 자신이 더 멍청하다는 느낌을 들게 하세요."	정신건강 문제로 고군분투한다고 해서, 그게 학생들이 덜 똑똑하다는 걸 의미하지는 않는다. 교사들은 정신질환의 통제할 수 없는 또는 심한 고통을 학생이 어떻게든 성공적으로 할 수 없다는 신호로 오해한다. 교사가 학생의 정신건강과 그들의 능력을 분리시켜서 보는 것이 중요하다.
"선생님은 차분했고, 저에게 공감적이었어요."	어려운 시간을 겪고 있을 때, 침착함을 유지하며 경청해 줄 수 있는 신뢰로운 교사가 있다는 건 매우 중요하다. 특히 그 교사가 학생이 자신의 문제를 공유하는 유일한 사람일 수 있기 때문에 그렇다.

청소년 의견	교육자에게 적용
"선생님들이 솔직하게 열려 있었기 때문에 저도 솔직하게 열린 마음일 수 있었어요."	많은 청소년은 교사가 자신의 취약점이나 개인적인 이야기를 공유함으로써 더 접근하기 쉽고 더 신뢰할 만한 사람이라고 느끼도록 한다는 사실에 동의한다(다만, 교사의 사적인 스트레스 요인이 과도하게 공유되거나, 학생에게 잠재적인 '부담'이 되지 않도록 주의 깊게 행해져야 한다). 개인적인 이야기를 공유하기로 결정한 경우에, 동료와의 상담은 필수적인 과정일 수 있다.
"그는 내가 잘 지내는지 확인하기 위해, 하루 중 시간을 따로 내어주었어요."	가장 작은 것이 가장 큰 영향을 미칠 수 있다. 다른 자원이 없는 학생들의 경우, 교사가 자신에 대해 생각하고 자신의 최대 관심사를 염두에 두고 있다는 사실을 아는 건 매우 중요하며 학생들에게 위안이 될 수 있다.

출처: Children's Health Council Teen Wellness Committee, 2018.

IDEA가 적용되기 위해서 학생은 13개 장애 범주 중 적어도 하나에 해당되어야 한다. 주요 기분장애가 있는 학생에게 서비스가 제공되는 일반적인 범주로는 '기타 건강 손상(other health impaired, 이하 OHI)'과 '정서장애(emotional disturbance, 이하 ED)'가 있다. 부모는 ED로 명명된 그들의 자녀에 대한 편견을 걱정할 수 있으며, 일부 교사는 이러한 학생을 '문제아'로 간주할 수도 있다. 이러한 교사들은 파괴적인 행동을 생물학적인 상태에 기반한 증상이 아닌, (단지) 고의적인 불복종으로 간주할 수도 있다. 이런한 이유 때문에, 어떤 학생들에게는 OHI가 더 적합할 수 있다. OHI에는 주의력결핍/과잉행동장애 및 학업에 영향을 줄 수 있는 의학적 상태와 같은 다른 상태들도 포함된다. 이러한 명칭은 정신건강에 대한 낙인을 줄일 수 있을 뿐만 아니라 주요기분장애의 생물학적 측면이 어떻게 학습, 사회적 관계, 그리고 학교생활 전반에 대한 참여에 영향을 미치는지에 대해 학교가 고려할 수 있도록 장려할 수 있다. 또한 교육 및 규율에 대한 결정을 할 때 더 좋은 정보를 제공하는 도움을 줄 수 있다(예: 기분장애와 관련된 파괴적인 행동은 학생이 통제할 수 없음을 강조; Evans & Andrews, 2005; Understood.org, 2015).

〈표 15-7〉 장애인 교육법(IDEA) 대 1973년 재활법 504항

기제	IDEA	504항 계획
적격성	13개의 자격범주 중 최소 1개를 충족해야 함	'실제적으로 제한된' 상태(예: 주의력결핍/과잉행동장애, 주요기분장애)가 있어야 함
요구사항	학교 내에서 여러 단계 평가를 완료하고, 그에 기반하여 작성된 개인맞춤형 교육 계획	교실 내 조정에 대한 합의된 것들의 목록
장점	연방 자금은 지역 교육구로 전달됨. 구체적이고 측정 가능한 광범위한 수정과 서비스 제공의 가능성	편리하고 융통성 있음
단점	완료하는 데 많은 서류 작업과 시간이 필요하며, 일반적으로 심리검사가 포함됨	학교에 할당된 추가 자금은 없음. 계획하기는 쉽지만 특히 (여러 학급과 교사가 있는) 중학교와 고등학교에서 일관성 있게 시행하기가 더 어려울 수 있음

출처: Fristad & Goldberg Arnold, 2004.

학교 장면에서 기분장애의 흔한 표현들

〈표 15-8〉은 주요우울장애 또는 소아 양극성 장애를 겪는 학생들을 위한 교육적 함의와 교실 내 전략들을 강조한다.

〈표 15-8〉 기분장애의 교육적인 징후와 교실 내 전략들

교육적인 징후	지도 전략과 교실 내 조정 사항들
계절성 또는 주기적일 수 있는 기분, 에너지 및 동기의 변동(MDD/PBD)	기분, 에너지 및 동기가 낮은 기간에는 학업량과 요구 사항들을 줄이라. 기분, 에너지 및 동기가 증가하거나 특히 높을 때는 그에 따라 조정하라.
주의집중 또는 과제 완수의 어려움(MDD/PBD)	주의집중력이 저조할 때, 학생들에게 오디오북이나 녹음된 설명을 제공하라.
복잡한 지시를 이해하기 어려움. 긴 글을 읽는 데 어려움이 있음(MDD/PBD)	과제를 더 작은 부분들로 나눈 다음 학생의 진행 상황을 모니터링하고, 이해 정도를 주기적으로 확인하라.
수면곤란(MDD/PBD)으로 인해 제시간에 등교하는 것과 이른 아침 시간에 '학습 준비'가 어려움	필요한 경우 별도의 학업 공간을 마련하여 늦게 도착하는 경우를 조정할 수 있도록 하라. IEP 또는 504항 계획이 이것을 설명한다는 것을 확실히 하라—특히 약물 변경 동안에 적절하다.

교육적인 징후	지도 전략과 교실 내 조정 사항들
쉽게 좌절하고, 슬픔, 당혹감 혹은 격노 감정이 쉽게 촉발됨(MDD/PBD)	학생이 스스로를 다시 통제할 수 있을 때까지 머물 수 있는 사적인 공간을 확보하라.
사회 기술, 경계 및 또래 관계(MDD/PBD)의 어려움	학생이 교실 적응에 도움이 될 것이라고 생각하는 또래 옆에 앉을 수 있게 하고, 필요에 따라 이를 변경할 수 있게 하라.
인지적, 신체적 능력의 변동 및 특히 약물 변경에 따른 부작용	학생이 압도되지 않도록 과제와 수업 시간을 조정하라. 물을 마시고 화장실에 가는 시간이 빈번할 수 있으며, 필요에 맞게 이를 조정하라.
계획, 조직화 및 추상적 추론에서의 손상(MDD/PBD)	이를 향상시키기 위해서 작업 치료사, 학교 심리학자 또는 학습 전문가와 함께 기술 훈련을 제공하라.
지각된 비판에 대해 고조된 민감성을 보이는 경향이 있으며, 외견상 작은 일에도 감정적으로 반응할 수 있음(MDD/PBD)	자기-진정 전략을 위한 계획을 세우라(일기 쓰기, 음악 듣기, 그림 그리기, 교실 밖에서 걷기, 혹은 정해진 기간에 교사의 심부름을 하기).
과장된 자존감을 보이는 경향이 있으며, 자신의 능력(PBD)을 과대평가할 수 있음	교직원은 학부모, 치료자 또는 의사에게 학생의 기분 변화 주기에 대해 물어보고, 그에 따라 커리큘럼, 수업 지원 및 활동을 조정할 수 있다. 문제해결 기술 훈련이 특히 도움이 될 수 있다[소아 양극성 장애에 대한 청소년 가족-중심 치료(Adolescent Family Focused Therapy for Pediatric Bipolar Disorder)에서 발췌, Miklowitz et al., 2013]
상황을 논리적으로 평가하는 능력을 방해하는 높은 수준의 불안을 경험할 수 있음. 교육적 요구사항들을 의사소통하기 어려움 또는 수치심/자기-의심(MDD/PBD)	학생이 가장 잘 알고 신뢰하는 '지도 교직원'을 갖게 하라: 어려움을 겪을 때 도움을 주고 단일한 의사소통이 가능한 학생에게 솔직한 지도 상담사, 행정관, 교사 혹은 기타 교직원
학업 및 활동에 대한 관심이 현저히 감소함. 특히 그룹 과제 시 문제가 됨(MDD)	학생이 교실 적응에 도움이 될 것이라 생각하는 또래와 같이 그룹 활동을 할 수 있게 하라. 만일 필요한 경우에는 변경하라.
특히 약물이 변경될 때 인지적, 신체적 능력의 변동과 약물 부작용이 있음(MDD/PBD)	학생이 압도되지 않도록 과제와 수업 양을 조정하라. 물을 마시고 화장실에 가는 게 빈번할 수 있고, 필요에 따라 이를 조정하라.
흥미결여, 동기 상실 또는 과도한 결석으로 인해 성적이 유의미하게 저하될 수 있음(MDD)	기대치를 조정하고 학생, 학부모 및 지도 상담사와 정기적으로 만나 진행 상황을 검토하라. 교육 목표는 유연하고 현실적이어야 한다(학교 적응 실패와 충족되지 않은 기대는 우울 증상을 악화시킬 수 있음).

교육적인 징후	지도 전략과 교실 내 조정 사항들
'흑백 논리'적으로 생각하는 경향(모든 게 다 나쁘거나, 모든 게 다 좋거나)(MDD/PBD)	낮은 지점에서부터의 성과를 보여 줄 수 있는 성과에 대한 기록을 가지고 있으라.

IEP=개별화된 교육 계획(individualized education plan), MDD=주요우울장애(Major depressive disorder), PBD=소아 양극성 장애(pediatric bipolar disorder).

출처: California Department of Education, 2014; Chokroverty, 2010; Papolos & Papolos, 2002.

학생들이 초등학교에서 중학교, 그리고 고등학교로 전환되고, 특히 성인 초기로 전환될 때, 기분장애는 학교 장면에서 관리하기가 훨씬 더 어려워질 수 있다. 〈표 15-9〉에는 학교 생활에 있어서 각기 다른 단계로 전환될 때, 모든 학생에게 고려되어야 할 고유의 발달적 요소 중 일부가 나열되어 있다.

〈표 15-9〉 전환기(초등학교에서 중학교, 중학교에서 고등학교, 고등학교에서 그 이후의 학업 기간) 동안 기분장애를 관리하는 데 있어서 특별한 어려움

초등학교에서 중학교로
책임감과 독립성의 수준이 증가한다.
독립성이 더 커지는 방향으로 관계(가족 및 학교)가 변화되지만, 학생은 여전히 지도감독과 지원이 필요하다.
스트레스 수준은 학교를 배정받음에 따라 증가할 수 있으며, 새로운 신체적, 개인적, 사회적 영역을 탐색할 필요가 생긴다.
인지, 추론 및 계획 수준이 더 높아진다.
아동은 전적으로 자기-중심적 세계관에서 점점 멀어진다.
독립성이 더 커지는 방향으로 학부모와 교사의 기대가 변화한다.
어른들은 학습장애와 정신건강 문제를 파악하고 기록하는 데 주의를 기울여야 할 필요가 있다.
일부 학생들은 소셜 미디어와 휴대전화를 사용하기 시작한다.
사춘기/성적 성숙은 일부 아동의 경우, 4학년 또는 5학년 때 가속화될 수 있다(신체적 변화/신체상에 대한 염려).
또래 괴롭힘과 인터넷 안전성에 주의를 기울여야 한다.
부모나 보호자는 특별한 조정이 필요한 경우, 504항 계획 또는 개별화된 교육 계획(IEP)을 신청해야 한다.

중학교에서 고등학교로
독립성으로의 이행은 초등학교-중학교에서의 전환에 비해서 훨씬 더 커진다.
부모는 위압적인 태도를 보이지 않고, 꾸준히 관여하고 지지적일 필요가 있다.
학문적 요구가 증가한다.
학생들은 학업과 행동 모두에서 더 많은 주인의식을 가져야 한다고 기대된다.
학업적 요구가 증가함에 따라, 학습장애가 더욱 분명해질 수 있다.
사회적 압력과 문화적, 사회적 정체성에 대한 잠재적인 걱정이 발생한다.
소셜 미디어 사용이 증가한다(위험성을 아는 것이 아동 · 청소년에게 중요해진다. 인터넷 안전성에 대한 필요가 중요해진다).
사춘기/성적 성숙이 더 적절한 문제가 된다(신체적 변화/신체상에 대한 염려).
또래의 괴롭힘, 마약, 알코올 및 사이버 괴롭힘에의 노출이 증가할 수 있다.
학습장애 및 정신건강 문제와 504항 계획 혹은 IEP가 업데이트되고 문서화되어야 한다.
고등학교에서 고등학교 이후와 대학으로
개인은 자신의 미래에 대한 소유권을 가져야 한다.
청년들은 더 큰 독립성을 가지고 정신건강 문제를 인식하는 법을 배워야 하며, 졸업 후 가장 '적합한' 대학이나 직장 환경을 찾기 위해 신뢰할 수 있는 성인과 함께 개방적으로 작업할 수 있어야 한다.
부모는 10대가 'TAY' 그룹(전환기 연령의 청소년, 18~25세)으로 전환됨에 따라, 개방적인 의사소통을 유지하고, 비상 상황에 대비해야 한다.
학업적 요구는 일반적으로 증가한다.
성인 초기가 시작될 때, 다음 작업을 완료해야 한다:
대학을 방문하고, 자신에게 가장 적합한 것을 결정하는 데 도움이 될 올바른 질문을 함
의료 기록 전송 및 갱신
ACT, SAT, 대학 지원 및 4년 동안의 계획을 준비하기
학부모와 상담자는 장해가 있는 학생이 표준화된 시험과 대학에 필요한 서류를 가지고 있는지 확인해야 한다.
개인은 조기에 도움을 구하기 위해, 정서적 고통의 징후를 알 필요가 있다.
청년들은 새로운 삶의 전환이 일어날 때(친구나 지역사회로부터 멀어짐), 우울과 불안의 위험이 더 높다는 것을 인식해야 한다.
학생들은 학습 장해 및 정신건강 장애 문서를 갱신하고, 대학 지원 담당관과 연락할 필요가 있다.

출처: Joshi et al., 2017.

교육자를 위한 자기-관리 전략

경미한 기분장애 및 주요기분장애가 있는 아동 · 청소년과 관계가 있고 이들을 가르치는 교육자는 다양한 업무-관련 문제나 개인 성격 특성으로 인해, 연민 피로(compassion fatigue)를 경험하거나 소진(burnout)될 위험이 있다. 전문성이 이기심 및 박탈감과 동등하게 여겨질 필요는 없다. 학생들로부터의 피드백과 학부모 만족도는 교사들의 웰빙 및 직업 만족도와 상관관계가 있었다(Derenne, 2018; Feinstein et al., 2009). 이러한 문제를 해결하기 위한 몇 가지 전략이 있다. 자기-관리(self-care), 회복탄력성(resilience) 및 웰니스(wellness)는 초, 중, 고교에서 대학, 전문학교에 이르는 교육자 전반에 걸쳐서 상호 관련된 구성요소들이다. **자기-관리**는 자신을 돌보기 위해 취하는 행동을 말한다. **웰니스**는 건강이나 웰빙에서 만족감을 느끼는 상태를 의미하며, 일반적으로 일관되고 좋은 자기-관리 전략들과 관련이 있다. 자기-관리와 웰니스는 모두 **회복탄력성**을 함양할 수 있는데, 이러한 회복탄력성은 내부 및 외부 자원을 고갈시키지 않고 효율적으로 문제를 다루는 능력을 말한다(Robinson, 2018). 동료들과의 의미 있는 교류와 연결은 스트레스가 많은 직업에서 장기근속을 유지하는 가장 효과적인 기술 중 하나이다(Adams, 2018). 외상을 입은 많은 학생과 함께 학교 장면에서 일하는 교육자들은 이차적 외상성 스트레스를 경험할 위험이 있는데, 중요한 타인이 경험한 외상 사건에 대해 알게 되는 것이 감정적 결과를 초래할 수 있다. 또한 이차적 외상성 스트레스는 외상을 입거나 고통받는 사람을 돕거나 (돕길 원해서) 발생하는 스트레스라고 말할 수 있다(Figley, 1995; Hydon et al., 2015).

〈표 15-10〉은 교직원의 연민 피로와 소진을 예방하기 위한 전략들을 고찰한 것이다.

〈표 15-10〉 교직원의 연민 피로 및 소진 방지 전략

개인 생활과 직업 생활 사이에 적절한 경계를 유지하라.
의미 있는 관계와 기쁨을 증가시키기 위해 활동과 관계에 투자하라.
좋은 자기-관리를 일관적으로 실천하라. 적절한 수면 습관, 좋은 영양 섭취 및 적당한 정도의 규칙적인 운동을 하라.
자기-인식, 효과적인 대인관계 및 자기주장, 시간관리, 그리고 조직화 기술을 향상시키라.
교육적 업무 외에도 행정 및 리더 역할을 포함하도록 작업을 다양화하라.
정기적인 지도감독 및 동료 지원에 참여하고 의미 있는 업무 관계를 발달시키라.
적절한 간격으로 정기적인 휴가를 가지라.

출처: Derenne, 2018에서 적용함.

임상적 핵심 요점

- 아동 · 청소년은 주중에 깨어 있는 시간의 상당 부분을 학교에서 보낸다(≥35시간). 따라서 학교 장면은 기분장애가 있는 아동 · 청소년의 일상생활에 개입하기에 이상적인 장소이다.
- 교육자는 임상의를 위한 '눈과 귀'이자 전문 상담자가 될 수 있으며, 기분장애가 있는 아동 ·

청소년이 신뢰할 수 있는 성인으로서 역할을 하고, 관련 부모, 동료 및 다른 사람들을 위한 파트너 역할도 수행할 수 있다.

- 임상의는 교육자가 모든 학생, 특히 경미한 기분 증상과 주요기분장애가 있는 학생에게 다가가서 지도하는 데 도움을 주는 전문 상담자가 될 수 있다.
- 전국적으로 자살률이 증가함에 따라 스트레스, 고통 및 장애에 대한 보편적인 교육을 장려하고, 정신과 입원 및 자살을 포함한 기분장애에 기인된 심각한 문제들에 대해 교육자들이 '선제적인' 1차 예방에 참여할 수 있는 방법을 홍보하는 것이 더욱 중요해졌다.
- 기분 문제는 일반적으로 가정, 사회 및 교육 장면에 걸쳐서 나타나며, 학교에서는 개입의 범위가 훨씬 더 넓다. 따라서 교직원과 학교 임상의는 교육 및 행동 전략을 시행하여 학업적, 사회적 성과를 최적화하고, 가능한 한 기분장애 아동·청소년에게 맞는 최상의 결과를 만들어 낼 수 있도록 도움을 줄 수 있다.

유용한 학교 정신건강 웹사이트[3)]

Center for MH in Schools and Student/Learning Supports at UCLA
(http://smhp.psych.ucla.edu)
: 정신건강, 학교 및 교육과 관련된 중요한 정보를 제공한다.

Collaborative for Academic, Social, and Emotional Learning
(CASEL; https://casel.org)
: 'CASEL Select'는 다섯 가지 핵심적인 사회-정서적 학습 기술 영역을 아우르는 훌륭한 프로그램이다. 이 프로그램의 효과를 입증한 잘 설계된 연구가 최소 한 개 이상 있으며, 기초교육 이상의 전문적인 개발 지원을 제공한다.

HEARD Alliance
(Health Care Alliance for Response to Adolescent Depression; http:///www.heardalliance.org)
: 자살 예방 및 정신건강 증진을 위한 자료를 제공하는 협력 웹사이트로서, 유치원에서 고3까지를 대상으로 하는 'K-12'라는 우수한 임상 도구모음을 제공한다.

3) Bostic과 Hoover (2018)에서 인용.

LD OnLine
(http://www.ldonline.org)
: ADHD를 포함한 학습장애 학생들을 위해, 학년 변화 시기에 유용한 정보를 제공한다.

IDEA Partnership
(http://www.ideapartnership.org)
: 장애인교육법(Individuals With Disabilities Education Act, IDEA)의 변경사항에 대한 최신 정보를 제공한다.

Massachusetts General Hospital School Psychiatry Resource site
(https://www.massgeneral.org/psychiatry/services/treatmentprograms.aspx?id=2086)
: 정신장애 및 증상에 대한 개입 방법, 장애를 평가하고 치료를 모니터링하기 위한 평정 척도 등 학교 직원, 부모 및 임상가를 위한 정신건강 정보를 제공한다.

National Center for School Mental Health
(http://www.schoolmentalhealth.org)
: 학교 내 임상가, 교육자, 가족 및 학생을 위해 학교 정신건강과 관련된 유용한 자료를 제공한다.

National Child Traumatic Stress Network
(http://www.nctsn.org)
: 교육자가 불안, 외상 및 상실 경험 가진 학생에게 다가가고 그들을 교육하는 데 매우 유용한 자료를 담고 있다. 교육자가 부모, 아동 및 언론을 대상으로 인재 및 자연재해에 대해 이야기할 때 사용할 수 있는 유용한 팁을 제공하며, 교육자의 소진 예방을 위한 자료 또한 제공한다.

Promising Practices Network (PPN) on Children, Families and Communities
(http://www.promisingpractices.net/programs.asp)
: 아동의 치료 결과를 향상시킬 수 있는 프로그램과 임상 지침을 요약하여 제공한다.

Suicide Prevention Resource Center
(http://www.sprc.org/featured_resources/bpr/index.asp)
: 자살 예방을 위한 우수한 임상 지침을 제공한다.

What Works Clearinghouse
(WWC; http://ies.ed.gov/ncee/wwc)
: 학업 및 정신건강을 포함하여, 학교에서 '무엇이 효과가 있는지'를 살펴본 광범위한 범주의 연구결과에 대한 정보를 제공한다.

참고문헌

Adams C: 12 smart ways to fight teacher burnout that really work. March 1, 2018. Available at: https://www.weareteachers.com/prevent-teacher-burn-out. Accessed September 22, 2018.

Adolescent Sleep Working Group; Committee on Adolescence; Council on School Health: School start times for adolescents. Pediatrics 134(3):642-649, 2014 25156998

American Foundation for Suicide Prevention: More Than Sad Curriculum for Students, Teachers, and Parents. New York, American Foundation for Suicide Prevention, 2014

Ang RP, Huan VSS: Relationship between academic stress and suicidal ideation: testing for depression as a mediator using multiple regression. Child Psychiatry Hum Dev 37(2):133-143, 2006 16858641

Bostic JQ, Hoover SA: School consultation, in Lewis's Child and Adolescent Psychiatry: A Comprehensive Textbook, 5th Edition. Edited by Martin A, Bloch MH, Volkmar F. Philadelphia, PA, Lippincott Williams & Wilkins, 2018, pp 956-974

Bostic JQ, Rauch PK: The 3 R's of school consultation. J Am Acad Child Adolesc Psychiatry 38(3):339-341, 1999 10087697

Boston Children's Hospital Neighborhood Partnerships Program: Break Free From Depression Curriculum, Revised. 2017. Available at: https://www.openpediatrics.org/course/break-free-depression. Accessed September 22, 2018.

Calear AL: Depression in the classroom: considerations and strategies. Child Adolesc Psychiatr

Clin N Am 21(1):135–144, x, 2012 22137817

California Department of Education; Placer Co. Office of Education; Minnesota Association for Children's Health: A Guide to Student Mental Health and Wellness in California. St. Paul, Minnesota Association for Children's Health, 2014

California Department of Education: Model Youth Suicide Prevention Policy, 2017. Available at: https://www.cde.ca.gov/ls/cg/mh/suicideprevres.asp. Accessed September 22, 2018.

Children's Health Council Teen Wellness Committee: Just a Thought: Uncensored Narratives on Teen Mental Health. Palo Alto, CA, Children's Health Council, 2018

Chokroverty L: 100 Questions and Answers About Your Child's Depression or Bipolar Disorder. Sudbury, MA, Jones & C Bartlett, 2010

De Nadai AS, Karver MS, Murphy TK, et al: Common factors in pediatric psychiatry: a review of essential and adjunctive mechanisms of treatment outcome. J Child Adolesc Psychopharmacol 27(1):10–18, 2017 27128785

Derenne J: Burnout and self–care of clinicians in mental health services, in Student Mental Health: A Guide for Psychiatrists, Psychologists, and Leaders Serving in Higher Education. Edited by Roberts L. Washington, DC, American Psychiatric Association Publishing, 2018, pp 53–65

Evans DW, Andrews LW: If Your Adolescent Has Depression or Bipolar Disorder:An Essential Resource for Parents. New York, Oxford University Press, 2005

Feinstein NR, Fielding K, Udvari–Solner A, et al: The supporting alliance in child and adolescent treatment: enhancing collaboration among therapists, parents, and teachers. Am J Psychother 63(4):319–344, 2009 20131741

Figley CR: Compassion Fatigue: Coping With Secondary Traumatic Stress Disorder in Those Who Treat the Traumatized. London, Psychology Press, 1995

Fristad M, Goldberg Arnold JS: Raising a Moody Child: How to Cope With Depression and Bipolar Disorder. New York, Guilford, 2004

Gillham JE, Reivich KJ, Freres DR, et al: School–based prevention of depressive symptoms: a randomized controlled study of the effectiveness and specificity of the Penn Resiliency Program. J Consult Clin Psychol 75(1):9–19, 2007 17295559

Hains AA, Ellmann SW: Stress inoculation training as a preventative intervention for high school youth. Journal of Cognitive Psychotherapy 8(3):219–228, 230–232, 1994

Hughes CW, Emslie GJ, Crismon ML, et al; Texas Consensus Conference Panel on Medication Treatment of Childhood Major Depressive Disorder: Texas Children's Medication Algorithm Project: update from Texas Consensus Conference Panel on Medication Treatment of Childhood Major Depressive Disorder. J Am Acad Child Adolesc Psychiatry 46(6):667–686, 2007 17513980

Hydon S, Wong M, Langley AK, et al: Preventing secondary traumatic stress in educators. Child Adolesc Psychiatr Clin N Am 24(2):319–333, 2015 25773327

Joshi SV: Teamwork: the therapeutic alliance in pediatric pharmacotherapy. Child Adolesc Psychiatr Clin N Am 15(1):239–262, 2006 16321733

Joshi SV, Hartley SN, Kessler M, Barstead M: School-based suicide prevention: content, process, and the role of trusted adults and peers. Child Adolesc Psychiatr Clin N Am 24(2):353–370, 2015 25773329

Joshi SV, Ojakian M, Lenoir L, Lopez J: K-12 Toolkit for Mental Health Promotion and Suicide Prevention. 2017. Available at: http://www.heardalliance.org/help-toolkit. Accessed September 22, 2018.

Joshi SV, Jassim N, Mani N: Youth depression in school settings: assessment, interventions, and prevention. Child Adolesc Psychiatry Clin N Am (in press)

Khan CK, Peterson AD, Joshi SV: Brain driver education: teaching kids emotion regulation skills through an innovative and integrative curriculum. Presented at the 61st annual meeting of the American Academy of Child and Adolescent Psychiatry, San Diego, CA, October 20–25, 2014

Kognito: At-Risk for High School Educators program. Available at: https://kognito.com/products/at-risk-for-high-school-educators. Accessed September 22, 2018.

Lewis KM, DuBois DL, Bavarian N, et al: Effects of Positive Action on the emo tional health of urban youth: a cluster-randomized trial. J Adolesc Health 53:706–711, 2013 23890774

Malik M, Lake J, Lawson WB, Joshi SV: Culturally adapted pharmacotherapy and the integrative formulation. Child Adolesc Psychiatr Clin N Am 19(4):791–814, 2010 21056347

Miklowitz DJ, Schneck CD, Singh MK, et al: Early intervention for symptomatic youth at risk for bipolar disorder: a randomized trial of family focused therapy. J Am Acad Child Adolesc Psychiatry 52(2):121–131, 2013 23357439

Papolos D, Papolos J: The Bipolar Child, Revised Edition. New York, Broadway Books, 2002

Pruett K, Joshi SV, Martin A: Thinking about prescribing: the psychology of psychopharmacology, in Pediatric Psychopharmacology: Principles and Practice, 2nd Edition. Edited by Martin A, Scahill L, Kratochivil C. New York, Oxford University Press, 2010, pp 422–433

Robinson A: Student self-care, wellness, and resilience, in Student Mental Health: A Guide for Psychiatrists, Psychologists, and Leaders Serving in Higher Ed ucation. Edited by Roberts LW. Arlington, VA, American Psychiatric Association Publishing, 2018, pp 69–86

Suicide Awareness Voices of Education: The Linking Education and Awareness for Depression and Suicide (LEADS) program for youth, 2008. Available at: https://save.org/what-we-do/education/leads-for-youth-program/. Accessed September 22, 2018.

Understood.org: The difference between IEPs and 504 plans. 2015. Available at: https://www.understood.org/en/school-learning/special-services/504-plan/the-difference-between-ieps-and-504-plans. Accessed September 22, 2018.

Wagner BM, Cole RE, Schwartzman P: Psychosocial correlates of suicide attempts among junior and senior high school youth. Suicide Life Threat Behav 25(3):358–372, 1995 8553416

Waxman RP, Weist MD, Benson DM: Toward collaboration in the growing education-mental health interface. Clin Psychol Rev 19(2):239–253, 1999 10078422

Weist MD, Lowie JA, Flaherty LT, et al: Collaboration among the education, mental health, and public health systems to promote youth mental health. Psychiatr Serv 52(10):1348–1351, 2001 11585951

Young JF, Mufson L, Davies M: Efficacy of Interpersonal Psychotherapy-Adolescent Skills Training: an indicated preventive intervention for depression. J Child Psychol Psychiatry 47(12):1254–1262, 2006 17176380

제16장

예방적인 신생 약물 및 비약물치료

Daniel P. Dickstein, M.D.
Paul E. Croarkin, D.O., M.S.

14세 여자 청소년이 3개월간의 과다수면과 피로감을 보고하였다. 또한 그녀는 가족 및 친구를 향해 짜증스러운 태도를 보였다. 그녀는 매일 학교 과제를 완수하는 데 어려움이 있었다. 현재 및 과거 시점 모두에서 자살 사고는 보고된 바 없으며, 이외의 정신과적 증상이나 정신과적 과거력, 트라우마 이력, 약물 및 알코올 사용 문제도 없었다. 그녀의 어머니는 우울증 과거력이 있었지만 플루옥세틴(fluoxetine)을 통해 효과적으로 치료되었고, 부계 삼촌은 양극성 장애로 치료받은 적이 있었다. 면담 시 최근의 대인관계 스트레스나 또래 괴롭힘 혹은 사이버 폭력의 과거력은 파악되지 않았고, 비만이나 여타 의학적 문제도 없었다. 우울증 평가도구(Patient Health Questionnaire-9 Modified for Teens: PHQ-9 Modified)에서 환아의 점수는 7점이었고, 소아과 의사는 이 점수와 임상적 면담을 기반으로 하여 환아가 경미한 우울 증상을 보이고 있다고 설명했다. 소아과 의사는 규칙적인 수면습관 만들기, 저녁 7시 이후로는 전자기기 사용 중단하기, 매일 운동하기 등 생활습관 면에서의 변화를 권유했다. 또한 운동이 모든 우울증을 치료하는 것은 아니며 누구에게나 성공적인 것도 아니지만, 그녀와 같은 상황에서는 가장 합리적인 첫 번째 접근이라고 강조했다. 그녀는 의사의 권유대로 생활습관을 변경하여 매일 아침마다 활기차게 걷는 운동을 시작했다. 1개월 후 재내원했을 때 그녀의 과민성과 에너지 수준은 개선된 양상을 보였고, 우울증 평가도구(PHQ-9) 점수는 0점이었다. 의사는 건강한 생활습관을 유지하는 것의 중요성에 대해 설명하고 추후 관찰이 필요한 우울증의 신호에 대해 교육하였다.

주요우울장애(major depressive disorder, 이하 MDD) 및 양극성 장애(biplar disorder, 이하 BD)를 포함한 아동 · 청소년 기분장애의 표준적인 심리치료 및 약물치료는 최근 수십 년간 상당한 발전을 이루었다. 심리치료, 약물치료 및 두 치료의 병합은 우울증 및 BD를 가진 상당수의 젊은 연령층 환자에게 유익했다. 그러나 아동기 기분장애의 체계적인 치료에 대한 임상시험 연구에서 치료 반응성과 관해율은 각각 60%와 30%를 넘지 못했다(Birmaher et al., 2007; McClellan et al., 2007). 치료와 관련된 부작용이나 알려지지 않은 위험성, 시간이 많이 소요되는 심리치료의 특성은 많은 환자 및 가족에게 치료에서의 걸림돌로 작용했다. 현대 정신의학은 환자 및 가족의 선호를 최전선에 두는 정밀 의학과 공유된 의사결정(shared-decision-making) 방식을 점차 수용하고 있다(Gewirtz et al., 2018; Wehry et al., 2018). 이러한 맥락에서 환자 및 가족은 자주 예방적이거나 대안적인 접근에 대해 문의한다. 어떤 상황에서는 환자 및 가족이 제한된 근거에 대한 공동의 합의와 더불어 예방적/대안적 접근을 선호할 수도 있다.

이 장에서 우리는 아동 · 청소년의 기분장애에서 이러한 접근에 대한 최근의 합의에 대해 조사하였다. 여기에는 치료 저항적 양상에 대한 선제적 개입이나 참신한 방식의 치료가 포함되어 있다. 이러한 개입은 흔히 텍사스 아동 약물치료 알고리즘 프로젝트(Texas Children's Medication Algorithm Project)와 같은 지침에서 권장되는 표준적인 치료 이전에, 혹은 권장할 만한 치료가 고갈된 이후의 선택지로서 가장 잘 개념화될 수 있을 것이다.

운동과 수면위생

운동, 수면위생 및 대인관계를 포함한 여러 활동의 패턴은 MDD와 BD 등의 기분장애에서 매우 중요한 요소이다. 단극성 우울증에서 수면시간 감소(불면증)나 조증에서 수면 욕구 감소(수면시간이 감소하지만 피곤함을 느끼지 않는 것)와 같이 활동 패턴에서의 곤란은 기분장애 악화의 전조 증상인 경우가 많다(Geller et al., 2002). 이와 유사하게, 활동 및 에너지 수준에서의 변화는 우울장애(에너지 수준 감소, 정신운동성 초조/지연)와 조증(에너지 수준 증가, 정신운동성 초조, 목표 지향적 활동의 증가) 모두에서 핵심적인 특징에 해당한다. 또한 이러한 생활리듬 개선을 위한 적극적 노력은 중요한 치료 목표가 된다(Swartz et al., 2012).

운동

수면과 마찬가지로 신체 활동에서의 변화는 기분장애의 징후이자 증상이며 잠재적인 치료 목표가 되기도 한다. 최근 코크란 문헌 검토(Cochrane review)에서는 비만이거나 과체중인 청소년의 인지기능 및 학교 성취도 향상 과정에서 신체 활동, 식이 및 기타 행동적 개입의 역할에 대한 자료를 검토한 바 있다(Martin et al., 2018). 이 검토 논문의 저자는 최종적으로 2,384명 이상의 아동 · 청소년을 대상으로 한 18건의 연구를 검토했다. 연구의 요점은 학교 및 지역사회에서 제공되는 신체 활동적 개입이 비만 아동의 실행기능(executive function)과 학업 성취도를 향상시킨다는 점이다. 신체 활동이 실행기능에 미치는 이점은 사회적이거나 정서적, 행동적 문제를 보이는 아동 집단에서도 확인되었다(Ash et al., 2017). 이러한 이점에는 여러 기제가 작용할 수 있겠으나, Lubans 등(2016)은 22개 연구로부터 자료를 보고한 25건의 논문을 요약하여 신체 활동이 신체적 자기인식(self-perception)을 개선하면서 자존감의 증가로 이어진다는 것이 가장 강력한 근거임을 보고하였다.

우울증과 관련하여, 977명의 참가자를 대상으로 한 23건의 무작위 통제 시험(randomized controlled trial, 이하 RCT) 자료를 분석한 최근의 메타분석 결과, 신체적 운동은 통제조건(g=−0.68)에 비해 우울증 개선에 중등도에서 큰 수준으로 유의미한 효과를 보였으나, 추적관찰에서는 이러한 효과가 작거나 유의미하지 않은 수준으로 감소했는데, 이는 환자가 운동의 강도 및 빈도를 줄였기 때문일 가능성이 있다(g=−0.22)(Kvam et al., 2016).

따라서 기분장애를 평가하고 치료적 선택지를 고려할 때 일반적인 신체 활동을 평가하는 것은 중요하다. 이러한 평가에는 흔히 아동의 시간 소비 및 흥미와 관련되어 있는 미디어 및 전자기기 사용을 평가하는 것을 포함한다. 또한 신체 활동 계획을 수립할 때 고려해야 할 신체적/정서적 상태 또는 신체 활동 계획을 금해야 하는 조건(예: 치료되지 않은 섭식장애 환자에게 유산소 운동을 처방하는 것)에 대한 평가도 포함한다. 또한 이것은 이행될 가능성이 적은 처방이라기보다는, 운동을 통해 지속적으로 생활습관을 변화시키기 위해서 아동 · 청소년의 일차 의료 제공자 및 보호자가 협력할 기회가 될 가능성이 높다.

수면위생

기분장애의 평가 및 치료에서 수면이 가지는 중요성에도 불구하고 특히 아동 집단에서는 여전히 연구자들이 발견하지 못한 영역이 많은 실정이다. 예를 들어, 우리는 통상 아동에게 매일 밤 8~10시간의 수면이 필요하고, 청소년의 경우 보다 많은 수면시간이 필요하다는 것을 알고 있다(Tarokh et al., 2016). 안타깝게도 자료에 따르면 유년기부터 청소년기에 이르기까지 아동 · 청소년은 여러 가지 요인으로 인해 수면 시간을 늘리기보다는 줄이게 된다. 여기에는 점차 늦어지는 취침 시간이나 학업적 부담의 증가뿐 아니라 연령 증가에 따라 빨라지는 등교 시간 등의 이유가 포함된다(Wheaton et al., 2016). 이러한 추세는 미국에만 국한되지 않고 전 세계적으로 발생하고 있다(Yang et al., 2005).

성인의 경우, 수면 변화가 주의력, 실행기능, 보상 과정(reward processing), 학습/기억 및 전반적인 정서 조절을 포함한 인지 과정에 영향을 미친다는 것이 연구를 통해 증명되었다(Goldstein & Walker, 2014; Killgore, 2010; Ma et al., 2015; Yang et al., 2005). 성인 집단을 대상으로 한 연구에 따르면 수면은 상기의 인지 과정을 개선할 수 있으며, 수면 시간의 손실은 이를 악화시킬 수 있다(Potkin & Bunney, 2012). 아동 · 청소년의 경우에는 수면 손실이 성인처럼 균일하게 모든 인지 및 정서적 과정에 영향을 미치는 게 아니라 일부에만 영향을 미치기 때문에 더욱 복잡한 양상을 보이는데, 이는 발달 과정에 있는 뇌의 인지적 · 정서적 '보상작용(compensation)'에 기인할 가능성이 있다(Beebe et al., 2009; Fallone et al., 2001). 그러나 연구 자료는 아동 · 청소년에서 수면 박탈이 기분 문제와 연관될 수 있음을 지지하는 것으로 보이는데, 이는 임상가와 부모 모두의 경험에서 확인되었다(Baum et al., 2014; Talbot et al., 2010).

그러므로 아동 · 청소년을 치료하는 임상의는 수면 양상에 주의를 기울일 필요가 있다. 기분장애를 보이는 환자의 수면은 모니터링되어야 한다. 이러한 모니터링은 아동 · 청소년 행동 평가척도(Child Behavior Checklist; Achenbach & Rescorla, 2001), 아동 우울 척도(Children's Depression Inventory; Kovacs, 1992), Young 조증 평가 척도(Young Mania Rating Scale, Young et al., 1978)와 같이 통상적으로 많이 사용되는 설문지에 포함된 수면 관련 문항을 포함한다. 이러한 척도의 사용은 초기 평가를 위한 진료 시 유용할 것이다. 또한 매일의 기분 및 기타 증상에 더하여 수면에 대한 정보(수면량, 입면 시간 및 수면의 질 등)를 수집하는 기분-기록 작업지나 스마트폰 어플리케이션도 활용할 수 있다. 임상가가 아동에게 단극성 MDD나 BD가 있는지 여부를 평가할 때 이러한 정보가 중요할 수 있다.

기분장애를 보이는 아동을 치료하는 임상의는 관찰 및 평가 외에도 치료의 일환으로 수면 개선을 목표로 삼고자 할 것이다. 임상의는 환자 및 가족과 함께 수면위생의 핵심적 원칙에 대해 논의해야 한다. 여기에는 ① 침대는 수면 시에만 사용하고 다른 활동 시에는 사용하지 않는 것, ② 잠을 자고 기상하는 규칙적인 시간을 정하는 것, ③ 특히 저녁 식사 이후에는 전자기기에 의한 블루라이트 노출을 줄이는 것, ④ 취침 전에 소셜 미디어, 문자 메시지와 스마트폰 사용을 중단함으로써 수면이 인위적으로 중단되지 않도록 하는 것, ⑤ 밤샘 공부나 극단적인 수면 시간의 감소를 피하는 것, ⑥ 입면 시간 또는 수면의 질에 영향을 미칠 수 있는 카페인과 여타 물질사용을 피하는 것, ⑦ 적절한 시간에 수면 개시를 촉진하기 위해서 오후 운동과 저녁 샤워를 통해 몸을 따뜻하게 하고, 탄수화물과 단백질의 균형을 맞춘 가벼운 간식을 먹는 것(소위 추수감사절 효과) 등의 일상적인 활동에 의해 점진적으로 체온을 진정시키는 것과 같이 신체 대부분이 수면 개시를 유발하게끔 만드는 것이 포함된다.

수면을 모니터링하고 개선시키는 원칙은 여러 형태의 치료에 포함되어 있으나 특히 대인관계 및 사회적 리듬 치료(interpersonal and social rhythm therapy, 이하 IPSRT)에서 가장 많이 다루어진다. BD 성인의 치료 목적으로 Ellen Frank 박사가 개발한 IPSRT는 본질적으로 규칙적인 사회적 상호작용과 운동 및 수면을 유지하는 것이 평상 기분(euthymic mood)의 개선으로 이어지는 반면, 이러한 기능의 불규칙성은 우울증과 조증을 악화시키는 평상적이지 않은 기분(non euthymic mood)의 초기 경고 신호라고 간주한다(Frank, 2005). 성인 집단에서 IPSRT는 더 규칙적인 사회적 리듬 및 우울감 개선과 관련되어 있다(Swartz et al., 2012). 최근의 RCT 연구 결과, 부모의 BD 병력으로 인해 BD 고위험을 가진 청소년을 대상으로 했을 때 자료-기반 의뢰(data-informed referral)만을 받는 경우에 비해서 IPSRT를 받는 경우가 더 나은 양상을 보였다. 그러나 작은 표본 크기(*N*=42)로 인해 가능한 집단 간 구분이 제한되어 IPSRT가 기분 증상을 감소시키는 데 있어서 명백히 통계적으로 유의미한 우세 효과를 보이지는 않았다(Goldstein et al., 2018).

영양 섭취 및 기능식품(오메가-3 지방산)

영양 섭취는 신체와 뇌뿐 아니라 그 외 모든 부분의 적절한 성장 및 발달을 위한 기반을 제공하기 때문에 기분장애를 보이는 아동 · 청소년에게 매우 중요하다. 비정상적 기분 상태는 우울증에서 관찰되는 식욕, 식사량, 체중의 변화나 조증에서의 에너지 및 목표 지향적 활동의 증가에 의한 식사량 변화와 같이 섭식 행동에서의 변화와 관련되어 있을 가능성이 있다. 따라서 환자의 식습관에 대한 질문은 아동에게서 관찰되는 전형성이 무엇인지 파악하기 위해 모든 평가에서 중요하며, 특히 섭식 행동의 변화가 최근에 발생했고 삽화적일 경우 더욱 그렇다.

이와 관련하여, 식품불안정(food insecurity, 영양가 있고 가격도 적당한 수준인 충분한 양의 식품에 확실하고 정기적으로 접근할 수 없는 것으로 정의됨)은 가족의 수가 증가함에 따라 하나의 스트레스원으로서 뚜렷하게 작용하고 있다. 많은 연구자는 식품불안정의 효과가 칼로리 섭취 감소나 빈약한 식사 선택뿐만 아니라 급성 및 만성 스트레스의 신경학적 결과에서 비롯된다는 가설을 세우고 있다. 새로 등장한 자료에서 식품불안정은 가정환경에 부정적인 영향을 미친다는 것이 확인되었다. 가령, 5세 미만의 자녀를 둔 4,231명의 어머니를 대상으로 한 연구에서는 식품불안정이 더 심할수록 자녀를 자주 처벌할 확률이 높은 것과 연관되어 있음이 밝혀졌다(Gill et al., 2018). 또 다른 흥미로운 최근 연구는 식품불안정에 따른 스트레스와 우울증 등의 기분장애 간 연관성을 검증한 것이다. 예를 들어, Dennison 등(2017)은 최근 94명의 6~19세 아동·청소년에서 정서적 박탈이나 외상이 아니라, 어머니의 식품불안정이 손상된 보상 수행과 관련되어 있음을 보여 주었다. 더욱이 전두선조체 백질 통합성(frontostriatal white-matter integrity)에서의 감소가 식품불안정과 우울 증상 간의 연관성을 매개하는 것으로 나타났고, 이는 분명히 우울증에 대한 식품불안정의 행동적, 신경발달적 결과를 시사한다(Dennison et al., 2017). 이러한 결과는 기분장애와 관련하여 아동을 평가할 때 해당 가족이 충분히 식사할 음식의 부족에 대해 얼마나 자주 염려하는지에 대한 구체적인 탐색과 더불어 재정적으로 불안정한 기간이 얼마나 되는지에 대해 질문할 필요가 있음을 시사한다.

많은 환자의 가족은 기분장애를 포함한 정신건강 문제에 대하여 건강 보조식품을 포함한 자연적 치료법을 선호할 가능성이 있다. 이에 대한 몇 가지 이유가 있는데, 기능식품(nutraceuticals)이라고도 불리는 이러한 건강 보조식품이 처방약의 위험성이나 부작용 없이 자연적인 것으로 인식되는 것도 이유 중의 하나이다. 또한 건강 보조식품은 소아정신과 의사의 진료와 처방이 없이도 살 수 있기 때문에 흔히 낙인이나 공급 부족, 보험 및 경제적 문제로 인해 진료에 대한 접근이 어려운 경우에 유리하다. 따라서 가족은 의료적인 필요를 해결하기 위해 점차 더 건강 보조식품이나 자연적 치료법에 의존하게 된다(Ekor, 2014).

기분장애와 관련하여 여러 가지 기능식품이 연구된 바 있다. 이러한 기능식품에는 오메가-3 지방산, S-아데노실메티오닌(이하 SAMe), 세인트존스워트(St. John's wort, 서양고추나물)와 같은 것이 있다.

오메가-3 지방산은 세로토닌과 도파민, 글루타민 관련 신호전달을 포함하는 신경 전달을 조절하는 역할과 더불어 시상하부-뇌하수체-부신 축을 조절하는 역할을 함으로써 기분장애와 연관되어 있다(Grosso et al., 2014). 예를 들어, 정신증에 대한 초고위험군 표현형(ultra-high-risk phenotypes)(n=69)을 가진 청소년을 대상으로 한 7년간의 종단 연구에서는 연구 시작 시 기저선에서 오메가-6 대 오메가-3라는 고도불포화 지방산(이하 PUFA)의 더 높은 비율이 연령, 성별, 흡연, 우울 증상의 심각도, 오메가-3 보충제 섭취 효과를 조정한 후에도 추후 기분장애 발병 확률의 유의미한 증가와 관련되어 있었다(odds ratio=1.89, P=0.03)

(Berger et al., 2017). 1997~2016년까지 출판된 20건의 출판물에 대한 문헌 검토에 따르면 오메가-3 PUFA의 고갈은 대조군보다 높은 정신질환 위험성과 관련되어 있었으나, 자살 위험성 증가와의 연관성은 충분히 지지되지 않았다(Pompili et al., 2017). 흥미롭게도, 15~20세 연령 집단을 대상으로 하여 한 달 전에 항우울제 투약을 시작한 집단(*n*=88)과 정신과적 약물을 복용한 이력이 없는 집단(*n*=92)을 비교한 연구에서는 낮은 오메가-3 PUFA 수치와 더 큰 아동기 역경이 각각 독립적으로 부정적 정서와 상관을 가진다는 사실이 확인되었다(Coryell et al., 2017).

오메가-3 PUFA와 관련된 여러 RCT가 기분장애를 가진 아동 집단을 대상으로 실시되었다. 우울증이나 달리 명시되지 않는 BD, 순환성장애 등의 기분장애를 가진 95명의 아동·청소년을 대상으로 한 12주간의 RCT 결과, 매일 1.87g의 오메가-3를 투여받도록 무선 할당된 집단이 위약 집단에 비해 실행기능의 행동적 평가 척도(Behavior Rating Inventory of Executive Functioning: BRIEF)에서 전반적인 실행기능 지수와 행동조절 지수, 상위인지능력 지수에서 유의미하게 더 큰 호전을 보였다(Vesco et al., 2018). MDD, 기분부전증, 달리 명시되지 않는 우울증을 가진 7~14세 아동·청소년 73명을 대상으로 12주간 실시된 유사한 RCT 결과, 오메가-3 단독 사용 집단 또는 개인/가족 심리교육적 치료와 병합된 오메가-3 사용 집단의 경우 작은 수준부터 중간 수준의 효과크기를 보인 반면, 심리치료를 단독으로 받은 집단은 효과크기가 매우 작았다(Fristad et al., 2016). 이와 관련하여, BD I 혹은 II 증상(혼재성, 조증, 경조증, 우울증)을 가진 51명의 아동을 대상으로 하여 16주간 550mg의 아마 오일과 플라세보(올리브 오일) 섭취를 비교한 RCT 결과, Young 조증 평가 척도, 아동용 우울 척도, 전반적인 임상적 인상 척도(Clinical Global Impression)의 BD 평가치에서 유의미한 변화가 없음이 확인되었다(Gracious et al., 2010).

또 다른 기능식품인 SAMe는 주로 간에서 생산되며, 물질대사에서의 역할은 신경전달물질의 합성, DNA/RNA의 메틸화(및 조절), 그리고 그에 따른 모든 물질대사 캐스케이드를 포함하는 대사 과정에서 메틸기 공여자(methyl group donor)이다. 우울증 성인 집단을 대상으로 한 SAMe 관련 연구는 혼재되어 있다(Mischoulon & Fava, 2002). 그러나 이 책의 저술 시점에서 PubMed 검색 결과, 우울증이나 BD를 가진 아동의 치료에서 SAMe의 효과성을 검증하여 출판된 RCT 논문은 없었다.

세인트존스워트(St. John's wort, Hypericum perforatum)는 항우울의 잠재적 효과를 가지고 있다고 여겨져 온 또 다른 기능식품이다. 생화학적 연구에 따르면 세인트존스워트는 세로토닌과 도파민, 노르에피네프린의 시냅토솜 흡수를 유사하게 억제하며, 동시에 모노아민 산화효소(MAO) A와 B의 약한 억제제 역할도 할 수 있다(Butterweck, 2003). 생체 연구에서는 세인트존스워트가 쥐의 우울증 관련 뇌 영역에서 세로토닌 신경전달물질의 농도를 변화시킬 수 있으며 스트레스로부터 쥐를 보호할 수 있음이 밝혀졌다. 그러나 이 책의 저술시점에서 PubMed 검색 결과, 단극성 MDD 혹은 BD를 가진 아동을 대상으로 세인트존스워트의 효과를 검증하여 출판된 어떠한 RCT 논문도 없었다(Jorm et al., 2006).

전체적으로 볼 때, 이러한 결과는 기분장애를 가진 아동이 자연적 요법에 의존할 수는 있으나 현재로서는 이러한 요법의 효과성을 시사하는 강력한 자료가 적음을 시사한다. 그럼에도 환자 가족들에게 이러한 식약품의 사용에 대하여 솔직하게, 비판단적인 방식으로 질문하는 것은 중요하며, 관련 식약품에 대한 추가적인 연구도 마찬가지로 필요하다.

실시간 뉴로피드백, 경두개 자기자극법 및 전기경련요법

실시간 뉴로피드백

뇌영상(neuroimaging) 연구는 뇌의 네트워크가 촘촘한 내부 연결망과 더불어 드물지만 중요한 상호연결망을 가진 뉴런의 중추로 구성되어 있음을 꾸준히 제시해 온 바 있다. 신경발달 과정에서 이러한 네트워크의 상당 부분이 재구성되지만, 기본 조직의 일부는 성인기까지 지속된다. 우울증, BD와 같은 정신질환은 이러한 중추와 네트워크 간에 역기능적인 상관관계 회로를 가지고 있다. 이러한 기저의 병리적 상관관계에 직접적으로 영향을 미칠 수 있는 안전하고 비침습적인 치료가 관심을 끌며 부상하고 있다. 현대의 양전자 방출 단층촬영법(positron emission tomography: PET), 자기뇌파검사(magnetoencephalography), 기능적 자기공명영상(functional magnetic resonance imaging: fMRI) 및 정량적 뇌파검사(quantitative electroencephalography, 이하 EEG) 기술의 출현은 이러한 작업을 촉진했다. 뉴로피드백 치료는 지속적인 신경생리학적 변화를 반영하는 지속적인 신호를 환자에게 제공하면서 뇌 기능을 변화시키는 것을 목표로 한다. 특히 EEG 기술은 이러한 유형에서 상대적으로 저렴하고 접근이 용이한 방식이다. EEG의 파형은 뇌 네트워크의 시냅스 활동에서 생성되며 환자가 뇌파 패턴을 변경하고 궁극적으로 뇌 기능을 바꾸려고 시도할 때 조작적 조건형성을 위한 틀을 제공한다. 최근 뉴로피드백은 다른 유형의 뇌영상과 더불어 더욱 근래에 삽입된(interleaved) 기술인 EEG-fMRI도 활용하고 있다(Simkin et al., 2014; Thibault et al., 2018).

초기 연구는 아동기 신경정신과적 질환에서 뉴로피드백의 가능성을 검증했다. 일반적인 EEG 접근법에는 뇌 기능에 대한 동시적인 컴퓨터 모니터링이 되는 2~4개의 두피 전극이나 저해상도 전자기 단층촬영을 이용한 정량적 EEG 접근법(quantitative EEG approaches with low-resolution electromagnetic tomography: LORETA)이 포함되었다. fMRI 뉴로피드백을 활용한 최근의 접근 방법은 향상된 공간 해상도뿐 아니라 혈류 산소 수준-의존(blood oxygen level-dependent: BOLD) 신호를 통해 뇌 활동을 표시할 때 높은 정밀도를 제공하고, 많은 경우에 초기 EEG 작업보다 개선된 방법론을 제공하기 때문에 매력적이다. 비록 관련된 문헌이 빠르게 발전하고 있지만, 기분장애와 관련된 대부분의 연구는 성인 표본에 초점을 맞추고 있다(Simkin et al., 2014; Thibault et al., 2018; Young et al., 2014). 한 최신 연구(Alegria et al., 2017)는 우측 하 전전두피질(right inferior prefrontal cortex)에서 실시간 fMRI 뉴로피드백에 대한 효과를 검증하는 단일맹검 RCT를 실시하기 위해 12~17세의 ADHD 남자 청소년(n=31)을 모집했다. 이 영역에서 fMRI 뉴로피드백을 받은 참가자는 좌측해마방회(left parahippocampal gyrus)에 초점을 맞춘 fMRI 뉴로피드백을 받은 대조군과 비교되었다. 뉴로피드백 개입에는 로켓의 비디오가 사용되었는데, 참가자들은 뉴로피드백을 통해 로켓을 우주로 이동시키도록 요청받았다. 11명의 참가자가 총 14회의 뉴로피드백 회기를 마쳤으며, 전체 표본에서 참가자들은 평균 11회기의 뉴로피드백 회기를 완료했다. 두 그룹 모두 반복적인 실행과 관련된 각 뇌 영역의 활성화를 보였으며, 뉴로피드백 이후 ADHD 증상은 두 그룹 모두에서 개선되었고 11개월 추적 조사 결과에서도 증상 개선이 지속되는 것으로 나타났다. 그러나 하 전전두엽 피질(inferior prefrontal cortex)을 표적으로 한 뉴로피드백을 받은 집단은 억제적인 fMRI 패러다임 동안 동반하는 후속적인 뉴로피드백 없이 활성화가 증가된 상태와 함께 ADHD 증상의 개선을 보여 주었다. 이러한 흥미로운 작업은 어느 정도 그럴 듯한 가능성을 보여 주지만, 표본 크기가 작고, 순응도가 참가자마다 다르며, 일부 환자는 약물치료 경험이 있고, 연구가 단일맹검 설계로 수행되었다는 점에서 여러 의문점이 남아 있다(Alegria et al., 2017).

주요우울장애 성인 집단을 대상으로 한 최근 연구는 이러한 방식이 아동 · 청소년 집단에서 어떻게 연구되고 및 적용될 수 있을지를 보여 준다. Young과 동료들(2017)은 MDD를 가진 18~55세(n=36)의 약물치료를 받지 않은 성인을 대상으로 편도체(amygdala)와 자서전적 기억의 회상에 초점을 맞춘 이중맹검 fMRI 뉴로피드백 치료를 실시했다. 참가자들은 편도체에 초점을 맞춘 치료 회기를 받는 집단(n=19)과 두정엽 피질(parietal cortex, 해당 뇌 영역은 정서 처리에 관여하지 않기 때문에 대조군에 해당)(n=17)에 초점을 맞춘 치료 회기를 받는 집단에 무선 할당되었다. 주요 결과 측정치로는 몽고메리–아스버그 우울증 평가 척도(Montgomery–Åsberg Depression Rating Scale: MADRS)를 사용했다. 뉴로피드백 치료 동안 모든 참가자는 긍정적인 기억을 회상하도록 지시받는 동시에 관련 뇌 영역에서 혈류역학적 반응(신경세포의 활성화)을 증가시키도록 노력했다. 뉴로피드백의 각 시행은 40초간의 휴식 구간, 긍정적인 기억 회상 구간, 300부터 역으로 숫자를 세는 구간으로 구성되었고, 시행당 8회의 fMRI 구간이 있었다[휴식, 뉴로피드백 없는 기저선(baseline) 시행, 연습 시행, 3회의 훈련 시행, 뉴로피드백 없는 전환 시행, 최종 휴식 시행]. 편도체를 표적으로 하는 뉴로피드백 집단의 참가자는 기저선 및 대조군에 비해 혈류역학적 활성화가 증가한 것으로 나타났다. 우울한 환자는 긍정적인 자극에 대한 편도체 반응이 둔한 것으로 알려져 있기 때문에 이는 주목할 만한 결과이다. 편도체를 표적으로 하는 뉴로피드백 집단에서 12명의 참가자는 대조군의 두 참가자에 비해 MADRS 점수가 50% 이상 감소했으며, 실험집단의 6명과 대조집단의 1명은 우울증의 관해 기준을 충족했다. 또한 실험집단 참가자는 기저선 및 대조군과 비교하여 긍정적인 기억 회상의 증가를 보였다. 이러한 초기 발견은 고무적인 양상이며, 아동 · 청소년을 대상으로 한 연구의 틀을 제공하였다(Young et al., 2017).

요약하면, 실시간 뉴로피드백 치료는 매력적이고 유망한 연구 영역에 해당한다. 그러나 이 영역은 현 단계에서는 예비적으로 탐색되고 있는 수준이며, 기존 연구의 해석에 대하여 아직 명확히 답변되지 못한 의문과 문제점이 많이 남아 있는 실정이다. 기존 연구에서 나타난 행동적 결과의 반복검증은 입증하기 어렵다. 많은 연구 설계는 위약 효과를 적절히 해결하지 못했다. 행동적 혹은 증상적 개선의 지속성 또한 불확실하다. 특히 fMRI 연구에서는 임상 시행에 앞서 고려해야 할 재정적, 실용적 장벽이 상당하다. 엄격하게 설계된 이중맹검 연구는 이러한 많은 의문에 대한 해답을 제시하고, 기분장애를 가진 아동 · 청소년을 위한 뇌–기반 치료선택지를 제공하며, 생애 초기 기분장애의 인지신경적 측면에 초점을 맞춘 추가적 연구를 촉진할 수 있을 것이다(Thibault et al., 2018).

경두개 자기자극법

반복적인 경두개 자기자극법(repetitive transcranial magnetic stimulation, 이하 rTMS)과 같은 비침습적 뇌 자극 방식은 기분장애를 가진 청소년을 위한 또 다른 뇌–기반 치료 선택지가 될 가능성이 있다(Croarkin & Rotenberg, 2016; Donaldson et al., 2014; Krishnan et al., 2015). 고주파 rTMS는 성인 집단의 MDD 치료에서 그 효능을 입증했으며, 현재 임상적으로 널리 이용되고 있다(George et al., 2010; McClintock et al., 2018; O'Reardon et al., 2007). rTMS를 사용한 우울증 치료에는 두피를 통해 전달되는 연속적인 고주파 자기 리듬이 포함되며, 이는 후속적으로 좌측 배외측 전전두엽 피질(dorsolateral prefrontal cortex, 이하 DLPFC) 내의 신경세포성 흥분(neuronal excitability)을 증가시킨다. 치료는 일반적으로 6주 동안 주 5회의 회기로 진행되었고, 좌측 DLPFC를 표적으로 10Hz 자극을 주었다. 특히 자기 코일의 배치와 리듬, 자극의 강도, 치료의 빈도 및 기간과 관련하여 다수의 대안적인 처방 방법이 존재한다(Brunoni et al., 2017). 이처럼 거의 무한한 수준의 모수공간(parameter space)은 후속 연구의 기회가 된다. 여러 장소에서 이루어진 대규모 연구 결과, MDD 성인의 35~40%가 미국 식품의약국(FDA)에서 승인된 표준 rTMS 처방(4~6주에 걸쳐 좌측 DLPFC에 10Hz의 치료를 제공하는 것)을 통해 증상 관해에 이를 수 있음이 입증되었다(Brunoni et al., 2017; McClintock et al., 2018). 이 치료의 일반적인 부작용으로는 두피 불편감이나 두통, 근골격계 불편감이 있으며, 매우 드물지만 우려스러운 위험성으로는 발작 유도가 있다. 현재까지 성인 및 청소년을 대상으로 한 연구 문헌에서 rTMS 부작용으로 유발된 모든 발작은 지속적인 후유증 없이 한정된 양상을 띠었고, 발작의 위험도는 성인 환자에서 회기당 0.003%로 추정된다(McClintock et al., 2018). 이 위험도는 청소년 집단에서도 비슷하게 낮은 수준이나(Allen et al., 2017; Gilbert et al., 2004; Hong et al., 2015; Oberman et al., 2014), 다소 다른 양상을 띨 수는 있을 것이다(Davis, 2014; Donaldson et al., 2014; Geddes, 2015; McClintock et al., 2018).

성인을 대상으로 한 실험은 청소년의 치료 저항성 우울증(treatment-resistant depression)에 대한 연구의 기틀을 제공했다. 고무적인 발견 중 하나는 더 연령이 어린 성인이 rTMS 치료에 좋은 반응을 보일 가능성과 연관되어 있는 것처럼 보인다는 데 있다(Rostami et al., 2017). 여러 문헌 검토와 윤리적 논의는 아동 · 청소년에 대한 rTMS 치료의 전망에 초점을 두어 왔다(Davis, 2014; Donaldson et al., 2014; Geddes, 2015). 현재 우울증 청소년에 대한 rTMS 치료 연구는 방법론적 문제로 인해 난항을 겪고 있다. 이러한 연구는 대조군을 포함하지 않기도 했고, 종종 성인 연구 설계를 단순히 적용시킨 것에 불과하기 때문이다(Croarkin & Rotenberg, 2016).

우울증 청소년에 초점을 맞춘 개방형 임상시험에서는 운동 역치의 80~120% 강도의 10Hz 자극을 사용하면서 1~30회 범위의 회기수를 가지고 진행했다(Donaldson et al., 2014). 반대로, 뚜렛 증후군(Tourette syndrome)에 대한 rTMS의 효과성을 검증하는 다른 개방 연구에서는 보조운동피질(supplementary motor cortex)에 1Hz 자극을 전달하고 아동 우울증 척도(Child Depression Inventory)를 통해 이차적인 결과로서 우울증 양상을 관찰했다(Donaldson et al., 2014; Le et al., 2013). 이 연구에서 참가자들은 우울 증상의 개선을 보였지만, 다른 연구와 마찬가지로 증상 개선이 rTMS 치료의 직접적인 결과인지는 확실하지 않았다(Croarkin & Rotenberg, 2016; Donaldson et al., 2014). 이 연구는 청소년의 우울증에 대한 rTMS 연구에서 상당한 도전이 되었다. rTMS 회기는 일반적으로 1주일에 5일간 제공되었다. 이 치료법은 임상적으로 도움이 되는 동시에 연구에 교란을 줄 수 있는 상당한 양의 구조 및 비특이적 요소를 제공했다. 우울증 청소년을 대상으로 한 대부분의 rTMS 연구에서 rTMS는 약물치료 및 심리치료에 대한 보조적 치료로 사용되었다(Donaldson et al., 2014). 그러나 성인 집단을 대상으로 한 초기의 획기적인 연구에서는 rTMS를 단일 요법으로 제공하기도 했다(George et al., 2010; O'Reardon et al., 2007). rTMS를 약물 및 심리치료와 병합하는 것의 긍정적인 측면과 부정적인 측면에 대한 이해는 아직 미진한 실정이다(Croarkin & Rotenberg, 2016; Donaldson et al., 2014; McClintock et al., 2018).

Krishnan과 동료 연구자들(2015)은 현재까지 아동 · 청소년 대상의 비침습적 두뇌 자극 기술의 안전성에 대하여 가장 대규모의 체계적인 문헌 검토를 수행했다. 저자들은 500명 이상의 2~17세 아동 · 청소년을 대상으로 한 48개 연구를 검토했다. 해당 문헌 검토에는 경두개 자기자극법과 경두개 직류자극법(transcranial current stimulation)에 대한 연구가 모두 포함되어 있었는데, 결과는 다소 고무적인 양상을 보였다. 일반적으로 rTMS와 관련된 부작용은 경미하고 일시적이었는데, 흔한 부작용으로는 두통, 두피 불편감, 경련, 기분 변동, 피로감, 이명 등이 있었다. 그러나 이러한 결과 해석에서의 한계는 부작용 데이터가 체계적인 방식으로 수집된 경우가 드물고, 대부분의 연구에서 단기적인 부작용만을 보고한다는 데 있다(Krishnan et al., 2015). 이전의 신경과적 병력이 없는 청소년에게서 심두부 자기자극치료법(deep transcranial magnetic stimulation)에 의해 발작이 유발된 최근의 사례 보고는 성인의 프로토콜을 청소년에게 적용하는 것에 내재된 난관을 시사한다(Cullen, 2017).

요약하면, rTMS가 아동 · 청소년의 기분장애에 대한 향후의 치료 선택지가 될 수는 있지만, 현존하는 문헌은 주의하여 해석할 필요가 있다. 우울증 청소년을 대상으로 6주에 걸쳐 좌측 DLPFC에 실시한 10-Hz rTMS에 대한 다기관 RCT는 2018년 말경 완료될 예정이다. 이 연구는 100명 이상의 참가자를 대상으로 하고 있으며, 우울증 청소년에게 체계적인 방식으로 rTMS의 효능 및 안전성을 검증하는, 현재까지는 가장 대규모의 자료가 될 것이다(Neuronetics, 2018). 향후 연구는 신경발달적 고려사항과 신경생리학적 표적 결합 전략을 통한 맞춤형 치료의 맥락에서 rTMS를 체계적으로 검토하는 방향으로 이루어질 것이다.

전기경련요법

현재 임상 장면에서 기분장애 및 여타의 심각한 정신질환을 가진 아동 · 청소년에서 전기경련요법(Electroconvulsive Therapy, 이하 ECT) 사용은 시간에 따라 감소하는 추세이다. 일부 지역에서, 그리고 일부 기간 동안 ECT는 비교적 논란이 많고 드문 치료적 접근이었다. 발달 중인 아동 · 청소년을 대상으로 실시되는 ECT의 잠재적 부작용이나 이 치료와 관련된 알려지지 않은 사항들에 대해 우려가 있어 왔다. 현대 정신약리학적 접근법의 출현과 ECT에 대한 미디어의 부정적 묘사, 적극적인 반정신의학적 집단이 이러한 사용 감소 추세에 기여했을 가능성이 높다. 그 결과로 아동 · 청소년의 ECT 사용을 금지하려는 국제적인 시도가 있었고(Walter et al., 2011), 미국의 도처에서 ECT가 법으로 금지되거나 제한되었다(Walter et al., 2011).

지난 20년간 전문가들은 아동 · 청소년을 대상으로 한 ECT의 바람직한 적용을 규정하는 데에서 진전을 보였고, 지침서를 개발했다. 예를 들어, 미국 소아 청소년정신의학회(American Academy of Child and Adolescent Psychiatry)는 2004년에 청소년에서 ECT 사용의 실무적인 조건을 발표했다(Ghaziuddin et al., 2004). 안타깝게도 아동 · 청소년의 ECT 사용에 관하여 출판된 연구는 드물고 연구의 질 역시 낮은 실정이다. 통제된 방식으로 수행된 임상시험이 부족할뿐더러 양질의 대규모 역학 연구도 적다. 종종 체계적인 문헌 검토에서는 진단과 부작용 및 증상 호전에 관련하여 추출할 수 있는 자료가 제한되어 있음을 발견하였다. 일반적으로 근 20~30년간 연구의 질은 다소 향상된 양상을 보였다(Walter et al., 2011). 한 연구에 따르면 청소년은 전형적으로 긴장증(catatonia)이나 자살 행동 때문에 ECT가 의뢰되는 반면, 성인은 약물치료에 대한 무반응 때문에 의뢰된다(Bloch et al., 2008).

최근 Puffer 등(2016)은 ECT를 받은 51명의 청소년에 대한 후향적 치료 관련 문헌 검토를 한 바 있다. 저자들은 ECT가 보편적으로 일차적 기분, 정신증 혹은 긴장증의 치료를 위해서 권고된다는 것을 발견했다. 환자 표본은 71%의 시간 동안 양측 측두엽에서의 리드 배치로 시작하여 평균 9.3(표준편차=3.5)회의 치료를 받았다. 전반적 임상적 인상-호전 척도(Clinical Global Impression-Improvement, 이하 CGI-I)를 사용하여 각각 이루어진 후향적 평가에 따르면 39명의 환자(77%)가 치료 후 많이, 혹은 매우 많이 호전되었다. 장기간 지속되는 발작은 다소 흔한 편이었으나, 연령 증가에 따라 감소하는 경향을 보였다.

또 다른 최근의 후향적 연구로 한 센터에서 36명의 환자를 대상으로 한 ECT 치료를 검증하였다(Maoz et al., 2017). 청소년 환자는 평균 24회(표준편차 14.2)의 치료를 받았다. ECT

과정 종료 시 평균 CGI-I는 2.47(표준편차 1.19)이었다. ECT 치료 후 26명의 환자(72.2%)가 CGI-I상에서 많거나 매우 많이 호전을 보였다. 6회기 후, 5명의 환자가 반응을 보였고, 12회기 후에는 21명 환자의 증상이 호전되었다. 상관관계 분석에 따르면 초기에 반응이 없는 것이 반드시 ECT 과정의 실패를 예측하는 것처럼 보이지는 않았다. Mitchell과 동료들(2018)은 최근 18세 이전에 ECT 치료를 받은 환자의 증상, 태도, 지각 및 기능에 대한 추적 평가를 실시했다. 추적 평가 당시 참가자의 59%에서 우울증이 경미하거나 없었다. 특히 대부분의 환자(84%)는 ECT가 그들의 전반적인 정신과적 질환을 호전시켰다고 회상했다. 다수의 피험자가 지속적으로 전반적인 기능상의 어려움을 보였으나, 83%는 적절한 학업적 수행을 보고했으며 78%는 자살 사고가 경미하거나 없다고 보고했다.

최대한의 효과와 최소한의 부작용을 위해 ECT를 최적화하기 위한 여러 방면의 노력이 진행 중에 있다. 자기 발작 치료(magnetic seizure therapy, 이하 MST)는 인지적인 부작용을 완화할 수 있는 방식으로 발작을 유도한다. 초기 연구에 따르면 MST는 적은 인지적 부작용을 보이며 치료 저항성 우울증을 보이는 성인 환자 집단에서 효과가 있음을 시사해 주었다(Kosel et al., 2003; Lisanby et al., 2003). 우울증 성인을 대상으로 더욱 대규모의 연구가 현재 진행 중에 있다(Sun et al., 2016). 2형 BD와 관련하여 치료 저항성 우울증을 보이는 18세 청소년에게 MST를 실시한 것에 대한 출판된 사례 보고가 한 건 있다. 이 청소년은 18회의 MST 치료를 받았으며, 최소한의 인지적 장해의 징후를 보이면서 임상적 증상의 완전관해를 보였다. 특히 MST 치료 과정에서 실시한 몬트리올 인지 평가(Montreal Cognitive Assessment)에서 그의 평균 점수는 30점 만점에 29점이었다. 단축형 자서전적 기억 평가 면접(Autobiographical Memory Interview-Short Form)을 실시했을 때 그의 점수는 기저선부터 치료 후 6개월 추적 관찰까지 감소하는 추세를 보였으나, 정상 범위 내의 값을 보였다. 특히 이 청년은 MST 치료를 마친 후 지역 대학교로 복귀하여 수학할 수 있었다(Noda et al., 2014).

요약하면, ECT에 대한 추가적인 체계적 연구가 도움이 되겠으나 안타깝게도 대조군이 있는 임상시험이 이루어질 가능성은 매우 낮은 실정이다. 이용 가능한 문헌이나 실무적인 조건(practice parameters)을 기반으로 한 청소년에서 ECT의 바람직한 적용 기준에는 정신증적 양상을 동반하거나 그렇지 않은 MDD 및 조증과 같이 심각하고 지속적인 기분장애가 포함된다. 증상으로 인한 부담이 심각하고, 전반적인 기능 손상을 야기하거나 생명을 위협하는 수준일 때 실시해야 한다. 또한 대부분의 상황에서, ECT를 고려 중인 청소년에게는 지정된 적절한 용량 및 기간에 투여된 정신과적 약물에 2회 이상 반응을 보이지 않아야만 실시된다. 치료 전 평가는 청소년의 ECT 및 기분장애에 대하여 충분한 지식을 보유한 정신과 의

사의 2차 소견을 적어도 하나 포함해야 한다. 실시 초기에는 비-우세 반구에 전극을 연결하여 적절한 양의 전류로 단기 혹은 초단기의 자극을 주는 것이 바람직한 방법일 수 있다. 기존의 지침에서는 청소년의 경우 입원 환자 위주로 ECT를 실시하는 것을 권장하고 있다(Ghaziuddin et al., 2004; Walter et al., 2011).

케타민

난치성 MDD와 양극성 우울증에서 정맥으로 투여하는 케타민(40분간 0.5mg/kg)의 항우울 효과가 현재 각광받고 있다(Nemeroff, 2018; Sanacora et al., 2017b). 비록 일시적이지만, 여러 연구가 현저한 효과를 보여 주었다(Nemeroff, 2018). 대부분의 경우 임상적 효과는 투여 후 1주 이내에 약화되는 양상을 보였다(Vande Voort et al., 2016). 정맥 내에 투여한 케타민과 미다졸람(midazolam)을 비교하는 최근의 RCT에서는 자살 심각도에 영향을 미치는 케타민의 가능성을 보여 주었다(Grunebaum et al., 2018). 현재 MDD 및 자살위험이 있는 환자를 위해 비강으로 투여하는 이낸티어머(enantiomer)가 임상적으로 개발 중에 있다(Canuso et al., 2018). 이 분야의 전문가들은 명백히 급속하게 이루어지고 있는 케타민의 전국적인 임상적 사용과 관련하여 많은 우려를 제기하는 합의된 보고서와 비판적 논평을 작성한 바 있다(Nemeroff, 2018; Sanacora et al., 2017a, 2017b). 이러한 맥락에서 케타민이 난치성 기분장애와 심한 자살위험성을 가진 청소년을 위한 치료법으로 고려되는 것이 예상치 못한 일은 아니다. 현재는 미국 전역에서 청소년들에게 임상적으로, 허가 외 사용(off-label)의 상태에서 사용되고 있을 가능성이 있다. 그러나 기분장애 아동 · 청소년의 케타민 사용에 초점을 맞춘 논문이나 엄격한 연구는 제한적이다(Cullen, 2017; Dwyer et al., 2017).

Cullen과 동료들은 최근 치료 저항성 우울증 환자 11명을 대상으로 치료 저항성 우울증을 표적으로 하여 0.5mg/kg의 용량으로 6회의 준마취 케타민을 투여하는 개방형 임상 파일럿 연구를 수행했다(Cullen, 2017). 치료에 대한 반응은 기저선에서 최종 케타민 투여 익일까지 소아우울평가 척도 개정판(Children's Depression Rating Scale-Revised, 이하 CDRS-R) 점수가 50% 감소되는 것으로 미리 정의했다. 연구 결과, 11명의 참가자 중 4명(37%)이 임상적 반응에 도달했다. 그러나 몇몇 참가자는 역치 이하 수준의 개선만을 보였다. 임상시험 집단의 평균적인 CDRS-R 감소 비율은 39%였다. 특히 완전한 반응을 보인 참가자의 경우 임상적 효과가 지속되는 양상이 관찰되었다. 이 연구에서 심각한 부작용은 보고된 바 없다(Cullen,

2017).

Dwyer와 동료들(2017)은 치료 저항성 MDD에 ADHD와 크론병이 동반된 16세 환자가 케타민 정맥 투여 과정을 통해 치료된 사례를 보고했다. 이 환자는 자살 고위험군으로 간주되어 13개월간 5회의 입원치료를 받았다. 그는 리튬(lithium), 아리피프라졸(aripiprazole)과 및 혼합 암페타민염(mixed amphetamine salt)으로 치료받은 이력이 있었다. 특히 ECT가 강력히 고려되었고, 이에 대해 환자 및 가족과 함께 논의하였다. 인지적 부작용에 대한 걱정으로 인해 환자 및 가족은 케타민 치료를 받기로 결정했다. 환자는 40분에 걸쳐 0.5mg/kg의 케타민을 정맥으로 투여받았다. 그는 첫 주에는 세 번의 투여를 받았으며, 이후 매주 한 번 치료를 받아서, 입원기간 동안 총 7회의 투여를 받았고, 증상은 MADRS 및 CDRS-R 척도로 평가되었다. 1일 차에 처음 투여를 받은 후 우울 증상이 급격히 감소하면서 두 척도 점수가 모두 호전되었고, 자살 사고도 감소하는 양상을 보였다. 이후 2회의 투여에서도 지속적인 호전을 보여 주었고, 입원 기간 내내 호전된 양상을 유지했다. 입원 32일 차에 우울 증상이 악화되었는데, 이는 취업 문제에 대한 좌절감과 관련되어 있을 것으로 생각되었다. 이처럼 악화된 증상은 환자의 취업 문제가 해결되자 개선되었다. 환자는 궁극적으로 케타민을 통해 급속도의 회복을 보였다. 많은 고려 끝에 후속적인 치료 계획에는 외래에서 3~6주마다 지속적으로 케타민을 투여받는 것이 포함되었는데, 이는 우울 증상의 재발 없이 견디는 시간의 간격이 점진적으로 증가할 것을 예상하며 세워진 계획이었다. 그는 외래에서 향정신성 약물의 투약을 유지했다. 사례가 게재될 당시에 환자는 6주 간격으로 4회의 후속적인 케타민 치료를 받았으며, 추가적인 입원은 필요치 않았다. 그는 집에서 거주했고 정상적인 학교생활로 돌아갔다(Dwyer et al., 2017).

또 다른 연구자들은 소아 BD에서 '위해 불안(fear of harm: FOH)' 표현형 치료에서의 비강 내 케타민 투여에 대하여 검증했다. 한 개방형 임상시험에서는 위해 불안 표현형을 가진 난치성 BD를 가진 6~19세 아동 · 청소년 12명(남성 10명, 여성 2명)을 대상으로 하여 매 3~6일을 주기로 조정을 거치며 3~7일에 한 번 꼴로 30~120mg의 비강 내 케타민을 투여했다. 연구자들은 비강 내 케타민이 조증, 공격성, 위해 불안의 감소와 관련되어 있는 것으로 보인다고 보고했다. 이 외에 기분과 불안, 행동, 주의력 증상에서의 호전이 관찰되었고, 실행기능과 불면증도 개선된 것으로 보고되었다. 보고된 부작용은 일반적으로 경증에서 중등도 수준이었으며, 어떤 환자 혹은 어떤 용량에서도 의학적인 개입은 필요치 않았다(Papolos et al., 2013). 동일한 연구 집단의 후속 연구에서는 위해 불안 표현형을 가진 BD 청소년 45명을 대상으로 후향적 연구를 실시했다. 케타민을 최초로 투여했을 때 환자의 평균 연령은 15.9(표준편차 6.7)세였다. 거의 모든 환자가 여러 범주에서 증상이 감소하면서 다소간의 호전을 보였다. 절반 이상의 환자가 양측 신체 발열, 현기증, 보행장애, 비염, 따끔거림 등 14가지의 급성 부작용을 경험했다. 대부분의 부작용은 단시간(20분 미만) 동안 지속되는 것으로 평가되었고, 대부분 지속적인 치료를 통해 호전을 보였다. 특히 두 명의 환자가 지속적인 감각 변화를 보고했는데, 한 환자는 전신에서 체온 감각을 잃었고 다른 환자는 상지 마비를 보였다. 신경학적 검사 결과, 두 경우 모두에서 진행성 결함은 없는 것으로 평가되었다. 환자 및 가족은 임상적인 이득이 지속적인 부작용의 위험성보다 크다고 여겼기 때문에 케타민 치료를 지속했다(Papolos et al., 2018).

상기의 두 연구는 위약 대조군이나 전향적인 연구 설계가 적용되지 않은 단일 시행의 후향적 연구이기 때문에 방법론적 제한을 갖는다. 연구자들은 회상 편향(recall bias)이 두 연구 모두에서 중요한 한계점으로 작용할 가능성을 강조했다(Papolos et al., 2018).

요약하면, 정맥 내 케타민 투여는 성인 집단에서 MDD 및 자살위험성의 치료 가능성을 보여 주었다. 현재 급성 자살 위험성을 보이는 12~17세 청소년을 대상으로 보조적인 비강 내 에스케타민(케타민의 S-이낸티어머)의 효과와 안전성을 검증하는 다기관 연구가 진행 중에 있다(Janssen Research and Development, 2018). 소아과에서 케타민이 마취제로서 오래 사용되었던 점을 감안했을 때, 임상의는 난치성 기분장애를 가진 청소년에게도 이 개입이 유용할지에 대해 계속해서 신중히 고려해야 할 것이라는 점은 이해할 만하다. 임상적 경험은 케타민이 이미 식약처가 허가 외 사용 목적으로(off-label) 전국의 아동 · 청소년에게 사용되고 있을 것이라고 시사해 준다. 그러나 아동 및 청소년기 기분장애를 대상으로 한 케타민 연구는 제한적이다. 치료 시행을 최적화하고 여러 안전성 문제에 대해 더욱 잘 이해하기 위해서 효과성 및 안전성에 대한 추가적인 체계적 연구가 중요하다.

신생 인지 훈련과 치료 전략

지난 20년간의 연구를 통해 소아 기분장애 기저의 뇌와 행동 변화에 대한 우리의 이해는 증진되었다. 연구의 재검증이나 특이성 검증 등 상당한 작업이 여전히 이 분야에서 필요한 실정이기는 하지만, 이러한 뇌와 행동에서의 변화를 메커니즘-표적 치료(mechanism-targeted treatments)로 전환하는 것을 목표로 하는 연구가 시작되었다.

이를 위한 한 가지 중요한 접근이 바로 인지 교정(cognitive remediation)이라고도 불리는 인지 훈련(cognitive training)이다. 인지 훈련은 정신질환에서 손상된 인지 혹은 정서를 개선하기 위해 행동적 치료법을 사용할 수 있다는 아이디어에 기반하고 있다. 이를 위해서는 ① 질환과 관련된 뇌 혹은 행동적 손상을 파악하고, ② 해당 질환으로 인해 장해를 보이는 기술을 개선하기 위한 훈련 프로그램을 고안하고, ③ 훈련 프로그램이 효과가 있는지, 또한 특정 매커니즘을 향상시킬 뿐만 아니라 증상 및 기능에서의 손상을 감소시키는지를 평가해야 한다.

인지 훈련은 21세기의 새로운 치료법이 아니며, 오히려 전쟁에서 머리에 부상을 입은 군인들의 신경인지기능을 향상시키기 위해 노력했던 20세기 초중반으로 거슬러 올라간다. 20세기 중반의 발견 중에는 성인 조현병 환자에서 주의력이나 추상적 사고 등의 인지기능이 감소하며, 정적 강화를 통해 이러한 기능이 개선을 보인다는 Wagner의 발견도 있다(Frommann et al., 2011). 인지 훈련은 보통 반복적인 연습을 통한 학습 훈련을 포함하는데, 환자는 한때 손상을 보였던 기능이 향상되기를 바라면서 각각의 훈련을 반복적으로 실시하게 된다. 이는 마치 역기로 이두 컬(curl) 운동을 반복하면서 이두 근육이 커지도록 하는 것과 같다.

인지 훈련은 전통적인 약물치료나 심리치료에 비해 몇 가지 잠재적인 이점을 가지고 있다. 첫째로, 인지 훈련은 개인화되어 있다. 인지 훈련 계획은 질환으로 인해 특히 손상된 뇌 메커니즘을 목표로 개발되기 때문에 이러한 생물학적 메커니즘을 고려하지 않는 일반적인 접근에 비해 더욱 효과적일 것이라는 희망이 있다. 둘째로, 인지 훈련은 확장될 수 있다. 인지 훈련 프로그램은 의사, 심리학자 및 기타 치료사가 제공하는 정신건강 치료에 대한 접근의 전통적인 한계를 극복할 수 있는 가능성을 가지고 있다. 일반적인 치료에서 치료자와 환자의 비율은 개인치료에서는 1:1이고, 집단치료에서는 많아야 1:10~12 정도로 제한되어 있다. 이에 비해 인지 훈련에서는 수많은 환자가 임상시험 센터에서부터 집에서의 스마트폰에 이르기까지 여러 장소에서 동시에 치료를 받을 수 있으며, 또한 치료 성과와 증상 변화를 포함한 결과를 한 명의 전문가가 모니터링할 수 있다. 셋째로, '더 자연스러운' 치료 선택지(option)보다는 처방된 약물을 복용하는 것을 더욱 염려하는 대중에게 쉽게 받아들여질 수 있다.

기분장애를 가진 아동의 인지 훈련에 대해 알려진 것은 무엇이 있을까? 이 장을 집필하는 현재, MDD, BD 혹은 파괴적 기분조절부전장애를 가진 아동·청소년을 위한 인지 훈련을 검증한 RCT는 발표된 바 없다. 모든 연구 분야에서 흔히 그렇듯이, 우리는 정신과적 질환을 가진 소아보다는 성인의 인지 훈련에 대해 더 많이 알고 있다.

우울증에서 가장 일반적인 인지 훈련 접근 중 하나는 주의편향 수정 훈련(attention bias modification training, 이하 ABMT)이다. ABMT는 우울증 및 불안에서 얼굴 표정과 같이 위협적이거나 부정적, 중립적인 자극 중 부정적인 자극에 대한 지각의 기저에 있는 전두측두(frontotemporal) 경로의 변경이 관련되었다는 자료를 기반으로 개발되었다(Beesdo et al., 2009; Hall et al., 2014; Pine et al., 2004; Schaefer et al., 2006). 이러한 뇌/행동에서의 손상을 고려하여, ABMT는 우울한 개인이 부정적인 정서가를 가진 자극에 과도하게 반응하는 경향을 줄이면서 주의편향을 되돌리는 것을 목표로 한다. 아동의 우울증에 대한 ABMT는 한 쌍의 표정 자극이 화면에 함께 등장하고 한쪽에만 별이 표시되는 컴퓨터 게임을 진행하면서 이루어질 수 있을 것이다. 환아는 별이 화면의 어느 쪽에 있는지를 표시하는 버튼을 누르라는 지시를 받게 된다. 부정적인 정서가를 가진 자극(negatively valenced stimuli)으로부터 벗어나는 것을 훈련하기 위해, 이 게임은 별이 대부분 부정적이거나 중립적인 표정이 아닌 행복한 표정에 뜨도록 설정되어 있다. 게임이 반복적으로 진행됨에 따라 부정적인 사진이 어느 쪽에 있든 관계없이 별에 대해 빠르고 정확하게 반응하는 반복학습은 아동으로 하여금 부정적인 자극에 대한 편향을 줄이도록 도움을 줄 것이다.

우울증을 가진 초기 성인을 대상으로 한 인지 훈련 연구도 수행된 바 있다. Yang 등(2015)은 대학생을 대상으로 한 ABMT 치료 직후와 3개월 추적 관찰에서 평가만을 받은 집단이나 위약 대조군에 비해 ABMT 집단이 우울 증상의 감소를 보였음을 발견했다. Baert 등(2010)의 또 다른 연구에서 ABMT는 경도에서 중등도의 우울증을 보이는 청소년의 우울증을 감소시킨 반면 더 심한 우울증을 경험하는 청소년의 우울은 증가시켰고, 외래 치료를 받는 환자의 우울은 감소시킨 반면 입원 치료를 받는 환자의 우울증은 증가시킨 것으로 나타났다. 이는 인지 훈련에 따른 우울증의 호전 양상이 치료 전 우울증의 심각도에 따라 달라질 수 있음을 시사한다. 현재 불안장애를 가진 아동 · 청소년뿐만 아니라 MDD를 가진 더 어린 연령층의 청소년과 아동에서 ABMT의 효과성을 검증하는 연구가 진행 중에 있다. 가령, LeMoult 등(2018)은 MDD를 가진 청소년 표본(총 N=46)에서 6회기의 긍정적인 인지편향 수정 훈련이 중립적인 편향 수정 훈련에 비해 모호한 시나리오에 대해 보다 긍정적인 해석을 할 수 있도록 한다는 점을 발견했으나, 이러한 효과가 일반화되지는 못했다.

BD 및 파괴적 기분조절부전장애와 관련해서는, 이러한 아동에서 손상을 보이는 행동 과제 및 뇌영상을 모두 사용한 데이터를 기반으로 한 인지 훈련 프로그램의 여러 가지 잠정적인 인지 및 정서적 과정이 있는데, 이 중 일부는 집단에 특화된 것이며, 일부는 공유되는 것이다. 여기에는 ① 긍정적이거나 부정적인 정서가를 가진 표정에 대한 인식과 반응, ② 반응 억제, ③ 인지적 유연성이 포함되어 있다. 파괴적 기분조절부전장애에서의 만성적이고 비삽화적인 과민성과 달리, 뚜렷이 삽화적인 행복감 혹은 과민성 기분을 보이는 BD 아동 · 청소년의 경우, fMRI 연구에서 얼굴 처리를 매개하는 신경 회로가 상이할 수 있음이 시사되기 때문에, 긍정적이거나 부정적인 정서가를 가지는 자극에 대한 반응은 변형된 ABMT 사용과 함께 인지 훈련의 좋은 목표가 될 수 있다(Brotman et al., 2010; Rich et al., 2008; Thomas et al., 2012).

반응 억제(response inhibition)는 목표 지향적 행동을 방해할 수 있는 부정확하거나 부적절한 행동을 멈추는 능력이다(Brotman et al., 2010; Mostofsky & Simmonds, 2008; Rich et al., 2008; Thomas et al., 2012). 반응 억제는 충동성 및 ADHD와 관련되어 있다. 연구에 따르면 BD 아동 · 청소년은 정상 발달 통제군(typically developing control: TDC) 아동 · 청소년에 비해 운동 억제를 실패하는 동안에 선조체의 오류 신호가 감소되어 있음이 확인되었다(Leibenluft et al., 2007). 또 다른 연구자들은 BD 아동 · 청소년이 정상 발달 통제군과 유사한 수행 수준을 유지하기 위해 더 큰 DLPFC 활동을 해야 한다는 점을 바탕으로 반응 억제의 기초가 되는 신경학적 과정이 이들 아동 · 청소년에게는 비효율적으로 발휘된다는 점을 발견했다(Singh et al., 2010).

인지적 유연성(cognitive flexibility)은 보상과 처벌의 변화에 대응하여 사고 및 행동을 조절하는 능력으로 정의된다(Dickstein et al., 2007, 2015). BD의 임상적 특징은 보상이 행동을 부정확하게 강화하는 양상, 즉 조증의 쾌감추구(고통스러운 결과의 가능성이 높은 쾌락 활동에 지나치게 관여하는 것) 및 우울증에서의 과소쾌감(예: 무쾌감증)과 같은 특정한 변화를 반영할 수 있다는 점에서 BD는 인지적 유연성과 관련이 있다(Dickstein et al., 2004, 2007, 2015). 인지적 유연성은 역전 학습(reversal learning)을 통해 학습될 수 있는데, 이때 참가자는 동시에 제시된 두 자극 중 어떤 것에 보상이 주어지는지를 처음으로 결정하기 위해 시행착오 학습을 사용해야 한다. 이후에는 자극과 보상의 관계가 사전에 알림 없이 역전되어, 이전까지 보상을 주었던 자극이 이제는 처벌 자극이 된다. 결과적으로 인지적 유연성은 참가자가 새로운 자극 · 보상 관계에 얼마나 빨리 적응할 수 있는가에 의해 표시된다. 연구에 따르면 역전 학습 및 인지적 유연성의 기저에 있는 행동 및 fMRI 신경적 변화 측면에서 BD와 파괴적 기분조절장애 아동 · 청소년 집단의 특이성이 존재할 수 있으며, 이는 인지 훈련의 목표로 유용하게 적용될 수 있을 것이다(Adleman et al., 2011; Dickstein et al., 2010; Leibenluft et al., 2007).

요약하면, 인지 훈련은 기분장애 아동 · 청소년을 위한 두뇌 메커니즘의 표적 치료로서 큰 가능성을 가지고 있다. 더욱이 치료적 접근성을 향상시킬 수 있는 잠재적인 이점을 고려할 때 지속적인 연구를 해 볼 가치가 있을 것이다(Dickstein et al., 2015).

결론

최근 수십 년간 아동 · 청소년 기분장애에 대한 치료 선택지와 근거-기반이 확대되어 왔다. 제1선 치료는 이전 장에서 설명한 심리치료 및 약물치료를 포함한다. 그러나 예방적 접근과 비전통적 치료 및 치료 저항성 기분장애 환자에 대한 선택지로서 많은 환자 가족이 부가적인 치료를 중요하게 고려하고 있다. 운동, 수면위생, 기능식품, 실시간 뉴로피드백, 경두개 자기자극법, 전기경련치료, 케타민, 인지 훈련에 대한 연구가 이러한 요구를 충족시키기 위해 점차 발전하는 추세에 있다.

임상적 핵심 요점

- 예방적, 비전통적이며 새롭게 부상하고 있고 연구 중인 치료들은 기분장애를 가진 아동 · 청소년 환자에게 중요한 선택지가 될 수 있다.
- 운동, 수면위생 및 안정적인 스케줄은 표준적인 심리치료 및 약물치료와 더불어 예방적 측면에서도 기분장애 아동 · 청소년 환자에게 중요한 생활습관 개입이다.
- 기분장애의 치료에서 오메가-3 지방산과 같은 기능식품에 대한 관심이 증가하고 있지만, 이러한 접근법의 효과를 지지하는 자료는 부족한 실정이다. 후속 연구는 이러한 식약품의 역할을 명확히 할 수 있을 것이고, 이러한 식약품에 대해 환자 가족들이 보이는 관심과 실제 사용에 대해 공감적 접근을 하는 것이 지속적인 치료 계획에 중요하다.
- 뇌파 측정 및 기타 뇌영상 기법을 활용한 실시간 뉴로피드백(real-time neurofeedback)은 기분장애의 흥미로운 연구 분야에 해당한다. 이러한 방식은 현재 임상 실제에서 다소간의 가용성을 가지고 있으나, 효과성과 최적의 사용에 대해서는 미해결된 의문들이 많다.
- 케타민(ketamine)과 경두개 자기자극법(transcranial magnetic stimulation)은 난치성 기분장애에 대해 연구되고 있는 치료법이다. 두 치료 모두 임상적으로 접근이 가능하지만, 아동 · 청소년 집단에서의 안전성과 효과에 대한 체계적인 자료는 부족하다.
- 전기경련요법(electroconvulsive therapy)은 난치성 기분장애를 가진 청소년을 위한 치료로서 후향적으로 연구된 바 있다. 현재까지의 연구에 따르면 반응성과 관해율은 성인과 비슷할 가능성이 높다. 그러나 대규모의 체계적인 연구와 임상시험 자료는 부족하다. 일반적으로 이 치료법은 입원 환자의 재원 기간 중에 시작된다.
- 아동 · 청소년의 기분장애에 대한 인지 훈련 접근은 긍정적인 전망을 보이고 있다. 광범위한 임상적 실행에 앞서 이러한 접근법을 이해하고 개선하기 위한 추가적 연구가 필요하다.

참고문헌

Achenbach TM, Rescorla LA: Manual for the ASEBA School-Age Forms and Profiles: An Integrated System of Multi-Informant Assessment. Burlington, University of Vermont, Research Center for Children, Youth, and Families, 2001

Adleman NE, Kayser R, Dickstein D, et al: Neural correlates of reversal learning in severe mood dysregulation and pediatric bipolar disorder. J Am Acad Child Adolesc Psychiatry 50(11):1173.e2-1185.e2, 2011 22024005

Alegria AA, Wulff M, Brinson H, et al: Real-time fMRI neurofeedback in adolescents with attention deficit hyperactivity disorder. Hum Brain Mapp 38(6):3190-3209, 2017 28342214

Allen CH, Kluger BM, Buard I: Safety of transcranial magnetic stimulation in children: a systematic review of the literature. Pediatr Neurol 68:3-17, 2017 28216033

Ash T, Bowling A, Davison K, Garcia J: Physical activity interventions for children with social, emotional, and behavioral disabilities-a systematic review. J Dev Behav Pediatr 38(6):431-445, 2017 28671892

Baert S, De Raedt R, Schacht R, et al: Attentional bias training in depression: therapeutic effects depend on depression severity. J Behav Ther Exp Psychiatry 41(3):265-274, 2010 20227062

Baum KT, Desai A, Field J, et al: Sleep restriction worsens mood and emotion regulation in adolescents. J Child Psychol Psychiatry 55(2):180-190, 2014 24889207

Beebe DW, Difrancesco MW, Tlustos SJ, et al: Preliminary fMRI findings in experimentally sleep-restricted adolescents engaged in a working memory task. Behav Brain Funct 5:9, 2009 19228430

Beesdo K, Lau JY, Guyer AE, et al: Common and distinct amygdala-function perturbations in depressed vs anxious adolescents. Arch Gen Psychiatry 66(3):275-285, 2009 19255377

Berger ME, Smesny S, Kim SW, et al: Omega-6 to omega-3 polyunsaturated fatty acid ratio and subsequent mood disorders in young people with at-risk mental states: a 7-year longitudinal study. Transl Psychiatry 7(8):e1220, 2017 28850110

Birmaher B, Brent D, Bernet W, et al; AACAP Work Group on Quality Issues: Practice parameter for the assessment and treatment of children and adolescents with depressive disorders. J Am Acad Child Adolesc Psychiatry 46(11):1503-1526, 2007 18049300

Bloch Y, Sobol D, Levkovitz Y, et al: Reasons for referral for electroconvulsive therapy: a comparison between adolescents and adults. Australas Psychiatry 16(3):191-194, 2008 18568625

Brotman MA, Rich BA, Guyer AE, et al: Amygdala activation during emotion processing of neutral faces in children with severe mood dysregulation versus ADHD or bipolar disorder. Am J Psychiatry 167(1):61-69, 2010 19917597

Brunoni AR, Chaimani A, Moffa AH, et al: Repetitive transcranial magnetic stimulation for the acute treatment of major depressive episodes: a systematic review with network meta-analysis. JAMA Psychiatry 74(2):143-152, 2017 28030740

Butterweck V: Mechanism of action of St John's wort in depression: what is known? CNS Drugs 17(8):539-562, 2003 12775192

Canuso CM, Singh JB, Fedgchin M, et al: Efficacy and safety of intranasal esketamine for the rapid reduction of symptoms of depression and suicidality in patients at imminent risk for suicide: results of a double-blind, randomized, placebo-controlled study. Am J Psychiatry 175(7):620-630, 2018 29656663

Coryell WH, Langbehn DR, Norris AW, et al: Polyunsaturated fatty acid composition and childhood adversity: independent correlates of depressive symptom persistence. Psychiatry Res 256:305-311, 2017 28666200

Croarkin PE, Rotenberg A: Pediatric neuromodulation comes of age. J Child Adolesc Psychopharmacol 26(7):578-581, 2016 27604043

Cullen KR: Ketamine for adolescent treatment-resistant depression. J Am Acad Child Adolesc Psychiatry 56(10S):S345, 2017

Davis NJ: Transcranial stimulation of the developing brain: a plea for extreme caution. Front Hum Neurosci 8:600, 2014 25140146

Dennison MJ, Rosen ML, Sambrook KA, et al: Differential associations of distinct forms of childhood adversity with neurobehavioral measures of reward processing: a developmental pathway to depression. Child Dev Dec 21, 2017 [Epub ahead of print] 29266223

Dickstein DP, Treland JE, Snow J, et al: Neuropsychological performance in pediatric bipolar disorder. Biol Psychiatry 55(1):32-39, 2004 14706422

Dickstein DP, Nelson EE, McClure EB, et al: Cognitive flexibility in phenotypes of pediatric bipolar disorder. J Am Acad Child Adolesc Psychiatry 46(3):341-355, 2007 17314720

Dickstein DP, Finger EC, Skup M, et al: Altered neural function in pediatric bipolar disorder during reversal learning. Bipolar Disord 12(7):707–719, 2010 21040288

Dickstein DP, Cushman GK, Kim KL, et al: Cognitive remediation: potential novel brain-based treatment for bipolar disorder in children and adolescents. CNS Spectr 20(4):382–390, 2015 26135596

Donaldson AE, Gordon MS, Melvin GA, et al: Addressing the needs of adolescents with treatment resistant depressive disorders: a systematic review of rTMS. Brain Stimul 7(1):7–12, 2014 24527502

Dwyer JB, Beyer C, Wilkinson ST, et al: Ketamine as a treatment for adolescent depression: a case report. J Am Acad Child Adolesc Psychiatry 56(4):352–354, 2017 28335880

Ekor M: The growing use of herbal medicines: issues relating to adverse reactions and challenges in monitoring safety. Front Pharmacol 4:177, 2014 24454289

Fallone G, Acebo C, Arnedt JT, et al: Effects of acute sleep restriction on behavior, sustained attention, and response inhibition in children. Percept Mot Skills 93(1):213–229, 2001 11693688

Frank E: Treating Bipolar Disorder: A Clinician's Guide to Interpersonal and Social Rhythm Therapy. New York, Guilford, 2005

Fristad MA, Vesco AT, Young AS, et al: Pilot randomized controlled trial of omega-3 and individual-family psychoeducational psychotherapy for children and adolescents with depression. J Clin Child Adolesc Psychol 7:1–14, 2016 27819485

Frommann I, Pukrop R, Brinkmeyer J, et al: Neuropsychological profiles in different at-risk states of psychosis: executive control impairment in the early-and additional memory dysfunction in the late-prodromal state. Schizophr Bull 37(4):861–873, 2011 20053865

Geddes L: Brain stimulation in children spurs hope-and concern. Nature 525(7570):436–437, 2015 26399806

Geller B, Zimerman B, Williams M, et al: DSM-IV mania symptoms in a prepubertal and early adolescent bipolar disorder phenotype compared to attention-deficit hyperactive and normal controls. J Child Adolesc Psychopharmacol 12(1):11–25, 2002 12014591

George MS, Lisanby SH, Avery D, et al: Daily left prefrontal transcranial magnetic stimulation therapy for major depressive disorder: a sham-controlled randomized trial. Arch Gen Psychiatry 67(5):507–516, 2010 20439832

Gewirtz AH, Lee SS, August GJ, He Y: Does giving parents their choice of interventions for child behavior problems improve child outcomes? Prev Sci January 20, 2018 [Epub ahead of print] 29352401

Ghaziuddin N, Kutcher SP, Knapp P, et al; Work Group on Quality Issues; AACAP: Practice parameter for use of electroconvulsive therapy with adolescents. J Am Acad Child Adolesc Psychiatry 43(12): 1521–1539, 2004 15564821

Gilbert DL, Garvey MA, Bansal AS, et al: Should transcranial magnetic stimulation research in children be considered minimal risk? Clin Neurophysiol 115(8):1730–1739, 2004 15261851

Gill M, Koleilat M, Whaley SE: The impact of food insecurity on the home emotional environment among low-income mothers of young children. Matern Child Health J 22(8):1146–1153, 2018 29445981

Goldstein AN, Walker MP: The role of sleep in emotional brain function. Annu Rev Clin Psychol 10:679–708, 2014 24499013

Goldstein TR, Merranko J, Krantz M, et al: Early intervention for adolescents at-risk for bipolar disorder: A pilot randomized trial of Interpersonal and Social Rhythm Therapy (IPSRT). J Affect Disord 235:348–356, 2018 29665518

Gracious BL, Chirieac MC, Costescu S, et al: Randomized, placebo-controlled trial of flax oil in pediatric bipolar disorder. Bipolar Disord 12(2):142–154, 2010 20402707

Grosso G, Galvano F, Marventano S, et al: Omega-3 fatty acids and depression: scientific evidence and biological mechanisms. Oxid Med Cell Longev 2014:313570, 2014 24757497

Grunebaum MF, Galfalvy HC, Choo TH, et al: Ketamine for rapid reduction of suicidal thoughts in major depression: a midazolam-controlled randomized clinical trial. Am J Psychiatry 175(4):327–335, 2018 29202655

Hall LM, Klimes-Dougan B, Hunt RH, et al: An fMRI study of emotional face processing in adolescent major depression. J Affect Disord 168:44–50, 2014 25036008

Hong YH, Wu SW, Pedapati EV, et al: Safety and tolerability of theta burst stimulation vs. single and paired pulse transcranial magnetic stimulation: a comparative study of 165 pediatric subjects. Front Hum Neurosci 9:29, 2015 25698958

Janssen Research and Development: Study to evaluate the efficacy and safety of 3 fixed doses of intranasal esketamine in addition to comprehensive standard of care for the rapid reduction of the symptoms of major depressive disorder, including suicidal ideation, in pediatric participants assessed to be at imminent risk for suicide. NCT03185819. August 27, 2018. Available at: https://clinicaltrials.gov/ct2/show/NCT03185819. Accessed September 18, 2018.

Jorm AF, Allen NB, O'Donnell CP, et al: Effectiveness of complementary and selfhelp treatments for depression in children and adolescents. Med J Aust 185(7):368–372, 2006 17014404

Killgore WD: Effects of sleep deprivation on cognition. Prog Brain Res 185:105–129, 2010 21075236

Kosel M, Frick C, Lisanby SH, et al: Magnetic seizure therapy improves mood in refractory major depression. Neuropsychopharmacology 28(11):2045–2048, 2003 12942146

Kovacs M: The Children's Depression Inventory Manual. Toronto, ON, Canada, Multi-Health Systems, 1992

Krishnan C, Santos L, Peterson MD, et al: Safety of noninvasive brain stimulation in children and adolescents. Brain Stimul 8(1):76–87, 2015 25499471

Kvam S, Kleppe CL, Nordhus IH, et al: Exercise as a treatment for depression: a meta-analysis. J Affect Disord 202:67–86, 2016 27253219

Le K, Liu L, Sun M, et al: Transcranial magnetic stimulation at 1 Hertz improves clinical symptoms in children with Tourette syndrome for at least 6 months. J Clin Neurosci 20(2):257–262, 2013 23238046

Leibenluft E, Rich BA, Vinton DT, et al: Neural circuitry engaged during unsuccessful motor inhibition in pediatric bipolar disorder. Am J Psychiatry 164(1):52–60, 2007 17202544

LeMoult J, Colich N, Joormann J, et al: Interpretation bias training in depressed adolescents: near-and far-transfer effects. J Abnorm Child Psychol 46(1):159–167, 2018 28299526

Lisanby SH, Luber B, Schlaepfer TE, et al: Safety and feasibility of magnetic seizure therapy (MST) in major depression: randomized within-subject comparison with electroconvulsive therapy. Neuropsychopharmacology 28(10):1852–1865, 2003 12865903

Lubans D, Richards J, Hillman C, et al: Physical activity for cognitive and mental health in youth: a systematic review of mechanisms. Pediatrics 138(3):e20161642, 2016 27542849

Ma N, Dinges DF, Basner M, et al: How acute total sleep loss affects the attending brain: a meta-analysis of neuroimaging studies. Sleep 38(2):233–240, 2015 25409102

Maoz H, Nitzan U, Goldwyn Y, et al: When can we predict the outcome of an electroconvulsive therapy course in adolescents? A retrospective study. J ECT 34(2):104–107, 2017 29219862

Martin A, Booth JN, Laird Y, et al: Physical activity, diet and other behavioural interventions for improving cognition and school achievement in children and adolescents with obesity or overweight. Cochrane Database Syst Rev 3:CD009728, 2018 29499084

McClellan J, Kowatch R, Findling RL; Work Group on Quality Issues: Practice parameter for the assessment and treatment of children and adolescents with bipolar disorder. J Am Acad Child Adolesc Psychiatry 46(1): 107–125, 2007 17195735

McClintock SM, Reti IM, Carpenter LL, et al; National Network of Depression Centers rTMS Task Group; American Psychiatric Association Council on Research Task Force on Novel Biomarkers and Treatments: Consensus recommendations for the clinical application of repetitive transcranial magnetic stimulation (rTMS) in the treatment of depression. J Clin Psychiatry 79(1):16cs10905, 2018 28541649

Mischoulon D, Fava M: Role of S-adenosyl-L-methionine in the treatment of depression: a review of the evidence. Am J Clin Nutr 76(5):1158S–1161S, 2002 12420702

Mitchell S, Hassan E, Ghaziuddin N: A follow-up study of electroconvulsive therapy in children and adolescents. J ECT 34(1):40–44, 2018 28937548

Mostofsky SH, Simmonds DJ: Response inhibition and response selection: two sides of the same coin. J Cogn Neurosci 20(5):751–761, 2008 18201122

Nemeroff CB: Ketamine: quo vadis? Am J Psychiatry 175(4):297–299, 2018 29606064

Neuronetics: Safety and effectiveness of NeuroStar transcranial magnetic stimulation (TMS) therapy in depressed adolescents. NCT02586688. February 2, 2018. Available at: https://clinicaltrials.gov/ct2/show/NCT02586688. Accessed September 18, 2018.

Noda Y, Daskalakis ZJ, Downar J, et al: Magnetic seizure therapy in an adolescent with refractory bipolar depression: a case report. Neuropsychiatr Dis Treat 10:2049–2055, 2014 25382978

Oberman LM, Pascual-Leone A, Rotenberg A: Modulation of corticospinal excitability by transcranial magnetic stimulation in children and adolescents with autism spectrum disorder. Front Hum Neurosci 8:627, 2014 25165441

O'Reardon JP, Solvason HB, Janicak PG, et al: Efficacy and safety of transcranial magnetic stimulation in the acute treatment of major depression: a multisite randomized controlled trial. Biol Psychiatry 62(11):1208–1216, 2007 17573044

Papolos DF, Teicher MH, Faedda GL, et al: Clinical experience using intranasal ketamine in the treatment of pediatric bipolar disorder/fear of harm phenotype. J Affect Disord 147(1-3):431-436, 2013 23200737

Papolos D, Frei M, Rossignol D, et al: Clinical experience using intranasal ketamine in the longitudinal treatment of juvenile bipolar disorder with fear of harm phenotype. J Affect Disord 225:545-551, 2018 28866299

Pine DS, Lissek S, Klein RG, et al: Face-memory and emotion: associations with major depression in children and adolescents. J Child Psychol Psychiatry 45(7):1199-1208, 2004 15335340

Pompili M, Longo L, Dominici G, et al: Polyunsaturated fatty acids and suicide risk in mood disorders: a systematic review. Prog Neuropsychopharmacol Biol Psychiatry 74:43-56, 2017 27940200

Potkin KT, Bunney WE Jr: Sleep improves memory: the effect of sleep on long-term memory in early adolescence. PLoS One 7(8):e42191, 2012 22879917 Puffer CC, Wall CA, Huxsahl JE, et al: A 20-year practice review of electroconvulsive therapy for adolescents. J Child Adolesc Psychopharmacol 26(7):632-636, 2016 26784386

Rich BA, Grimley ME, Schmajuk M, et al: Face emotion labeling deficits in children with bipolar disorder and severe mood dysregulation. Dev Psychopathol 20(2):529-546, 2008 18423093

Rostami R, Kazemi R, Nitsche MA, et al: Clinical and demographic predictors of response to rTMS treatment in unipolar and bipolar depressive disorders. Clin Neurophysiol 128(10):1961-1970, 2017 28829979

Sanacora G, Frye MA, McDonald W, et al; American Psychiatric Association(APA) Council of Research Task Force on Novel Biomarkers and Treatments: a consensus statement on the use of ketamine in the treatment of mood disorders. JAMA Psychiatry 74(4):399-405, 2017a 28249076

Sanacora G, Heimer H, Hartman D, et al: Balancing the promise and risks of ketamine treatment for mood disorders. Neuropsychopharmacology 42(6):1179-1181, 2017b 27640324

Schaefer HS, Putnam KM, Benca RM, et al: Event-related functional magnetic resonance imaging measures of neural activity to positive social stimuli in pre-and post-treatment depression. Biol Psychiatry 60(9):974–986, 2006 16780808

Simkin DR, Thatcher RW, Lubar J: Quantitative EEG and neurofeedback in children and adolescents: anxiety disorders, depressive disorders, comorbid addiction and attention-deficit/hyperactivity disorder, and brain injury. Child Adolesc Psychiatr Clin N Am 23(3):427–464, 2014 24975621

Singh MK, Chang KD, Mazaika P, et al: Neural correlates of response inhibition in pediatric bipolar disorder. J Child Adolesc Psychopharmacol 20(1):15–24, 2010 20166792

Sun Y, Farzan F, Mulsant BH, et al: Indicators for remission of suicidal ideation following magnetic seizure therapy in patients with treatment-resistant depression. JAMA Psychiatry 73(4):337–345, 2016 26981889

Swartz HA, Levenson JC, Frank E: Psychotherapy for bipolar II disorder: the role of interpersonal and social rhythm therapy. Prof Psychol Res Pr 43(2):145–153, 2012 26612968

Talbot LS, McGlinchey EL, Kaplan KA, et al: Sleep deprivation in adolescents and adults: changes in affect. Emotion 10(6):831–841, 2010 21058849

Tarokh L, Saletin JM, Carskadon MA: Sleep in adolescence: physiology, cognition and mental health. Neurosci Biobehav Rev 70:182–188, 2016 27531236

Thibault RT, MacPherson A, Lifshitz M, et al: Neurofeedback with fMRI: a critical systematic review. Neuroimage 172:786–807, 2018 29288868

Thomas LA, Brotman MA, Muhrer EJ, et al: Parametric modulation of neural activity by emotion in youth with bipolar disorder, youth with severe mood dysregulation, and healthy volunteers. Arch Gen Psychiatry 69(12):1257–1266, 2012 23026912

Vande Voort JL, Morgan RJ, Kung S, et al: Continuation phase intravenous ketamine in adults with treatment-resistant depression. J Affect Disord 206:300–304, 2016 27656788

Vesco AT, Young AS, Arnold LE, et al: Omega-3 supplementation associated with improved parent-rated executive function in youth with mood disorders: secondary analyses of the omega 3 and therapy (OATS) trials. J Child Psychol Psychiatry 59(6):628–636, 2018 29063592

Walter G, Rey JM, Ghaziuddin N, Loo C: Electroconvulsive therapy, transcranial magnetic stimulation, and vagus nerve stimulation, in Pediatric Psychopharmacology, 2nd Edition. Edited by Martin A, Scahill L, Kratochvil CJ. New York, Oxford, 2011, pp 363–373

Wehry AM, Ramsey L, Dulemba SE, et al: Pharmacogenomic testing in child and adolescent psychiatry: an evidence-based review. Curr Probl Pediatr Adolesc Health Care 48(2):40-49, 2018 29325731

Wheaton AG, Olsen EO, Miller GF, et al: Sleep Duration and Injury-Related Risk Behaviors Among High School Students-United States, 2007-2013. MMWR Morb Mortal Wkly Rep 65(13):337-341, 2016 27054407

Yang CK, Kim JK, Patel SR, et al: Age-related changes in sleep/wake patterns among Korean teenagers. Pediatrics 115(1, suppl):250-256, 2005 15866859

Yang W, Ding Z, Dai T, et al: Attention bias modification training in individuals with depressive symptoms: a randomized controlled trial. J Behav Ther Exp Psychiatry 49 (Pt A):101-111, 2015 25245928

Young KD, Zotev V, Phillips R, et al: Real-time FMRI neurofeedback training of amygdala activity in patients with major depressive disorder. PLoS One 9(2):e88785, 2014 24523939

Young KD, Siegle GJ, Zotev V, et al: Randomized clinical trial of real-time fMRI amygdala neuro feedback for major depressive disorder: effects on symptoms and autobiographical memory recall. Am J Psychiatry 174(8):748-755, 2017 28407727

Young RC, Biggs JT, Ziegler VE, et al: A rating scale for mania: reliability, validity and sensitivity. Br J Psychiatry 133:429-435, 1978 728692

부록

참고자료와 읽을거리

Manpreet Kaur Singh, M.D., M.S.

아동기-발병 기분장애에 관한 정보를 얻고 환자 및 가족에게 심리치료와 독서치료를 제공하는 데 유용한 참고자료와 관련 읽을거리가 이 부록에 소개되어 있다.

미국 내 및 온라인 자료들

- 미국 소아 청소년정신과학회(American Academy of Child and Adolescent Psychiatry): https://www.aacap.org
- 부모 돕는 부모 집단(Parents Helping Parents): http://www.phponline.org
- 미국 자살 예방 재단(American Foundation for Suicide Prevention): https://afsp.org
- 아동 · 청소년 양극성 장애 재단(Child and Adolescent Bipolar Foundation): (847) 492-8519
- 정신질환에 대한 국가 연맹(National Alliance on Mental Illness: NAMI): (800) 950-6264; https://www.nami.org
- 우울 및 양극성 지원 연맹(Depression and Bipolar Support Alliance): (800) 826-3632
- 미국 정신건강협회(Mental Health America): (703) 684-7722; http://www.mentalhealthamerica.net
- 균형 잡힌 마음 재단(The Balanced Mind Foundation): (847) 492-8510
- 청소년 양극성 장애 연구 재단(Juvenile Bipolar Research Foundation): https://www.jbrf.org
- Wrights law: http://www.wrightslaw.com (특수교육에 대한 정보와 관련하여)
- 국립 장애아동 지원보급 센터(National Dissemination Center for Children with Disabilities):

https://www.parentcenterhub.org/nichcy-gone/

- 미국정신의학회 블로그/트위터 Healthy Minds(청소년을 위한 정신건강 관련 웹페이지) https://www.psychiatry.org/news-room/apa-blogs
- Ryan Licht Sang 양극성 장애 재단: http://www.ryanlichtsangbipolarfoundation.org [아동 및 청소년 양극성 장애에 관한 이해와 연구, 인식 증진을 위한 자료. 이 재단은 양극성 장애에 대한 조기 진단과 조기 개입을 실현하기 위한 실증적 검사를 개발하기 위한 '검사를 위한 탐구(Quest For The Test™)'에 참여 중이다.]

책과 논문 자료들

임상가들을 위한 읽을거리

Cheung AH, Zuckerbrot RA, Jensen PS, et al; GLAD-PC Steering Group: Guidelines for Adolescent Depression in Primary Care (GLAD-PC), Part II: treatment and ongoing management. Pediatrics 141(3), pii:e20174082, 2018. Available at: http://pediatrics.aappublications.org/content/141/3/e20174082.

Findling RL, Kowatch RA, Post RM: Pediatric Bipolar Disorder: A Handbook for Clinicians. London, Martin Dunitz, 2003

Fristad MA, Goldberg Arnold JS, Leffler J: Psychotherapy for Children With Bipolar and Depressive Disorders. New York, Guilford, 2011

Geller B, Delbello MP (cds): Bipolar Disorder in Childhood and Early Adolescence. New York, Guilford, 2003

McClellan J, Kowatch R, Findling RL; Work Group on Quality Issues: Practice parameter for the assessment and treatment of children and adolescents with bipolar disorder. Journal of the American Academy of Child and Adolescent Psychiatry 46(1):107-205, 2007. Available at: https://www.jaacap.org/article/S0890-8567(09)61968-7/fulltext.

Zuckerbrot RA, Cheung A, Jensen PS, et al; GLAD-PC Steering Group: Guidelines for Adolescent Depression in Primary Care (GLAD-PC), Part I: practice preparation, identification, assessment, and initial management. Pediatrics 141(3), pii: e20174081, 2018.

Available at: https://pediatrics.aappublications.org/content/pediatrics/141/3/e20174081.full.pdf

환자와 가족들을 위한 읽을거리

Anglada T, Hakala SM: The Childhood Bipolar Disorder Answer Book: Practical Answers to the Top 300 Questions Parents Ask. Naperville, IL, Sourcebooks, 2008

Biegel G: The Stress Reduction Workbook for Teens: Mindfulness Skills to Help You Deal With Stress, 2nd Edition. Oakland, CA, New Harbinger, 2017

Biglan A: The Nurture Effect: How the Science of Human Behavior Can Improve Our Lives and Our World. Oakland, CA, New Harbinger, 2015

Birmaher B: New Hope for Children and Teens With Bipolar Disorder. New York, Three Rivers Press, 2004 (육기환 역, 소아 · 청소년기의 양극성 장애, 하나의학사, 2008)

Hinshaw SP: Another Kind of Madness: A Journey Through the Stigma and Hope of Mental Illness. New York, St Martin's Press, 2017

Jamison KL: An Unquiet Mind: A Memoir of Moods and Madness. New York, Knopf, 1995

Koplewicz HS: More Than Moody: Recognizing and Treating Adolescent Depression. New York, Berkley Publishing Group/Penguin, 2002

Lederman J, Fink C: The Ups and Downs of Raising a Bipolar Child: A Survival Guide for Parents. New York, Fireside, 2003

Miklowitz DJ, George EL: The Bipolar Teen: What You Can Do to Help Your Child and Your Family. New York, Guilford, 2008

Mondimore FM, Kelly P: Adolescent Depression: A Guide for Parents, 2nd Edition. Baltimore, MD, Johns Hopkins University Press, 2015

Papolos D, Papolos J: The Bipolar Child: The Definitive and Reassuring Guide to Childhood's Most Misunderstood Disorder, 3rd Edition. New York, Crown Archetype, 2006

Pavuluri M: What Works for Bipolar Kids: Help and Hope for Parents. New York, Guilford, 2008

소아 기분장애의 치료에 관한 빠른 참고자료

Manpreet Kaur Singh, M.D., M.S.

부록 B에는 소아 기분장애의 치료에 자주 사용되는 회복력 증진을 위한 개입과 약물치료에 관한 이 핸드북의 내용을 보충할 수 있는 쉽고 빠른 참고자료들이 소개되어 있다.

치료 결과 최적화를 위한 회복력 증진의 일반적인 법칙들

- 환자의 증상과 촉발 요인을 파악하라.
- 건강한 식단과 신체적 활동, 규칙적인 수면을 권장하라.
- 환자들에게 마음챙김과 같은 기술을 훈련하도록 가르치라.
- 환자가 스트레스를 관리할 수 있는 계획을 세우도록 하라.
- 최소 2년간 예방적 치료를 지속하라.
- 약물치료와 심리치료의 병합과 회복력–증진 방략이 종종 필요하다는 것을 기억하라.
- 회복력–증진 방략에 관한 몇몇 주요 근거–기반을 요약한 다음 〈표 1〉부터 〈표 3〉을 참고하라.

〈표 1〉 기분장애 아동 · 청소년을 위한 영양적 개입

연구	표본	개입	설계	결과
Fristad et al., 2016	주요우울장애(major depressive disorder, 이하 MDD), 기분부전증, 달리 명시되지 않은(not otherwise specified, 이하 NOS) 아동 · 청소년(7~17세) 72명	오메가-3 지방산(Ω3), 개인-가족 심리교육적 심리치료(individual-family psychoeducational psychotherapy, 이하 IF-PEP): Ω3, IF-PEP+플라세보, Ω3+IF-PEP 혹은 플라세보	12주 2×2 이중맹검 무작위 통제 시험(randomized controlled trial, 이하 RCT)	IF-PEP 참여도(fidelity) 74%, Ω3+IF+PEP 집단에서 77% 관해 사회적 스트레스가 적은 아동 · 청소년이 플라세보에 비해 Ω3와 병합치료에 더 잘 반응함. 어머니가 우울증이 있는 경우 그렇지 않은 경우에 비해 IF-PEP에 더 잘 반응함
Young et al., 2016	MDD, 기분부전증, 우울증 NOS 아동 · 청소년(7~17세) 72명	Ω3, IF-PEP+플라세보, Ω3+IF-PEP 혹은 플라세보	12주 2×2 이중맹검 RCT	Ω3+IF+PEP 집단이 플라세보 집단에 비해 더 많은 행동적 호전 및 경과를 보임
Fristad et al., 2015	양극성 장애(bipolar disorder, 이하 BD) NOS, 순환성장애 아동 · 청소년 23명(7~14세)	Ω3, IF-PEP, Ω3 대 플라세보 IF-PEP 대 적극적인 모니터링(active monitoring, 이하 AM)	12주 2×2 RCT: Ω3+IF-PEP, Ω3+AM, 플라세보+IF-PEP, 플라세보+AM	83%가 연구 참여를 완수함. 부작용은 드물거나 경미한 수준임 플라세보에 비해 병합치료에서 우울 증상이 호전됨. Ω3는 우울증에 미치는 영향이 중간 정도였음(Cohen's d=0.48)
Wozniak et al., 2015	양극성 스펙트럼(BD I, BD II, BD NOS) 아동(5~12세) 24명	이노시톨(inositol)+플라세보, Ω3+플라세보, Ω3+이노시톨	12주 이중맹검, 플라세보 통제 RCT	54%가 연구 참여를 완수함 병합치료에서 조증과 우울증이 호전됨

요점: 심리치료와 약효식품의 조합이 더 나은 치료 결과를 이끌 수 있다.

〈표 2〉 기분장애 아동 · 청소년을 위한 수면 개입에 대한 증거

연구	표본	개입	설계	결과
Blake et al., 2016	불안 수준이 높고 수면장해가 있지만 과거 혹은 현재 우울장애는 없는 아동 · 청소년 140명(12~17세)	수면 향상 개입 집단 혹은 적극적인 대조군('공부 기술') 집단. 두 집단 모두 90분 동안 인지행동과 마음챙김 집단 치료에 7주간 참여함	7주 무작위 통제 시험(RCT)	수면 개입은 대조군에 비해 주관적인 수면의 질, 수면 시작 시간(sleep-onset latency), 주간 졸음, 불안에서 큰 호전을 보임
Hall et al., 2015	6~8개월의 영아가 있는 235가정	2주 동안의 2시간 집단 교육 회기와 네 번의 지지적 통화. 각 가정은 개입 집단(n=117) 혹은 유아 안전에 대한 강의를 듣는 대조군 집단(n=118)에 무작위로 배정됨	RCT, 기저선과 6주 후의 결과	개입 집단에서 기저선에서 보정된 부모의 우울, 피로감, 수면의 질, 수면 인지 수준이 호전됨. 개입 집단에서 보호자가 평가한 영아의 수면 문제 심각도에서 호전을 보임
Hiscock et al., 2015	주의력결핍/과잉행동장애(attention-deficit/hyperactivity disorder, 이하 ADHD) 아동(5~12세) 244명, 대부분 중추신경 자극제 복용 중	수면 위생 연습과 표준화된 행동 전략에 대해 격주로 총 2회 자문을 받았고, 추후 1회 전화 통화. 대조 집단의 아동은 평소 치료(usual clinical care)를 받음	RCT	개입 집단에서 대조군에 비해 3, 6개월에서의 ADHD 증상의 감소가 더 크게 나타남. 아동의 수면, 행동, 삶의 질, 기능 또한 향상되었고, 이러한 개입 효과는 6개월 뒤 후속 개입까지 유지되었음

요점:
수면 치료는 불안과 ADHD 증상을 호전시킨다.
만일 부모들이 잠을 자면, 자녀들도 역시 잠을 잘 수 있을지 모른다.

〈표 3〉 아동 · 청소년에서 우울증 진행을 예방하기 위한 최신의 조기 개입 무작위 통제 시험

연구	표본	개입	설계	결과
Schleider & Weisz, 2016	내재화 문제를 가지고 있거나 내재화 문제 위험이 있는 96명의 청소년(12~15세)	성격이 변화할 수 있다는 성격 성장 사고방식(growth personality mind-set)을 가르쳐 주는 컴퓨터-기반 개입에 30분 동안 1회 참여하는 집단 대 지지적 치료 대조군	무작위 통제 시험(RCT)	청소년의 지각된 통제력이 강화됨. 이는 성격 성장 사고방식의 증가와 관련이 있었고, 빠른 스트레스 회복과 연관됨
Gladstone et al., 2015	유능한 성인으로의 전환을 위한 인지 행동적 인본주의 및 대인관계 훈련(Competent Adulthood Transition with Cognitive Behavioral Humanistic and Interpersonal Training, 이하 CATCH-IT)에 참여하는 400명의 청소년과 그의 부모	우울증 예방에 대한 자기-주도적 온라인 접근 방식을 평가하기 위한 제1선 치료에서의 인터넷 기반 우울증 예방 중재(CATCH-IT)에 참여하는 집단 대 일반적인 건강 교육에 대한 인터넷 개입 집단	RCT	보류 중
Zatzick et al., 2014	최근 외상적 신체 상해를 입고 약물 치료 중인 120명의 청소년(12~18세)	폭력적 위험 행동, 알코올 및 약물 사용, 외상후 스트레스 장애, 우울 증상을 대상으로 하는 단계별 협력 치료 개입	RCT. 청소년은 기저선과 상해 후 2개월, 5개월, 12개월에 평가를 받음	>95% 보류. 개입 집단 청소년은 대조군에 비해 상해 1년 후 무기 소지를 줄임
Carta et al., 2013	저소득 어머니 371명과 그들의 3.5~5.5세 아동	계획된 활동 교육(planned activities training, 이하 PAT) 대 PAT 개입의 휴대전화 강화 버전. 치료 직후 및 치료 종결 후 6개월에 대기자 대조군(wait-list control: WLC)과 비교하여 양육 전략을 더 많이 사용함	PAT 대 CPAT 대 WCL의 RCT. 치료 전, 치료 직후, 치료 종결 후 6개월에 평가 진행함	PAT와 CPAT 집단은 WLC 집단보다 양육 전략을 더 자주 사용하고 더 반응적인 양육을 보임. CPAT는 우울증과 스트레스에서 더 큰 감소를 보임. 양육, 우울증, 스트레스에서의 변화는 아동의 긍정적인 행동을 예측함

연구	표본	개입	설계	결과
Grupp-Phelan et al., 2012	응급의학과(emergency department, 이하 ED) 내원하였고 자살 관련 위험 요인으로 선별된 청소년 204명의 가족	짧은 동기 강화 면담, 장애물 줄이기, 외래 진료 예약 설정 및 예정된 외래 진료 전 알림 대 표준적인 의뢰(정신건강 관련 종사자의 전화번호)	RCT. 선별에 대한 수용도, 정신건강 서비스에 연계된 정도, ED 내원 60일 후 우울증의 변화	개입 집단은 추적 기간 동안에 정신건강 진료에 더 자주 참여함

요점: 기술 사용이 치료 참여율을 증가시키고 호전된 결과를 보일 수 있을 것이다.

투약에 관한 일반 원칙

- 아동 · 청소년의 기분장애를 치료하기 위해 약물을 사용할 때는 저용량으로 시작하여 유효한 용량에 도달할 때까지 천천히 용량을 적정한다. 체중에 기반한 투약과 점진적인 약물 적정은 특히 어린 아동에서 부작용을 줄이는 데 도움이 될 수 있다.
- 객관적으로 약물반응을 결정하기 위해 정기적인 추적기간 동안에 증상 심각도에 대한 임상가 및 자기보고식 척도와 같은 측정-기반의 치료 도구를 사용하라.
- 아동 · 청소년은 약물 부작용과 약물 간 상호작용의 위험에 취약하기 때문에 동시 발생하는 장애들을 관리하되 다중약물요법은 최소화하라.
- 우울증 및 양극성 장애 부모의 자녀는 그 자체로 기분장애 발병의 위험에 취약하다는 것을 명심하라. 예방과 조기 개입이 이러한 고위험 집단에서 나타나는 기분장애를 다루는 데 있어서 핵심이 된다.
- 가장 일반적인 약물 부작용은 중추신경계 및 위장관계 문제를 포함한다는 것을 기억하라.

특정 약물군과 관련된 사실

항우울제

미국 식품의약국(FDA)이 승인한 아동 · 청소년 단극성 우울증의 치료법은 [그림 1]에 요약되어 있다.

- 효과 연구 결과 및 근거의 수준을 포함하는 소아 단극성 우울증에 사용되는 약물에 대한 요약은 〈표 4〉를 참고하라.
- 아동 · 청소년기에 항우울제를 복용하기 전에 환자와 그 가족의 양극성 장애 여부를 선별하라.
- 항우울제의 일반적인 부작용에 대한 요약은 〈표 5〉와 〈표 6〉을 참고하라.

급성 우울증		장기화된 경우	
연도	약물	연도	약물
2002	플루옥세틴(fluoxetine)(7~17세)	없음	
2009	에스시탈로프람(escitalopram)(12~19세)		

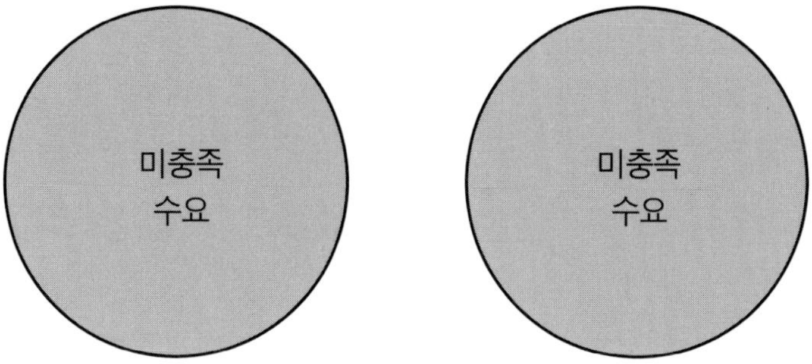

미충족 수요

미충족 수요

[그림 1] 미국 식품의약국이 승인한 소아 단극성 우울증의 치료

〈표 4〉 소아 단극성 우울증에 대한 미국 식품의약국(FDA) 승인, 허가 외 사용(off-label), 그리고 신생 약물치료

약물명	투여량 범위	효능	근거 수준
플루옥세틴 (Fluoxetine)	10~80mg/일	결과가 유의미한 연구 4건(6~17세 대상)	무작위 대조 시험(randomized controlled trials, 이하 RCTs); FDA 승인 (Cipriani et al., 2016)
에스시탈로프람 (Escitalopram)	10~40mg/일	결과가 유의미한 연구 1건(12~17세 대상) 결과가 유의미하지 않은 연구 1건(6~17세 대상)	RCTs; FDA 승인(Findling et al., 2013; Ignaszewski & Waslick, 2018)
설트랄린 (Sertraline)	25~300mg/일	결과가 유의미한 통합 분석 1건(6~17세 대상)	선험적 통합 분석(A priori pooled analysis); 개별 시험에서는 유의미하지 않음(Donnelly et al., 2006)
시탈로프람 (Citalopram)	10~40mg/일	결과가 유의미하지 않은 연구 1건(13~18세 대상)	RCT(von Knorring et al., 2006)
파록세틴 (Paroxetine)	10~60mg/일	결과가 유의미하지 않은 연구 4건(7~17세 대상)	RCT(Emslie et al., 2006)
벤라팍신 (Venlafaxine)	37.5~375mg/일	결과가 유의미하지 않은 연구 2건(7~17세 대상)	RCT(Mandoki et al., 1997; Emslie et al., 2007)
멀타자핀 (Mirtazapine)	15~45mg/일	결과가 유의미하지 않은 연구 2건(7~17세 대상)	RCT(미발표); 비교 효능에 대한 메타분석에서는 멀타자핀이 아동과 청소년 주요우울장애(이하 MDD)의 제1선 급성 치료에 최적으로 균형 잡힌 효능, 수용성 및 안전성을 가지고 있음을 보여 줌(Ma et al., 2014)
플루복사민 (Fluvoxamine)	25~300mg/일	유의미함	소아 기분부전장애에서 개방-표지 효능(open-label efficacy) (Rabe-Jablonska, 2000). RCT 데이터가 부재함
빌라조돈, 비브리드 (Vilazodone, Viibryd)	15~30mg/일	유의미하지 않음. 2011년 성인 대상 FDA 승인	12~17세의 우울증 아동·청소년 대상으로 10주간 이중맹검 위약-통제 시험(double-blind placebo-controlled trial)(3상)(Durgam et al., 2018); 몇몇 사례에서 유독성 섭취로 인한 발작이 보고됨

약물명	투여량 범위	효능	근거 수준
보티옥세틴, 트린텔릭스 (Vortioxetine, Trintellix)	5~20mg/일	유의미함	6개월간의 투약이 뒤따른 14일 개방-표지 연장 리드인(open-label extension lead-in) 연구에서는 5~20mg/일의 투약 전략이 안전하고, 잘 견딜 만하며, 향후 소아 환자에 대한 보티옥세틴 임상 연구에 적합하다는 것을 확인함; 플루옥세틴 및 위약과 비교한 12주간 이중맹검, 위약-통제 시험; 아동과 청소년을 위한 두 개의 별도 임상시험이 진행 중임
둘록세틴, 심발타 (Duloxetine, Cymbalta)	30~120mg/일	유의미하지 않음	MDD 아동 · 청소년에 대하여 유의미하지 않은 연구 2건(Emslie et al., 2015); 소아 범불안장애에 대하여 FDA 승인됨
부프로피온, 웰부트린 (Bupropion, Wellbutrin)	150~400mg/일	유의미함; 불안감에는 효과적이지 않음	개방-표지 임상시험 3건(Daviss et al., 2001, 2006; Glod et al., 2003); 가장 흔한 부작용은 불면과 체중 감소
데스벤라팍신 (Desvenlafaxine)	25~50mg/일	실패	7~17세 대상으로 벤라팍신과 위약, 플루옥세틴을 비교한 RCT; 모든 치료 집단의 참가자들이 호전됨
아토목세틴, 스트라테라 (Atomoxetine, Strattera)	10~80mg/일	유의미하지 않음	5~18세 대상 RCT 7건; 우울증이 동반이환된, 혹은 동반이환되지 않은 환자의 ADHD 증상 감소에 동등하게 효과적임(Bangs et al., 2007)
레보밀나시프란, 페트지마 (Levomilnacipran, Fetzima)	10~40mg/일	알려지지 않음; 2013년 성인 대상 FDA 승인 (Bruno et al., 2016)	다지역(multisite) 3상 연구가 기대됨; 레보밀나시프란과 플루옥세틴 및 위약을 비교하는 8주간 이중맹검, 위약-통제 시험이 진행 중임(주요 결과: CDRS-R에서의 변화); 2013년 성인 대상 FDA 승인됨
삼환계 항우울제 (Tricyclic antidepressants)	가변적	유의미하지 않음	소아 우울장애에 대한 복합적인 RCTs(Hazell & Mirzaie, 2013)

약물명	투여량 범위	효능	근거 수준
케타민, 에스케타민 (Ketamine, Esketamine)	0.5mg/kg 주입	유의미할 가능성이 있음	개방표지 및 사례 보고: 치료 저항적인 우울증 청소년에 대한 정맥 주사형 케타민; 2주에 걸쳐 여섯 번의 주입이 이루어졌으며, 6주까지 지속적인 관해를 보인 세 명, 2주 이내에 재발한 두 명 등 다섯 명의 응답자를 포함하여 38%의 응답률을 보였음(Cullen et al., 2018; Dwyer et al., 2017); 급성 자살 사고와 관련하여 비강내 에스케타민에 대한 다지역 임상시험이 진행 중임

〈표 5〉 아동 · 청소년 우울증 약물: 선택적 세로토닌 재흡수 억제제(SSRI) 부작용[a, b]

성분명	약품명	항콜린성 부작용	진정효과	비고
플루옥세틴	프로작	+(특히 메스꺼움, 성기능 부전, 식욕 부진)	+	미국 식품의약국(FDA) 승인; 자극적인
에스시탈로프람	렉사프로	+	+	FDA 승인
시탈로프람	셀렉사	+	+	제네릭 의약품 가용성
설트랄린	졸로프트	0(특히 설사, 남성 성기능 부전)	+	10대 강박장애에 대해 FDA 승인

[a]전체 필요 위험 수(NNH): 112

[b]SSRI의 부작용은 세로토닌 선택적이며, 몇 주에 걸쳐 약화될 소지가 있음. 일반적으로 어떤 SSRI든 메스꺼움, 불안, 초조, 식욕 부진, 진전, 졸음, 발한, 입마름, 두통, 어지럼증, 설사, 변비 및 성기능 부전을 야기할 수 있음.

〈표 6〉 기타 항우울제의 흔한 부작용

성분명	부작용
삼환계 항우울제	체중 변화, 복부 팽만, 변비, 식욕 저하, 메스꺼움, 입마름, 무력증, 어지러움, 두통, 졸음, 시야 흐림, 피로 **심각한(흔치 않은) 증상**: 부정맥, 심근경색, 급사, 무과립구증
벤라팍신 XR	빈맥, 고혈압, 발한, 체중 감소, 식욕 저하, 메스꺼움, 변비, 어지러움, 두통, 불면, 졸음, 시야 흐림, 비정상적 사정 **심각한(흔치 않은) 증상**: 저나트륨혈증, 간염, 발작, 신경이완제악성증후군
트라조돈	진정, 발한, 변비, 설사, 메스꺼움, 어지러움, 두통, 불면, 기억 손상, 시야 흐림 **심각한(흔치 않은) 증상**: 남성에서의 음경지속발기증, 부정맥
네파조돈	기침 **심각한(흔치 않은) 증상**: 기립성 저혈압, 간부전, 발작
멀타자핀	진정, 체중 증가, 고콜레스테롤혈증, 변비, 간부전, 어지럼증 **심각한(흔치 않은) 증상**: 무과립구증, 호중구감소증, 발작
부프로피온	고혈압, 빈맥, 두통, 진전, 어지럼증 **심각한(흔치 않은) 증상**: 발작, 부정맥, 아나필락시스

기분 안정제

■ 리튬

미국 식품의약국(이하 FDA)은 리튬의 사용을 12세까지로 승인하였다. 양극성 장애 아동에게 리튬은 위약에 비해 우세했고, 약간의 체중 증가를 동반했다.

■ 디발프로엑스

서방형 디발프로엑스는 급성 조증에 대한 한 RCT 연구에서 부정적 결과를 보였다. 미출판된 연구 자료에 따르면 즉방형이 위약에 비해 더 효과적일 수 있지만, 쿠에티아핀과 리스페리돈의 비교 효과 연구에서는 열등한 것으로 나타났다.

■ 카르바마제핀

서방형. 개방-표지 연구 자료는 소아 조증에서 경도-중등도 수준의 호전을 보여 주었다.

■ 라모트리진

개방-표지 연구에서 소아 급성 조증, 혼재성 조증, 우울증에서 효과성을 보였다. 약물 유지 RCT에서는 라모트리진의 부가 효과가 나타났다.

다음 박스 안에 모든 기분 안정제에 대한 적어도 하나의 안전 경고가 표시되어 있다([그림 2] 참고).

리튬	발프로에이트	카르바마제핀	라모트리진
소화기 증상	소화기 증상	소화기 증상	소화기 증상
체중 증가	체중 증가	[발진]	[발진]
[신경 독성]	진전	신경 독성	두통
신장 독성	[간독성]	간독성	어지럼증
갑상선 독성	혈소판 감소증	갑상선 변화	가려움증
탈모	탈모	[혈액질환]	비정상적 꿈
심장 독성	[췌장염]	심장 독성	
여드름, 건선	다낭성 난소 증후군	저나트륨혈증	
기형유발물질	[기형유발물질]	기형유발물질	기형유발물질
	자살경향성	자살경향성	자살경향성

[ ] = 처방 정보 경고문

모든 기분 안정제는 최소 하나의 경고문을 포함함

[그림 2] 기분 안정제의 안전 및 내약성 문제

2세대 (비전형) 항정신병 약물

- 미국 식품의약국(FDA)에서 승인된 소아 양극성 장애 치료 약물은 [그림 3]에 요약되어 있다.
- 모든 비전형 항정신병 약물은 조증과 양극성 우울증의 치료에서 강력한 이득-위험 비율을 보인다([그림 4], [그림 5], [그림 6] 참고).
- 모든 항정신병 약물은 고혈당 및 당뇨병의 위험을 포함한 블랙박스 경고를 가지고 있으며, 이러한 문제의 발생을 대비한 기저선 평가와 종단적인 모니터링이 요망된다([그림 7] 참고).

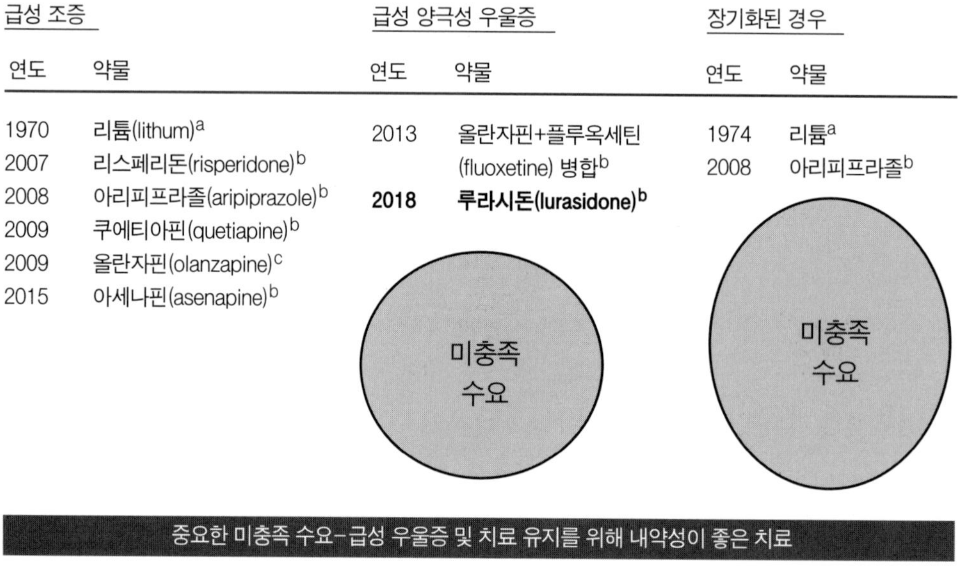

급성 조증

연도	약물
1970	리튬(lithum)[a]
2007	리스페리돈(risperidone)[b]
2008	아리피프라졸(aripiprazole)[b]
2009	쿠에티아핀(quetiapine)[b]
2009	올란자핀(olanzapine)[c]
2015	아세나핀(asenapine)[b]

급성 양극성 우울증

연도	약물
2013	올란자핀+플루옥세틴(fluoxetine) 병합[b]
2018	**루라시돈(lurasidone)[b]**

미충족 수요

장기화된 경우

연도	약물
1974	리튬[a]
2008	아리피프라졸[b]

미충족 수요

중요한 미충족 수요-급성 우울증 및 치료 유지를 위해 내약성이 좋은 치료

[그림 3] 미국 식품의약국 승인 소아 양극성 장애 치료제

[a]연령≥12~17세, [b]연령=10~17세, [c]연령=13~17세.

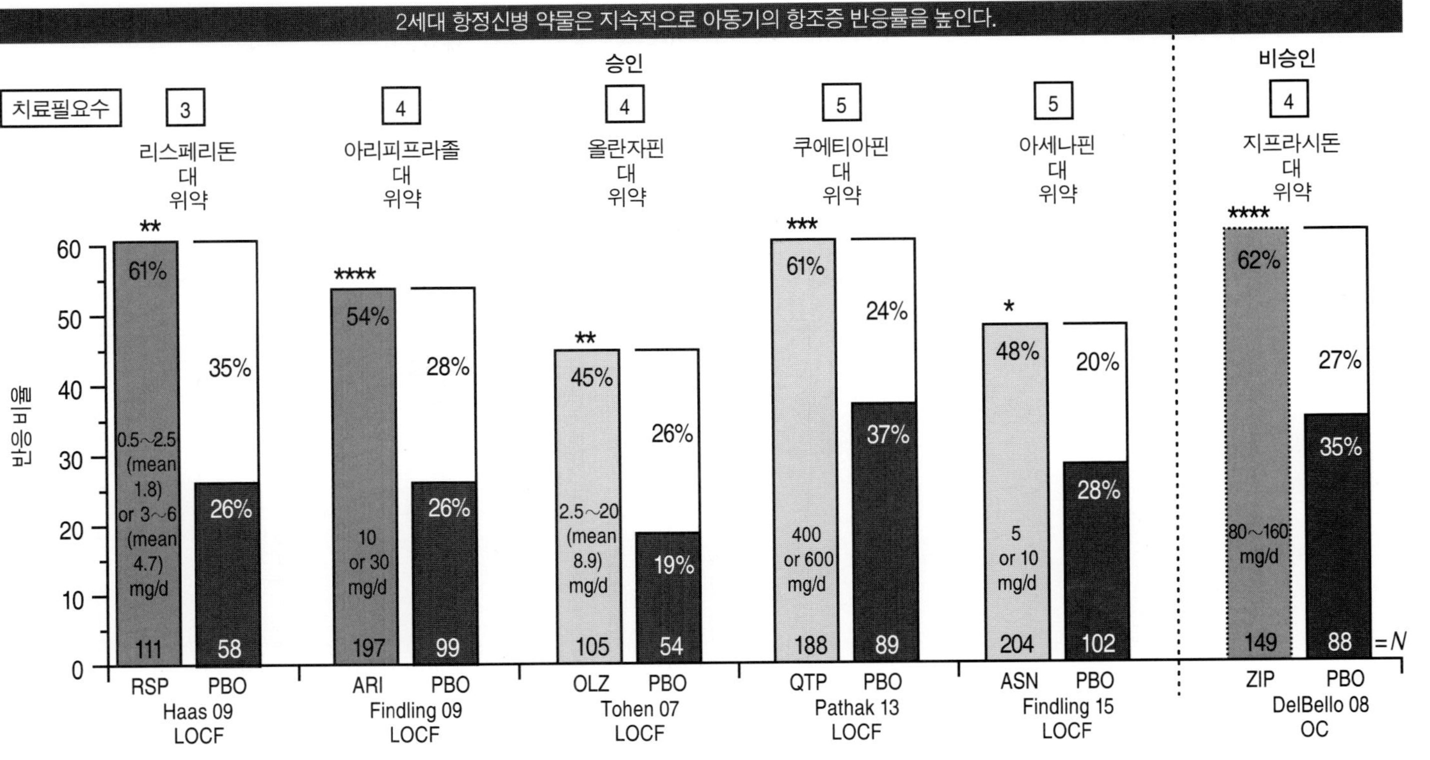

[그림 4] 아동 · 청소년기 급성 조증 연구의 개관: 치료필요수(NNT)와 반응 비율

*$P<0.05$, ** $P<0.01$, ***$P<0.001$, ****$P<0.0001$ 대 위약. LOCF=이전 관찰치 적용 분석법, OC=관찰된 사례.

출처: Adapted from Ketter TA, Chang KD, Singh MK: "Treatment of Pediatric Bipolar Disorder," in *Advances in Treatment of Bipolar Disorders*. Edited by Ketter TA. Arlington, VA, American Psychiatric Publishing, 2015, pp. 171–198. Copyright 2015, American Psychiatric Association. Used with permission.

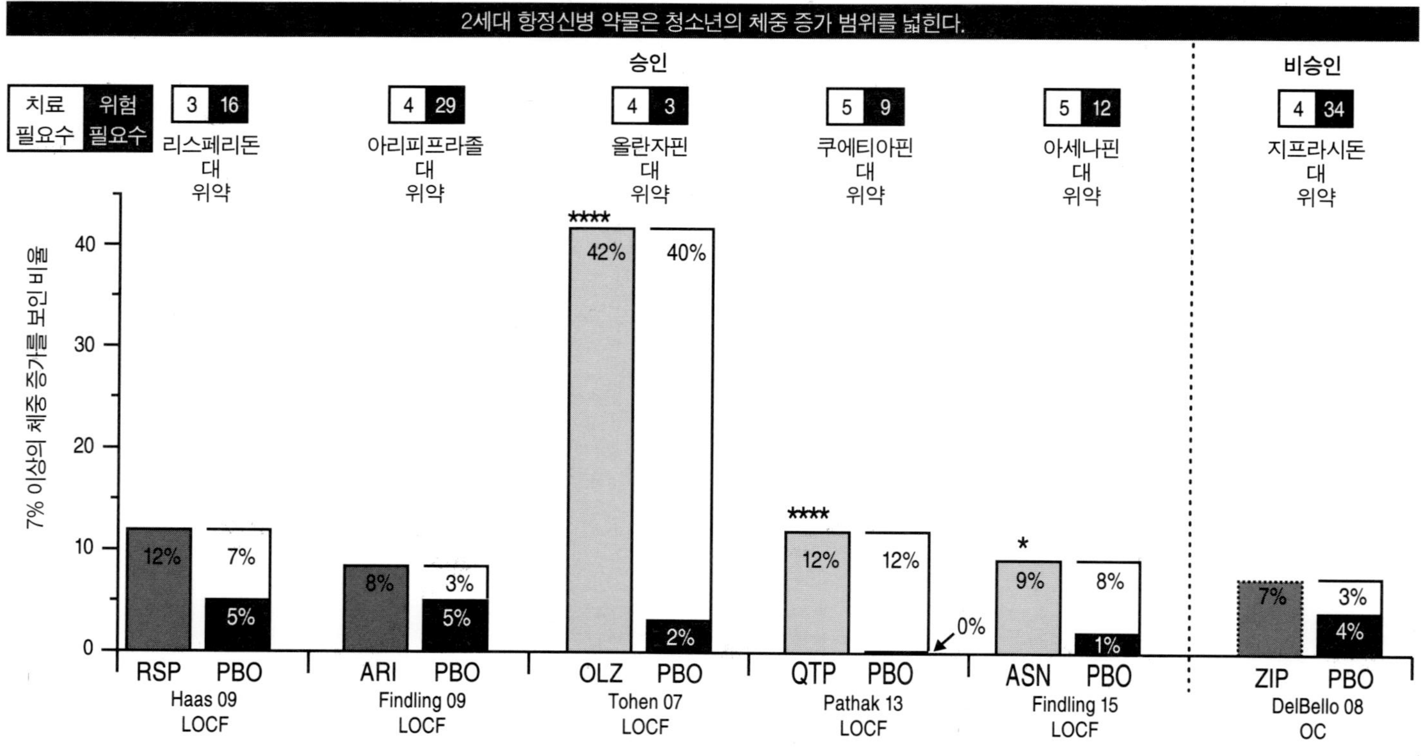

[그림 5] 아동 · 청소년기 급성 조증 연구의 개관: 치료필요수(NNT), 위험필요수(NNH) 및 7% 이상의 체중 증가 비율

*$P<0.05$, ****$P<0.0001$ 대 위약. LOCF=이전 관찰치 적용 분석법, OC=관찰된 사례.

출처: Adapted from Ketter TA, Chang KD, Singh MK: "Treatment of Pediatric Bipolar Disorder," in *Advances in Treatment of Bipolar Disorders*. Edited by Ketter TA. Arlington, VA, American Psychiatric Publishing, 2015, pp. 171-198. Copyright 2015, American Psychiatric Association. Used with permission.

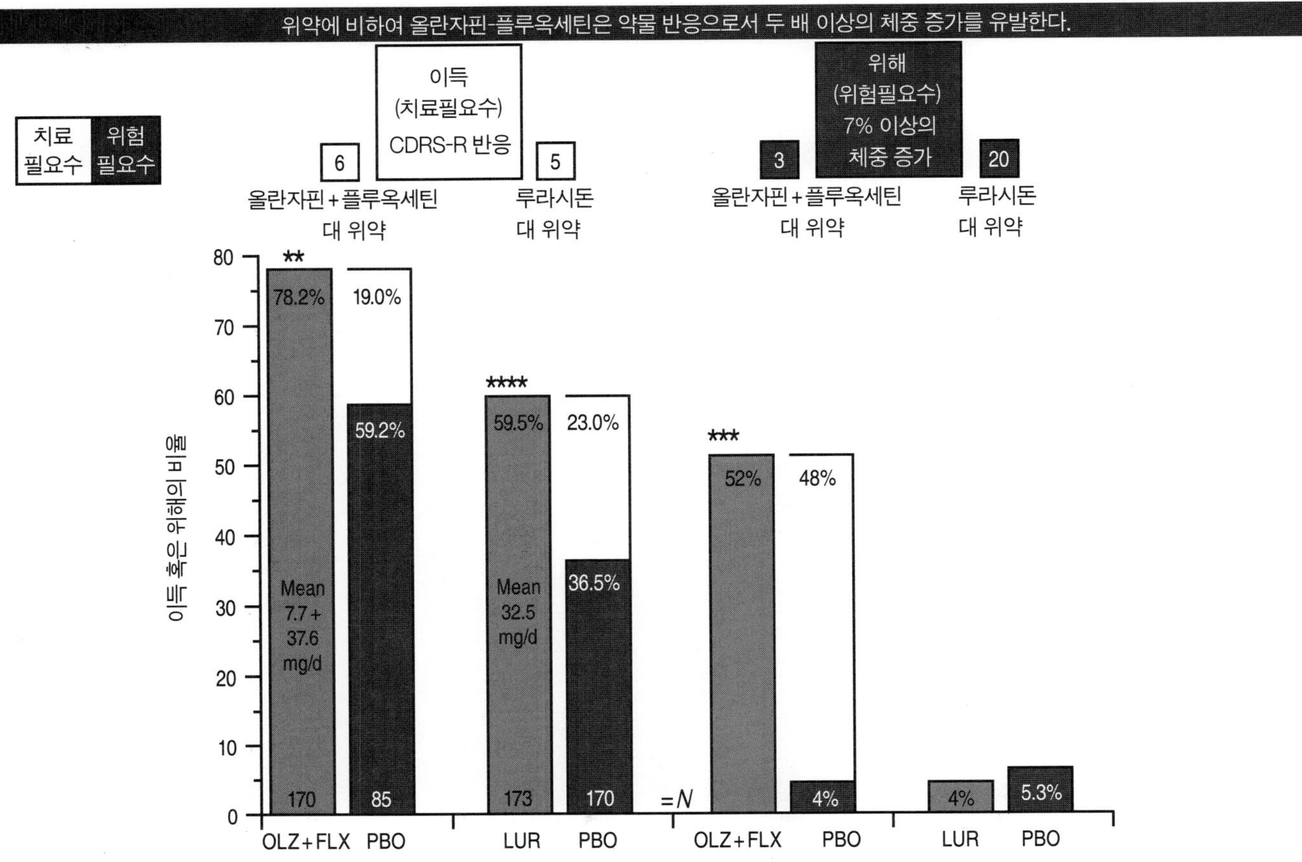

[그림 6] 아동 · 청소년기 I 형 양극성 우울 연구: 치료필요수(NNT, 이득 비율), 위험필요수(NNH, 7% 이상의 체중 증가 비율)

*$P<0.05$, **$P<0.01$, ***$P<0.001$, ****$P<0.0001$ 대 위약. CDRS-R＝소아우울평가 척도-개정판.

출처: Data from DelBello et al., 2017; Detke et al., 2015.

1세대	2세대
우울증	체중 증가, 진정(sedation)
정좌불능	고혈당증, 당뇨병[b]
급성 긴장 이상	24세 미만에서 자살 위험[c]
지연성 운동장애[a]	정좌불능
체중 증가, 진정(sedation)	고프로락틴혈증
항콜린성 작용	노년층에서의 뇌혈관질환[d]
심혈관계, 기립성저혈압	심혈관계, 기립성저혈압
고프로락틴혈증	지연성 운동장애
신경이완제 악성 증후군[a]	신경이완제 악성 증후군[a]
백혈구 감소증, 호중구 감소증	백혈구 감소증, 호중구 감소증
무과립구증[a]	무과립구증[a]
중년층에서의 심장병/폐렴[a]	중년층에서의 심장병/폐렴[a]

□ = 처방 정보에 명시된 경고

모든 항정신병 약물은 최소 하나의 경고문을 포함함

[그림 7] 항정신병제의 안전성 및 내성 관련 문제

[a]항정신병제 등급 경고/예방조치.
[b]2세대 항정신병제 등급 경고.
[c]아리피프라졸, 쿠에티아핀, 올란자핀+플루옥세틴 조합(항우울제 등급 경고).
[d]리스페리돈, 올란자핀, 아리피프라졸.

참고문헌

Bangs ME, Emslie GJ, Spencer TJ, et al; Atomoxetine ADHD and Comorbid MDD Study Group: Efficacy and safety of atomoxetine in adolescents with attention-deficit/hyperactivity disorder and major depression. J Child Adolesc Psychopharmacol 17(4):407-420, 2007 17822337

Blake M, Waloszek JM, Schwartz O, et al: The SENSE study: post intervention effects of a randomized controlled trial of a cognitive-behavioral and mindfulness-based group sleep improvement intervention among at-risk adolescents. J Consult Clin Psychol 84(12):1039-1051, 2016 27775416

Bruno A, Morabito P, Spina E, Muscatello MR: The role of levomilnacipran in the management of major depressive disorder: a comprehensive review. Curr Neuropharmacol 14(2):191-199, 2016 26572745

Carta JJ, Lefever JB, Bigelow K, et al: Randomized trial of a cellular phoneenhanced home visitation parenting intervention. Pediatrics 132 (suppl 2):S167-S173, 2013 24187120

Cipriani A, Zhou X, Del Giovane C, et al: Comparative efficacy and tolerability of antidepressants for major depressive disorder in children and adolescents: a network meta-analysis. Lancet 388(10047):881-890, 2016 27289172

Cullen KR, Amatya P, Roback MG, et al: Intravenous ketamine for adolescents with treatment-resistant depression: an open-label study. J Child Adolesc Psychopharmacol 28(7):437-444, 2018 30004254 Erratum: J Child Adolesc Psychopharmacol 29(1):77, 2019 30585735

Daviss WB, Bentivoglio P, Racusin R, et al: Bupropion sustained release in adolescents with comorbid attention-deficit/hyperactivity disorder and depression. J Am Acad Child Adolesc Psychiatry 40(3):307-314, 2001 11288772

Daviss WB, Perel JM, Brent DA, et al: Acute antidepressant response and plasma levels of bupropion and metabolites in a pediatric-aged sample: an exploratory study. Ther Drug Monit 28(2):190-198, 2006 16628130

DelBello MP, Findling RL, Wang PP, et al: Safety and efficacy of ziprasidone in pediatric bipolar disorder. Paper presented at the 55th Annual Convention and Scientific Program of the Society of Biological Psychiatry, Washington, DC, May 1-3, 2008

DelBello MP, Goldman R, Phillips D, et al: Efficacy and safety of lurasidone in children and adolescents with bipolar I depression: a double-blind, placebocontrolled study. J Am Acad Child Adolesc Psychiatry 56(12):1015-1025, 2017 29173735

Detke HC, DelBello MP, Landry J, et al: Olanzapine/fluoxetine combination in children and adolescents with bipolar I depression: a randomized, doubleblind, placebo-controlled trial. J Am Acad Child Adolesc Psychiatry 54(3):217-224, 2015 25721187

Donnelly CL, Wagner KD, Rynn M, et al: Sertraline in children and adolescents with major depressive disorder. J Am Acad Child Adolesc Psychiatry 45(10):1162-1170, 2006 17003661

Durgam S, Chen C, Migliore R, et al: A phase 3, double-blind, randomized, placebo-controlled study of vilazodone in adolescents with major depressive disorder. Paediatr Drugs 20(4):353-363, 2018 29633166

Dwyer JB, Beyer C, Wilkinson ST, et al: Ketamine as a treatment for adolescent depression: a case report. J Am Acad Child Adolesc Psychiatry 56(4):352-354, 2017 28335880

Emslie GJ, Wagner KD, Kutcher S, et al: Paroxetine treatment in children and adolescents with major depressive disorder: a randomized, multicenter, doubleblind, placebo-controlled trial. J Am Acad Child Adolesc Psychiatry 45(6):709-719, 2006 16721321

Emslie GJ, Findling RL, Yeung PP, et al: Venlafaxine ER for the treatment of pediatric subjects with depression: results of two placebo-controlled trials. J Am Acad Child Adolesc Psychiatry 46(4):479-488, 2007 17420682

Emslie GJ, Wells TG, Prakash A, et al: Acute and longer-term safety results from a pooled analysis of duloxetine studies for the treatment of children and adolescents with major depressive disorder. J Child Adolesc Psychopharmacol 25(4):293-305, 2015 25978741

Findling RL, Nyilas M, Forbes RA, et al: Acute treatment of pediatric bipolar I disorder, manic or mixed episode, with aripiprazole: a randomized, doubleblind, placebo-controlled study. J Clin Psychiatry 70(10):1441-1451, 2009 19906348

Findling RL, Robb A, Bose A: Escitalopram in the treatment of adolescent depression: a randomized, double-blind, placebo-controlled extension trial. J Child Adolesc Psychopharmacol 23(7):468-480, 2013 24041408

Findling RL, Landbloom RL, Szegedi A, et al: Asenapine for the acute treatment of pediatric manic or mixed episode of bipolar I disorder. J Am Acad Child Adolesc Psychiatry 54(12):1032-1041, 2015 26598478

Findling RL, Landbloom RL, Mackle M, et al: Long-term safety of asenapine in pediatric patients diagnosed with bipolar I disorder: a 50-week open-label, flexible-dose trial. Paediatr Drugs 18(5):367-378, 2016 27461426

Findling RL, Earley W, Suppes T, et al: Post hoc analyses of asenapine treatment in pediatric patients with bipolar I disorder: efficacy related to mixed or manic episode, stage of illness, and body weight. Neuropsychiatr Dis Treat 14:1941-1952, 2018 30122926

Fristad MA, Young AS, Vesco AT, et al: A randomized controlled trial of individual family psychoeducational psychotherapy and omega-3 fatty acids in youth with subsyndromal bipolar disorder. J Child Adolesc Psychopharmacol 25(10):764-774, 2015 26682997

Fristad MA, Vesco AT, Young AS, et al: Pilot randomized controlled trial of omega-3 and individual-family psychoeducational psychotherapy for children and adolescents with depression. J Clin Child Adolesc Psychol 7:1-14, 2016 27819485

Gladstone TG, Marko-Holguin M, Rothberg P, et al: An internet-based adolescent depression preventive intervention: study protocol for a randomized control trial. Trials 16:203, 2015 25927539

Glod CA, Lynch A, Flynn E, et al: Open trial of bupropion SR in adolescent major depression. J Child Adolesc Psychiatr Nurs 16(3):123-130, 2003 14603988

Grupp-Phelan J, McGuire L, Husky MM, Olfson M: A randomized controlled trial to engage in care of adolescent emergency department patients with mental health problems that increase suicide risk. Pediatr Emerg Care 28(12):1263-1268, 2012 23187979

Haas M, Delbello MP, Pandina G, et al: Risperidone for the treatment of acute mania in children and adolescents with bipolar disorder: a randomized, double-blind, placebo-controlled study. Bipolar Disord 11(7):687-700, 2009 19839994

Hall WA, Hutton E, Brant RF, et al: A randomized controlled trial of an intervention for infants' behavioral sleep problems. BMC Pediatr 15:181, 2015 26567090

Hazell P, Mirzaie M: Tricyclic drugs for depression in children and adolescents. Cochrane Database Syst Rev (6):CD002317, 2013 23780719

Hiscock H, Sciberras E, Mensah F, et al: Impact of a behavioural sleep intervention on symptoms and sleep in children with attention deficit hyperactivity disorder, and parental mental health: randomised controlled trial. BMJ 350:h68, 2015 25646809

Ignaszewski MJ, Waslick B: Update on randomized placebo-controlled trials in the past decade for treatment of major depressive disorder in child and adolescent patients: a systematic review. J Child Adolesc Psychopharmacol(July):31, 2018 30063169

Ma D, Zhang Z, Zhang X, Li L: Comparative efficacy, acceptability, and safety of medicinal, cognitive-behavioral therapy, and placebo treatments for acute major depressive disorder in children and adolescents: a multiple-treatments meta-analysis. Curr Med Res Opin 30(6):971-995, 2014 24188102

Mandoki MW, Tapia MR, Tapia MA, et al: Venlafaxine in the treatment of children and adolescents with major depression. Psychopharmacol Bull 33(1):149-154, 1997 9133767

Pathak S, Findling RL, Earley WR, et al: Efficacy and safety of quetiapine in children and adolescents with mania associated with bipolar I disorder: a 3-week, double-blind, placebo-controlled trial. J Clin Psychiatry 74(1):e100-e109, 2013 23419231

Rabe-Jablonska J: Therapeutic effects and tolerability of fluvoxamine treatment in adolescents with dysthymia. J Child Adolesc Psychopharmacol 10(1):9-18, 2000 10755577

Schleider JL, Weisz JR: Reducing risk for anxiety and depression in adolescents: effects of a single-session intervention teaching that personality can change. Behav Res Ther 87:170-181, 2016 27697671

Tohen M, Kryzhanovskaya L, Carlson G, et al: Olanzapine versus placebo in the treatment of adolescents with bipolar mania. Am J Psychiatry 164(10):1547-1556, 2007 17898346

von Knorring AL, Olsson GI, Thomsen PH, et al: A randomized, double-blind, placebo-controlled study of citalopram in adolescents with major depressive disorder. J Clin Psychopharmacol 26(3):311-315, 2006 16702897

Wozniak J, Faraone SV, Chan J, et al: A randomized clinical trial of high eicosapentaenoic acid omega-3 fatty acids and inositol as monotherapy and in combination in the treatment of pediatric bipolar spectrum disorders: a pilot study. J Clin Psychiatry 76(11):1548-1555, 2015 26646031 Erratum in: J Clin Psychiatry Sep 77(9):e1153, 2016

Young AS, Meers MR, Vesco AT, et al: Predicting therapeutic effects of psychodiagnostic assessment among children and adolescents participating in randomized controlled trials. J Clin Child Adolesc Psychol 22:1-12, 2016 27105332

Zatzick D, Russo J, Lord SP, et al: Collaborative care intervention targeting violence risk behaviors, substance use, and posttraumatic stress and depressive symptoms in injured adolescents: a randomized clinical trial. JAMA Pediatr 168(6):532-539, 2014 24733515

찾아보기

인명

내용

A

B

C

D

E

F

H

I

L

M

N

O

P

S

T

V

Y

ㄱ

ㅇ

ㅈ

ㅊ

편저자 소개

Manpreet Kaur Singh, M.D., M.S.

Associate Professor and Director of the Pediatric Mood Disorders Program, Department of Psychiatry and Behavioral Sciences, Stanford University School of Medicine, Stanford, California

기여자 소개

Daniel Azzopardi-Larios, M.D.

Volunteer Program Coordinator, Kings County Hospital Center, Brooklyn, New York

Michele Berk, Ph.D.

Assistant Professor, Department of Child and Adolescent Psychiatry, Stanford University, Stanford, California

Boris Birmaher, M.D.

Endowed Chair in Early Onset Bipolar Disorder; Director, Child and Adolescent Bipolar Spectrum Services (CABS); Professor of Psychiatry, Western Psychiatric Institute and Clinic, Pittsburgh, Pennsylvania

Julie Carbray, Ph.D.

Clinical Professor of Psychiatry and Nursing, Institute for Juvenile Research, Department of Psychiatry, University of Illinois at Chicago, Chicago, Illinois

Gabrielle A. Carlson, M.D.

Professor of Psychiatry and Pediatrics, Stony Brook University School of Medicine, Putnam Hall-South Campus, Stony Brook, New York

Stephanie Clarke, Ph.D.

Clinical Instructor, Department of Child and Adolescent Psychiatry, Stanford University School of Medicine, Stanford, California

Paul E. Croarkin, D.O., M.S.

Associate Professor of Psychiatry; Division Chair, Child and Adolescent Psychiatry; Director, Mayo Clinic Depression Center, Mayo Clinic College of Medicine and Science, Rochester, Minnesota

Kathryn R. Cullen, M.D.

Associate Professor and Child and Adolescent Psychiatry Division Head, Department of Psychiatry and Behavioral Sciences, University of Minnesota Medical School, Minneapolis, Minnesota

Melissa P. DelBello, M.D., M.S.

Professor of Psychiatry and Pediatrics and Dr. Stanley and Mickey Kaplan Professor and Chair, Department of Psychiatry and Behavioral Neuroscience, University of Cincinnati College of Medicine, Cincinnati, Ohio

Daniel P. Dickstein, M.D.

Director, PediMIND Program, Bradley Hospital; Associate Professor, Brown University Departments of Psychiatry and of Human Behavior and Pediatrics, East Providence, Rhode Island

Rasim Somer Diler, M.D.

Director, Inpatient Child and Adolescent Bipolar Spectrum Services (InCABS); Co-Director, Child and Adolescent Bipolar Spectrum Services (CABS); Associate Professor of Psychiatry, Western Psychiatric Institute and Clinic, Pittsburgh, Pennsylvania

Cathryn A. Galanter, M.D.

Visiting Associate Professor, State University of New York Downstate, Brooklyn, New York

Raghu Gandhi, M.D.

Child and Adolescent Psychiatry Fellow, Department of Psychiatry and Behavioral Sciences, University of Minnesota Medical School, Minneapolis, Minnesota

Danella Hafeman, M.D., Ph.D.

Assistant Professor, Department of Psychiatry, University of Pittsburgh, Pittsburgh, Pennsylvania

Nadia Jassim, M.F.A.

School Mental Health Team, Division of Child and Adolescent Psychiatry, Lucile Packard Children's Hospital at Stanford, Stanford University School of Medicine, Stanford, California

Shashank V. Joshi, M.D.

Associate Professor and Director, School Mental Health Team, Division of Child and Adolescent Psychiatry, Lucile Packard Children's Hospital at Stanford, Stanford University School of Medicine, Stanford, California

Gyung-Mee Kim, M.D., Ph.D.

Associate Professor, Department of Psychiatry, College of Medicine, InjeUniversity Haeundae Paik Hospital, Busan, Republic of Korea

Tiffany Lei, B.S.

Medical Student, School of Medicine, University of California, Irvine, California

Amber C. May, M.D.

Chief Fellow, Division of Child and Adolescent Psychiatry, Institute for Juvenile Research, Department of Psychiatry, University of Illinois at Chicago, Chicago, Illinois

David J. Miklowitz, Ph.D.

Professor and Director of Child and Adolescent Mood Disorder Program, Department of Psychiatry, Semel Institute, UCLA School of Medicine, Los Angeles, California

M. Melissa Packer, M.A.

Lab Manager, Stanford Pediatric Emotion and Resilience Lab, Department of Psychiatry and Behavioral Sciences, Stanford University, Stanford, California

Luis R. Patino, M.D., M.Sc.

Assistant Professor of Clinical Medicine, Department of Psychiatry and Behavioral Neuroscience, University of Cincinnati College of Medicine, Cincinnati, Ohio

Mani N. Pavuluri, M.D., Ph.D.

Director, Brain and Wellness Institute, Adult, Adolescent and Child Psychiatry, Chicago, Illinois

Erica Ragan, Ph.D.

Clinical Assistant Professor, Department of Child and Adolescent Psychiatry, Stanford University School of Medicine, Stanford, California

Uma Rao, M.D.

Professor of Psychiatry and Human Behavior, and Pediatrics; Vice Chair for Child and Adolescent Psychiatry; Fellow, Center for the Neurobiology of Learning and Memory, University of California, Irvine, California; Director of Education and Research in Psychiatry, Children's Hospital of Orange County, Irvine, California

Pilar Santamarina, Ph.D.

Clinical Psychologist, Department of Child and Adolescent Psychiatry and Psychology, Institut Clinic of Neurociències, Hospital Clínic, Barcelona, Spain

Manpreet Kaur Singh, M.D., M.S.

Associate Professor and Director of the Pediatric Mood Disorders Program, Department of Psychiatry and Behavioral Sciences, Stanford University School of Medicine, Stanford, California

Meredith Spada, M.D.

Child and Adolescent Psychiatry Fellow, University of Pittsburgh Medical Center, Western Psychiatric Hospital, Pittsburgh, Pennsylvania

Anna Van Meter, Ph.D.

Assistant Professor, The Feinstein Institute for Medical Research, Manhasset, New York; The Zucker Hillside Hospital, Department of Psychiatry Research, Glen Oaks, New York; Hofstra Northwell School of Medicine, Department of Psychiatry and Molecular Medicine, Hempstead, New York

Sally M. Weinstein, Ph.D.

Assistant Professor of Clinical Psychology, Institute for Juvenile Research, Department of Psychiatry, University of Illinois at Chicago

Isheeta Zalpuri, M.D.

Clinical Assistant Professor, Department of Psychiatry and Behavioral Sciences, Stanford University School of Medicine, Stanford, California

경쟁 이해 관계 공개

이 책의 다음 기여자는 열거된 바와 같이 상업적 지원자, 상품 제조업자, 상업 서비스 공급자, 비정부 조직 및/또는 정부 기관과 금전적 이해 관계나 기타 제휴 관계를 나타냈다.

Boris Birmaher, M.D.—Research support: National Institute of Mental Health; Royalties: American Psychiatric Association, Random House, UpToDate

Gabrielle A. Carlson, M.D.—Research support: Patient-Centered Outcomes Research Institute, National Institute of Mental Health; the author's spouse is on Data Safety Monitoring Board for Lundbeck and Pfizer

Paul E. Croarkin, D.O., M.S.—Research support/funding: Mayo Clinic Foundation, National Institutes of Health (grant R01 MH113700), Pfizer; Equipment support: Neuronetics; Supplies and genotyping services: Assurex (for investigator-initiated studies); Paid consultant: Procter & Gamble; Other: Primary investigator for a multicenter study funded by Neuronetics; site primary investigator for a study funded by NeoSync

Melissa P. DelBello, M.D., M.S.—Research support: Assurex, Johnson & Johnson, Lundbeck, National Institute of Mental Health, Patient-Centered Outcomes Research Institute (PCORI), Pfizer, Sunovion; Consultant/Advisory board/Honoraria/Speaker's bureau: Allergan, Assurex CMEology, Johnson & Johnson, Lundbeck, Neuronetics, Pfizer, Sunovion, Supernus.

Cathryn A. Galanter, M.D.—Research subcontract: Patient-Centered Outcomes Research Institute (PCORI); Book royalties: American Psychiatric Association Publishing; Other: The Resource for Advancing Children's Health (REACH) Institute, Mini-Fellowship in Primary Pediatric Psychopharmacology (PPP), Steering Committee and Faculty

Shashank V. Joshi, M.D.—Advisory board: National Center for School Mental Health

David J. Miklowitz, Ph.D.—Research support: Research funding: AIM for Mental Health, Attias Foundation, Danny Alberts Foundation, Deutsch Foundation, Kayne Foundation, Max Gray Foundation, National Institute of Mental Health; Book royalties: Guilford Press, John Wiley & Sons

Manpreet Kaur Singh, M.D., M.S.—Research support: Allergan, Brain and Behavior Research Foundation, Johnson & Johnson, National Institutes of Health, Neuronetics, Stanford Maternal Child Health Research Institute; Consultant/Advisory board: Google X, Limbix, Sunovion

Anna Van Meter, Ph.D.—Research support: American Psychological Foundation

Sally M. Weinstein, Ph.D.—Research support: National Heart, Lung, and Blood Institute (grant 1R01HL123797; PI: Molly Martin); work was also supported by the Young Investigator Award YIG-1-140-11 from the American Foundation for Suicide Prevention (PI: Weinstein) and the National Institutes of Mental Health (NIMH; K23 grant MH079935; PI: West); Book royalties: American Psychiatric Association Publishing

Isheeta Zalpuri, M.D.—Research support: Johnson & Johnson; National Institute of Mental Health

다음의 기여자들은 경쟁 이해 관계가 없음을 나타냈다.

Daniel Azzopardi-Larios, M.D.
Michele Berk, Ph.D.
Stephanie Clarke, Ph.D.
Kathryn R. Cullen, M.D.
Raghu Gandhi, M.D.
Gyung-Mee Kim, M.D., Ph.D.
Tiffany Lei, B.S.
M. Melissa Packer, M.A.
Mani N. Pavuluri, M.D., Ph.D.
Uma Rao, M.D.
Pilar Santamarina, Ph.D

역자 소개

신민섭(Min-Sup Shin)

서울대학교 대학원 심리학과 임상심리학 석사
연세대학교 대학원 심리학과 임상심리학 박사
서울대학교병원 신경정신과 임상심리전문가 수련 및 임상심리전문가
現 서울대학교 의과대학 정신과학교실/서울대학교병원 소아청소년정신과 교수

김경미(Gyung-Mee Kim)

정신건강의학과 전문의, 소아정신과 전문의
인제대학교 대학원 정신건강의학 석사, 박사
인제대학교 서울백병원 정신건강의학과 전공의 수련
성균관대학교 강북삼성병원 소아정신과 전임의
국립정신건강센터(前 국립서울병원) 소아청소년 진료소 기술서기관
現 인제대학교 해운대백병원 정신건강의학과 교수, 수영구 정신건강복지센터 센터장

김일중(Il-Jung Kim)

서울대학교 대학원 심리학과 임상 · 상담심리학 석사
서울대학교 대학원 의과대학 임상의과학 박사 수료
서울대학교병원 정신건강의학과 임상심리전문가 수련 및 임상심리전문가
現 서울대학교병원 정신건강의학과 임상심리전문가

김은지(Eun-Ji Kim)

중앙대학교 대학원 심리학과 임상심리학 석사
前 서울대학교병원 정신건강의학과 임상심리전문가 수련 및 임상심리전문가

신다예(Da-Yeah Shin)

서울대학교 대학원 심리학과 임상 · 상담심리학 석사
前 서울대학교병원 정신건강의학과 임상심리전문가 수련 및 임상심리전문가

신은지(Eun-Ji Shin)

서울대학교 대학원 심리학과 임상 · 상담심리학 석사

서울대학교병원 정신건강의학과 임상심리전문가 수련 및 임상심리전문가

現 서울특별시 보라매병원 정신건강의학과 임상심리전문가

김현성(Hyeon-Seong Kim)

서울대학교 대학원 심리학과 임상 · 상담심리학 석사

現 서울대학교병원 정신건강의학과 임상심리전문가 수련 과정 중

정서현(Seo-Hyun Jeong)

성균관대학교 대학원 심리학과 임상심리학 석사

現 서울대학교병원 정신건강의학과 임상심리전문가 수련 과정 중

서채리(Chai-Lee Seo)

중앙대학교 대학원 심리학과 임상심리학 석사

現 서울대학교병원 정신건강의학과 임상심리전문가 수련 과정 중

오세민(Se-Min Oh)

서울대학교 대학원 심리학과 임상 · 상담심리학 석사

現 서울대학교병원 정신건강의학과 임상심리전문가 수련 과정 중

소아 기분장애
진단 및 치료 임상 핸드북

Clinical Handbook for the Diagnosis and Treatment of Pediatric Mood Disorders

2023년 3월 10일 1판 1쇄 인쇄
2023년 3월 20일 1판 1쇄 발행

엮은이 • Manpreet Kaur Singh, M.D., M.S.
옮긴이 • 신민섭 · 김경미 외 8인
펴낸이 • 김진환
펴낸곳 • (주) 학지사
04031 서울특별시 마포구 양화로 15길 20 마인드월드빌딩
대표전화 • 02)330-5114 팩스 • 02)324-2345
등록번호 • 제313-2006-000265호

홈페이지 • http://www.hakjisa.co.kr
페이스북 • https://www.facebook.com/hakjisabook

ISBN 978-89-997-2845-7 93510

정가 32,000원

역자와의 협약으로 인지는 생략합니다.
파본은 구입처에서 교환해 드립니다.